膝关节镜最新指南

Knee Arthroscopy: An Up-to-Date Guide

主　编　（韩）金秦求（Jin Goo Kim）

主　译　吴　萌

北方联合出版传媒（集团）股份有限公司

辽宁科学技术出版社

图书在版编目（CIP）数据

膝关节镜最新指南 /（韩）金秦求（Jin Goo Kim）主编；吴萌
主译.—沈阳：辽宁科学技术出版社，2024.4
ISBN 978-7-5591-3273-4

Ⅰ.①膝… Ⅱ.①金… ②吴… Ⅲ.①膝关节—关节镜—外科
手术 Ⅳ.①R684

中国国家版本馆CIP数据核字（2024）第014236号

出版发行：辽宁科学技术出版社
　　　　　（地址：沈阳市和平区十一纬路25号　邮编：110003）
印　刷　者：辽宁新华印务有限公司
经　销　者：各地新华书店
幅面尺寸：210mm×285mm
印　　张：19.25
插　　页：4
字　　数：420千字
出版时间：2024年4月第1版
印刷时间：2024年4月第1次印刷
责任编辑：吴兰兰
封面设计：袁　舒
版式设计：袁　舒
责任校对：闻　洋

书　　号：ISBN 978-7-5591-3273-4
定　　价：298.00元

编辑电话：024-23284363
邮购热线：024-23284502
邮箱：2145249267@qq.com

译者名单

主　译　吴　萌　兰州大学第二医院　　　　　　　（全书校审）

副主译　杨青山　甘肃省人民医院　　　　　　　　（第 1~2 章）
　　　　姚长江　兰州大学第二医院　　　　　　　（第 3~6 章）
　　　　盛晓赟　兰州大学第二医院　　　　　　　（第 7~10 章）

参译人员
　　　　潘　炜　临夏州人民医院　　　　　　　　（第 11~14 章）
　　　　李广杰　兰州大学第一医院　　　　　　　（第 15~17 章）
　　　　敏思聪　兰州大学第二医院　　　　　　　（第 18~20 章）
　　　　杨　君　庆阳市人民医院　　　　　　　　（第 21~23 章）
　　　　刘　洋　庆阳市人民医院　　　　　　　　（第 24~26 章）
　　　　魏建全　河西学院附属张掖人民医院　　　（第 27~29 章）
　　　　郭来威　兰州大学第二医院　　　　　　　（第 30~32 章）

前言

"精彩必将继续"。

2019 年初，电影《波西米亚狂想曲》片尾的史诗级音乐激荡着我们的心，此时 Springer 出版社邀约我写一本关于膝关节镜前沿进展的专著。我深知此非易事，必将要为之付出大量的时间与精力，但对于这样一个机会我心存感激并倍感荣幸，所以立即开始投入撰写工作之中。

此后的两年间，发生了一系列不可思议的事情。

我们忍受了新冠肺炎疫情的漫长洗礼，这是人类历史上最残酷的病毒，它前所未有地中断了医学教育和医务人员之间的交流。

这对骨科领域造成巨大的影响；随着 COVID-19 病例呈指数级增长，拥有此类专业的医疗机构数量有所减少，在此期间，医生们深感困惑，不知该如何处置此类情况，加之封控，包括膝关节镜在内的择期手术数量锐减。

受到疫情封控的影响，许多体育赛事被迫取消或延期，由于参与体育运动的人数下降，运动医学与关节镜手术也面临"暂时停摆"的危机。

受到国际间旅行限制，全球许多国际学术会议被取消或推迟，这使许多医疗专业人员和研究人员感到气馁，并一度失去了热情。

尽管如此，我仍坚信，精彩必将继续。

膝关节作为一种减震器，在我们的日常活动中起着重要的作用，而关节炎引起的疼痛仍然是所需解决的关键问题之一，它被认为是影响我们生活质量的第五大破坏性疼痛。尽管由于疫情流行，人们的体力活动减少，但关节炎的患病人数仍相当可观。

目前除了人工关节手术外，大多数膝关节手术都可在镜下完成，这已经成为一种标准的手术程序。在世界各地，许多学者都在致力于创新，并乐于分享、评估和共同进步。

在过去的几十年里，这些系统研究的证据已收录在我们编写的图书中，这是我们的研究人员长期研究的结果。

通过这些努力，我们建立了新的学术基础和临床体系，但我们仍需要一个全面的系统，并及时引入新的和创造性的研究成果。

与本书的名称《膝关节镜最新指南》一样，就是要与时俱进的一个印证。

在这本书中我们略去了一些已经达成共识的内容，旨在充分涵盖新的疾病、治疗方法和发展趋势，考虑到其中的争议与变化，由该领域的权威学者撰写，力图做出最好的介绍。

我要感谢让我引以为傲的老师，终身的导师 Jin Hwan Ahn、Freddie Fu 和 Christopher Harner 对这本书的贡献；他们不断激励着我，并和我分享他们的知识。

不幸的是，在撰写这本书的过程中，我们失去了一位伟大的研究者 Hua Feng。他也是我最好的朋友，他有一颗勇敢的心；当我看到他撰写的章节"高度轴移损伤与不稳定程度的定量评价"时，心情非常沉痛。他的研究将为后代提供有益的指导，他对研究的热情将会永远被他的同事和学生铭记。

在这本书中，我力图涵盖膝关节镜手术的所有必要的细节，特别是在半月板方面，将介绍新的和实验性的努力。

我非常感谢 Romain Seil，他在许多欧洲和国际会议上将韩国在半月板研究方面的工作当作一个典范来介绍，我也很高兴介绍他在有关前交叉韧带损伤时半月板相关问题方面的研究进展。

在过去的几十年里，我主要关注的是保留半月板，我想在这本书中介绍在半月板根部修复和同种异体半月板移植方面一些富有成效的研究。在这个过程中，我要感谢许多朋友和同事对这本书的贡献。

最后，我相信这些努力将有助于推迟或避免关节置换手术和其他伴随的疾病。当我努力将这些问题归纳在一起时发现，我所信任的老朋友 Nobuo Adachi 和 HideyukiKoga，他们对这些问题提出了如此大胆的新方法，我也很高兴将他们的成果展示给大家。

我非常希望，当我们在世界范围内合作时，这些仅仅在我们心中形成的概念将作为一种共识得到传播。

如果没有诸多国际和韩国研究人员的努力，我不会完成此书，他们和我一起深耕于膝关节镜和运动医学的领域。

我要衷心感谢我的同事 Dhong Won Lee 博士和研究助理 HyeYun Jung，感谢他们为编写这本书所做的努力；同时，感谢我挚爱的妻子 Jee Eun Kim，以及我的两个儿子 June Suk 和 Jun Mo，我的家人一直信任我，是我最坚定的拥护者。这本书将于 2021 年 4 月出版。我希望这本书能成为克服过去困难的希望。

"四月最残忍，从死了的土地滋生丁香，混杂着回忆和欲望，让春雨挑动着呆钝的根。"
–T.S.Eliote–

Gyeonggi-do, Kore（Republic of）   Jin Goo Kim

目录

第 1 章　膝关节的生物力学

Jeong Ku Ha

摘要

膝关节是人体最大、最复杂的关节之一。它也是最容易出现损伤的关节，膝关节由股骨和胫骨两个长骨组成，这种长力臂容易造成膝关节的高能量损伤。十字韧带或软骨损伤导致膝关节生物力学改变，继而导致关节严重恶化。因此，了解关节的正常生物力学特性对于了解关节损伤发生机制至关重要。这也有助于制订手术方案和提出康复策略，并了解各种支具和矫形器的效果。

轴线

从髋关节中心到踝关节中心的下肢机械轴经过膝关节中心。股骨解剖轴与机械轴形成 6°～9° 外翻角，机械轴与身体垂直轴形成 3° 外翻角。人体直立时，膝关节横轴与地面平行。如果膝关节有内翻或外翻畸形，体重分布会向内侧或外侧移位，从而导致膝关节的病理改变（图 1.1）。

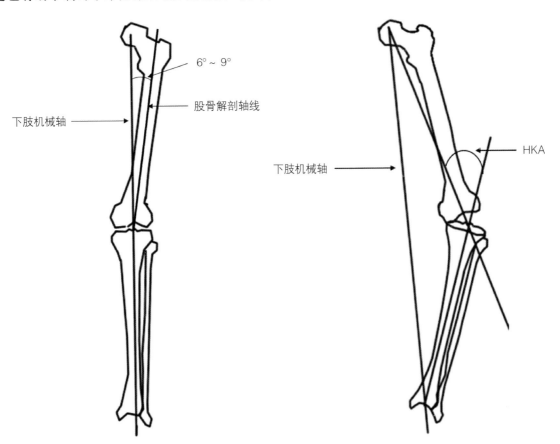

6°～9°

股骨解剖轴线

下肢机械轴

HKA

下肢机械轴

图 1.1　下肢机械轴 。HKA，髋膝踝角

1

关节运动

　　膝关节是一种铰链关节（枢纽关节），但与简单的屈伸运动相比，它包含更复杂的运动，如旋转。股骨内侧髁前后长度大于外侧髁。当外侧关节间室达到完全伸直位置时，内侧关节仍有更多的关节面可移动。因此，当胫骨完全伸直时，胫骨向外旋转约15°。这就是所谓的"锁扣运动"。

步态

水平行走

　　站立阶段（60%～62% 步态周期）
- 初始接触：脚接触地面，重量迅速转移到伸直的下肢上，这是双下肢支撑的第一阶段。
- 中间站势：身体跨过一侧稳定的肢体前进。
- 末端站姿：当站立肢体继续前进时，身体移动到肢体的前面，重量转移到前足上。
- 摆动前：当重量转移到对侧肢体（双下肢支撑的第二阶段）时，肢体会迅速卸力。

　　膝关节在初始接触时伸直，并屈曲至15°，从膝关节半屈曲至完全伸展，直至最终站立位。摆动前期，膝盖弯曲至60°以便保证足与地面的间隙（图 1.2）
　　摆动阶段（38%～40% 步态周期）
- 摆动初期：随着足离开地面，大腿开始向前移动。
- 摆动中期：随着膝关节开始伸展，大腿继续向前，足离开地面。
- 摆动末期：膝关节伸展，下肢准备接触地面。

爬楼梯

　　爬楼梯是日常生活中一项常见的活动，能否有效地爬楼梯对个人的生活质量很重要。膝关节上下楼梯运动时的屈曲活动度要比正常步行时大10°～20°，下坡时的屈曲活动度要比上坡时小5°～10°[1]。在上楼梯和下楼梯的过程中，下肢以类似于水平行走的循环模式运动，两种任务的步态周期都分为两个阶段：站立阶段和摆动阶段。
- 上下攀登在摆动和站立阶段表现出不同的时间特征：上楼（66% 站姿 VS 34% 摆动）和下楼（60% 站姿 VS 40% 摆动）。上楼过程中的站立阶段被细

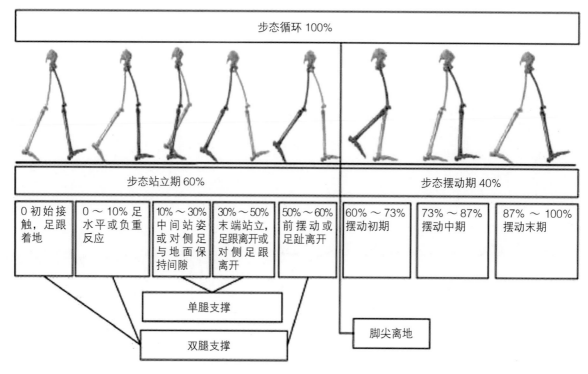

图 1.2　正常步态周期大致时间表

分为 3 个特定的子阶段：①重量接受（身体最初移动到一个要被拉起的最佳位置）；②提升（从一个台阶上升到下一个台阶的主要过程）；③持续前进（一个上升的步骤已经完成，并继续向前推进）[2]。摆动阶段被细分为 2 个具体的子阶段：①脚底悬空（将腿抬起并移至下一步，同时保持足与地面间隙）；②足部放置（同时抬起摆动腿和腿部定位，以便在台阶上放置足）[2]（图 1.3）。与上楼类似，下楼的站立阶段被分为 3 个具体的子阶段：①重量接受；②持续前进（开始单腿支撑，身体开始向前

移动）；③控制降低（从一个台阶下降到下一个台阶时的主要进展部分）[2]。下降的摆动阶段被细分为 2 个特定的子阶段：①腿部拉伸；②足部放置（FP）（图 1.3）。

前交叉韧带

前交叉韧带主要限制胫骨相对股骨的向前滑动，从而防止膝关节过伸。根据前交叉韧带的生物力学特性，在拉伸载荷下得到的前交叉韧带的应力–应

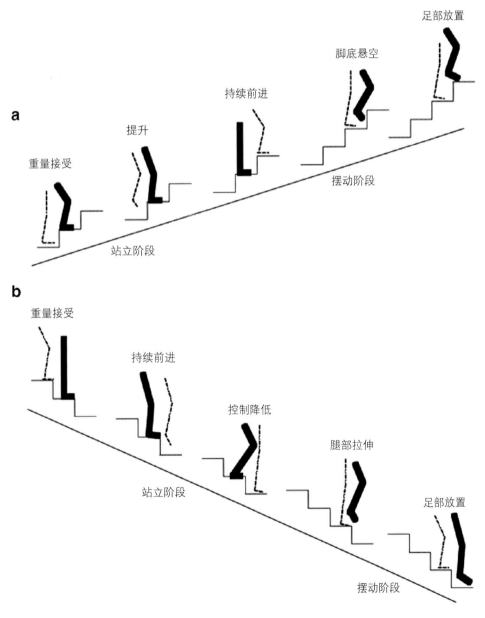

图 1.3　阶梯式分解上升（a）和下降（b）循环转换示意图

图 1.4 前交叉韧带和髌腱的抗拉强度(虚线表示坡脚区,连续线表示线性区,虚线/断线表示屈服区)

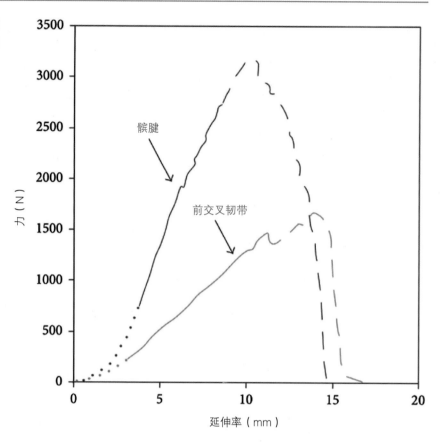

变曲线呈三相图,由坡脚区(Ⅰ)(Toe Region)、线性区(Ⅱ)(Linear Region)和屈服区(Ⅲ)(Yield Region)组成(图 1.4)。他们报道了前交叉韧带的极限张力为 600 ～ 2300 N[3,4]。

膝关节运动过程中的动力学和运动学

股四头肌和腘绳肌是对抗性肌肉,有助于膝关节的屈和伸。股四头肌在屈膝时偏心收缩,伸展时向心收缩。另一方面,腘绳肌起着相反的作用。水平行走涉及膝关节屈曲达 30°,而在爬楼梯的情况下,膝关节屈曲角度为 60°～135°,具体取决于每个楼梯的高度。屈膝 30° 时,前交叉韧带上的应力最小,但在 30°～135°,前交叉韧带上的剪切力较大。在膝关节屈曲和伸展时,除了股四头肌和腘绳肌肌力外,腓肠肌肌力和地面反作用力也起作用。膝关节处的总剪切力取决于各个力的大小和方向。然而,最大剪切力在很大程度上取决于股四头肌通过髌腱施加的力。这些移动受到 ACL 的限制。

Markolf 等在他们的尸体研究中报告,在膝关节过度伸直(屈曲 –5°)时观察到最大的前交叉韧带应力为 300 N。在步态的不同阶段,使用模拟模型评估作用在前交叉韧带上的应力。水平行走的步态周期由 8 个阶段组成:①初始接触足跟着地;②足水平或负重反应;③中间站姿或对侧足与地面保持间隙;④末端站立——足跟离开或对侧足跟离开;⑤前摆动或足趾离开;⑥摆动初期;⑦摆动中期;⑧摆动末期[5,6](图 1.5)。Morrison 等报道称,ACL 上的最大作用力为 156 N[7]。Collins 等发表的一项研究表明,在站立早期阶段,足跟着地后步态周期的 5% ～ 25% 时约 900 N 的力作用于 ACL[8]。

前交叉韧带重建的生物力学研究

隧道位置

移植物的位置是 ACL 重建中最重要的因素之一,为了恢复关节的生理运动,应避免增加前向移位和膝关节旋转的病理活动模式。如果股骨隧道太靠前,则移植物在屈曲时变紧,在伸直时则变松。反之,如果太靠后,在伸直时变紧,在屈曲时则变松。胫

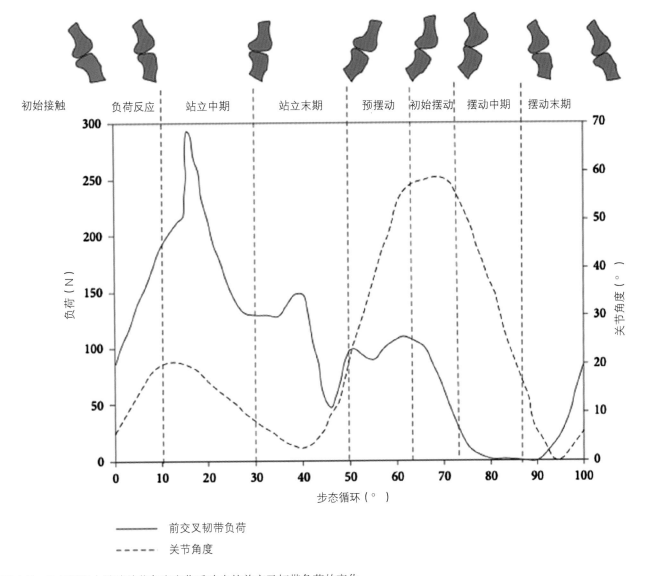

图 1.5 步态循环中随膝关节角度变化反映出的前交叉韧带负荷的变化

骨隧道的位置也很重要。胫骨隧道偏前在屈曲位可导致移植物过紧，而胫骨隧道偏后在伸直位可导致移植物过紧。胫骨隧道偏内侧或外侧则与移植物同侧股骨髁部撞击有关[9]。但普遍认为股骨隧道位置比胫骨隧道位置更重要。

等长的概念是为了避免膝关节屈曲和伸展过程中移植物长度和张力的变化，以避免过度伸直导致移植物失效。然而，等长放置移植物会导致移植物在矢状面上更垂直，对控制旋转运动的效果较差。此外，基础研究表明，正常的前交叉韧带不是等长的，

其位于较低的位置[10]。几项研究报道，股骨隧道的解剖学放置比等长放置更能使膝关节运动学接近正常的膝关节[10,11]。

移植材料

自体移植物

最常见的自体移植选择是骨－髌腱－骨（BPTB）、腘绳肌腱和股四头肌腱（骨）。所有的自体移植物

5

在置入后都会因为组织坏死而变弱，因此移植物的初始强度应该大于天然 ACL 强度，以弥补韧带化过程中的损失，这种损失在术后 24 个月内仍然存在[12]。完整的前交叉韧带移植物最大失效载荷为 2160 N，刚度为 242 N/mm。自体四股腘绳肌腱移植物最大失效载荷为 4140 N，刚度为 807 N/mm。股四头肌腱最大失效载荷为 2174 N，刚度为 463 N/mm；骨 – 髌腱 – 骨移植的最大失效载荷为 2977 N，刚度为 455 N/mm[3,13,14]。

同种异体移植物

采用同种异体移植物可以缩短患者的手术时间，并且能避免供体部位的发病率，因此这种手术的恢复时间预计会更短。

供体的可获得性、供体的病史和同种异体移植物的消毒过程会影响移植物的质量。同种异体移植物的整合时间较长，随后康复较慢，并有可能发生疾病传播。

旋转不稳定、前外侧复合体和前外侧韧带

前交叉韧带撕裂是运动员最常见的损伤之一，然而移植物再断裂率高[15] 和恢复到受伤前运动水平的比率低仍然是术后的重要问题。尽管这是由多因素造成的，但残余的旋转不稳定是需要克服的重要问题[16]。由于股骨隧道的位置和方向被认为与旋转稳定性有直接关系，因此人们已经多次尝试寻找合适的隧道位置来控制旋转不稳定性。然而，人们对膝关节前外侧复合体重建手术的兴趣正在增加，因为附加杠杆臂的关节外增强手术比单独的关节内重建更能有效地控制旋转稳定性。前外侧韧带的"重新发现"引发了人们对膝关节前外侧结构的解剖和功能的热议。Claes 等报道称，发现了膝关节外侧间室的一种独立结构，并将其命名为"前外侧韧带"；并且在文献中也有类似的观察结果。Paul Segond 的"珍珠般纤维抵抗带"[17]，Hughston 等的"外侧关节囊的中间 1/3"[18] 和 Muller[19] 提出的"股胫骨前外侧韧带"可能是对"前外侧韧带"的不同描述。

前外侧复合体的解剖学研究

膝关节前外侧复合体位于膝关节外侧，由前外侧韧带、髂胫束、前外侧关节囊、Kaplan 纤维系统（两个髁上附着点和逆行附着点，与髂胫束的关节囊 – 骨膜层相连）和关节囊组成。前外侧韧带（ALL）是膝关节前外侧包膜第 3 层内的一个包膜结构[20]。

前外侧韧带的股骨起点通常位于股骨外上髁的后方和近端[21]。它向远端走行，并接近关节线。有些纤维附着在外侧半月板和前外侧关节囊上；然而，大多数纤维继续向远端走，并汇入胫骨近端，恰好附着于 Gerdy 结节后方。胫骨附着部宽 11.7 mm，中心位于 Gerdy 结节后 21.6 mm，距关节线 4 ～ 10 mm[22,23]。

前外侧韧带是非等长韧带结构，其长度随着膝关节屈曲程度的增加而增加[24]。它显示出前缘和后缘不同的伸长模式，随着膝关节屈曲程度的增加，后缘的伸长百分比持续下降[25]。由于这一特点，建议在重建过程中在膝关节完全伸直的位置固定移植物。

前外侧复合体的生物力学研究

Helito 等在前外侧韧带的结构特性拉伸试验中发现其极限破坏载荷为 204.8 N，刚度为 41.9 N/mm[26]。Kennedy 等的另一项研究，报告的极限破坏载荷为 175 N，刚度为 20 N/mm[27]。目前共识是前外侧韧带在大小和厚度方面存在个体差异[20]。因为与膝关节中真实韧带相比，极限载荷要低得多，其意味着前外侧韧带并不是膝关节的主要稳定结构[28]。许多生物力学研究者已经对膝关节及前外侧结构的运动学进行了研究。前外侧韧带的切面显示，在早期轴移期间切断 ACL 后，前移和内旋显著增加[29]。另一项研究表明，它更像前外侧关节囊的纤维板样表现，而不是独立的韧带结构，这对前外侧韧带的存在提出了质疑[30]。目前共识是：ACL 控制膝关节近伸直位的前移和内旋，而髂胫束、Kaplan 纤维、外侧半月板、ALL 和前外侧关节囊是次级稳定结构[20,29,31]。

在 ALL 重建方面，大量研究表明，ALL 重建有利于控制其股骨附着点在外侧副韧带后方和近端的轴移。这个位点在膝关节屈伸循环期间的长度变化很小[32-34]。另一项研究表明，当存在 ACL 和前外侧联合损伤时，单独的 ACL 重建不能恢复正常的膝关节运动学，只有联合 ACL 和外侧关节外手术（ALL重建或外侧韧带固定术）才能恢复正常的运动学[35]。然而，用于补充 ACL 重建的外侧关节外手术存在对外侧间室正常运动产生过度限制的可能[20]。

后交叉韧带和后外侧复合体

后交叉韧带起自股骨内侧髁的外侧面前部，向后、外、下止于胫骨棘后侧的凹陷处。传统上，它由两束组成，前外侧束和后内侧束。PCL 周围有前半月板 – 股骨韧带（Humphrey 韧带）和后半月板 – 股骨韧带（Wrisberg 韧带）。在整个屈膝过程中，PCL 是胫骨后移的主要约束结构，特别是在高屈曲角度（60°～120°）时。许多作者已经表明，在整个运动弧线上，PCL 缺失膝关节的胫骨后移增加。据 Gollehon 等报道，单独切断后交叉韧带，膝关节在所有屈曲角度下的后移都有显著增加[36]。Li 等的研究也显示，除 150°外 PCL 在所有屈曲角度时的后向稳定性中起主要作用[37]；然而，Pearsall 等的结果表明，PCL 的作用在屈曲角度较大时更为明显，在膝关节屈曲 60°和 90°时效果显著[38]。后外侧复合体（PLC）由外侧副韧带、腘腓韧带和腘肌腱组成，是抵抗胫骨后移、胫骨后外侧旋转、外旋和内旋的主要稳定结构。

PLC 结构与交叉韧带共同作用，为膝关节外侧提供静态和动态稳定性[39]。随着膝关节从屈曲到伸展，PCL 在后方稳定中变得更加重要，当膝关节屈曲时，PCL 成为主要的后方稳定结构[36,40]。后外侧不稳定被认为是外旋和后移的耦合。当其他韧带受损时，PCL 对旋转起到辅助稳定作用，当 PCL 功能不全时，其他韧带可以控制旋转[41]。同时切断外侧副韧带和关节囊后外侧部分比单独切断任意结构会导致更严重的后外侧不稳定[42]。

半月板

材料性能

– 拉伸材料特性

人体内侧半月板后部和中部的拉伸模量高于前部[43]。研究指出，与前部相比，后部和中部的胶原纤维相同，后部和中部更宽。这将增加胶原纤维与前部基质组织的比率，并增加前部组织的硬度。作为一般比较，半月板组织的 Young 模量为 150 MPa，ACL 的 Young 模量为 200～300 MPa。半月板组织破坏的极限应力为 20 MPa，而韧带组织破坏的极限应力通常为 50 MPa[44]。

– 压缩材料特性

Fvenesi 和 Procto 等检查了牛半月板的材料性能，发现半月板的含水量约为 73%[45,46]。已知半月板含水量、渗透性和压缩模量随样本深度（表层与深层）和样本位置（前部、中部与后部）而变化[45]。

负荷传导

半月板由两种类型的纤维组成：环状胶原纤维和纵向胶原纤维。半月板通过在其组织内部形成环状（圆周）应力，在股骨和胫骨关节表面之间传导应力。这些是沿着半月板的环状胶原纤维在附着体之间传递的拉应力。Seedhom 指出，外侧半月板承担了外侧室 70%的负荷，内侧半月板承担了内侧室 50%的负荷[47]。

减震

当轴向压缩负荷在环状胶原纤维内转化为环状应力时，能量被吸收到胶原纤维中，并通过关节液（半月板的流体相）从组织中排出而进一步被吸收。一项研究报告表明，去除半月板，膝关节减震能力大约减少 20%[48]。

半月板运动

半月板随着股骨和胫骨的移动而移动，以保持

不匹配的胫骨 - 股骨关节（凸股骨髁和扁平胫骨髁）之间的最大一致性。半月板在膝盖屈曲时向后移动。前角比后角更灵活，外侧半月板比内侧半月板更灵活[49]。

关节稳定

内侧半月板是限制胫骨前移的重要次级稳定结构，在前交叉韧带功能缺失时尤为重要。它像一个门楔一样可以限制股骨内侧髁的平移。与内侧半月板相比，外侧半月板切除仅引起很小的前向松弛[50]。

软骨

关节软骨是一种特殊形式的透明软骨，厚度为 2～4 mm。它由软骨细胞和细胞外基质（ECM）组成。软骨细胞占软骨组织的一小部分，但 ECM 的生长、替换和维持是由软骨细胞调控的，软骨细胞是一种特殊的、代谢活跃的细胞。因关节软骨无血管滋养，故软骨细胞必须通过扩散从滑液中获得营养和氧气，并必须通过糖酵解来满足能量需求。软骨细胞合成两种主要的关节软骨大分子（Ⅱ型胶原和聚蛋白多糖）组成基质的结构。由于 ECM 中含有丰富的硫酸糖胺聚糖，因此 ECM 能够保持大量的水分，从而可以在无摩擦的情况下移动，并抵消施加在关节上压缩力的影响[51]。水是 ECM（75% 重量）和组织液的主要成分。在整个关节运动中，水不断地流入和流出软骨，以帮助分配压缩力和润滑软骨表面。胶原占基质的 20%，Ⅱ型胶原（占关节软骨胶原的 90%）为关节软骨提供结构完整性和拉伸、剪切强度。基质中还含有蛋白多糖（5%）、非胶原蛋白和糖蛋白（1%）。

关节滑膜的摩擦系数估计为 0.002，这使得该组织能够承受每年几百万次的循环载荷而不会退变。天然关节软骨的生物力学性能如下：极限拉应力 15～35 MPa，压缩模量 5.5～11.8 MPa，平衡剪切模量 0.05～0.25 MPa[52]。即使在生理范围内的静态压迫也会抑制基质合成；相反，动态负荷增加Ⅱ型胶原和聚蛋白多糖的合成，并增加组织金属蛋白酶抑制剂（TIMP）的表达。

参考文献

[1] Andriacchi TP, Andersson GB, Fermier RW, Stern D, Galante JO. A study of lower-limb mechanics during stair-climbing. J Bone Joint Surg Am. 1980;62:749–757.

[2] McFadyen BJ, Winter DA. An integrated biomechanical analysis of normal stair ascent and descent. J Biomech. 1988;21:733–744.

[3] Woo SL, Hollis JM, Adams DJ, Lyon RM, Takai S. Tensile properties of the human femur-anterior cruciate ligament-tibia complex. The effects of specimen age and orientation. Am J Sports Med. 1991;19:217–225.

[4] Chandrashekar N, Mansouri H, Slauterbeck J, Hashemi J. Sex-based differences in the tensile properties of the human anterior cruciate ligament. J Biomech. 2006;39:2943–2950.

[5] Shelburne KB, Pandy MG, Anderson FC, Torry MR. Pattern of anterior cruciate ligament force in normal walking. J Biomech. 2004;37:797–805.

[6] Kadaba MP, Ramakrishnan HK, Wootten ME. Measurement of lower extremity kinematics during level walking. J Orthop Res. 1990;8:383–392.

[7] Morrison JB. The mechanics of the knee joint in relation to normal walking. J Biomech. 1970;3:51–61.

[8] Collins JJ. The redundant nature of locomotor optimization laws. J Biomech. 1995;28:251–267.

[9] Dargel J, Gotter M, Mader K, Pennig D, Koebke J, Schmidt-Wiethoff R. Biomechanics of the anterior cruciate ligament and implications for surgical reconstruction. Strategies Trauma Limb Reconstr. 2007;2:1–12.

[10] Musahl V, Plakseychuk A, VanScyoc A, Sasaki T, Debski RE, McMahon PJ, et al. Varying femoral tunnels between the anatomical footprint and isometric positions: effect on kinematics of the anterior cruciate ligament-reconstructed knee. Am J Sports Med. 2005;33:712–718.

[11] Driscoll MD, Isabell GP Jr, Conditt MA, Ismaily SK, Jupiter DC, Noble PC, et al. Comparison of 2 femoral tunnel locations in anatomic single-bundle anterior cruciate ligament reconstruction: a biomechanical study. Arthroscopy. 2012;28:1481–1489.

[12] Pauzenberger L, Syre S, Schurz M. "Ligamentization" in hamstring tendon grafts after anterior cruciate ligament reconstruction: a systematic review of the literature and a glimpse into the future. Arthroscopy. 2013;29:1712–1721.

[13] Brand J Jr, Weiler A, Caborn DN, Brown CH Jr, Johnson DL. Graft fixation in cruciate ligament reconstruction. Am J Sports Med. 2000;28:761–774.

[14] Schatzmann L, Brunner P, Staubli HU. Effect of cyclic preconditioning on the tensile properties of human quadriceps tendons and patellar ligaments. Knee Surg Sports Traumatol Arthrosc. 1998;6(Suppl 1):S56–S61.

[15] Kamath GV, Murphy T, Creighton RA, Viradia N, Taft TN, Spang JT. Anterior cruciate ligament injury, return to play, and reinjury in

the elite collegiate athlete: analysis of an NCAA division I cohort. Am J Sports Med. 2014;42:1638–1643.

[16] Sonnery-Cottet B, Thaunat M, Freychet B, Pupim BH, Murphy CG, Claes S. Outcome of a combined anterior cruciate ligament and anterolateral ligament reconstruction technique with a minimum 2-year follow-up. Am J Sports Med. 2015;43:1598–1605.

[17] Segond P. Recherches cliniques et experimentales sur les epanchements sanguins du genou par entorse. Progres Medical. 1879;7:297–299.

[18] Hughston JC, Andrews JR, Cross MJ, Moschi A. Classification of knee ligament instabilities. Part II. The lateral compartment. J Bone Joint Surg Am. 1976;58:173–179.

[19] Müller W. The knee: form, function and ligamenous reconstruction surgery. Springer; 1982.

[20] Getgood A, Brown C, Lording T, Amis A, Claes S, Geeslin A, et al. The anterolateral complex of the knee: results from the International ALC Consensus Group Meeting. Knee Surg Sports Traumatol Arthrosc. 2019;27:166–176.

[21] Daggett M, Ockuly AC, Cullen M, Busch K, Lutz C, Imbert P, et al. Femoral origin of the anterolateral ligament: an anatomic analysis. Arthroscopy. 2016;32:835–841.

[22] Claes S, Vereecke E, Maes M, Victor J, Verdonk P, Bellemans J. Anatomy of the anterolateral ligament of the knee. J Anat. 2013;223:321–328.

[23] Caterine S, Litchfield R, Johnson M, Chronik B, Getgood A. A cadaveric study of the anterolateral ligament: re-introducing the lateral capsular ligament. Knee Surg Sports Traumatol Arthrosc. 2015;23:3186–3195.

[24] Zens M, Niemeyer P, Ruhhammer J, Bernstein A, Woias P, Mayr HO, et al. Length changes of the anterolateral ligament during passive knee motion: a human cadaveric study. Am J Sports Med. 2015;43:2545–2552.

[25] Ahn JH, Koh IJ, McGarry MH, Patel NA, Lin CC, Lee TQ. Elongation patterns of the anterior and posterior borders of the anterolateral ligament of the knee. Arthroscopy. 2019;35:2152–2159.

[26] Helito CP, Bonadio MB, Rozas JS, Wey JM, Pereira CA, Cardoso TP, et al. Biomechanical study of strength and stiffness of the knee anterolateral ligament. BMC Musculoskelet Disord. 2016;17:193.

[27] Kennedy MI, Claes S, Fuso FA, Williams BT, Goldsmith MT, Turnbull TL, et al. The anterolateral ligament: an anatomic, radiographic, and biomechanical analysis. Am J Sports Med. 2015;43:1606–1615.

[28] Ferrer GA, Guenther D, Pauyo T, Herbst E, Nagai K, Debski RE, et al. Structural properties of the anterolateral complex and their clinical implications. Clin Sports Med. 2018;37:41–47.

[29] Thein R, Boorman-Padgett J, Stone K, Wickiewicz TL, Imhauser CW, Pearle AD. Biomechanical assessment of the anterolateral ligament of the knee:a secondary restraint in simulated tests of the pivot shift and of anterior stability. J Bone Joint Surg Am. 2016;98:937–943.

[30] Guenther D, Rahnemai-Azar AA, Bell KM, Irarrazaval S, Fu FH, Musahl V, et al. The anterolateral capsule of the knee behaves like a sheet of fibrous tissue. Am J Sports Med. 2017;45:849–855.

[31] Rasmussen MT, Nitri M, Williams BT, Moulton SG, Cruz RS, Dornan GJ, et al. An in vitro robotic assessment of the anterolateral ligament, Part 1: secondary role of the anterolateral ligament in the setting of an anterior cruciate ligament injury. Am J Sports Med. 2016;44:585–592.

[32] Bell KM, Rahnemai-Azar AA, Irarrazaval S, Guenther D, Fu FH, Musahl V, et al. In situ force in the anterior cruciate ligament, the lateral collateral ligament, and the anterolateral capsule complex during a simulated pivot shift test. J Orthop Res. 2018;36:847–853.

[33] Kittl C, Halewood C, Stephen JM, Gupte CM, Weiler A, Williams A, et al. Length change patterns in the lateral extra-articular structures of the knee and related reconstructions. Am J Sports Med. 2015;43:354–362.

[34] Dodds AL, Halewood C, Gupte CM, Williams A, Amis AA. The anterolateral ligament: anatomy, length changes and association with the Segond fracture. Bone Joint J. 2014;96-B:325–331.

[35] Inderhaug E, Stephen JM, Williams A, Amis AA. Anterolateral tenodesis or anterolateral ligament complex reconstruction: effect of flexion angle at graft fixation when combined with ACL reconstruction. Am J Sports Med. 2017;45:3089–3097.

[36] Gollehon DL, Torzilli PA, Warren RF. The role of the posterolateral and cruciate ligaments in the stability of the human knee. A biomechanical study. J Bone Joint Surg Am. 1987;69:233–242.

[37] Li G, Most E, DeFrate LE, Suggs JF, Gill TJ, Rubash HE. Effect of the posterior cruciate ligament on posterior stability of the knee in high flexion. J Biomech. 2004;37:779–783.

[38] Pearsall AWt, Hollis JM. The effect of posterior cruciate ligament injury and reconstruction on meniscal strain. Am J Sports Med. 2004;32:1675–1680.

[39] Terry GC, LaPrade RF. The posterolateral aspect of the knee. Anatomy and surgical approach. Am J Sports Med. 1996;24:732–739.

[40] Grood ES, Stowers SF, Noyes FR. Limits of movement in the human knee. Effect of sectioning the posterior cruciate ligament and posterolateral structures. J Bone Joint Surg Am. 1988;70:88–97.

[41] Arthur JR, Haglin JM, Makovicka JL, Chhabra A. Anatomy and biomechanics of the posterior cruciate ligament and their surgical implications. Sports Med Arthrosc Rev. 2020;28:e1–e10.

[42] Nielsen S, Rasmussen O, Ovesen J, Andersen K. Rotatory instability of cadaver knees after transection of collateral ligaments and capsule. Arch Orthop Trauma Surg. 1984;103:165–169.

[43] Lechner K, Hull ML, Howell SM. Is the circumferential tensile modulus within a human medial meniscus affected by the test sample location and cross-sectional area? J Orthop Res. 2000;18:945–951.

[44] McDermott ID, Masouros SD, Amis AA. Biomechanics of the menisci of the knee. Curr Orthop. 2008;22:193–201.

[45] Favenesi J, Schaffer J, Mow V. Biphasic mechanical properties of knee meniscus. Orthop trans. 1983;8:264.

[46] Proctor CS, Schmidt MB, Whipple RR, Kelly MA, Mow VC.

Material properties of the normal medial bovine meniscus. J Orthop Res. 1989;7:771–782.

[47] Seedhom BB. Loadbearing function of the menisci. Physiotherapy. 1976;62:223.

[48] Voloshin AS, Wosk J. Shock absorption of meniscectomized and painful knees: a comparative in vivo study. J Biomed Eng. 1983;5:157–161.

[49] Vedi V, Williams A, Tennant SJ, Spouse E, Hunt DM, Gedroyc WM. Meniscal movement. An in-vivo study using dynamic MRI. J Bone Joint Surg Br. 1999;81:37–41.

[50] Levy IM, Torzilli PA, Gould JD, Warren RF. The effect of lateral meniscectomy on motion of the knee. J Bone Joint Surg Am. 1989;71:401–406.

[51] Martinez-Moreno D, Jimenez G, Galvez-Martin P, Rus G, Marchal JA. Cartilage biomechanics:a key factor for osteoarthritis regenerative medicine. Biochim Biophys Acta Mol Basis Dis. 2019;1865:1067–1075.

[52] Cipollaro L, Ciardulli MC, Della Porta G, Peretti GM, Maffulli N. Biomechanical issues of tissueengineered constructs for articular cartilage regeneration:in vitro and in vivo approaches. Br Med Bull. 2019.

第 2 章　膝关节复合解剖结构的理解

Dhong Won Lee, Min Seok Chang

摘要

　　膝关节的内侧和外侧间室具有复合的结构。由于股骨和胫骨之间的良好结构，膝关节内侧间室比外侧间室更稳定。由于侧方结构主要集中在第三间室，因此间室概念在侧方复合结构入路中比解剖学分层描述更有用。复合结构损伤的治疗取决于损伤的结构，成功的重建需要全面了解解剖学和生物力学。本章的目的是回顾目前文献中报道的复合解剖结构的概念。

概述

　　膝关节由内侧间室、外侧间室和髌股间室组成。多条韧带或复合结构为这些间室提供了全方位的稳定性。膝关节损伤的治疗取决于损伤的结构和不稳定的严重程度，需要全面地了解解剖学和生物力学，以恢复膝关节的自然运动学。解剖学是损伤结构功能和外科重建的基础，其中最好的是应用解剖学。本章的作者试图尽可能地尊重、理解和还原解剖结构[1]。本章的目的是回顾临床相关的解剖学和生物力学，以达到成功的解剖重建。

内侧复合体

第一层

　　皮肤切口的第一层是缝匠肌筋膜，其附着在胫骨内侧上表面。它包绕在半腱肌和股薄肌表面，共同形成鹅足滑囊。缝匠肌筋膜向后延伸，覆盖腓肠肌内侧头和部分腘肌。半腱肌和股薄肌位于第一层（包括缝匠肌筋膜）和第二层（包括内侧副韧带浅层）之间，股薄肌位于胫骨粗隆的近端。当需要确定和保护内侧副韧带浅层时，沿缝匠肌近端切开一个小切口，分离鹅足滑囊，然后可以确定胫骨附着处的韧带结构，其与鹅足滑囊大约成90°。

　　切取自体腘绳肌腱时，应区分半腱肌腱和股薄肌腱。它们在鹅足滑囊附着处融合（胫骨结节远端约 19 mm，内侧约 22.5 mm），很难在附着点分离两条肌腱[2,3]。但是半腱肌腱位于胫骨内侧近端的深面，半腱肌腱层和股薄肌腱层在近端很容易分开（图2.1）。在半腱肌腱、股薄肌腱和腓肠肌内侧之间有各种支持带（或筋膜带）。最大的支持带是从半腱肌腱到腓肠肌的筋膜带。它位于半腱肌腱胫骨止点上方 6 ～ 8 cm（很少超过 10 cm），长约 2.6 cm（图2.2）[4]。如果在采集肌腱的过程中不切除腱支持带，肌腱剥离器将损伤或割断半腱肌腱，导致无法获取足够长度的自体肌腱。对腘绳肌腱支持带的解剖学研究表明，半腱肌腱有 1 ～ 2 个支持带，而 25% 以上的股薄肌腱没有相应结构。如果在取腱时没有遇到支持带时，应该考虑被切取的肌腱是股薄肌腱，而不是半腱肌腱。因此，应核实两条肌腱在内侧小腿之间的相对位置。隐神经是股神经的一个分支，穿于腓肠肌和缝匠肌之间，在膝关节上方 10 ～ 15 cm 处有 4 ～ 5 支。隐神经穿过内收肌管时分为髌下分支和缝匠支。髌下分支通常在髌骨下极和胫骨结节之间穿行，通常位于缝匠肌下，因此在自体肌腱切取或胫骨近端截骨术中可能损伤髌下分支。需要注意的是，这种周围神经损伤会导致髌腱区域和小腿外侧或内侧的大范围感觉障碍。关于隐神经缝匠支，在膝关节镜检查中，创建后内侧入路时，或通过后内侧切口修复内侧半月板时可能会损伤到该结构（图2.3）。膝关节屈曲时，隐神经缝匠支更靠近膝关节，伸展时则远离膝关节。因此，建议在内侧半月板修复术中采用伸膝位，以避免神经损伤。

第二层

膝关节内侧结构有内侧副韧带浅层（sMCL）、内侧副韧带深层（dMCL）和后斜韧带（POL）[5-8]。这些结构使得膝关节内侧间隙比外侧间隙更稳定，这有助于以膝关节内侧间室作为旋转轴的基础运动[9]。sMCL属于第二层结构，有一个股骨附着点和两个胫骨附着点。股骨附着点位于股骨内上髁近端3.2 mm，后方4.8 mm。sMCL在半膜肌前部胫骨关节线远端12 mm处与软组织和胫骨近端附着点相连。内侧副韧带浅层止于胫骨关节线远端61 mm处，是对抗外翻的主要结构，同时也对抗屈膝30°的外旋、任意屈膝角度的内旋（POL也参与其中）[11]。

如果在充分了解这些解剖学特征的情况下进行sMCL松解，临床医生可以安全地对紧张的内侧关节间室进行减压，以便在内侧半月板根部修复或内侧同种异体半月板移植期间获得足够的工作空间，而不会残留外翻不稳定。这一技术在生物力学方面已经被证明是安全和有效的[12]。馅饼皮技术（Pie Crusting）是一种相对谨慎的方法，因为它对内侧副韧带浅层在胫骨附着部位的逐步松解是有限的。在松解sMCL远端时，应避免额外的医源性损伤，因为手术中过多的外翻负荷可能会导致内侧副韧带进一步损伤。

内侧髌股韧带（MPFL）位于第二层，与sMCL同层。MPFL起源于"鞍区"，位于内收肌结节与股骨内上髁之间，面向内侧髌骨上端形成扇形的薄壁结构。它很容易与内侧支持带区分开来（图2.4）。其髌骨附着点表浅且与髌骨骨膜相连，没有深在附着点。根据Lee和他的同事对以前的尸体进行的研究，MPFL的髌

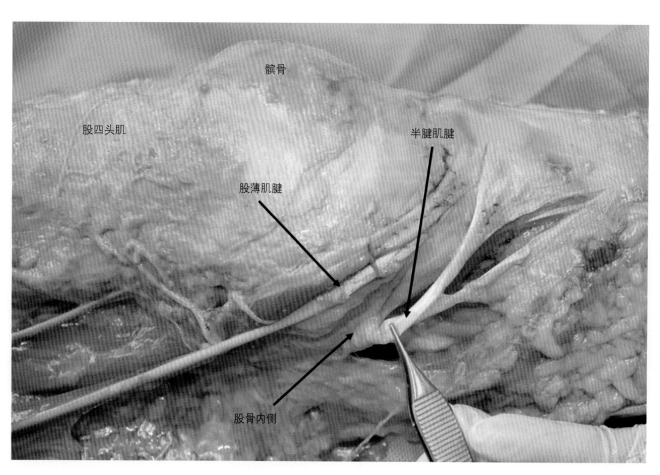

图 2.1 半腱肌腱位于股骨内侧的近端，易与股薄肌腱分离

图 2.2 在半腱肌腱、股薄肌腱和腓肠肌内侧之间有各种腱支持带。最大的腱支持带是从半腱肌腱到腓肠肌内侧头的筋膜带

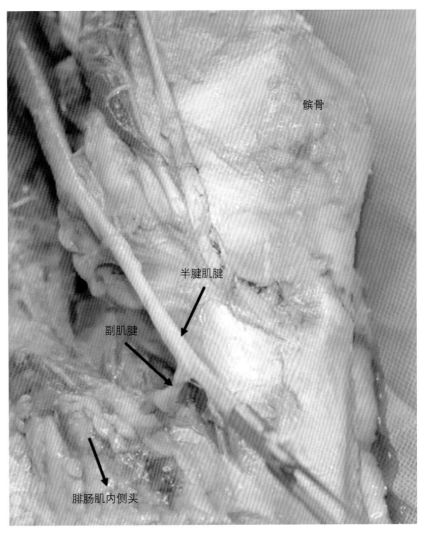

髌骨

半腱肌腱

副肌腱

腓肠肌内侧头

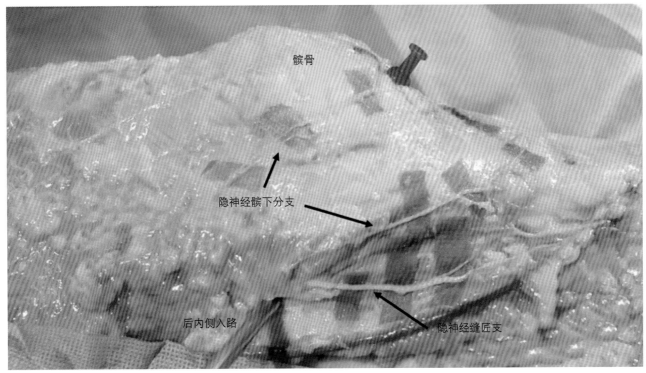

髌骨

隐神经髌下分支

后内侧入路

隐神经缝匠支

图 2.3 在膝关节镜检查中，当创建后内侧入路时，隐神经的缝匠支可能会受到损伤

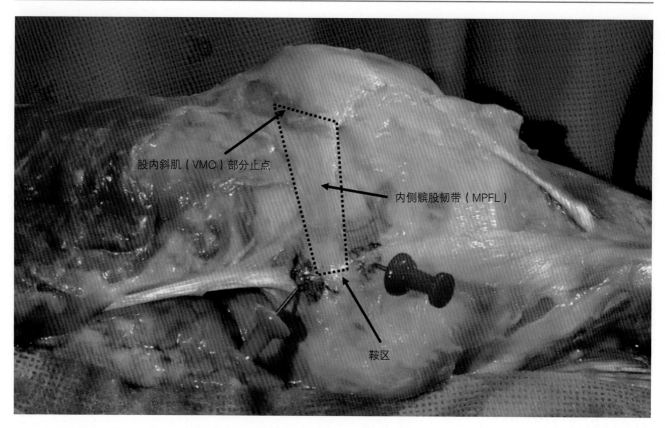

股内斜肌（VMO）部分止点

内侧髌股韧带（MPFL）

鞍区

图2.4　内侧髌股韧带（MPFL）起始于"鞍区"，位于内收肌结节（蓝色大头针）和股骨内上髁（红色大头针）之间。MPFL面向内侧髌骨上端形成扇形的薄层结构。与部分股内斜肌（VMO）有共同止点

骨附着点在髌骨上极以下14.2 mm（10～20 mm），在髌骨下极上方18.6 mm（14.7～21 mm），髌骨附着点的平均宽度为14.2 mm（10～15 mm）[13]。结果显示，MPFL和股内斜肌（VMO）融合附着于髌骨内侧，重叠区宽度平均为22 mm（18.8～24 mm）。在他们的研究中，位于"鞍区"的股骨起始处与sMCL相连，起始处的平均宽度为11.5 mm（10～12.3 mm）。在Tanaka及其同事回顾的有关髌骨内侧稳定结构解剖学的最新文献中，他们强调MPFL的近端髌骨止点分为MPFL和股四头肌腱内侧韧带（MQTFL），它们的主要功能是使屈曲程度更大，这些髌骨内侧稳定结构形成了比以前研究更广泛的复合体[14]。MPFL的张力在屈曲至30°时增加，随着屈曲角度的增加而急剧下降（图2.5）。

在这些解剖学和生物力学研究的基础上，我们进行了髌股内侧复合体解剖重建，采用自体腘绳肌腱进行双束重建，并在髌骨附着处使用缝合锚进行软组织固定，而不是髌骨隧道固定[13,15-17]。通过用VMO修复MPFL上方移植物，我们可以保持MPFL

的动态功能并形成复合体（图2.6）。我们正在建立一个以解剖学为基础的康复计划。在MPFL重建后的前3周，膝关节的屈曲角度开始于30°，并逐渐增大，但根据尸体研究，应限制在0°～30°，因为MPFL在屈曲第一个30°时张力也是增加的。

第三层

膝关节内侧结构深层有dMCL、POL、半月板股骨韧带、半月板胫骨韧带、冠状韧带和关节囊，属于第三层。后内侧复合体有5个主要组成部分：POL、半膜肌腱及其扩张部、腘斜韧带、后内侧关节囊和内侧半月板后角[6]。

dMCL有两个区域附着在内侧半月板上，包括半月板、半月板股骨韧带和半月板胫骨韧带，这些结构看起来类似内侧关节囊增厚部分。dMCL的后部区域与POL的中央臂融合并变得不可分割。

POL有3个可辨认的束：浅束、中束和关节囊束[6]。POL附着在胫骨腓肠肌结节的远侧1.4 mm

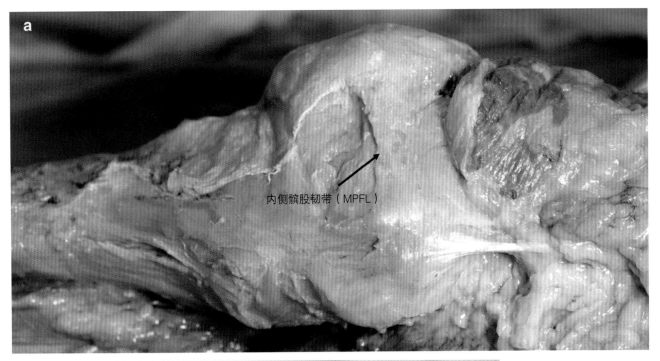

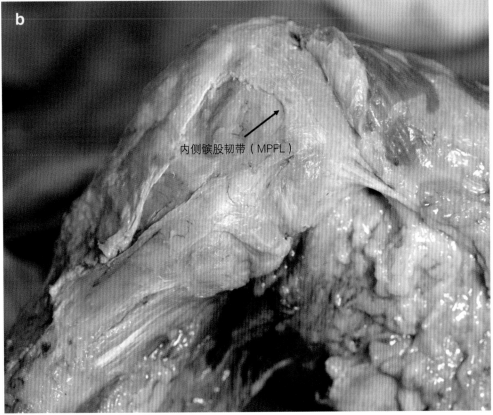

图 2.5 内侧髌股韧带（MPFL）的张力在屈曲早期增加（a），随着屈曲角度的增加急剧松弛（b）

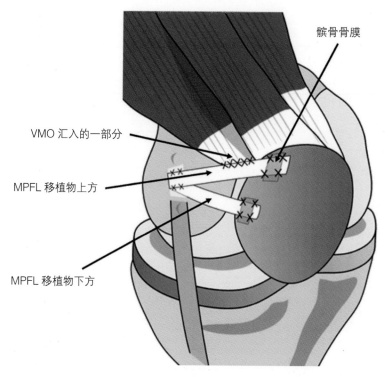

髌骨骨膜

VMO 汇入的一部分

MPFL 移植物上方

MPFL 移植物下方

图 2.6 在髌骨附着处采用双束移植和软组织固定对髌股内侧复合体进行解剖重建。利用股内斜肌修复髌骨上段移植物，可恢复内侧髌股韧带的动态功能

和前侧 2.9 mm 处，起始于股骨内收肌结节的远端 7.7 mm 和后方 6.4 mm，有时不能被认为是明确的韧带结构（图 2.7）[10]。远端附着点毗邻半膜肌的前束和中束，并与内侧半月板有一个额外的附着点[11]。随着后内侧复合体的加强和增厚，POL 在伸展过程中提供了胫骨内旋的稳定性[5,7,18]。Lee 和 Kim[19] 指出，对于严重外翻和旋转性松弛病例，解剖重建两个主要结构（sMCL 和 POL）组成的内侧三角复合体在中期随访中获得了满意的功能结果（图 2.8）。他们沿着半膜肌腱的前束，用 MCL 移植物缝合了 POL 移植物的远端，形成了一个三角复合体。

半膜肌位于第二层和第三层之间，是后内侧复合体的重要动力学稳定结构[6,20]。远端止点由 5 个部分组成。第一，它（反折部或前束）附着在胫骨前内侧的骨膜上。第二，中束汇入关节线以下的胫骨内侧髁后内侧结节。第三，它与腘斜韧带相连，对膝关节后方的稳定性起着重要作用。第四，它附着在内侧半月板后角和后内侧关节囊上，在屈膝时半膜肌收缩拉动半月板（图 2.9）。DePhillipo 及其同事发现，在 14 具新鲜冷冻尸体中，86% 的半膜肌－肌腱复合体与内侧半月板后角有牢固的连接，他们认为这种连接可能对后侧复合体和内侧半月板的稳定性有动态作用[21]。Vieira 及其同事报道，半膜肌和 POL 的拉伸效应很可能是"Ramp"损伤的一部分原因[22]。在这个意义上，我们应限制内侧半月板后角修复或同种异体半月板移植术后患者康复初期的主动屈腿运动，以防止半膜肌收缩导致内侧半月板或同种异体半月板向后移位，从而在薄弱部位产生剪切力。第五，腘肌腱膜扩张部分。

外侧复合体

间室的概念

间室的概念使用 3 个筋膜入路切口：①在髂胫束之间；②在髂胫束和股二头肌短头之间；③股二头肌长头与腓总神经平行的深筋膜（图 2.10）[23]。根据 Seebacher 及其同事的研究，外侧结构主要集中在第三层，故对于侧方复合结构入路，间室的概念比分层解剖描述更有用[24]。

第一间室：在股骨外侧的部位切开髂胫束即可触摸到股骨外侧踝。腘肌腱和股骨外上髁的起始处

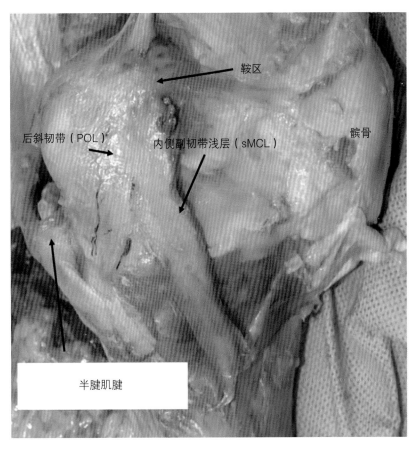

图 2.7　内侧副韧带浅层（sMCL）后面的后斜韧带（POL）附着在胫骨腓肠肌结节处，起始于股骨内收肌结节的远侧和后方。POL 的远端附着体与半膜肌的前臂和直臂相邻，并与内侧半月板有一个额外附着点

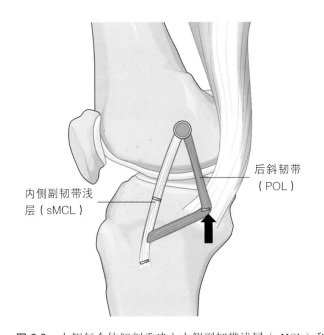

图 2.8　内侧复合体解剖重建由内侧副韧带浅层（sMCL）和后斜韧带（POL）两个主要结构组成，形成三角复合体。黑色箭头指的是半膜肌腱（出自 Dhong Won Lee 和 Jin Goo Kim 教授）。内侧复合体解剖重建术治疗严重的膝关节内侧不稳可获得良好的中期疗效

很容易辨认（图 2.11）。

　　第二间室：这是髂胫束和股二头肌之间的间隔。通过向后方牵引腓肠肌外侧头股骨附着部，可辨认腘肌腱和后外侧关节囊（图 2.12）。临床医生应该熟悉这种间室入路，将其作为外侧半月板修复、同种异体半月板移植和后外侧复合体重建的基础。

　　第三间室：通过向前方牵拉股二头肌并行小切口，切口可安全暴露位于股二头肌后方的腓总神经（图 2.10）。

第一间室

　　髂胫束和股二头肌腱位于此。髂胫束从股骨近端起始处经股骨外侧髁外侧止于 Gerdy 结节。前侧与股外侧肌相连，后侧与股二头肌相连，起到稳定膝关节前外侧的作用。当膝关节伸展时，它移动到股骨外侧髁的前部，并在屈曲时移动到股骨外侧髁的后部。Kaplan 纤维是连接髂胫束和股骨外侧髁远端

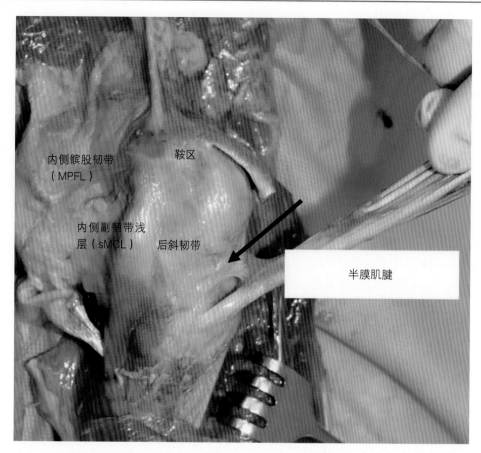

图 2.9 半膜肌与内侧半月板后角和后内侧关节囊有附着物（黑色箭头），屈膝时半膜肌进行性收缩，它们拉动半月板

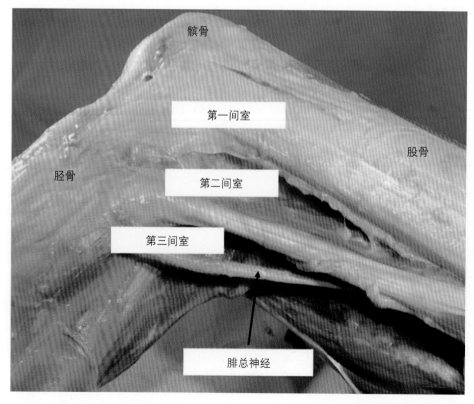

图 2.10 膝关节外侧有 3 个筋膜切口：①髂胫束之间；②髂胫束与股二头肌短头之间；③股二头肌长头与腓总神经平行的深筋膜

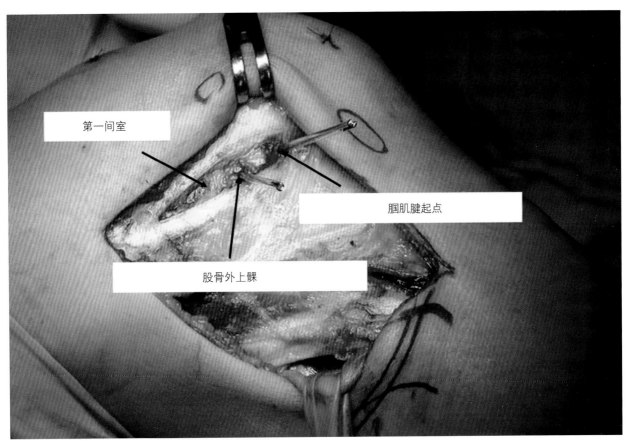

图 2.11 通过在触摸股骨外上髁的部位切开髂胫束到达第一间室。经股骨外上髁前方腘肌腱容易触碰，其起始处为腘肌腱沟

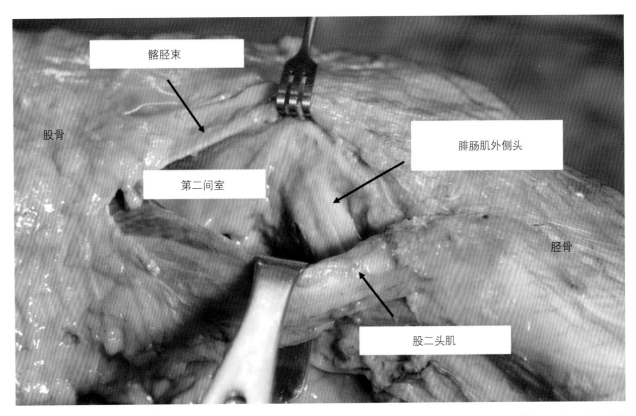

图 2.12 第二间室是髂胫束和股二头肌之间的间隙。通过腓肠肌外侧头股骨附着部的后方牵引，可以辨认出腘肌腱和后外侧关节囊

并起着动力连接作用的韧带样结构。前外侧复合体（ALC）共识小组会议最近的综述报告称，ALC 包括髂胫束的浅层和深层纤维，以及前外侧韧带（ALL），其中 Kaplan 纤维连接到股骨远端，并得出结论，ALC 作为 ACL 的辅助稳定结构提供了前外侧旋转稳定性[25]。

股二头肌与鹅足肌腱（半腱肌和股薄肌）作用相反，附着于腓骨头、胫骨外侧髁和后外侧关节囊。由于腓总神经穿过股二头肌后下部，绕过腓骨颈，外侧入路时应注意别损伤腓总神经。腓总神经在伸直时靠近膝关节，屈膝时最多下移 2 cm，因此在屈膝 90° 时行外侧半月板修复术或同种异体外侧半月板移植是安全的。

第二间室

此间室内有股四头肌支持带、髌股外侧支持带和髌骨 – 半月板韧带。髌股韧带由浅斜支持带和深横支持带组成，深横支持带的横髌股韧带有助于髌骨上外侧的稳定。

第三间室

与内侧膝关节间室相比，外侧间室可视为膝关节活动性复合体。膝关节外侧间室没有明显直接连接胫骨和股骨的韧带，这意味着外侧间隔区在伸直 – 屈曲和外 – 内旋转过程中有更大的移动度[9]。

后外侧复合体有 5 个主要组成部分：外侧副韧带（LCL）、腘肌腱、腘腓韧带（PFL）、腓肠肌外侧头和豆腓韧带。在这些复杂的结构中有许多变化。解剖重建后外侧复合体的重要结构包括 LCL、腘肌腱和 PFL。在 0° 和 30° 时，LCL 是主要的内翻稳定结构，它还维持胫骨外旋和内旋的稳定性。LCL 的起始处位于股骨外上髁近端 1.4 mm，后方 3.1 mm，与腓骨小头外侧相连，补充纤维延伸至腓骨长肌筋膜[26]。腘肌腱止点由位于胫骨近端后内侧的腘肌发出，通过腘肌腱裂孔形成关节内结构。它位于 LCL 深面并附着在股骨外上髁。腘肌腱的股骨起始点位于 LCL 起始处前方和远侧，对角线距离约 18.5 mm（图 2.13）。在后外侧角重建术中，在确认股骨外上髁后，

可以很容易地触摸到通过股骨外上髁的腘肌腱，从而确定腘肌腱的来源。腘肌腱是胫骨外旋的主要稳定结构，它还提供胫骨内旋、膝关节内翻和胫骨前移的对抗作用[11]。PFL 起源于腘肌腱交界处，位于腓骨茎突远端。PFL 分为前部和后部，前部为关节囊的延伸，附着在腓骨茎突尖端远侧 2.8 mm 处，而后部位于腓骨茎突尖端远侧 1.6 mm 处（图 2.14）[10,26]。PFL 可抵抗胫骨外旋和内翻应力。腘腓韧带（PFL）损伤可通过关节镜入路确定，前束可通过关节镜入路在腘肌腱裂孔处观察到，尤其是在前分叉处。在观察腘肌腱裂孔的同时，将 18G 针插入腓骨茎突后方，通过外上方入路植入物探针，可以探查 PFL 前部的张力[27-29]。此外，关节镜方法是有用的，因为当后外侧角损伤引起后外侧不稳定时，可以检查到腘肌腱裂孔的增宽[27-29]。

最近，解剖学研究发现后外侧的半月板腓骨韧带（MFL）延伸到外侧半月板的下外侧部分（腘肌腱的前面）和腓骨头尖端之间（图 2.15）[30,31]。MFL 可以为后外侧角提供稳定性，未来研究需要更好地描述 MFL 的解剖和功能。

自 2013 年 Claes 及其同事重新提出了前外侧韧带（ALL）的解剖结构以来，更新了前外侧复合体（ALC）的解剖和功能[32]。从历史上看，Paul Segond 描述了膝关节前外侧纤维带样撕脱，此即 1879 年命名的 Segond 骨折。然而，到目前为止，就像发现 MPFL 一样，关于前外侧韧带（ALL）的解剖结构是"清晰韧带结构""关节囊增厚""纤维带"还是"复合结构"，尚存在着很大的争议。目前，ALL 确实存在已经达成共识，ALC 是由髂胫束与 Kaplan 纤维系统、外侧半月板、ALL 和前外侧关节囊组成的复合结构[25]。ALL 的起始点位于股骨外上髁的近端和后方，位于 LCL 上部，并止于胫骨中部、腓骨头部和 Gerdy 结节之间[25,32]。ALL 在外侧半月板上也会有一个连接点[33]。Daggett 及其同事强调，在仔细解剖和精确分离髂胫束后，ALL 可以清楚地确定为一个独立结构，其走行方式类似扇形止于胫骨前外侧（图 2.16）[34]。Helito 和他的同事提出，ALL 在所有胎儿尸体标本解剖中都被发现，其组织切片显示"组织良好""致密"的胶原纤维和成纤维细胞[35]。ALL 为非等长结构，是 ACL 限制胫骨内旋转的次级稳定结构[25]。

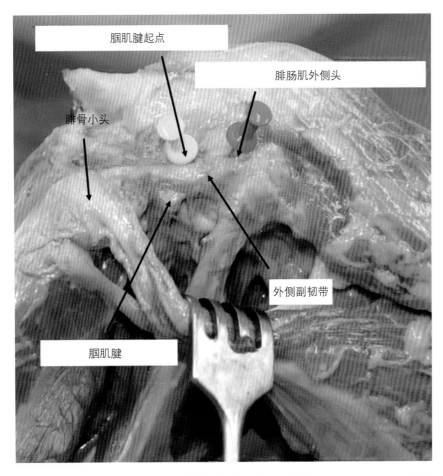

图 2.13 腘肌腱的股骨起点位于外侧副韧带（LCL）起点的前方和远侧，对角线距离约 18.5 mm。黄色大头针表示腘肌腱起点，绿色大头针表示股骨外上髁

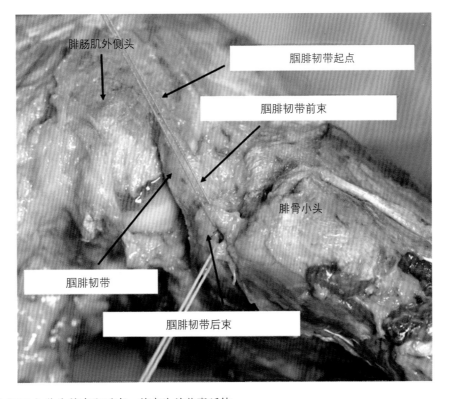

图 2.14 腘腓韧带（PFL）分为前束和后束，前束为关节囊延伸

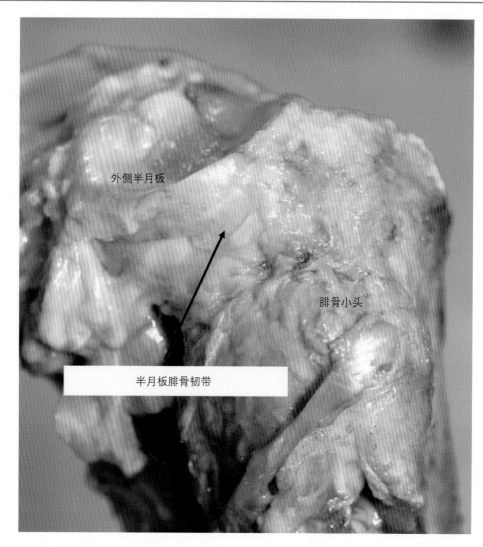

图 2.15　半月板腓骨韧带（MFL）起始于外侧半月板的下外侧部分，止于腓骨头。类似于后外侧关节囊的增厚部分

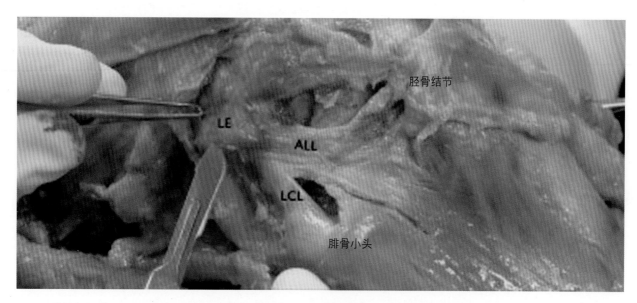

图 2.16　前外侧韧带（ALL）是一个独立的结构，呈扇形止于胫骨前外侧。它起源于外上髁（LE）附近，与外侧副韧带（LCL）相交

参考文献

[1] Feagin J, Hirschmann MT, Muller W. Understand, respect and restore anatomy as close as possible! Knee Surg Sports Traumatol Arthrosc. 2015;23(10):2771–2772.

[2] Charalambous CP, Kwaees TA. Anatomical considerations in hamstring tendon harvesting for anterior cruciate ligament reconstruction. Muscles Ligaments Tendons J. 2012;2(4):253–257.

[3] Pagnani MJ, Warner JJ, O'Brien SJ, Warren RF. Anatomic considerations in harvesting the semitendinosus and gracilis tendons and a technique of harvest. Am J Sports Med. 1993;21(4):565–571.

[4] Tuncay I, Kucuker H, Uzun I, Karalezli N. The fascial band from semitendinosus to gastrocnemius:the critical point of hamstring harvesting:an anatomical study of 23 cadavers. Acta Orthop. 2007;78(3):361–363.

[5] Robinson JR, Sanchez-Ballester J, Bull AM, Thomas Rde W, Amis AA. The posteromedial corner revisited. An anatomical description of the passive restraining structures of the medial aspect of the human knee. J Bone Joint Surg Br. 2004;86(5):674–681

[6] Dold AP, Swensen S, Strauss E, Alaia M. The posteromedial corner of the knee: anatomy, pathology, and management strategies. J Am Acad Orthop Surg. 2017;25(11):752–761.

[7] Sims WF, Jacobson KE. The posteromedial corner of the knee: medial-sided injury patterns revisited. Am J Sports Med. 2004;32(2):337–345.

[8] LaPrade RF, Engebretsen AH, Ly TV, Johansen S, Wentorf FA, Engebretsen L. The anatomy of the medial part of the knee. J Bone Joint Surg Am. 2007;89(9):2000–2010.

[9] Hirschmann MT, Muller W. Complex function of the knee joint: the current understanding of the knee. Knee Surg Sports Traumatol Arthrosc. 2015;23(10):2780–2788.

[10] LaPrade RF, Moulton SG, Nitri M, Mueller W, Engebretsen L. Clinically relevant anatomy and what anatomic reconstruction means. Knee Surg Sports Traumatol Arthrosc. 2015.

[11] LaPrade RF, Engebretsen L, Marx RG. Repair and reconstruction of medial- and lateral-sided knee injuries. Instr Course Lect. 2015;64:531–542.

[12] Kim JG, Lee YS, Bae TS, Ha JK, Lee DH, Kim YJ, et al. Tibiofemoral contact mechanics following posterior root of medial meniscus tear, repair, meniscectomy, and allograft transplantation. Knee Surg Sports Traumatol Arthrosc. 2013;21(9):2121–2125.

[13] Lee HS, Choi JY, Ha JK, Lee YS, Yoo JH, Kim MK, et al. Anatomical reconstruction of the medial patellofemoral ligament: development of a novel procedure based on anatomical dissection. J Korean Orthop Assoc. 2011;46(6):443–450.

[14] Tanaka MJ, Chahla J, Farr J 2nd, LaPrade RF, Arendt EA, Sanchis-Alfonso V, et al. Recognition of evolving medial patellofemoral anatomy provides insight for reconstruction. Knee Surg Sports Traumatol Arthrosc. 2019;27(8):2537–2550.

[15] Song SY, Kim IS, Chang HG, Shin JH, Kim HJ, Seo YJ. Anatomic medial patellofemoral ligament reconstruction using patellar suture anchor fixation for recurrent patellar instability. Knee Surg Sports Traumatol Arthrosc. 2014;22(10):2431–2437.

[16] Parker DA, Alexander JW, Conditt MA, Uzodinma ON, Bryan WJ. Comparison of isometric and anatomic reconstruction of the medial patellofemoral ligament: a cadaveric study. Orthopedics. 2008;31(4):339–343.

[17] Philippot R, Chouteau J, Wegrzyn J, Testa R, Fessy MH, Moyen B. Medial patellofemoral ligament anatomy: implications for its surgical reconstruction. Knee Surg Sports Traumatol Arthrosc. 2009;17(5):475–479.

[18] Engebretsen L, Lind M. Anteromedial rotatory laxity. Knee Surg Sports Traumatol Arthrosc. 2015;23(10):2797–2804.

[19] Lee DW, Kim JG. Anatomic medial complex reconstruction in serious medial knee instability results in excellent mid-term outcomes. Knee Surg Sports Traumatol Arthrosc. 2020;28(3):725–732.

[20] Pedersen RR. The medial and posteromedial ligamentous and capsular structures of the knee: review of anatomy and relevant imaging findings. Semin Musculoskelet Radiol. 2016;20(1):12–25.

[21] DePhillipo NN, Moatshe G, Chahla J, Aman ZS, Storaci HW, Morris ER, et al. Quantitative and qualitative assessment of the posterior medial meniscus anatomy: defining meniscal ramp lesions. Am J Sports Med. 2019;47(2):372–378.

[22] Vieira TD, Pioger C, Frank F, Saithna A, Cavaignac E, Thaunat M, et al. Arthroscopic dissection of the distal semimembranosus tendon: an anatomical perspective on posteromedial instability and ramp lesions. Arthrosc Tech. 2019;8(9):e987–e991.

[23] Terry GC, LaPrade RF. The posterolateral aspect of the knee. Anatomy and surgical approach. Am J Sports Med. 1996;24(6):732–739.

[24] Seebacher JR, Inglis AE, Marshall JL, Warren RF. The structure of the posterolateral aspect of the knee. J Bone Joint Surg Am. 1982;64(4):536–541.

[25] Getgood A, Brown C, Lording T, Amis A, Claes S, Geeslin A, et al. The anterolateral complex of the knee: results from the International ALC Consensus Group Meeting. Knee Surg Sports Traumatol Arthrosc. 2019;27(1):166–176.

[26] LaPrade RF, Ly TV, Wentorf FA, Engebretsen L. The posterolateral attachments of the knee: a qualitative and quantitative morphologic analysis of the fibular collateral ligament, popliteus tendon, popliteofibular ligament, and lateral gastrocnemius tendon. Am J Sports Med. 2003;31(6):854–860.

[27] Yang BS, Bae WH, Ha JK, Lee DW, Jang HW, Kim JG. Posterolateral corner reconstruction using the single fibular sling method for posterolateral rotatory instability of the knee. Am J Sports Med. 2013;41(7):1605–1612.

[28] Kim JG, Ha JG, Lee YS, Yang SJ, Jung JE, Oh SJ. Posterolateral corner anatomy and its anatomical reconstruction with single fibula and double femoral sling method: anatomical study and surgical

technique. Arch Orthop Trauma Surg. 2009;129(3):381–385.

[29] Kim JG, Lee YS, Kim YJ, Shim JC, Ha JK, Park HA, et al. Correlation between the rotational degree of the dial test and arthroscopic and physical findings in posterolateral rotatory instability. Knee Surg Sports Traumatol Arthrosc. 2010;18(1):123–129.

[30] Natsis K, Karasavvidis T, Kola D, Papadopoulos S, Totlis T. Meniscofibular ligament: how much do we know about this structure of the posterolateral corner of the knee: anatomical study and review of literature. Surg Radiol Anat. 2020.

[31] Natsis K, Paraskevas G, Anastasopoulos N, Papamitsou T, Sioga A. Meniscofibular ligament:morphology and functional significance of a relatively unknown anatomical structure. Anat Res Int. 2012;2012:214784.

[32] Claes S, Vereecke E, Maes M, Victor J, Verdonk P, Bellemans J. Anatomy of the anterolateral ligament of the knee. J Anat. 2013;223(4):321–328.

[33] Helito CP, Demange MK, Bonadio MB, Tirico LE, Gobbi RG, Pecora JR, et al. Anatomy and histology of the knee anterolateral ligament. Orthop J Sports Med. 2013;1(7):2325967113513546.

[34] Daggett M, Busch K, Sonnery-Cottet B. Surgical dissection of the anterolateral ligament. Arthrosc Tech. 2016;5(1):e185–e188.

[35] Helito CP, do Prado Torres JA, Bonadio MB, Aragao JA, de Oliveira LN, Natalino RJ, et al. Anterolateral ligament of the fetal knee: an anatomic and histological study. Am J Sports Med. 2017;45(1):91–96.

第 3 章 膝关节功能的主客观评价

Dhong Won Lee, Jin Goo Kim, Jin Woo Lim

摘要

有许多评估工具用于评估膝关节损伤或手术后的主观和客观状态。为了评价适当的治疗结果，评价方法应包括以患者为导向的措施，如患者满意度和健康相关的生活质量（HRQOL），以及客观指标的结果。在主观评价方面，由专家组开发并验证的评分系统如西安大略麦克马斯特大学骨性关节炎指数（WOMAC）评分、膝关节损伤与骨性关节炎结局评分（KOOS）、国际膝关节文献委员会（IKDC）主观评分等被广泛应用。由于心理因素也是膝关节损伤的一个重要因素，与此相关的量表也已开发出来。已有的膝关节功能客观评价在确定真实功能方面存在一定的局限性，因此人们正在努力寻找更合适的评估膝关节功能的方法。利用测试系统尽可能全面地评估体育运动的表现，利用电子设备更简明地测量体育运动的表现，已成为一种普遍现象。

通过先进的数字传感器和互联网技术对测试系统进行改进，可以更容易和实时地测量膝关节的性能。

关键词

前交叉韧带

重建，主观

评分，IKDC，轴移试验，功能表现测试，功能测试，回归运动

概述

有许多评估工具用于记录损伤的严重程度、有效性或治疗，以及膝关节受伤后的日常生活恢复情况。大多数是基于客观或临床的影像学分析、体格检查（包括关节不稳、活动度、肌力和功能测试）等参数。然而，为了评价适当的治疗结果，评价方法应包括以患者为导向的措施，如患者满意度和健康相关的生活质量（HRQOL），以及客观措施的结果。特别是，客观评价患者康复和手术治疗效果的重要性，结果指标的设计至关重要。一个可靠的、经过验证的指标不仅可以评估治疗的进展和结果，而且还可以对预后、患者、医疗团队和护具的满意度进行评估，从而改善医疗服务，直接或间接地降低成本。

许多膝关节功能评分系统，KT-1000、Lachman 试验、前抽屉试验和轴移试验已在临床中被广泛用于确定何时重返运动。然而，一些研究表明，这些试验并不能很好地预测实际体育活动中膝关节的功能稳定性[1-4]。为了克服上述测试的局限性，引入了各种功能测试（FPT）[5-11]。

在这一章中，我们将广泛回顾使用的膝关节评分系统，进行功能测试，并调查值得注意的地方，应用适当的测试，以获得可靠和有效的结果。

主观评价

1955 年 O'donoghue 首先介绍了评估膝关节功能的评分系统，同时许多作者（Slocum、Larson、Hughston、Barrett、Lysholm、Gillquist、Tegner、

Noyes、Muller 等）也介绍了许多评分系统。然而，这些膝关节评分系统在限定于特定疾病或解剖部位时存在局限性，它们没有对各个评价标准的合法性和可靠性进行评估，并且在相似的标准上给予了不同的权重。此外，各术语定义的不一致会导致重点不同，无法全面地涵盖除某些解剖部位和疾病以外健康相关的生活质量（HRQOL）[9,11-13]。HRQOL 的主要概念是指患者的各种健康状况、身体结构和功能等社会状况，反映了患者的活动能力和社会参与度的情况，可作为患者的身体功能、情绪功能和社会功能的评价手段。HRQOL 评价指标分为综合评价指标，如 SF-36 简表调查（Short Form Survey），以及针对特定解剖部位和疾病的专项评价指标[14-16]。SF-36 是一份常用的一般健康问卷，包括 36 个关于一般健康状况的项目。它由 8 个分量表组成，包括身体功能、角色 – 身体、身体疼痛、一般健康、活动能力、社会功能、角色 – 情绪和心理健康。这些分量表得分可以转换为百分量表，分数为 0（最差）～ 100（最好）分。该量表已被证实是一个有效且广泛使用的疾病特异性评分系统。

有几种常用的针对特定疾病的膝关节功能评分系统。Lysholm, Cincinnati 和 Mohtadi 评分用于评估膝关节韧带损伤患者，西安大略麦克马斯特大学骨性关节炎指数（WOMAC）评分用于评估膝关节骨性关节炎（OA）。膝关节损伤与骨性关节炎结局评分（KOOS）和国际膝关节文献委员会（IKDC）主观评分属于解剖特定区域评分系统[17-26]。

针对一些资深临床医生认为具有主观重要性的问题，早期膝关节功能评估已被用于进行主观评分（如 Lysholm、Cincinnati 和 Mohtadi 评分），但这些评分不能反映患者日常生活的主要功能，这使得医生不断努力提出更客观、更科学的问卷。一组专家仔细检查程序来反映评估工具中每个问题的相对重要性、评估完整性等，并统计验证其信度、效度和响应性。经过这些验证程序的评估工具包括 WOMAC 评分、KOOS 和 IKDC 主观评分[19,20,24,27]。

WOMAC 评分旨在评估膝关节骨性关节炎患者。该评分系统分为疼痛（5 项）、僵硬（2 项）、功能（17 项）等 3 个项目，共 24 项。WOMAC 评分被广泛使用，并被认为是可靠和有效的[20,26]。

WOMAC 评分是一种设计良好、验证良好的膝关节骨性关节炎评估工具，但仍存在一定的局限性。它不能反映习惯"地板生活"的亚洲患者的满意度和生活状况。评价指标可以通过重现每个国家的文化来进行修改，具有代表性的是韩国膝关节评分（KKS）[28]。该评价系统由 41 道题目组成：① 11 道疼痛和症状题；② 5 道数字症状题；③ 19 道身体功能题；④ 6 道社会和情绪功能题。由于这些题目包含了所有的 24 道 WOMAC 题，因此可以确定，WOMAC 评分是通过只测量 KKS 来自动计算的。

膝关节损伤与骨性关节炎结局评分（KOOS）于 1998 年制定，用于评估患者对其膝关节损伤的主观感受。虽然该量表的设计目的是评估 OA 患者，但它可以广泛应用于可能导致创伤后 OA 的膝关节损伤患者。一些研究已经揭示了该量表在各种膝关节损伤中的有效性和可靠性。该量表与 WOMAC 评分具有较强的相关性，WOMAC 评分同样用于评估 OA 患者[26]。KOOS 包括 42 个项目，5 个分量表，分别是疼痛（9 个项目）、症状（7 个项目）、日常生活功能（17 个项目）、膝关节相关生活质量（4 个项目）和运动功能（5 个项目）[24,29]。

Lysholm 评分是膝关节韧带损伤的主观预后评估工具。该量表由 8 个项目（跛行、支撑、爬楼梯、下蹲、不稳定、绞锁、疼痛和肿胀）组成，换算成百分制，100 分代表最高分数。该量表已在评估膝关节功能的临床研究中被广泛应用并加以验证[18,21,22]。IKDC 评分由美国运动医学骨科学会（AOSSM）、欧洲运动创伤、膝关节外科和关节镜学会（ESSKA）共同制定，为膝关节损伤提供了一个标准化的评估工具。IKDC 评分最早于 1993 年发布，修订稿已于 2000 年发布。IKDC 评分评估患者日常活动和体育活动的主观功能得分。IKDC 评分由 18 项问卷组成，包括症状、一般功能、与各种膝关节疾病相关的体育活动等评分，以及百分量表，100 分代表最佳的膝关节功能[30]。与 Lysholm 评分相比，IKDC 评分包含了与日常活动和体育活动相关的更具体的项目和实际问题，并且还以问卷形式呈现区间特征[19,27,31,32]。

1985 年发表的 Tegner 活动评分是一种患者活动水平的主观报告评分[8]。该量表提供问卷形式，患者选择 0 ～ 10 分（10 分代表最高水平），代表他们的活动水平。Tegner 活动评分分为 4 个不同的组，0 分代表因膝关节损伤导致的残疾，1 ～ 5 分对应于休闲体育活动和工作相关活动的水平，6 ～ 9 分对应于高水平的体育活动。已证实该量表是半月板损伤、前交叉韧带损伤和髌骨不稳患者可靠有效的评估工具[21,22,33]。患者的心理因素也是决定能否重返体育活动的重要因素，据了解，超过 50% 的患者因对再次受伤存在恐惧，无法重返体育活动[34,35]。坦帕运动恐惧症（TSK）量表是一种用于测试人们对重返运动后担心再次受伤的恐惧程度的量表，用于评估心理因素。TSK 量表采用李克特量表（Likert Scale），共有 17 个项目。Kvist 团队[36] 报道 57% 的患者在前交叉韧带重建后的 3 ～ 4 年内未能恢复到损伤前水平，他们恐惧再次损伤，TSK 量表为高分。此量表与膝关节功能不全有很强的相关性。近年来，前交叉韧带损伤后重返运动（ACL- RSI）量表被广泛应用，该量表可评估前交叉韧带损伤或重建后重返运动的心理准备程度[37-41]。Webster 和他的同事[41] 制定了 ACL-RSI 量表，这是一个单维度的 12 项量表，用于评估运动损伤后与恢复运动相关的 3 种反应：情绪（5项）、对表现的信心（5 项）和风险评估（2 项）（表 3.1）。第 12 项采用 10 cm 视觉模拟量表。

客观评价

测量膝关节松弛度是评价前后向不稳的主要方法。目前 Lachman 试验、前抽屉试验、Pivot- Shift 试验等物理检查是判断膝关节前交叉韧带重建后前向不稳和旋转稳定性的常用方法[42-44]。Machmalbaf 和同事们的[44] 研究结果显示，Lachman 试验和前抽屉试验的敏感性分别为 93.5% 和 94.4%，提示麻醉下可提高准确性。有几种仪器可以更客观地测量前交叉韧带松弛，如 KT-1000 膝关节韧带关节仪（MEDmetric, San Diego, CA, USA）、Genucom 膝关节分析系统（FARO Technologies Inc., Lake Mary, FL, USA）和 Rollimeter（Aircast 欧洲，Neubeuern，德国）。其中，有报道称 KT-1000 膝关节韧带关节仪是最精确和可重复的装置[45,46]。Pugh 和他的同事[47] 报道，KT-1000 膝关节韧带关节仪和 Rollimeter 比 Telos 设备（Telos GmbH, Laubscher, Hölstein，瑞士），在应力位 X 线片上有更好的有效性。由于前后向松弛度的测量仅在矢状面一个方向进行，无法评估旋转稳定性，而旋转稳定性被认为是更重要的评估指标，因此在反映膝关节功能和症状方面存在局

表 3.1 前交叉韧带损伤后重返运动（ACL-RSI）量表的初始项目

项目规模	按比例排序	
情绪		
1. 您对运动感到紧张吗？	3	57.56（30）
2. 就参加体育活动而言，您会因为必须顾及关节状况而感到沮丧吗？	6	50.93（34）
3. 您在运动时感到放松吗？	12	69.64（26）
4. 您害怕在运动中再次伤到膝关节吗？	7	52.63（29）
5. 您害怕运动时意外损伤膝关节吗？	9	55.10（28）
对表现的信心		
6. 您有信心在进行体育活动时不出现腿软吗？	4	65.97（27）
7. 您有信心在运动中不担心膝关节吗？	5	62.14（29）
8. 您对自己的膝关节承受压力有信心吗？	8	67.40（26）
9. 您有信心在体育活动中恢复到伤前运动水平吗？	1	73.10（25）
10. 参加体育活动时，您对自己具备良好表现的能力有信心吗？	11	72.93（25）
风险评估		
11. 因参加体育活动所致的膝关节再次损伤让您担心吗？	2	59.94（25）
12. 损伤后必须经历再次手术和康复的想法会阻碍您进行体育活动吗？	10	70.35（30）

限性。

旋转稳定性的恢复是判断前交叉韧带重建后能否重返运动的主要因素之一，轴移试验常被用于评估旋转稳定丢失程度。然而，由于轴移是由胫股关节的平移和旋转共同引起的，因此手动区分膝关节动态旋转松弛程度并不容易[48-51]。为了克服这一困难，人们开展了多种研究，利用导航系统（图 3.1）[52-55]、电磁传感器（图 3.2）[56,57]、惯性传感器（图 3.3）[58-60]和图像分析系统（图 3.4）[61-63]等多种测量仪器，对轴向运动检测结果进行量化和精确测量。然而，目前还没有足够准确、合理的测量仪器可以应用于临床实践。因此，有必要开发一种非侵入性、使用方便、准确性和有效性高的测量仪器。

肌肉力量在完成膝关节功能中起着重要的作用。因此，是否恢复肌肉力量是决定能否重返运动的主要因素。以前的研究使用等速动力学测试作为决定重返体育活动的一个因素[34,64-72]。已证实等速强度试验是一种可靠的测量膝关节伸屈肌力峰值扭矩的工具。等速肌力试验测量受累侧和非受累侧肌力。受试者坐位，髋部屈曲 90°，通过胸部、臀部和大腿处的固定带来保持该位置。待检查侧的膝关节股骨外侧髁与测力计的旋转轴对齐，测力计臂固定在小腿踝关节近侧 2 cm 处。测量在角速度为 60°/s 和 180°/s 时，每次检查 4 次。在 60°/s 和 180°/s 的角速度下，评估

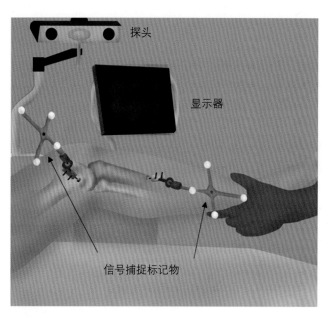

图 3.1　导航系统

探头
显示器
信号捕捉标记物

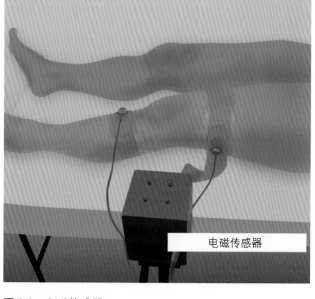

图 3.2　电磁传感器

电磁传感器

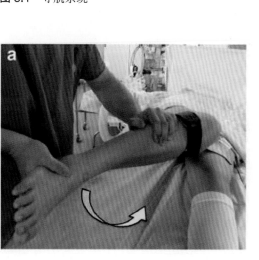

图 3.3　a、b. 惯性传感器

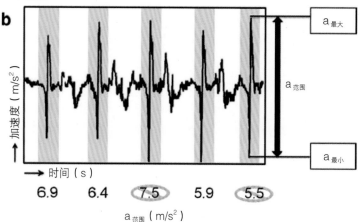

了每千克体重的伸展峰值扭矩（N·m/kg）和弯曲峰值扭矩（N·m/kg）。每次检查都会自动记录最高值，并根据肌肉强度变量对数据进行分类。等速强度测试作为评估膝关节ACL重建后功能恢复有效性的结果将在第12章详细介绍。然而，等速肌力测试的局限性在于它是在开链状态下进行的。一些研究报道，等速强度测试与跑步、剪切和单腿跳跃距离测试有显著的相关性[73,74]，而另一些研究则报道，只有单腿跳显示了显著相关性[75]。

在运动过程中，下肢不断受到减速和加速的作

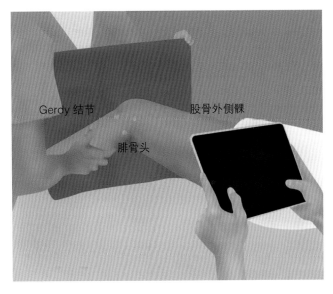

图3.4 图像分析系统

用，神经肌肉控制系统对这些运动学进行调节，只进行简单的定量评估，而不考虑神经肌肉控制，是无法全面适合地评估膝关节功能的。人们一直在努力寻找更合适的膝关节损伤或手术后功能评估方法。传统上，采用单腿跳测试来评估膝关节韧带受伤后能否重返运动，这种测试是有效的，因为在运动过程中被双腿运动掩盖的单侧缺陷可以被检测出来。肢体对称性指数（LSI）被广泛用于计算患肢与健侧之间的数据差异，恢复运动的阈值LSI已被证明为80%～90%[72,76~78]。跳跃试验的类型多种多样，通常采用单腿跳跃距离测试（图3.5）[71,72,79-81]和单腿垂直跳跃测试（图3.6）[82]。使用单腿跳跃距离测试与两个或两个以上跳跃测试相结合可以提高其灵敏度[73,78,80]。第12章详细介绍了单腿跳跃距离测试作为评估ACL重建后膝关节功能恢复的一种方法的有效性。

Tegner和Lysholm[83]采用4种性能测试来评估前交叉韧带损伤后支具的有效性。本研究进行的性能测试包括图3.8所示的课程测试、单腿跳跃距离测试、旋转楼梯测试和室内斜坡测试[83]。Lephart等[1]提出了3种更复杂的功能测试：①共收缩测试，重现产生胫骨平移的旋转力；②再现轴移现象的Carioca试验；③再现加速力和减速力的穿梭运行试验（图3.7）。用组合测试尽可能全面地测定体育活动的性能，并利用电子设备进行更精确的测量，已成为一种普遍的

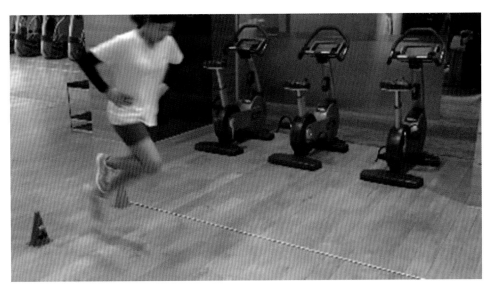

图3.5 单腿跳跃距离测试。受试者被要求尽可能向前跳跃，用同一只脚跳跃和着地。受伤肢体和健侧肢体的最长距离是以cm为单位进行测量的

图 3.6　单腿垂直跳跃测试。受试者被要求首先做一次深蹲，然后通过跳跃分析仪的接触垫测量单腿垂直跳跃高度（cm）

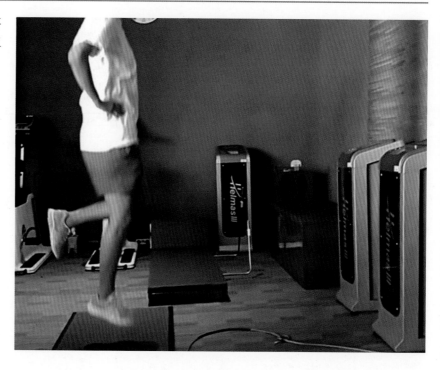

方法。Herbst 及其同事[84] 和 Hildebrandt 及其同事[85] 报道了 7 种（双腿稳定性测试、单腿稳定性测试、双腿反向运动跳跃、单腿反向运动跳跃、增强式跳跃、速度测试、快速踏步测试）具有高水平的可重复功能测试。

最近，一种运动分析诸如着陆误差评分系统（LESS）被纳入测试序列[86]。许多作者报道，对于 ACL 重建后能通过所有运动标准的患者，LESS 可能是一个重要的预测指标，因为不对称的运动模式，如膝关节外翻增加，被认为会增加再损伤概率[87-89]。另一种评估平衡和动态控制的测试是 Y- 平衡测试（YBT），该方法来源于星形偏移平衡测试，是一种相对简单且可重复性较好的试验[71,90]（图 3.8）。

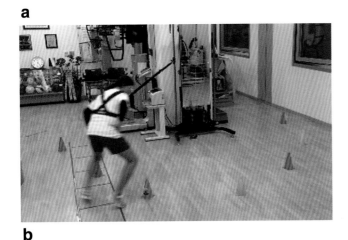

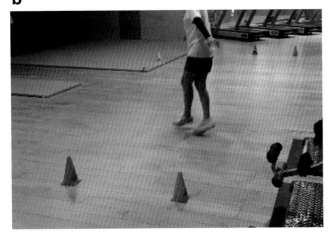

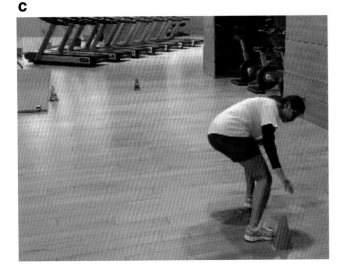

图 3.7　穿梭运行测试。a. 它再现了膝关节的旋转力。b.Carioca 测试。它再现了胫骨的轴移现象。c.穿梭运行测试。它在膝关节上产生加速和减速的力量

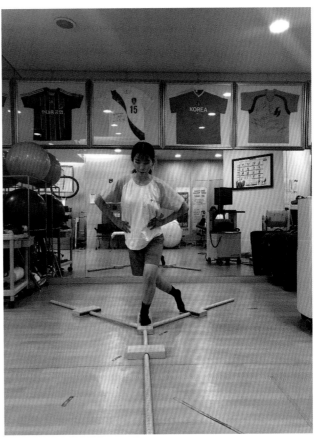

图 3.8　Y- 平衡测试。在 3 个方向评价了稳定性和非对称平衡的动态极限（前、后内侧和后外侧）

参考文献

[1] Lephart SM, Perrin DH, Fu FH, Gieck JH, McCue FC, Irrgang JJ. Relationship between selected physical characteristics and functional capacity in the anterior cruciate ligament-insufficient athlete. J Orthop Sports Phys Ther. 1992;16(4):174–181.

[2] Kong DH, Yang SJ, Ha JK, Jang SH, Seo JG, Kim JG. Validation of functional performance tests after anterior cruciate ligament reconstruction. Knee Surg Relat Res. 2012;24(1):40–45.

[3] Anderson MA, Gieck JH, Perrin DH, Weltman A, Rutt RA, Denegar CR. The relationships among isometric, isotonic, and isokinetic concentric and eccentric quadriceps and hamstring force and three components of athletic performance. J Orthop Sports Phys Ther. 1991;14(3):114–120.

[4] Wilk KE, Romaniello WT, Soscia SM, Arrigo CA, Andrews JR. The relationship between subjective knee scores, isokinetic testing, and functional testing in the ACL-reconstructed knee. J Orthop Sports Phys Ther. 1994;20(2):60–73.

[5] Muller W, Biedert R, Hefti F, Jakob RP, Munzinger U, Staubli HU. OAK knee evaluation. A new way to assess knee ligament injuries. Clin Orthop Relat Res. 1988(232):37–50.

[6] O'Donoghue DH. An analysis of end results of surgical treatment of major injuries to the ligaments of the knee. J Bone Joint Surg Am. 1955;37-A(1):1–13; passim.

[7] Slocum DB, Larson RL. Pes anserinus transplantation. A surgical procedure for control of rotatory instability of the knee. J Bone Joint Surg Am. 1968;50(2):226–242.

[8] Tegner Y, Lysholm J. Rating systems in the evaluation of knee ligament injuries. Clin Orthop Relat Res. 1985;198:43–49.

[9] Feagin JA Jr, Blake WP. Postoperative evaluation and result recording in the anterior cruciate ligament reconstructed knee. Clin Orthop Relat Res. 1983;172:143–147.

[10] Noyes FR, Matthews DS, Mooar PA, Grood ES. The symptomatic anterior cruciate-deficient knee. Part II: the results of rehabilitation, activity modification, and counseling on functional disability. J Bone Joint Surg Am. 1983;65(2):163–174.

[11] Lysholm J, Gillquist J. Evaluation of knee ligament surgery results with special emphasis on use of a scoring scale. Am J Sports Med. 1982;10(3):150–154.

[12] Risberg MA, Holm I, Steen H, Beynnon BD. Sensitivity to changes over time for the IKDC form, the Lysholm score, and the Cincinnati knee score. A prospective study of 120 ACL reconstructed patients with a 2-year follow-up. Knee Surg Sports Traumatol Arthrosc. 1999;7(3):152–159.

[13] Sgaglione NA, Del Pizzo W, Fox JM, Friedman MJ. Critical analysis of knee ligament rating systems. Am J Sports Med. 1995;23(6):660–667.

[14] Kosinski M, Keller SD, Hatoum HT, Kong SX, Ware JE, Jr. The SF-36 Health Survey as a generic outcome measure in clinical trials of patients with osteoarthritis and rheumatoid arthritis: tests of data quality, scaling assumptions and score reliability. Med Care. 1999;37(5 Suppl):Ms10–Ms22.

[15] Keller SD, Majkut TC, Kosinski M, Ware JE, Jr. Monitoring health outcomes among patients with arthritis using the SF-36 Health Survey: overview. Med Care. 1999;37(5 Suppl):Ms1–Ms9.

[16] Kopjar B. The SF-36 health survey: a valid measure of changes in health status after injury. Inj Prev. 1996;2(2):135–139.

[17] Mohtadi N. Development and validation of the quality of life outcome measure (questionnaire) for chronic anterior cruciate ligament deficiency. Am J Sports Med. 1998;26(3):350–359.

[18] Kocher MS, Steadman JR, Briggs KK, Sterett WI, Hawkins RJ. Reliability, validity, and responsiveness of the Lysholm knee scale for various chondral disorders of the knee. J Bone Joint Surg Am. 2004;86-a(6):1139–1145.

[19] Anderson AF, Irrgang JJ, Kocher MS, Mann BJ, Harrast JJ. The international knee documentation committee subjective knee evaluation form: normative data. Am J Sports Med. 2006;34(1):128–135.

[20] Bellamy N, Buchanan WW, Goldsmith CH, Campbell J, Stitt LW. Validation study of WOMAC:a health status instrument for measuring clinically important patient relevant outcomes to antirheumatic drug therapy in patients with osteoarthritis of the hip or knee. J Rheumatol. 1988;15(12):1833–1840.

[21] Briggs KK, Kocher MS, Rodkey WG, Steadman JR. Reliability, validity, and responsiveness of the Lysholm knee score and Tegner activity scale for patients with meniscal injury of the knee. J Bone Joint Surg Am. 2006;88(4):698–705.

[22] Briggs KK, Lysholm J, Tegner Y, Rodkey WG, Kocher MS, Steadman JR. The reliability, validity, and responsiveness of the Lysholm score and Tegner activity scale for anterior cruciate ligament injuries of the knee: 25 years later. Am J Sports Med. 2009;37(5):890–897.

[23] Padua R, Bondi R, Ceccarelli E, Bondi L, Romanini E, Zanoli G, et al. Italian version of the international knee documentation committee subjective knee form: cross-cultural adaptation and validation. Arthroscopy. 2004;20(8):819–823.

[24] Roos EM, Lohmander LS. The Knee injury and Osteoarthritis Outcome Score (KOOS): from joint injury to osteoarthritis. Health Qual Life Outcomes. 2003;1:64.

[25] Roos EM, Roos HP, Lohmander LS, Ekdahl C, Beynnon BD. Knee Injury and Osteoarthritis Outcome Score (KOOS)–development of a selfadministered outcome measure. J Orthop Sports Phys Ther. 1998;28(2):88–96.

[26] Roos EM, Toksvig-Larsen S. Knee injury and Osteoarthritis Outcome Score (KOOS)—validation and comparison to the WOMAC in total knee replacement. Health Qual Life Outcomes. 2003;1:17.

[27] Irrgang JJ, Anderson AF, Boland AL, Harner CD, Neyret P, Richmond JC, et al. Responsiveness of the international knee documentation committee subjective knee form. Am J Sports Med. 2006;34(10):1567–1573.

[28] Ha JK, Kim JG, Lee MC, Wang JH. Research committee for development of a novel knee evaluation system of Korean knee S. What symptoms are more important for korean patients in knee osteoarthritis? Development and validation of the korean knee score. Knee Surg Relat Res. 2012;24(3):151–157.

[29] Roos EM, Roos HP, Ryd L, Lohmander LS. Substantial disability 3 months after arthroscopic partial meniscectomy: a prospective study of patient-relevant outcomes. Arthroscopy. 2000;16(6):619–626.

[30] Irrgang JJ, Anderson AF, Boland AL, Harner CD, Kurosaka M, Neyret P, et al. Development and validation of the international knee documentation committee subjective knee form. Am J Sports Med. 2001;29(5):600–613.

[31] Irrgang JJ, Anderson AF. Development and validation of health-related quality of life measures for the knee. Clin Orthop Relat Res. 2002;402:95–109.

[32] Shapiro ET, Richmond JC, Rockett SE, McGrath MM, Donaldson WR. The use of a generic, patientbased health assessment (SF-36) for evaluation of patients with anterior cruciate ligament injuries. Am J Sports Med. 1996;24(2):196–200.

[33] Paxton EW, Fithian DC, Stone ML, Silva P. The reliability and validity of knee-specific and general health instruments in assessing acute patellar dislocation outcomes. Am J Sports Med. 2003;31(4):487–492.

[34] Lentz TA, Zeppieri G Jr, George SZ, Tillman SM, Moser MW, Farmer KW, et al. Comparison of physical impairment, functional, and psychosocial measures based on fear of reinjury/lack of confidence and return-to-sport status after ACL reconstruction. Am J Sports Med. 2015;43(2):345–353.

[35] Czuppon S, Racette BA, Klein SE, Harris-Hayes M. Variables associated with return to sport following anterior cruciate ligament reconstruction: a systematic review. Br J Sports Med. 2014;48(5):356–364.

[36] Kvist J, Ek A, Sporrstedt K, Good L. Fear of reinjury:a hindrance for returning to sports after anterior cruciate ligament reconstruction. Knee Surg Sports Traumatol Arthrosc. 2005;13(5):393–397.

[37] Bohu Y, Klouche S, Lefevre N, Webster K, Herman S. Translation, cross-cultural adaptation and validation of the french version of the anterior cruciate ligament-return to sport after injury (ACL-RSI) scale. Knee Surg Sports Traumatol Arthrosc. 2015;23(4):1192–1196.

[38] Harput G, Tok D, Ulusoy B, Eraslan L, Yildiz TI, Turgut E, et al. Translation and cross-cultural adaptation of the anterior cruciate ligamentreturn to sport after injury (ACL-RSI) scale into Turkish. Knee Surg Sports Traumatol Arthrosc. 2017;25(1):159–164.

[39] Lefevre N, Klouche S, Mirousc G, Herman S, Gerometta A, Bohu Y. Return to sport after primary and revision anterior cruciate ligament reconstruction. Am J Sports Med. 2017;45(1):34–41.

[40] Ardern CL, Taylor NF, Feller JA, Whitehead TS, Webster KE. Psychological responses matter in returning to preinjury level of sport after anterior cruciate ligament reconstruction surgery. Am J Sports Med. 2013;41(7):1549–1558.

[41] Webster KE, Feller JA, Lambros C. Development and preliminary validation of a scale to measure the psychological impact of returning to sport following anterior cruciate ligament reconstruction surgery. Phys Ther Sport. 2008;9(1):9–15.

[42] Kim SJ, Kim HK. Reliability of the anterior drawer test, the pivot shift test, and the Lachman test. Clin Orthop Relat Res. 1995;317:237–242.

[43] Kilinc BE, Kara A, Celik H, Oc Y, Camur S. Evaluation of the accuracy of Lachman and anterior drawer tests with KT1000 in the follow-up of anterior cruciate ligament surgery. J Exerc Rehabil. 2016;12(4):363–367.

[44] Makhmalbaf H, Moradi A, Ganji S, Omidi-Kashani F. Accuracy of lachman and anterior drawer tests for anterior cruciate ligament injuries. Arch Bone Jt Surg. 2013;1(2):94–97.

[45] Rangger C, Daniel DM, Stone ML, Kaufman K. Diagnosis of an ACL disruption with KT-1000 arthrometer measurements. Knee Surg Sports Traumatol Arthrosc. 1993;1(1):60–66.

[46] Boyer P, Djian P, Christel P, Paoletti X, Degeorges R. Reliability of the KT-1000 arthrometer (Medmetric) for measuring anterior knee laxity:comparison with Telos in 147 knees. Rev Chir Orthop Reparatrice Appar Mot. 2004;90(8):757–764.

[47] Pugh L, Mascarenhas R, Arneja S, Chin PY, Leith JM. Current concepts in instrumented knee-laxity testing. Am J Sports Med. 2009;37(1):199–210.

[48] Kuroda R, Hoshino Y, Kubo S, Araki D, Oka S, Nagamune K, et al. Similarities and differences of diagnostic manual tests for anterior cruciate ligament insufficiency: a global survey and kinematics assessment. Am J Sports Med. 2012;40(1):91–99.

[49] Lopomo N, Zaffagnini S, Bignozzi S, Visani A, Marcacci M. Pivot-shift test: analysis and quantification of knee laxity parameters using a navigation system. J Orthop Res. 2010;28(2):164–169.

[50] Lopomo N, Zaffagnini S, Signorelli C, Bignozzi S, Giordano G, Marcheggiani Muccioli GM, et al. An original clinical methodology for non-invasive assessment of pivot-shift test. Comput Methods Biomech Biomed Engin. 2012;15(12):1323–1328.

[51] Matsumoto H. Mechanism of the pivot shift. J Bone Joint Surg Br. 1990;72(5):816–821.

[52] Sena MP, DellaMaggioria R, Lotz JC, Feeley BT. A mechanical pivot-shift device for continuously applying defined loads to cadaveric knees. Knee Surg Sports Traumatol Arthrosc. 2015;23(10):2900–2908.

[53] Yamamoto Y, Ishibashi Y, Tsuda E, Tsukada H, Maeda S, Toh S. Comparison between clinical grading and navigation data of knee laxity in ACLdeficient knees. Sports Med Arthrosc Rehabil Ther Technol. 2010;2:27.

[54] Ishibashi Y, Tsuda E, Yamamoto Y, Tsukada H, Toh S. Navigation evaluation of the pivot-shift phenomenon during double-bundle anterior cruciate ligament reconstruction: is the posterolateral bundle more important? Arthroscopy. 2009;25(5):488–495.

[55] Monaco E, Maestri B, Conteduca F, Mazza D, Iorio C, Ferretti A. Extra-articular ACL reconstruction and pivot shift: In Vivo dynamic evaluation with navigation. Am J Sports Med. 2014;42(7):1669–1674.

[56] Hoshino Y, Kuroda R, Nagamune K, Yagi M, Mizuno K, Yamaguchi M, et al. In vivo measurement of the pivot-shift test in the anterior cruciate ligament-deficient knee using an electromagnetic device. Am J Sports Med. 2007;35(7):1098–1104.

[57] Kuroda R, Hoshino Y. Electromagnetic tracking of the pivot-shift. Curr Rev Musculoskelet Med. 2016;9(2):164–169.

[58] Zaffagnini S, Signorelli C, Grassi A, Yue H, Raggi F, Urrizola F, et al. Assessment of the pivot shift using inertial sensors. Curr Rev Musculoskelet Med. 2016;9(2):160–163.

[59] Lopomo N, Signorelli C, Bonanzinga T, Marcheggiani Muccioli GM, Visani A, Zaffagnini S. Quantitative assessment of pivot-shift using inertial sensors. Knee Surg Sports Traumatol Arthrosc. 2012;20(4):713–717.

[60] Labbe DR, Li D, Grimard G, de Guise JA, Hagemeister N. Quantitative pivot shift assessment using combined inertial and magnetic sensing. Knee Surg Sports Traumatol Arthrosc. 2015;23(8):2330–2338.

[61] Hoshino Y, Araujo P, Irrgang JJ, Fu FH, Musahl V. An image analysis method to quantify the lateral pivot shift test. Knee Surg Sports Traumatol Arthrosc. 2012;20(4):703–707.

[62] Arilla FV, Rahnemai-Azar AA, Yacuzzi C, Guenther D, Engel BS, Fu FH, et al. Correlation between a 2D simple image analysis

method and 3D bony motion during the pivot shift test. Knee. 2016;23(6):1059–1063.

[63] Hoshino Y, Araujo P, Ahlden M, Samuelsson K, Muller B, Hofbauer M, et al. Quantitative evaluation of the pivot shift by image analysis using the iPad. Knee Surg Sports Traumatol Arthrosc. 2013;21(4):975–980.

[64] Undheim MB, Cosgrave C, King E, Strike S, Marshall B, Falvey E, et al. Isokinetic muscle strength and readiness to return to sport following anterior cruciate ligament reconstruction: is there an association? A systematic review and a protocol recommendation. Br J Sports Med. 2015;49(20):1305–1310.

[65] Gobbi A, Tuy B, Mahajan S, Panuncialman I. Quadrupled bone-semitendinosus anterior cruciate ligament reconstruction: a clinical investigation in a group of athletes. Arthroscopy. 2003;19(7):691–699.

[66] Ko MS, Yang SJ, Ha JK, Choi JY, Kim JG. Correlation between hamstring flexor power restoration and functional performance test: 2-year follow-up after ACL reconstruction using hamstring autograft. Knee Surg Relat Res. 2012;24(2):113–119.

[67] Jang SH, Kim JG, Ha JK, Wang BG, Yang SJ. Functional performance tests as indicators of returning to sports after anterior cruciate ligament reconstruction. Knee. 2014;21(1):95–101.

[68] Kim JG, Yang SJ, Lee YS, Shim JC, Ra HJ, Choi JY. The effects of hamstring harvesting on outcomes in anterior cruciate ligament-reconstructed patients: a comparative study between hamstringharvested and -unharvested patients. Arthroscopy. 2011;27(9):1226–1234.

[69] Keays SL, Bullock-Saxton JE, Newcombe P, Keays AC. The relationship between knee strength and functional stability before and after anterior cruciate ligament reconstruction. J Orthop Res. 2003;21(2):231–237.

[70] Risberg MA, Holm I. The long-term effect of 2 postoperative rehabilitation programs after anterior cruciate ligament reconstruction: a randomized controlled clinical trial with 2 years of follow-up. Am J Sports Med. 2009;37(10):1958–1966.

[71] Barber-Westin SD, Noyes FR. Factors used to determine return to unrestricted sports activities after anterior cruciate ligament reconstruction. Arthroscopy. 2011;27(12):1697–1705.

[72] Gokeler A, Welling W, Zaffagnini S, Seil R, Padua D. Development of a test battery to enhance safe return to sports after anterior cruciate ligament reconstruction. Knee Surg Sports Traumatol Arthrosc. 2017;25(1):192–199.

[73] Barber SD, Noyes FR, Mangine R, DeMaio M. Rehabilitation after ACL reconstruction: function testing. Orthopedics. 1992;15(8):969–974.

[74] Karlsson J, Lundin O, Lossing IW, Peterson L. Partial rupture of the patellar ligament. Results after operative treatment. Am J Sports Med. 1991;19(4):403–408.

[75] Jarvela T, Kannus P, Latvala K, Jarvinen M. Simple measurements in assessing muscle performance after an ACL reconstruction. Int J Sports Med. 2002;23(3):196–201.

[76] Rohman E, Steubs JT, Tompkins M. Changes in involved and uninvolved limb function during rehabilitation after anterior cruciate ligament reconstruction: implications for Limb Symmetry Index measures. Am J Sports Med. 2015;43(6):1391–1398.

[77] Barber SD, Noyes FR, Mangine RE, McCloskey JW, Hartman W. Quantitative assessment of functional limitations in normal and anterior cruciate ligament-deficient knees. Clin Orthop Relat Res. 1990;255:204–214.

[78] Noyes FR, Barber SD, Mangine RE. Abnormal lower limb symmetry determined by function hop tests after anterior cruciate ligament rupture. Am J Sports Med. 1991;19(5):513–518.

[79] Engelen-van Melick N, van Cingel RE, Tijssen MP, Nijhuis-van der Sanden MW. Assessment of functional performance after anterior cruciate ligament reconstruction: a systematic review of measurement procedures. Knee Surg Sports Traumatol Arthrosc. 2013;21(4):869–879.

[80] Reid A, Birmingham TB, Stratford PW, Alcock GK, Giffin JR. Hop testing provides a reliable and valid outcome measure during rehabilitation after anterior cruciate ligament reconstruction. Phys Ther. 2007;87(3):337–349.

[81] Fitzgerald GK, Lephart SM, Hwang JH, Wainner RS. Hop tests as predictors of dynamic knee stability. J Orthop Sports Phys Ther. 2001;31(10):588–597.

[82] Lee DW, Yang SJ, Cho SI, Lee JH, Kim JG. Singleleg vertical jump test as a functional test after anterior cruciate ligament reconstruction. Knee. 2018;25(6):1016–1026.

[83] Tegner Y, Lysholm J. Derotation brace and knee function in patients with anterior cruciate ligament tears. Arthroscopy. 1985;1(4):264–267.

[84] Herbst E, Hoser C, Hildebrandt C, Raschner C, Hepperger C, Pointner H, et al. Functional assessments for decision-making regarding return to sports following ACL reconstruction. Part II: clinical application of a new test battery. Knee Surg Sports Traumatol Arthrosc. 2015;23(5):1283–1291.

[85] Hildebrandt C, Muller L, Zisch B, Huber R, Fink C, Raschner C. Functional assessments for decision-making regarding return to sports following ACL reconstruction. Part I: development of a new test battery. Knee Surg Sports Traumatol Arthrosc. 2015;23(5):1273–1281.

[86] Welling W, Benjaminse A, Seil R, Lemmink K, Zaffagnini S, Gokeler A. Low rates of patients meeting return to sport criteria 9 months after anterior cruciate ligament reconstruction: a prospective longitudinal study. Knee Surg Sports Traumatol Arthrosc. 2018;26(12):3636–3644.

[87] Dingenen B, Gokeler A. Optimization of the returnto-sport paradigm after anterior cruciate ligament reconstruction: a critical step back to move forward. Sports Med. 2017;47(8):1487–1500.

[88] van Melick N, van Cingel RE, Brooijmans F, Neeter C, van Tienen T, Hullegie W, et al. Evidence-based clinical practice update: practice guidelines for anterior cruciate ligament rehabilitation based on a systematic review and multidisciplinary consensus. Br J Sports

Med. 2016;50(24):1506–1515.

[89] Wilk KE. Anterior cruciate ligament injury prevention and rehabilitation: let's get it right. J Orthop Sports Phys Ther. 2015;45(10):729–730.

[90] Mayer SW, Queen RM, Taylor D, Moorman CT 3rd, Toth AP, Garrett WE Jr, et al. Functional testing differences in anterior cruciate ligament reconstruction patients released versus not released to return to sport. Am J Sports Med. 2015;43(7):1648–1655.

第 4 章　ACL 重建的演变

Shinsuke Kihara, Sean J. Meredith, Benjamin B. Rothrauff, Freddie H. Fu

摘要

前交叉韧带（ACL）最早是由古埃及人描述的，但直到 19 世纪才开始对其结构和功能进行详细的研究。由于认识到前交叉韧带在稳定膝关节方面的重要作用，早期尝试通过开放手术进行缝线修复的治疗方式与高发病率和不良预后相关。开放 ACL 重建提供了更高的稳定性，而关节镜技术的引入使 ACL 重建成为最常见的骨科手术之一。在寻求移植物的等长性时，单切口经胫骨钻股骨隧道入路成为标准治疗方法，但随后的生物力学研究表明，由于移植物非解剖定位，该技术无法恢复膝关节运动学。因此，ACL 解剖重建迅速普及，但其能否完全恢复关节运动学和预防创伤后骨性关节炎（OA）的发生仍需要进一步的研究。了解影响膝关节稳定性的多个变量，对于进一步改善前交叉韧带损伤的治疗是必要的。新兴的外科技术、设备和组织工程技术也能拓展治疗策略，包括针对有合适适应证的 ACL 行增强修复的可能性。

关键词

前交叉韧带，重建，修复，关节镜检查，自体移植，同种异体移植

ACL 的结构和功能的首次描述

对前交叉韧带（ACL）结构的首次描述可以追溯至古埃及（公元前 3000 年），随后 Hippocrates（公元前 460—前 370 年）报告了一种导致胫骨前半脱位的韧带病理状态[1,2]。然而，希腊医生 Claudius Galen（公元前 201—前 131 年）给前交叉韧带起了现代的名字，这个名字来源于希腊语"膝十字韧带"。尽管它已经存在了几千年，但 ACL 的功能直到近代才被正式发现。Wilhelm Weber 兄弟（1804—1891 年）和 Eduard Weber 兄弟（1806—1871 年）证实，切断 ACL 会引起胫骨相对于股骨前后运动异常。他们还报道，前交叉韧带由两束组成，在膝关节屈曲不同程度时被拉紧，并对膝关节的滚动和滑动机制有不同程度的作用。

ACL 损伤的早期治疗

1895 年 Arthur Mayo-Robson 爵士（1853—1933 年）进行了第一例 ACL 修复，患者为一名 41 岁的矿工[3]。通过开放手术，将近端撕裂的前交叉韧带用羊肠线缝合到股骨止点。在 6 年的随访中，尽管客观上患膝活动范围减少，但患者认为他的腿"非常强壮"。第一例手术后，直到 20 世纪 80 年代初，缝合修复成为治疗前交叉韧带撕裂的主要方法。1976 年 John·Feagin 和 Walton Curl 开创性地报告了 32 例陆军学员直接行 ACL 修复后 5 年的结果[4]。几乎所有患者都有一定程度的不稳，2/3 的患者经历了持续性疼痛，在随访期间，32 例患者中有 17 例再次受伤。作者总结道："我们希望残余韧带经解剖修复后能够愈合。不幸的是，长期的随访评估并不能证明这一希望是可实现的。"非增强 ACL 修复技术的不良临床结果，加上 ACL 重建（ACLR）技术的改进，加速了从修复向重建的演变[5]。

ACL 重建的出现

距首次报道 ACL 修复手术的 22 年后，Ernest William Hey Groves 于 1917 年进行了第一例 ACL 重建。他将阔筋膜自其胫骨止点处剥离，并将其从近端向远端分别穿过股骨和胫骨隧道（图 4.1）。1 年后（1918 年），Smith 报告了他使用 Hey Groves 技术治疗的 9 例患者。又过了 1 年（1919 年），Hey Groves 使用改良技术又完成了 14 例 ACL 重建手术。尽管这些早期的先驱们描述的结果充满希望，但在接下来的 50 年里，关于初次 ACL 损伤应该修复还是重建的争论较少，而是关注是否应该进行手术。然而，在随后的半个世纪中，人们研究了新的重建方法（大部分是开放的），并描述了多种外科技术、移植物来源和固定方法。

移植物来源

阔筋膜。由于 Hey Groves 的开创性研究，早期

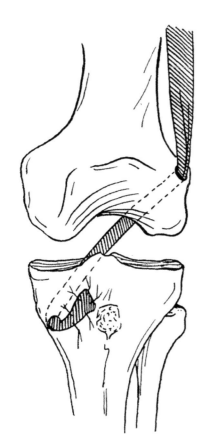

图 4.1 源于 Hey Groves 的 ACL 重建技术，取部分阔筋膜自近端至远端穿过胫骨隧道

流行将阔筋膜作为 ACLR 移植物。100 年后（2017 年），阔筋膜仍然是一种可行的自体移植物选择，因为其直径适中可调并易于获取，不会引起如腘绳肌和股四头肌腱引起的肌肉力量不足[7]。

半月板。Zur Verth 用撕裂的外侧半月板取代前交叉韧带，保留远端附着处并与残余韧带近端缝合[1,2]。半月板被认为是一种适合的 ACL 重建移植物，直到 20 世纪 70 年代末，半月板对膝关节稳定性和分散关节间应力的作用日益得到重视。因此，到 20 世纪 80 年代末，最终放弃使用半月板作为移植物。

骨-髌腱-骨（BPTB）。对于要求快速重返运动的患者来说，BPTB 是最常见的移植物来源之一。1976 年，德国柏林的 Kurt Franke 报道了 130 例使用髌腱中心 1/3[8] 游离移植进行 ACL 重建的患者结果，长期功能良好。鉴于其良好的长期效果，加上可靠和可重复性的手术技术，BPTB 成为并仍然是最流行的移植物来源之一[9,10]。另一方面，很明显的是，获取自体骨-髌腱-骨会导致伸膝力量不足，并且通常与某些术中和术后并发症相关，如髌骨骨折[11]、髌腱断裂[12]、屈曲挛缩、髌腱炎、膝前痛[13-15]。因此，一些外科医生开始尝试使用股四头肌腱的中心部分。

股四头肌腱。1984 年，Walter Blauth 报道了 53 例使用股四头肌腱[16] 进行 ACLR 的患者，获得了良好结果。尽管实验研究证实股四头肌腱具有良好的力学性能，但对股四头肌腱的接受程度仍不能与 BPTB 或腘绳肌腱移植相提并论。目前，股四头肌腱最常用于翻修 ACL 或其他移植物来源[18] 受损时而作为备选移植物，但近年来在初次 ACLR 中的使用越来越多。

腘绳肌腱。1934 年意大利骨科医生 Riccardo Galeazzi 首次使用腘绳肌腱作为移植物。他提出了使用半腱肌腱重建 ACL 的技术[1,2,19]。1974 年 McMaster 等单独使用股薄肌腱进行 ACL 重建[20]。1982 年，Brant Lipscomb 使用半腱肌和股薄肌腱作为双股移植物，保留鹅足肌腱胫骨附着部[21]。6 年后，借鉴 Lipscomb 的经验，Marc Friedman 率先使用关节镜辅助的自体四股腘绳肌腱 ACL 重建技术，尽管有一些较小的修改，但在接下来的 25 年里，该技术为腘绳肌腱 ACL 重建确立了标准。此后的长期随访研究证实，在膝关节功能和骨性关节炎（OA）患病率方面，

移植物选择的结果几乎相同[23,24]。

同种异体移植物。同种异体肌腱重建前交叉韧带是一个引人注目的提议，因为它避免了获取自体肌腱和供区的并发症，并防止关节外韧带和肌腱结构的弱化，有助于关节的整体稳定。1986年，Konsei Shino团队率先报道了31例使用胫前肌和同种异体跟腱进行ACL异体重建患者的临床结果[25,26]。在至少2年的随访后，除1例患者外，所有患者都能够恢复完全的体育活动。Richard Levitt团队随后发表的文章报道了85%的病例在4年后取得了良好的结果。这些早期成功的报道为同种异体肌腱移植获得相对普及铺平了道路。不幸的是，20世纪90年代与异体移植物相关的病毒性疾病传播（如艾滋病、丙型肝炎）风险的增加，给这项技术带来了重大挫折。最近，通过改良的"移植物友好型"灭菌技术[28]，同种异体移植物重建获得了一些进展。今天，尽管同种异体组织移植的成本相当高，但在初次手术和翻修手术中仍然是自体移植的一个有吸引力和可靠的选择。此外，在年轻患者中，同种异体移植物移植的失败率有所增加，如果可能的话，应该避免在这个特定的患者群体中使用[30]。

合成材料。100多年来，合成材料的使用一直吸引着外科医生。人们希望使用比软组织更强的合成移植物，通过避免取腱和相关供区的并发症来简化手术。在体外试验中，大多数合成移植物对循环载荷的抗疲劳能力超过了人类韧带耐力的极限[31]。然而，早期的生物力学测试并没有充分考虑移植物发挥作用的生物环境。Stryker制造了一种聚对苯二甲酸乙二醇酯（即涤纶）韧带，并于20世纪80年代上市。1997年Wolfgang Maletius和Jan Gillquist对55例[32]使用涤纶韧带的患者进行了9年随访，报告了不良结果。随访终末，44%的移植物已经失效，83%已经出现骨性关节炎的影像学征象，只有14%表现出可接受的稳定性。涤纶韧带的生产最终于1994年停止。

20世纪70年代末，Jack Kennedy推出了一种聚丙烯制成的韧带增强装置（LAD），后来被称为"Kennedy-LAD"[31]。Lars Engebretsen及其同事于1990年开展了一项随机对照研究，招募了150例患者，以评估LAD与使用自体BPTB[5]进行急性修复

和重建的优点。急性修复和修复均有高达30%的失败病例，因此作者不建议采用除自体移植物[33]外的任何形式的修复。在同一时期，引入了各种由其他材料组成的合成ACL移植物，包括GoreTex、PDS、Eulit和Polyfex。人们力求寻找一种可靠和耐用的现成ACL替代物，但随之越来越多的疲劳失效的报告，使得这一希望受到打击，包括移植物再断裂、慢性滑膜炎、骨质溶解导致隧道扩大、异物反应和骨质疏松致移植物进入宿主骨[35,36]。然而，Kennedy-LAD，连同Leeds-Keio和LARS韧带，至今仍是可用的人工移植物。

固定方法

在20世纪的大部分时间内，在ACL重建术中采用在隧道出口简单地将移植物的突出部分缝合到骨膜上来加以固定。Kenneth Lambert是第一个描述使用挤压螺钉的人。1983年，Lambert使用了一种长度为30 mm的标准6.5 mm AO松质螺钉，他将这种螺钉从外到内植入BPTB移植骨块[37]。此后，由于Kurosaka在1987年发表的关于各种固定方法强度的研究，挤压螺钉获得了广泛的关注。本研究发现，特殊设计的大直径松质螺钉具有较强的固定效果。几年内，由PLA（聚乳酸）、PGA（聚乙醇酸）和TCP（三磷酸钙）等生物可降解材料制成的挤压螺钉，或它们成分任意组合的螺钉也开始出现[39,40]（图4.2）。1994年，Ben Graf、Joseph Sklar、Tom Rosen-berg和Michae Ferragamo推出了Endobutton，一种韧带悬吊固定装置，其作用是将袢钢板自身锁定在股骨髁皮质[41]上，起到组织锚定的作用（图4.3）。尽管批评者强调，在理论上悬吊固定与挤压固定相比存在包括雨刷效应和蹦极效应等生物力学的缺陷，但不同固定方法的临床结果相差不多[42,43]。

关节外ACL重建

关节内重建的复杂性往往充满危险，临床医生渴望寻找简化稳定的方法来解决前交叉韧带损伤除开放关节手术的方法缺陷。伴或不伴ACLR的各种关节外替代手术应运而生，但现已过时。大多数手

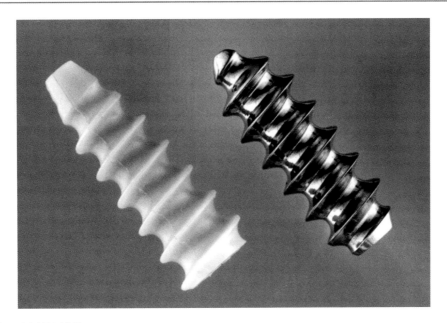

图 4.2　生物可吸收和金属挤压螺钉

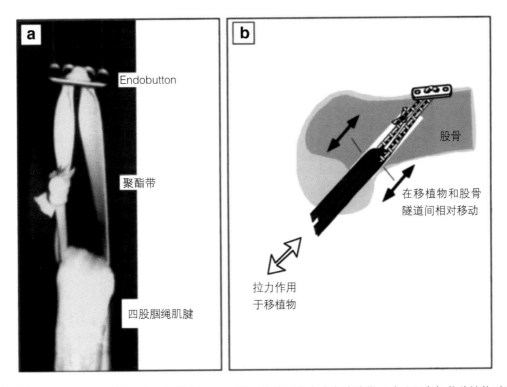

图 4.3　a. 用聚酯带和 Endobutton 固定四股腘绳肌腱。b. 在循环拉伸试验中或在膝关节运动过程中加载移植物时可能发生的移植物隧道运动示意图

术涉及前外侧不稳，试图通过使用关节囊紧缩、各种肌腱和筋膜悬吊重塑髂胫束，重新定位韧带止点等方法来控制轴移现象[44]。当有报道称关节外重建不能令人满意地减少胫骨半脱位时，关节外重建逐渐不受欢迎[45–47]。到 20 世纪 90 年代末，大多数额外的关节外手术都已被放弃。

关节镜检查的出现

在促进 ACL 重建成功的各种进展中，最深刻的进展之一发生在 20 世纪 70 年代，由 Robert Jackson 和 David Dandy 牵头，他们改进了关节镜仪器。第一例关节镜下 ACL 重建由 David Dandy 于 1980 年完成。在经过几年关于开放手术与关节镜手术的相对优势的争论后，Bray 等在 1987 年报道了关节镜下 ACL 重建具有更低的术后发病率、美观、恢复速度更快和更大的活动范围的优势[49]。正是在这个时期，现代交叉韧带重建技术得到了强化巩固，包括关节镜、光纤和电视技术的广泛使用，BPTB 和腘绳肌的常见移植物的获取，以及移植物固定方法的确定。

术式的改变——从等长重建到解剖重建

随着 ACL 重建频率的增加，研究者对如何最佳地完成手术也产生了兴趣。在 20 世纪 60 年代，基于理想的前交叉韧带移植应该是等长的，不管是部分的还是机械总和上。移植物等长重建的生物力学概念应运而生。等长点由 Artmann 和 Wirth 在 1974 年定义[2,51]。特别是，股骨隧道被放置在解剖足印的后上部分，接近"过顶"的位置。虽然通过单一切口和经胫骨隧道钻孔可以实现等长的位置，但很明显，任何非解剖的单束重建技术都不能完全恢复正常的膝关节运动学或再现正常的韧带功能。由此可以推测，ACL 重建后相对令人失望的临床结果和较高的骨性关节炎发病率是由于无法恢复正常的膝关节运动学所致[52,53]。

因此，21 世纪初出现了一场运动，从等长概念转向对生理学和解剖学原理的理解，最突出的领导者是 Kazunori Yasuda 和 Freddie Fu[54]。1997 年，Sakane 等研究了前内侧（AM）束和后外侧（PL）束之间的原位力学分布，发现后外侧束的应力大小受屈曲角度的影响显著，而 AM 束的受力相对保持恒定[55]。本研究首次提出重建技术应关注两个束的作用。这促使 Freddie Fu 探索解剖性 ACL 重建的可能优势[56-58]（图 4.4）。

当代 ACL 重建——从解剖学的 ACLR 到个体化、解剖学的 ACLR

当重建技术无法恢复正常膝关节运动学和临床效果不能尽如人意的趋势日益明显时，研究者对 ACLR[2] 的解剖学和生理学的关注发生了转移。1997 年，在一项生物力学分析[55]中，ACL 的两个束在提供胫骨前向稳定方面的重要性得到了证实。这是第一个研究表明了在重建过程中应考虑两束的必要性，以重现原始 ACL 的原有力学。传统的非解剖重建在生物力学上无法限制胫骨前向移位，以应对外翻和胫骨内旋扭转[59]。解剖学双束重建最接近地恢复了膝关节运动学和 ACL 的原有力学，以应对胫骨前负荷和联合旋转负荷[52]。生物力学的成功引起了人们对解剖双束 ACLR 改善临床结果的兴趣。虽然解剖单束与解剖双束的临床结果尚不确定，但文献支持将重点放在解剖重建上[54,57]。

在多中心前交叉韧带修复研究（MARS）数据库[60]中，股骨隧道的非解剖定位已被确定为 ACL 移植失效的最常见原因。此外，股骨隧道距离解剖足印[9]

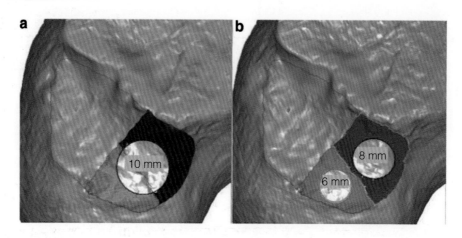

图 4.4　a、b. 三维 CT 重建模型原生股骨足印示意图，显示了一个或两个隧道的潜在位置与单束或双束 ACLR 相一致

较远会导致较差的临床结果。由于对股骨隧道解剖定位的关注，经胫骨隧道 ACLR 技术受到质疑，发现它不能始终将股骨隧道定位在解剖学的 ACL 止点[61]。因此，通过前内侧切口的独立股骨隧道定位技术逐渐得到普及。与之相比，前内侧入路可以更准确地将股骨隧道定位在 ACL 足印的中心。经胫骨钻孔，会使隧道始终位于足印中心的上方和前方[62]。这已在多个研究中报道，并得到 Meta 分析的证实[63]。

最近，解剖学方法已被细化为"个体化、解剖学的 ACLR 概念"[57,64]。主要目标是将 ACL 恢复到原来的尺寸、纤维方向和止点位置。文献表明，当针对患者个体化地选择单束或双束重建技术，且隧道的放置是解剖学时，可以期待良好的手术效果[65]。一个关键的方面是根据 ACL 的原始大小和膝关节的骨骼形态，以个性化的方式重建解剖，因此，个性化移植物的大小已成为最近的一个重点。多中心骨科预后（MOON）队列研究显示，8 mm 或更小的 ACL 移植物与翻修手术风险增加相关[66]。然而，移植物的大小必须考虑到患者自身的解剖学结构（图 4.5）。自体移植物重建方案，包括股四头肌腱、骨－髌腱－骨和腘绳肌腱，每个患者的大小都不同，不一定能够可靠地重建 ACL 的原始大小[67]。此外，这些自体移植物的选择与患者的特征（如身高和体重）没有很好的相关性。建议恢复 ACL 股骨和胫骨止点的原始大小，但要知道 ACL 体部约为胫骨止点横截面积的50%[68]。在资深作者的实践中，一个成功的解剖重建的目标是使用横截面积为胫骨止点处 50% ~ 80% 的移植物（图 4.6）。

随着个体化、解剖学上的 ACLR 概念的发展，外科技术也在不断发展。关节镜技术采用优化的三入路。一个标准的高位前外侧入路最初用于关节镜检查和诊断，然后是一个前内侧入路改善股骨足印的可见性，以及一个辅助的前内侧入路用于经此入路钻取股骨隧道。目前主要的移植物选择包括带或不带骨栓的自体股四头肌腱、自体 BPTB 和自体腘绳肌腱。考虑到年轻运动员的高失效率，应尽可能避免在年轻患者中进行同种异体移植[69]。术前 MRI 测量股四头肌腱和髌骨肌腱厚度，超声测量腘绳肌腱厚度[70,71]。移植物的选择是因人而异的，基于包括大小匹配、患者年龄和患者活动水平等许多因素。

在股骨侧移植物通常采用悬吊固定，但挤压螺钉也是一种选择。到目前为止，还没有一种固定技术被证明是完美的[72]。带骨块的移植物通常用挤压螺钉固定，但悬吊固定也是一种选择。所有移植物的胫骨侧固定通常采用挤压螺钉，使植入物更容易。

ACL 修复与重建的未来

解剖 ACL 重建和创伤后 OA。最近从经胫骨隧道钻孔过渡到单独通道钻孔，这是有意从前交叉韧带非解剖重建过渡到前交叉韧带解剖重建，还需要对前交叉韧带解剖重建的相对疗效进行长期随访。另一方面，生物力学和短期临床研究表明，ACL 解剖重建（相对于非解剖）具有更好的客观稳定性，而患者报告的结果基本相同[73,74]。相反，注册研究发现，单独通道钻孔比经胫骨隧道钻孔具有更高的再撕裂率[75]，而随后的研究发现，不同钻孔技术的失效率没有差异[76]，这表明经胫骨隧道钻孔具有学习曲线。从经胫骨隧道钻孔到单独通道钻孔的突然转变也排除了比较这两种技术的随机对照试验。

DeFrate 及其同事在采用定量 MRI 成像软骨厚度的队列研究中发现，非解剖 ACLR 完成 2 年后，软骨变薄程度增加，这种现象在解剖重建膝关节中并未发现[77,78]。在为数不多的关于解剖 ACLR 结果的长期研究中，Järvela 等[79]发现，与对侧健康膝关节相比，解剖 ACLR 组的 OA 发生率增加。因此，虽然解剖 ACLR 似乎不能完全消除创伤后 OA 的长期发生率，但与非解剖 ACLR 相比，它是否能降低风险仍不清楚。值得注意的是，经单独通道钻孔可被认为是解剖定位股骨隧道的先决条件，但不能保证成功放置。为此，最近的一项评估所谓的"解剖学"ACLR的系统综述发现大量的关于实现解剖定位的手术细节被漏报[80]。鉴于这些发现，作者认为需要改进手术描述以符合之前验证的解剖 ACL 重建评分清单（AARSC）[30]。

新型成像模式。影像学分级仍然是诊断 OA 的金标准，但 ACLR 后关节炎变化进展缓慢，需要改进方法以进行早期诊断，这将为预防性干预提供理论基础。MRI 的新序列为检测创伤和手术后关节软骨的早期成分和结构变化方面带来了希望[81,82]。事实

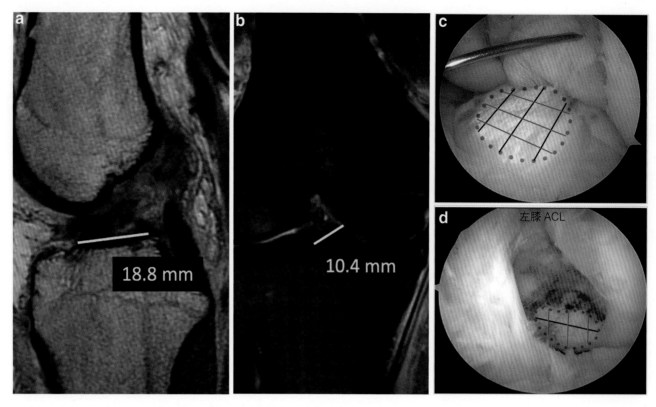

图 4.5 在进行个体化解剖 ACLR 时，测定 ACL 胫骨止点的原始尺寸。在 MRI 上测量胫骨插入点矢状面（a）和冠状面（b）长度。术中测量胫骨（c）和股骨（d）止点

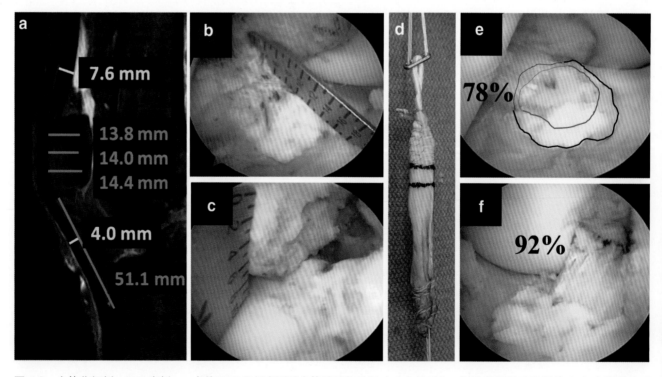

图 4.6 个体化解剖 ACLR 病例。a. 术前 MRI 和超声测量自体移植物的尺寸（未显示）。用关节镜尺确认胫骨（b）和股骨（c）止点。d. 考虑到该患者移植物的可能大小、ACL 原始尺寸和运动情况，自体股四头肌腱软组织移植物是最合适的。移植物恢复了 78% 的胫骨止点原始面积和 92% 的股骨止点原始面积。黑线表示胫骨原始足印；蓝线表示移植物足印位于原始足印区内

上，Chu 等最近的一项研究[83]利用超短回声时间（UTE）–T2* 绘图表明，在解剖 ACLR 后 2 年，受干扰的软骨可以恢复其原有成分。然而，这些发现只是初步的，需要进一步的探索和证实。考虑到创伤导致 ACL 损伤后炎症介质上调的情况下，也有可能（也有必要）用生物介质补充 ACLR 以进一步降低创伤后 OA 的风险。例如，Lattermann 等已经开始了一项多中心临床试验，并研究了术前关节内注射皮质类固醇对 ACLR 后关节健康的影响[84]。

前外侧复合体的作用。随着解剖 ACLR 逐渐取代非解剖技术，最近在确认前外侧关节囊存在一个韧带结构〔一般认为是前外侧韧带（ALL）〕之后，出现了关于膝关节前外侧结构及其对稳定性的贡献的争论[85]。大量生物力学研究证实，ACL 是防止胫骨前移和内旋的主要限制结构[86-89]，前外侧关节囊和髂胫束内层，即 ALL 是次要限制结构。在最近召开的前外侧复合体（ALC）共识小组会议上，认为目前还没有足够的临床证据支持外侧关节外手术作为 ACL 重建增强术的明确指征[90]。进一步阐明半月板撕裂、Ramp 损伤、骨形态、全身松弛、性别等多种变量对旋转稳定性的影响，将有助于解决目前的不确定性[91]。有几种新型设备可以客观地量化膝关节不稳定，将更好地反映不稳定加剧时特定膝关节结构的损伤[92,93]。

增强 ACL 修复。在前交叉韧带损伤后，追求改善预后和保持关节健康也重新引起了人们对前交叉韧带修复的兴趣。虽然过去关于非增强缝线修复的研究报告失败率高、结果差，但鉴于适当的适应证，手术技术和技术的改进可能最终支持 ACL 修复作为一种可行的治疗策略[94]。静态或动态机械支持的 ACL 修复产生了模棱两可的结果。例如，Gagliardi 等[95]最近报道，儿童（7～18 岁）ACL 静态修复缝合增强术 3 年内失败率为 48.8%，而年龄匹配 ACL 重建队列的失败率为 4.7%。Hoogeslag 等[96]发现，在成人中进行动态增强 ACL 缝合修复的 2 年随访结果并不低于 ACL 重建。

除了机械支持，生物增强也可能是有用的和 / 或必要的，以克服愈合不良的关节微环境。为此，Murray 等最近报道了生物支架术后 2 年的结果。发现与匹配的 ACLR 队列等效[97]。作者指出，结果是

有希望的，但只是初步的，需要更长的随访时间和更大的样本量。BEAR 手术是否能减轻术后关节炎的变化，仍有待观察，正如先前在同一组进行的一项大型动物研究中报道的那样[98]。

组织工程 ACL 移植。最后，组织工程的新兴领域有望克服过去合成移植物的局限性，本质上为个体患者提供一种工程化的自体移植物。一种方法是将异种或同种异体移植物脱细胞，理论上消除外来细胞的免疫原性。无论是外源性输送还是内源性募集，移植物与患者细胞的再生，都将有效地提供一个供区损伤的自体移植物。优化的脱细胞方案应保留原生组织的结构和生化线索，在很大程度上保留原生组织的机械特性，并促进再生祖细胞的组织特异性分化。这一策略在临床前研究中已经显示出积极的结果[99]，但转化为临床仍未得到证实。另一种方法是通过工程技术制造一个仿生支架，不管有没有细胞。由排列整齐的纳米或微纤维组成的支架可以通过静电纺丝[100,101]或采用纺织技术的编织 / 织造设备[102]制造原生肌腱或韧带排列整齐的胶原纤维。

结论

虽然 ACL 长期以来被认为是膝关节稳定性的重要结构，但过去半个世纪以来的最新发展是对其功能的研究和修复技术可靠性的探索。关节镜的引入降低了 ACLR 的发病率，也间接促进了手术效率的提高，相应地，提出了单切口经胫骨隧道钻孔，从而获得非解剖移植物定位。生物力学和早期临床研究支持当代向解剖 ACLR 的过渡，但解剖 ACLR 恢复关节运动学和防止长期 OA 进展的能力仍在研究中。最后，新兴技术为更好地理解膝关节稳定性的多因素特性提供了巨大的希望。有了这样的理解，再加上改进的外科技术和组织工程策略，矫形外科医生将能更好地为每位患者提供正确的治疗。

参考文献

[1] Davarinos N, O'Neill BJ, Curtin W. A brief history of anterior cruciate ligament reconstruction. Adv Orthop Surg. 2014 Apr;17(2014):1–6.

[2] Schindler OS. Surgery for anterior cruciate ligament deficiency: a historical perspective. Knee Surgery, Sport Traumatol Arthrosc. 2012 Jan 22;20(1):5–47.

[3] Robson AWVI. Ruptured crucial ligaments and their repair by operation. Ann Surg. 1903 May;37(5):716–718.

[4] Feagin JA, Curl WW. Isolated Tears of the Anterior Cruciate Ligament: 5-year follow-up study. Am J Sports Med. 1976;4(3):95–100.

[5] Engebretsen L, Benum P, Fasting O, Mølster A, Strand T. A prospective, randomized study of three surgical techniques for treatment of acute ruptures of the anterior cruciate ligament. Am J Sports Med. 1990 Nov 23;18(6):585–590.

[6] Hey Groves EW. Operation for the repair of crucial ligaments. Lancet. 1917;190:674–675.

[7] Haillotte G, Hardy A, Granger B, Noailles T, Khiami F. Early strength recovery after anterior cruciate ligament reconstruction using the fascia lata. Orthop Traumatol Surg Res. 2017 Nov;103(7):1021–1025.

[8] Franke K. Clinical experience in 130 cruciate ligament reconstructions. Orthop Clin North Am. 1976 Jan;7(1):191–193.

[9] Eriksson E. Reconstruction of the anterior cruciate ligament. Orthop Clin North Am. 1976 Jan;7(1):167–179.

[10] Clancy WG. Intra-articular reconstruction of the anterior cruciate ligament. Orthop Clin North Am. 1985 Apr;16(2):181–189.

[11] Simonian PT, Mann FA, Mandt PR. Indirect forces and patella fracture after anterior cruciate ligament reconstruction with the patellar ligament. Case report. Am J Knee Surg. 1995;8(2):60–64; discussion 64–65.

[12] Marumoto JM, Mitsunaga MM, Richardson AB, Medoff RJ, Mayfield GW. Late patellar tendon ruptures after removal of the central third for anterior cruciate ligament reconstruction. A report of two cases. Am J Sports Med. 1996 Sep 23;24(5):698–701.

[13] O' Brien SJ, Warren RF, Pavlov H, Panariello R, Wickiewicz TL. Reconstruction of the chronically insufficient anterior cruciate ligament with the central third of the patellar ligament. J Bone Joint Surg Am. 1991 Feb;73(2):278–286.

[14] Otto D, Pinczewski LA, Clingeleffer A, Odell R. Five-year results of single-incision arthroscopic anterior cruciate ligament reconstruction with patellar tendon autograft. Am J Sports Med. 1998 Mar 17 Mar 17;26(2):181–188.

[15] Sachs RA, Daniel DM, Stone ML, Garfein RF. Patellofemoral problems after anterior cruciate ligament reconstruction. Am J Sports Med. 1989 Nov 23;17(6):760–765.

[16] Blauth W. 2-strip substitution-plasty of the anterior cruciate ligament with the quadriceps tendon. Unfallheilkunde. 1984 Feb;87(2):45–51.

[17] Stäubli HU, Schatzmann L, Brunner P, Rincón L, Nolte LP. Quadriceps tendon and patellar ligament:cryosectional anatomy and structural properties in young adults. Knee Surg Sports Traumatol Arthrosc. 1996;4(2):100–110.

[18] DeAngelis JP, Fulkerson JP. Quadriceps Tendon—A Reliable Alternative for Reconstruction of the Anterior Cruciate Ligament. Clin Sports Med. 2007 Oct;26(4):587–596.

[19] Chambat P, Guier C, Sonnery-Cottet B, Fayard J-M, Thaunat M. The evolution of ACL reconstruction over the last fifty years. Int Orthop. 2013 Feb 16;37(2):181–186.

[20] McMaster JH, Weinert CR, Scranton P. Diagnosis and management of isolated anterior cruciate ligament tears: a preliminary report on reconstruction with the gracilis tendon. J Trauma. 1974 Mar;14(3):230–235.

[21] Lipscomb AB, Johnston RK, Snyder RB, Warburton MJ, Gilbert PP. Evaluation of hamstring strength following use of semitendinosus and gracilis tendons to reconstruct the anterior cruciate ligament. Am J Sports Med. 1982 Nov 23;10(6):340–342.

[22] Friedman MJ. Arthroscopic semitendinosus (gracilis) reconstruction for anterior cruciate ligament deficiency. Tech Orthop. 1988;2(4):74–80.

[23] Holm I, Øiestad BE, Risberg MA, Aune AK. No difference in knee function or prevalence of osteoarthritis after reconstruction of the anterior cruciate ligament with 4-strand hamstring autograft versus patellar tendon—bone autograft. Am J Sports Med. 2010 Mar 30;38(3):448–454.

[24] Roe J, Pinczewski LA, Russell VJ, Salmon LJ, Kawamata T, Chew M. A 7-year follow-up of patellar tendon and hamstring tendon grafts for arthroscopic anterior cruciate ligament reconstruction:differences and similarities. Am J Sports Med. 2005 Sep 30;33(9):1337–1345.

[25] Shino K, Kimura T, Hirose H, Inoue M, Ono K. Reconstruction of the anterior cruciate ligament by allogeneic tendon graft. An operation for chronic ligamentous insufficiency. J Bone Joint Surg Br. 1986 Nov;68(5):739–746.

[26] Shino K, Kawasaki T, Hirose H, Gotoh I, Inoue M, Ono K. Replacement of the anterior cruciate ligament by an allogeneic tendon graft. An experimental study in the dog. J Bone Joint Surg Br. 1984 Nov;66(5):672–681.

[27] Levitt RL, Malinin T, Posada A, Michalow A. Reconstruction of anterior cruciate ligaments with bone-patellar tendon-bone and achilles tendon allografts. Clin Orthop Relat Res. 1994 Jun;303:67–78.

[28] Rihn JA, Grof YJ, Harner CD, Cha PS. The acutely dislocated knee: Evaluation and management. J Am Acad Orthop Surg. 2004;12(5):334–346.

[29] Harner CD, Olson E, Irrgang JJ, Silverstein S, Fu FH, Silbey M. Allograft versus autograft anterior cruciate ligament reconstruction: 3- to 5-year outcome. Clin Orthop Relat Res. 1996 Mar;324:134–144.

[30] van Eck CF, Gravare-Silbernagel K, Samuelsson K, Musahl V, van Dijk CN, Karlsson J, et al. Evidence to support the interpretation and use of the anatomic anterior cruciate ligament reconstruction checklist. J Bone Joint Surg Am. 2013 Oct 16;95(20):e153.

[31] Legnani C, Ventura A, Terzaghi C, Borgo E, Albisetti W. Anterior cruciate ligament reconstruction with synthetic grafts. a Review of Literature Int Orthop. 2010 Apr 16;34(4):465–471.

[32] Maletius W, Gillquist J. Long-term Results of Anterior Cruciate Ligament Reconstruction with a Dacron Prosthesis. Am J Sports

Med. 1997 May 23;25(3):288–293.

[33] Drogset JO, Grøntvedt T, Robak OR, Mølster A, Viset AT, Engebretsen L. A sixteen-year follow-up of three operative techniques for the treatment of acute ruptures of the anterior cruciate ligament. J Bone Joint Surg Am. 2006 May;88(5):944–952.

[34] James SL, Woods GW, Homsy CA, Prewitt JM, Slocum DB. Cruciate ligament stents in reconstruction of the unstable knee. A preliminary report. Clin Orthop Relat Res. 1979 Sep;(143):90–96.

[35] Indelicato PA, Pascale MS, Huegel MO. Early experience with the Gore-Tex polytetrafluoroethylene anterior cruciate ligament prosthesis. Am J Sports Med. 1989 Jan 23;17(1):55–62.

[36] Woods GA, Indelicato PA, Prevot TJ. The Gore-Tex anterior cruciate ligament prosthesis. Am J Sports Med. 1991 Jan 23;19(1):48–55.

[37] Lambert KL. Vascularized patellar tendon graft with rigid internal fixation for anterior cruciate ligament insufficiency. Clin Orthop Relat Res. (172):85–89.

[38] Kurosaka M, Yoshiya S, Andrish JT. A biomechanical comparison of different surgical techniques of graft fixation in anterior cruciate ligament reconstruction. Am J Sports Med. 1987 May 23;15(3):225–229.

[39] Stähelin AC, Weiler A. All-inside anterior cruciate ligament reconstruction using semitendinosus tendon and soft threaded biodegradable interference screw fixation. Arthroscopy. 1997 Dec;13(6):773–779.

[40] Fink C, Benedetto KP, Hackl W, Hoser C, Freund MC, Rieger M. Bioabsorbable polyglyconate interference screw fixation in anterior cruciate ligament reconstruction: a prospective computed tomography–controlled study. Arthrosc J Arthrosc Relat Surg. 2000 Jul;16(5):491–498.

[41] Chen L, Cooley V, Rosenberg T. ACL reconstruction with hamstring tendon. Orthop Clin North Am. 2003 Jan;34(1):9–18.

[42] Höher J, Livesay GA, Ma CB, Withrow JD, Fu FH, Woo SL. Hamstring graft motion in the femoral bone tunnel when using titanium button/polyester tape fixation. Knee Surg Sports Traumatol Arthrosc. 1999 Jul 26;7(4):215–219.

[43] Ma CB, Francis K, Towers J, Irrgang J, Fu FH, Harner CH. Hamstring anterior cruciate ligament reconstruction: a comparison of bioabsorbable interference screw and endobutton-post fixation. Arthrosc J Arthrosc Relat Surg. 2004 Feb;20(2):122–128.

[44] Draganich LF, Reider B, Miller PR. An in vitro study of the Müller anterolateral femorotibial ligament tenodesis in the anterior cruciate ligament deficient knee. Am J Sports Med. 1989 May 23;17(3):357–362.

[45] Fox JM, Blazina ME, Del Pizzo W, Ivey FM, Broukhim B. Extra-articular stabilization of the knee joint for anterior instability. Clin Orthop Relat Res. (147):56–61.

[46] Kennedy JC, Stewart R, Walker DM. Anterolateral rotatory instability of the knee joint. An early analysis of the Ellison procedure. J Bone Joint Surg Am. 1978 Dec;60(8):1031–1039.

[47] Moyen BJ, Jenny JY, Mandrino AH, Lerat JL. Comparison of reconstruction of the anterior cruciate ligament with and without a Kennedy ligament-augmentation device. A randomized, prospective study. J Bone Joint Surg Am. 1992 Oct;74(9):1313–1319.

[48] Dandy DJ, Flanagan JP, Steenmeyer V. Arthroscopy and the management of the ruptured anterior cruciate ligament. Clin Orthop Relat Res. 1982 Jul;167:43–49.

[49] Bray RC, Dandy DJ. Comparison of arthroscopic and open techniques in carbon fibre reconstruction of the anterior cruciate ligament: long-term followup after 5 years. Arthroscopy. 1987;3(2):106–110.

[50] Odensten M, Gillquist J. Functional anatomy of the anterior cruciate ligament and a rationale for reconstruction. J Bone Joint Surg Am. 1985 Feb;67(2):257–262.

[51] Artmann M, Wirth CJ. Investigation of the appropriate functional replacement of the anterior cruciate ligament (author's transl). Z Orthop Ihre Grenzgeb. 1974 Feb;112(1):160–165.

[52] Yagi M, Wong EK, Kanamori A, Debski RE, Fu FH, Woo SLY. Biomechanical analysis of an Anatomic anterior cruciate ligament reconstruction. Am J Sports Med. 2002;30(5):660–666.

[53] Lohmander LS, Östenberg A, Englund M, Roos H. High prevalence of knee osteoarthritis, pain, and functional limitations in female soccer players twelve years after anterior cruciate ligament injury. Arthritis Rheum. 2004 Oct;50(10):3145–3152.

[54] Yasuda K, van Eck CF, Hoshino Y, Fu FH, Tashman S. Anatomic single- and double-bundle anterior cruciate ligament reconstruction. Part 1 Am J Sports Med. 2011 Aug 19;39(8):1789–1800.

[55] Sakane M, Fox RJ, Woo SL, Livesay GA, Li G, Fu FH. In situ forces in the anterior cruciate ligament and its bundles in response to anterior tibial loads. J Orthop Res. 1997 Mar;15(2):285–293.

[56] Zelle BA, Brucker PU, Feng MT, Fu FH. Anatomical double-bundle anterior cruciate ligament reconstruction. Sports Med. 2006;36(2):99–108.

[57] van Eck CF, Lesniak BP, Schreiber VM, Fu FH. Anatomic single- and double-bundle anterior cruciate ligament reconstruction flowchart. Arthrosc J Arthrosc Relat Surg. 2010 Feb;26(2):258–268.

[58] Fu FH, Karlsson J. A long journey to be anatomic. Knee Surgery, Sport Traumatol Arthrosc. 2010 Sep 29;18(9):1151–1153.

[59] Woo SL-Y, Kanamori A, Zeminski J, Yagi M, Papageorgiou C, Fu FH. The effectiveness of reconstruction of the anterior cruciate ligament with hamstrings and patellar tendon. A cadaveric study comparing anterior tibial and rotational loads. J Bone Joint Surg Am. 2002 Jun;84–A(6):907–914.

[60] Morgan J, Dahm D, Levy B, Stuart M, MARS Study Group. Femoral Tunnel Malposition in ACL Revision Reconstruction. J Knee Surg. 2012 May 3;25(05):361–368.

[61] Kopf S, Forsythe B, Wong AK, Tashman S, Irrgang JJ, Fu FH. Transtibial ACL reconstruction technique fails to position drill tunnels anatomically in vivo 3D CT study. Knee Surgery, Sport Traumatol Arthrosc. 2012 Nov;20(11):2200–2207.

[62] Bedi A, Musahl V, Steuber V, Kendoff D, Choi D, Allen AA, et al. Transtibial versus anteromedial portal reaming in anterior cruciate ligament reconstruction:an anatomic and biomechanical evaluation of surgical technique. Arthrosc J Arthrosc Relat Surg. 2011

Mar;27(3):380–390.

[63] Riboh JC, Hasselblad V, Godin JA, Mather RC. Transtibial versus independent drilling techniques for anterior cruciate ligament reconstruction. Am J Sports Med. 2013 Nov 15;41(11):2693–2702.

[64] Hofbauer M, Muller B, Murawski CD, van Eck CF, Fu FH. The concept of individualized anatomic anterior cruciate ligament (ACL) reconstruction. Knee Surg Sports Traumatol Arthrosc. 2014 May 6;22(5):979–986.

[65] Hussein M, van Eck CF, Cretnik A, Dinevski D, Fu FH. Individualized anterior cruciate ligament surgery. Am J Sports Med. 2012 Aug 16;40(8):1781–1788.

[66] Mariscalco MW, Flanigan DC, Mitchell J, Pedroza AD, Jones MH, Andrish JT, et al. The influence of hamstring autograft size on patient-reported outcomes and risk of revision after anterior cruciate ligament reconstruction: a Multicenter Orthopaedic Outcomes Network (MOON) Cohort Study. Arthroscopy. 2013 Dec;29(12):1948–1953.

[67] Offerhaus C, Albers M, Nagai K, Arner JW, Höher J, Musahl V, et al. Individualized anterior cruciate ligament graft matching: in vivo comparison of cross-sectional areas of hamstring, patellar, and quadriceps tendon grafts and ACL insertion area. Am J Sports Med. 2018 Sep 30;46(11):2646–2652.

[68] Fujimaki Y, Thorhauer E, Sasaki Y, Smolinski P, Tashman S, Fu FH. Quantitative in situ analysis of the anterior cruciate ligament: length, midsubstance cross-sectional area, and insertion site areas. Am J Sports Med. 2016 Jan 12;44(1):118–125.

[69] Kaeding CC, Aros B, Pedroza A, Pifel E, Amendola A, Andrish JT, et al. Allograft versus autograft anterior cruciate ligament reconstruction: predictors of failure from a MOON prospective longitudinal cohort. Sport Heal a Multidiscip Approach. 2011 Jan 12;3(1):73–81.

[70] Araujo P, van Eck CF, Torabi M, Fu FH. How to optimize the use of MRI in anatomic ACL reconstruction. Knee Surgery, Sport Traumatol Arthrosc. 2013 Jul 15;21(7):1495–1501.

[71] Takenaga T, Yoshida M, Albers M, Nagai K, Nakamura T, Fu FH, et al. Preoperative sonographic measurement can accurately predict quadrupled hamstring tendon graft diameter for ACL reconstruction. Sport Traumatol Arthrosc: Knee Surgery; 2018 Aug 25.

[72] Colvin A, Sharma C, Parides M, Glashow J. What is the best femoral fixation of hamstring autografts in anterior cruciate ligament reconstruction?: a meta-analysis. Clin Orthop Relat Res. 2011 Apr 10;469(4):1075–1081.

[73] Chen Y, Chua KHZ, Singh A, Tan JH, Chen X, Tan SH, et al. Outcome of single-bundle hamstring anterior cruciate ligament reconstruction using the anteromedial versus the transtibial technique:a systematic review and meta-analysis. Arthrosc J Arthrosc Relat Surg. 2015 Sep;31(9):1784–1794.

[74] Chen H, Tie K, Qi Y, Li B, Chen B, Chen L. Anteromedial versus transtibial technique in singlebundle autologous hamstring ACL reconstruction: a meta-analysis of prospective randomized controlled trials. J Orthop Surg Res. 2017 Dec 7;12(1):167.

[75] Rahr-Wagner L, Thillemann TM, Pedersen AB, Lind MC. Increased risk of revision after anteromedial compared with transtibial drilling of the femoral tunnel during primary anterior cruciate ligament reconstruction: results from the danish knee ligament reconstruction register. Arthrosc J Arthrosc Relat Surg. 2013 Jan;29(1):98–105.

[76] Eysturoy NH, Nielsen TG, Lind MC. Anteromedial portal drilling yielded better survivorship of anterior cruciate ligament reconstructions when comparing recent versus early surgeries with this technique. Arthroscopy. 2019 Jan;35(1):182–189.

[77] Okafor EC, Utturkar GM, Widmyer MR, Abebe ES, Collins AT, Taylor DC, et al. The effects of femoral graft placement on cartilage thickness after anterior cruciate ligament reconstruction. J Biomech. 2014 Jan 3;47(1):96–101.

[78] DeFrate LE. Effects of ACL graft placement on in vivo knee function and cartilage thickness distributions. J Orthop Res. 2017 Jun;35(6):1160–1170.

[79] Järvelä S, Kiekara T, Suomalainen P, Järvelä T. Double-bundle versus single-bundle anterior cruciate ligament reconstruction: a prospective randomized study with 10-year results. Am J Sports Med. 2017 Sep 29;45(11):2578–2585.

[80] Desai N, Alentorn-Geli E, van Eck CF, Musahl V, Fu FH, Karlsson J, et al. A systematic review of single- versus double-bundle ACL reconstruction using the anatomic anterior cruciate ligament reconstruction scoring checklist. Knee Surgery, Sport Traumatol Arthrosc. 2016 Mar 26;24(3):862–872.

[81] Williams A, Winalski CS, Chu CR. Early articular cartilage MRI T2 changes after anterior cruciate ligament reconstruction correlate with later changes in T2 and cartilage thickness. J Orthop Res. 2017 Mar;35(3):699–706.

[82] Williams AA, Titchenal MR, Do BH, Guha A, Chu CR. MRI UTE-T2* shows high incidence of cartilage subsurface matrix changes 2 years after ACL reconstruction. J Orthop Res. 2019 Feb;37(2):370–377.

[83] Chu CR, Williams AA, West RV, Qian Y, Fu FH, Do BH, et al. Quantitative magnetic resonance imaging UTE-T2* mapping of cartilage and meniscus healing after anatomic anterior cruciate ligament reconstruction. Am J Sports Med. 2014 May 8.

[84] Lattermann C, Jacobs CA, Proffitt Bunnell M, Huston LJ, Gammon LG, Johnson DL, et al. A multicenter study of early anti-inflammatory treatment in patients with acute anterior cruciate ligament tear. Am J Sports Med. 2017 Feb 7;45(2):325–333.

[85] Claes S, Vereecke E, Maes M, Victor J, Verdonk P, Bellemans J. Anatomy of the anterolateral ligament of the knee. J Anat. 2013 Oct;223(4):321–328.

[86] Noyes FR, Huser LE, Levy MS. Rotational knee instability in ACL-deficient knees. J Bone Jt Surg. 2017 Feb 15;99(4):305–314.

[87] Herbst E, Arilla FV, Guenther D, Yacuzzi C, Rahnemai-Azar AA, Fu FH, et al. Lateral extraarticular tenodesis has no effect in knees with isolated anterior cruciate ligament injury. Arthrosc J Arthrosc Relat Surg. 2018 Jan;34(1):251–260.

[88] Noyes FR, Huser LE, Jurgensmeier D, Walsh J, Levy MS. Is an

anterolateral ligament reconstruction required in ACL-reconstructed knees with associated injury to the anterolateral structures? A robotic analysis of rotational knee stability. Am J Sports Med. 2017 Apr 5;45(5):1018–1027.

[89] Noyes FR, Huser LE, West J, Jurgensmeier D, Walsh J, Levy MS. Two different knee rotational instabilities occur with anterior cruciate ligament and anterolateral ligament injuries: a robotic study on anterior cruciate ligament and extraarticular reconstructions in restoring rotational stability. Arthrosc J Arthrosc Relat Surg. 2018 Sep;34(9):2683–2695.

[90] Getgood A, Brown C, Lording T, Amis A, Claes S, Geeslin A, et al. The anterolateral complex of the knee: results from the International ALC Consensus Group Meeting. Knee Surg Sports Traumatol Arthrosc. 2018 Jul 25.

[91] Sheean AJ, Shin J, Patel NK, Lian J, Guenther D, Musahl V. The anterolateral ligament is not the whole story: reconsidering the form and function of the anterolateral knee and its contributions to rotatory knee instability. Tech Orthop. 2018 Dec;33(4):219–224.

[92] Musahl V, Burnham J, Lian J, Popchak A, Svantesson E, Kuroda R, et al. High-grade rotatory knee laxity may be predictable in ACL injuries. Sport Traumatol Arthrosc: Knee Surgery, 2018 Jun 21.

[93] Sundemo D, Alentorn-Geli E, Hoshino Y, Musahl V, Karlsson J, Samuelsson K. Objective measures on knee instability: dynamic tests: a review of devices for assessment of dynamic knee laxity through utilization of the pivot shift test. Curr Rev Musculoskelet Med. 2016 Jun 17;9(2):148–159.

[94] Mahapatra P, Horriat S, Anand BS. Anterior cruciate ligament repair—past, present and future. J Exp Orthop. 2018 Dec 15;5(1):20.

[95] Gagliardi AG, Carry PM, Parikh HB, Traver JL, Howell DR, Albright JC. ACL repair with suture ligament augmentation is associated with a high failure rate among adolescent patients. Am J Sports Med. 2019 Feb;7:363546518825255.

[96] Hoogeslag RAG, Brouwer RW, Boer BC, de Vries AJ, Huis in 't Veld R. Acute anterior cruciate ligament rupture: repair or reconstruction? Two-year results of a randomized controlled clinical trial. Am J Sports Med. 2019 Mar;47(3):567–577.

[97] Murray MM, Kalish LA, Fleming BC, BEAR Trial Team B, Flutie B, Freiberger C, et al. Bridgeenhanced anterior cruciate ligament repair: twoyear results of a first-in-human study. Orthop J Sport Med. 2019 Mar 22;7(3):2325967118824356.

[98] Kiapour AM, Fleming BC, Murray MM. Structural and anatomic restoration of the anterior cruciate ligament is associated with less cartilage damage 1 year after surgery: healing ligament properties affect cartilage damage. Orthop J Sport Med. 2017 Aug 28;5(8):232596711772388.

[99] Lee K Il, Lee JS, Kang KT, Shim YB, Kim YS, Jang JW, et al. In Vitro and In Vivo performance of tissue-engineered tendons for anterior cruciate ligament reconstruction. Am J Sports Med. 2018 Jun 26;46(7):1641–1649.

[100] Rothrauff BB, Lauro BB, Yang G, Debski RE, Musahl V, Tuan RS. Braided and stacked Electrospun Nanofibrous scaffolds for tendon and ligament tissue engineering. Tissue Eng - Part A. 2017;23(9–10).

[101] Pauly H, Kelly D, Popat K, Easley J, Palmer R, Haut Donahue TL. Mechanical properties of a hierarchical electrospun scaffold for ovine anterior cruciate ligament replacement. J Orthop Res. 2019 Feb;37(2):421–430.

[102] Ran J, Hu Y, Le H, Chen Y, Zheng Z, Chen X, et al. Ectopic tissue engineered ligament with silk collagen scaffold for ACL regeneration: A preliminary study. Acta Biomater. 2017 Apr;53:307–317.

第 5 章　目前对 ACL 股骨止点的理解

Rainer Siebold

摘要

前交叉韧带（ACL）股骨止点呈新月形，前方直形边缘为外侧髁间嵴，弧形后缘为股骨外侧髁关节软骨缘。去除表面滑膜后，ACL 的内部为"带状"结构。"双束效应"是由膝关节屈曲时带状结构扭转而成的。带状的 ACL 体部沿胫骨内侧髁间嵴至外侧半月板前根前缘，在髁间前方区域形成一个狭窄的 C 形足印区。只有前内侧和后内侧止点纤维。

关键词

扁平 ACL，带状，C 形足印区，胫骨止点，股骨止点，ACL 实质部

ACL 股骨止点

前交叉韧带（ACL）的股骨止点呈新月形，外侧髁间嵴（住院医师嵴）作为其垂直前界，股骨外侧髁的关节软骨后缘是它的后缘[4,5,10,12,16,19,30,35,37]。大多数前 ACL 纤维指向后方，直接沿外侧髁间嵴延伸到股骨皮质后缘（图 5.1）。这种延伸方向与股骨干形成 0°～70° 的角度[5,11,21,35,37,39]。前交叉韧带股骨止点后方大部分纤维与股骨外侧髁后方软骨和骨膜融合在一起[4,5,10,11,16,21,33,34,37,39,45]。2006 年，Mochizuki 等[26] 描述股骨止点不是"椭圆形"的，而是"扁平带状"的，"与去除表面滑膜后的 ACL 实质部非常相似"。作者将股骨止点区分为沿住院医师嵴分布的直形纤维和从实质纤维延伸至股骨后侧髁呈广泛分布的扇形

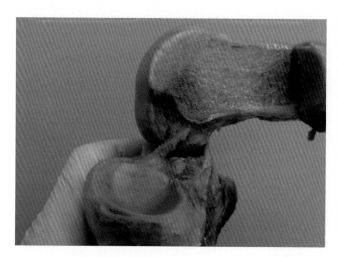

图 5.1　右膝关节 ACL 的大体表现。ACL 直接止点沿住院医师嵴延伸至股骨皮质后缘

薄纤维（"扇形延伸性纤维"）[25]。当膝关节屈曲时，这两种不同的结构在韧带实质纤维和扇形延伸性纤维的边界处形成褶皱。Iwahashi 等[21] 将位于住院医师嵴和关节软骨后缘前 7～10 mm 间下陷区的主要实质纤维命名为股骨止点直接纤维，这些致密的胶原纤维通过纤维软骨层与骨相连。Sasaki 等[35] 报道，沿住院医师嵴和其后部的狭窄区域为直接纤维附着区。间接纤维止点位于直接纤维附着区的后方，与 I 型胶原融合到软骨后缘[37]。Smigielski 等[45] 将 111 例膝关节标本剥离 ACL 表面滑膜，并进行大体测量和组织学调查后，再次证实了上述对股骨解剖止点附着区的描述。作者还将整个 ACL 描述为"带状"结构[45]。

ACL 股骨止点的尺寸

对股骨止点大小的描述差异很大。根据文献，

股骨止点面积为 46 ～ 230 mm²，长度为 12 ～ 20 mm，宽度为 5 ～ 13 mm[2,4,5,8,10,11,16,21-23,30,35,37]。Iwahashi 等[21] 测量股骨直接止点长 17.9 mm、宽 8.0 mm。Sasaki 等[35] 测量分别为 17.7 mm、5.3 mm。Smigielski 等[45] 报道了沿住院医师嵴长轴的平均长度为 16.0 mm（范围为 12.7 ～ 18.1 mm），平均宽度为 3.5 mm（范围为 2 ～ 4.8 mm）。

ACL 体部：带状还是束状？

关于前交叉韧带体部的形状也有各种各样的报道。它被描述为不规则、椭圆形、绳索状、束状和带状[2-5,10,16,22,23,30,39,45]。1975 年，Girgis 等[16] 发现 ACL 的体部又宽又平，平均宽度为 11.1 mm。Welsh[47] 和 Arnoczky[4] 称，ACL 是一个在宽阔平坦区域呈扇形分布的单个束的集合，没有组织学证据显示有两个单独的束[4,8,10,30,47]。其他作者对前内侧束和后外侧束进行了区分[1,5,11-13,15,16,18,24,28,39,40]，也有报道称是 3 个单独的分束[2,29,32]。根据 Arnoczky 等[4] 的研究，束的解剖在某种程度上过于简化，因为 ACL 实际上是一个连续的束。1991 年，Amis 和 Dawkins[2] 描述说，"有时很难将 ACL 分成 3 个独立的束。在这种情况下，前交叉韧带的前部自我折叠，提示有束的排列。虽然它有可能形成一个三束结构对应的折叠，但感觉上分束是人为的。然而，在较老的标本中，分束往往是明显的。Amis 和 Dawkins[2] 得出结论：在膝关节屈曲时，ACL 褶皱形成 3 个束。这些纤维束通常是独立的结构，在弯曲时扭曲在一起，但使用解剖钳分离纤维束可以分离纤维束和它们之间原有的界限。2006 年，Mochizuki 等[25,26] 强调"在去除表面滑膜后，ACL 内部构型不是椭圆形的，而是扁平带状的，看起来像千层面。"2015 年 Smigielski 等将 ACL 描述为"带状"韧带，平均宽度为 12.2 mm（范围为 10.4 ～ 14.0 mm），平均厚度仅为 3.5 mm（范围为 1.8 ～ 4.8 mm）。作者观察到，"双束效应"是由于 ACL 从股骨到胫骨的扁平带状结构扭曲造成的，使人产生膝关节屈曲时产生 2 ～ 3 个独立分束的印象[42,45]。

关于体部的横截面积也有各种各样的报告。Harner 等[17] 计算出大约 40 mm²。Hashemi 等计算为 46.8 mm²[18]，以及 Iriuchishima 等计算为 46.9 mm²[20]。

Anderson 等[3] 计算的横截面积男性为 44 mm²，女性为 36.1 mm²。Dienst 等[9] 报道，MRI 显示男性为 56.8 mm²，比女性少 40% ～ 50%。Pujol 等[33] 为 29.2 mm²（范围为 20.0 ～ 38.9 mm²）。在 Smigielski 等[45] 的研究中，计算出的横截面积女性和男性分别为 52 mm² 和 55 mm²，在距股骨止点处 2 mm 处，分别为 33 mm² 和 38 mm²。体部平均宽度为 11.4 mm（范围为 9.8 ～ 13.8 mm），平均厚度为 3.4 mm（范围为 1.8 ～ 3.9 mm）。

ACL 胫骨附着点

ACL 胫骨附着点位于髁间窝前方。近期文献中报道其为椭圆形，AM 束位于足印区的前内侧，移行至内侧髁间嵴，PL 束位于足印区的后外侧，外侧半月板前根的前方，与外侧髁间嵴相邻[7,10,11,13,15-18,40]。既往研究者将胫骨止点足印区分为前内侧（AM）束、后外侧（PL）束或三束[2,4,7,10,11,13,15-18,24,40,46]。

最近，Smigielski 等[44] 将 ACL 胫骨足印区描述为 C 形。他们并未观察到在胫骨侧 ACL 纤维存在中央和后外侧骨性止点，因为那里是外侧半月板前根骨性止点的位置。他们也没有发现 PL 束，而是发现了沿胫骨内侧髁间嵴外侧走行的后内侧（PM）纤维。与之前的研究中描述的 ACL 体部呈椭圆形不同，作者观察到 ACL 的外观扁平而薄，类似于带状结构。这个扁平带状的 ACL 纤维沿胫骨内侧髁间嵴至外侧半月板前根的前方形成了一个狭窄的 C 形足印区。不存在后外侧纤维止点，只有前内侧和后内侧（PM）纤维[42,45]。Siebold 等[42] 也证实了上述发现（图 5.2 和图 5.3）。基于他们的发现，他们建议放弃"PL 束"一词，根据其胫骨足印区使用"PM 纤维"一词。

ACL 在膝关节横韧带下方呈"扇形"，呈"鸭爪状"附着于胫骨，ACL 前方的一些筋膜可能与外侧半月板前根附着部相融合。前交叉韧带的后方纤维与外侧半月板后根附着部也可能存在类似情况[4,42,45]。

外侧半月板前角和后角的纤维与 ACL 的 C 形止点相融合。ACL 胫骨止点与外侧半月板一起，形成完整的"雨滴状"环状结构（图 5.4）。外侧半月板根部被覆脂肪，前方为带状 ACL 纤维。ACL 的 C 形附着部平均长度为 13.7 mm（范围为 11.5 ～ 16.1 mm），

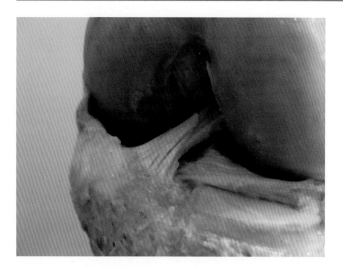

图 5.2 左膝外侧半月板前根止点正好位于前交叉韧带胫骨附着点后方

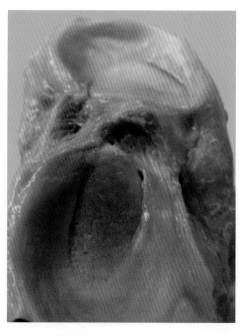

图 5.4 外侧半月板及其前后根、ACL 胫骨附着区及其 C 形实质纤维围绕胫骨外侧髁间嵴形成"雨滴状"环状结构

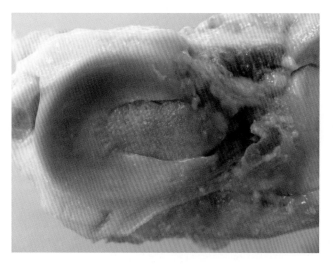

图 5.3 去除股骨后，观察外侧胫骨平台、外侧半月板和 ACL 胫骨附着区（右膝）。外侧半月板前根最前方纤维与 C 形结构实质纤维直接相连，紧邻 ACL 胫骨附着区。外侧半月板的前根刚好在 ACL 胫骨附着区的后面。ACL 后内侧附着部沿胫骨内侧髁间嵴走行。胫骨外侧髁间嵴没有 ACL 纤维汇入

平均宽度为 3.3 mm（范围为 2.3～3.9 mm）。C 形结构在最前部的平均长度为 8.7 mm（范围为 7.8～10.5 mm），在前后方向上 C 形结构的内侧沿胫骨髁间嵴内侧平均长度为 10.8 mm（范围为 7.6～14.5 mm）。沿胫骨内侧髁间嵴走行的 C 形结构最后端纤维距内侧髁间嵴平均长度为 2.8 mm（范围为 1.8～3.8 mm）[4,42,45]。

胫骨止点在微观和宏观上可分为"直接"部分和"间接"部分。"直接"部分宽 3.3 mm，长 13.7 mm，

"间接"部分呈扇形延伸到横韧带下方，广泛分布于胫骨平台前缘。这两部分一起形成了 ACL 的"鸭爪状"足印，这是几位作者在早期解剖研究中发现的 [4,31,42,45]。

ACL 胫骨附着部的尺寸

ACL 胫骨附着有很大的变化。根据之前的文献，附着面积平均为（136±33）mm²，AM 足印区面积为 35～77 mm²，PL 面积为 32～64 mm²[17]。胫骨附着区在前后方向上约宽 11 mm，长 17 mm[4,16]。2012 年，Smigielski[44] 将胫骨附着部描述为 C 形，直接部分平均面积为 34.61 mm²（范围为 22.7～45.0 mm²），间接部分为 78.7 mm²（范围为 64.5～94.5 mm²）。整个 ACL 胫骨附着部呈"鸭爪状"，整个足印区面积 113.03 mm²（范围为 85.7～130.7 mm²）。ACL 胫骨止点沿胫骨内侧髁间嵴纵向长度平均为 10.8 mm（范围为 7.6～14.5 mm）。

ACL 重建的结果

股骨侧。在 ACL[37] 的"直接"止点处建立一个

直平的骨槽将更接近解剖状态。然而，Mochizuki 等[25]发现，现有的手术技术重建"扇形间接延伸性纤维"是非常困难的。

胫骨侧。由于ACL直接纤维呈带状、长 C 形附着，也支持沿直接纤维分布的带状足印进行重建。然而，骨隧道并不是解剖重建的理想方法，而且也可能损伤外侧半月板前根附着区。与股骨侧相似，骨槽可能是"功能"重建直接纤维的理想方法。通过制造一个 C 形的骨槽，也有可能保留外侧半月板前根。应避免后外侧骨隧道，因为它是非解剖学的。

一个良好的近似于原始的 ACL 移植物，可以是扁平带状三股半腱肌，或两个 5 ～ 6 mm 双股半腱肌的双束重建[1,4-6,14,17,27,28,32,36,41,43]。也可选择 10 mm 宽自然扁平的髌腱[38]，或 10 mm 宽的股四头肌腱[14]。

参考文献

[1] Adachi N, Ochi M, Uchio Y, Iwasa J, Kuriwaka M, Ito Y. Reconstruction of the anterior cruciate ligament. Single- versus double-bundle multistranded hamstring tendons. J Bone Joint Surg Br. 2004;86(4):515–520.

[2] Amis AA, Dawkins GP. Functional anatomy of the anterior cruciate ligament. Fibre bundle actions related to ligament replacements and injuries. J Bone Joint Surg Br. 1991;73(2):260–267.

[3] Anderson AF, Dome DC, Gautam S, Awh MH, Rennirt GW. Correlation of anthropometric measurements, strength, anterior cruciate ligament size, and intercondylar notch characteristics to sex differences in anterior cruciate ligament tear rates. Am J Sports Med. 2001;29(1):58–66.

[4] Arnoczky SP. Anatomy of the anterior cruciate ligament. Clin Orthop Relat Res. 1983;(172):19–25.

[5] Baer GS, Ferretti M, Fu FH. Anatomy of the ACL. In: Fu FH, Cohen SB, editors. Current concepts in ACL reconstruction. Thorofare, NJ: SLACK; 2008. p. 21–32.

[6] Buoncristiani AM, Tjoumakaris FP, Starman JS, Ferretti M, Fu FH. Anatomic double-bundle anterior cruciate ligament reconstruction. Arthroscopy. 2006;22(9):1000–1006.

[7] Colombet P, Robinson J, Christel P, Franceschi JP, Djian P, Bellier G, Sbihi A. Morphology of anterior cruciate ligament attachments for anatomic reconstruction:a cadaveric dissection and radiographic study. Arthroscopy. 2006;22(9):984–992.

[8] Dargel J, Pohl P, Tzikaras P, Koebke J. Morphometric side-to-side differences in human cruciate ligament insertions. Surg Radiol Anat. 2006;28(4):398–402.

[9] Dienst M, Schneider G, Altmeyer K, Voelkering K, Georg T, Kramann B, Kohn D. Correlation of intercondylar notch cross sections to the ACL size:a high resolution MR tomographic in vivo analysis. Arch Orthop Trauma Surg. 2007;127(4):253–260.

[10] Duthon VB, Barea C, Abrassart S, Fasel JH, Fritschy D, Menetrey J. Anatomy of the anterior cruciate ligament. Knee Surg Sports Traumatol Arthrosc Off J ESSKA. 2006;14(3):204–213.

[11] Edwards A, Bull AM, Amis AA. The attachments of the anteromedial and posterolateral fibre bundles of the anterior cruciate ligament. Part 2: femoral attachment. Knee Surg Sports Traumatol Arthrosc Off J ESSKA. 2008; 16(1):29–36.

[12] Ferretti M, Ekdahl M, Shen W, Fu FH. Osseous landmarks of the femoral attachment of the anterior cruciate ligament: an anatomic study. Arthroscopy. 2007;23(11):1218–1225.

[13] Ferretti M, Levicoff EA, Macpherson TA, Moreland MS, Cohen M, Fu FH. The fetal anterior cruciate ligament: an anatomic and histologic study. Arthroscopy. 2007;23(3):278–283.

[14] Fink C, Lawton R, Forschner F, Gfoller P, Herbort M, Hoser C. Minimally invasive quadriceps tendon single-bundle, arthroscopic, anatomic anterior cruciate ligament reconstruction with rectangular bone tunnels. Arthrosc Tech. 2018;7(10):e1045–e1056.

[15] Fu FH, Karlsson J. A long journey to be anatomic. Knee Surg Sports Traumatol Arthrosc Off J ESSKA. 2010;18(9):1151–1153.

[16] Girgis FG, Marshall JL, Monajem A. The cruciate ligaments of the knee joint. Anatomical, functional and experimental analysis. Clin Orthop Relat Res. 1975;(106):216–231.

[17] Harner CD, Baek GH, Vogrin TM, Carlin GJ, Kashiwaguchi S, Woo SL. Quantitative analysis of human cruciate ligament insertions. Arthroscopy. 1999;15(7):741–749.

[18] Hashemi J, Mansouri H, Chandrashekar N, Slauterbeck JR, Hardy DM, Beynnon BD. Age, sex, body anthropometry, and ACL size predict the structural properties of the human anterior cruciate ligament. J Orthop Res. 2011;29(7):993–1001.

[19] Hutchinson MR, Ash SA. Resident's ridge: assessing the cortical thickness of the lateral wall and roof of the intercondylar notch. Arthroscopy. 2003;19(9):931–935.

[20] Iriuchishima T, Yorifuji H, Aizawa S, Tajika Y, Murakami T, Fu FH. Evaluation of ACL midsubstance cross-sectional area for reconstructed autograft selection. Knee Surg Sports Traumatol Arthrosc Off J ESSKA. 2012;22(1):207–213.

[21] Iwahashi T, Shino K, Nakata K, Otsubo H, Suzuki T, Amano H, Nakamura N. Direct anterior cruciate ligament insertion to the femur assessed by histology and 3-dimensional volume-rendered computed tomography. Arthroscopy. 2010;26(9 Suppl):S13-S20.

[22] Kennedy JC, Weinberg HW, Wilson AS. The anatomy and function of the anterior cruciate ligament. As determined by clinical and morphological studies. J Bone Joint Surg Am. 1974;56(2):223–235.

[23] Kopf S, Musahl V, Tashman S, Szczodry M, Shen W, Fu FH. A systematic review of the femoral origin and tibial insertion morphology of the ACL. Knee Surg Sports Traumatol Arthrosc Off J ESSKA. 2009;17(3):213–219.

[24] Luites JW, Wymenga AB, Blankevoort L, Kooloos JG. Description of the attachment geometry of the anteromedial and posterolateral

bundles of the ACL from arthroscopic perspective for anatomical tunnel placement. Knee Surg Sports Traumatol Arthrosc Off J ESSKA. 2007;15(12):1422–1431.

[25] Mochizuki T, Fujishiro H, Nimura A, Mahakkanukrauh P, Yasuda K, Muneta T, Akita K. Anatomic and histologic analysis of the mid-substance and fan-like extension fibres of the anterior cruciate ligament during knee motion, with special reference to the femoral attachment. Knee Surg Sports Traumatol Arthrosc. 2014;22(2):336–344.

[26] Mochizuki T, Muneta T, Nagase T, Shirasawa S, Akita KI, Sekiya I. Cadaveric knee observation study for describing anatomic femoral tunnel placement for two-bundle anterior cruciate ligament reconstruction. Arthroscopy. 2006;22(4):356–361.

[27] Mott HW, Semitendinosus anatomic reconstruction for cruciate ligament insufficiency. Clin Orthop Relat Res. 1983;(172):90–92.

[28] Muneta T, Sekiya I, Yagishita K, Ogiuchi T, Yamamoto H, Shinomiya K. Two-bundle reconstruction of the anterior cruciate ligament using semitendinosus tendon with endobuttons: operative technique and preliminary results. Arthroscopy. 1999;15(6):618–624.

[29] Norwood LA, Cross MJ. Anterior cruciate ligament:functional anatomy of its bundles in rotatory instabilities. Am J Sports Med. 1979;7(1):23–26.

[30] Odensten M, Gillquist J. Functional anatomy of the anterior cruciate ligament and a rationale for reconstruction. J Bone Joint Surg Am. 1985;67(2):257–262.

[31] Oka S, Schuhmacher P, Brehmer A, Traut U, Kirsch J, Siebold R. Histological analysis of the tibial anterior cruciate ligament insertion. Knee Surg Sports Traumatol Arthrosc. 2016;24(3):747–753.

[32] Otsubo H, Shino K, Suzuki D, Kamiya T, Suzuki T, Watanabe K, Fujimiya M, Iwahashi T, Yamashita T. The arrangement and the attachment areas of three ACL bundles. Knee Surg Sports Traumatol Arthrosc Off J ESSKA. 2012;20(1):127–134.

[33] Pujol N, Queinnec S, Boisrenoult P, Maqdes A, Beaufils P. Anatomy of the anterior cruciate ligament related to hamstring tendon grafts. A cadaveric Study. Knee. 2013;20(6):511–514.

[34] Purnell ML, Larson AI, Clancy W. Anterior cruciate ligament insertions on the tibia and femur and their relationships to critical bony landmarks using highresolution volume-rendering computed tomography. Am J Sports Med. 2008;36(11):2083–2090.

[35] Sasaki N, Ishibashi Y, Tsuda E, Yamamoto Y, Maeda S, Mizukami H, Toh S, Yagihashi S, Tonosaki Y. The femoral insertion of the anterior cruciate ligament: discrepancy between macroscopic and histological observations. Arthroscopy. 2012;28(8):1135–1146.

[36] Shino K, Mae T, Tachibana Y. Anatomic ACL reconstruction: rectangular tunnel/bone-patellar tendon-bone or triple-bundle/semitendinosus tendon grafting. J Orthop Sci. 2015;20(3):457–468.

[37] Shino K, Suzuki T, Iwahashi T, Mae T, Nakamura N, Nakata K, Nakagawa S. The resident's ridge as an arthroscopic landmark for anatomical femoral tunnel drilling in ACL reconstruction. Knee Surg Sports Traumatol Arthrosc Off J ESSKA. 2010;18(9):1164–1168.

[38] Siebold R. The concept of complete footprint restoration with guidelines for single- and double-bundle ACL reconstruction. Knee Surg Sports Traumatol Arthrosc Off J ESSKA. 2011;19(5):699–706.

[39] Siebold R, Ellert T, Metz S, Metz J. Femoral insertions of the anteromedial and posterolateral bundles of the anterior cruciate ligament: morphometry and arthroscopic orientation models for double-bundle bone tunnel placement–a cadaver study. Arthroscopy. 2008;24(5):585–592.

[40] Siebold R, Ellert T, Metz S, Metz J. Tibial insertions of the anteromedial and posterolateral bundles of the anterior cruciate ligament: morphometry, arthroscopic landmarks, and orientation model for bone tunnel placement. Arthroscopy. 2008;24(2):154–161.

[41] Siebold R, Schuhmacher P. Restoration of the tibial ACL footprint area and geometry using the Modified Insertion Site Table. Knee Surg Sports Traumatol Arthrosc Off J ESSKA. 2012;20(9):184–189.

[42] Siebold R, Schuhmacher P, Fernandez F, Smigielski R, Fink C, Brehmer A, Kirsch J. Flat midsubstance of the anterior cruciate ligament with tibial "C"-shaped insertion site. Knee Surg Sports Traumatol Arthrosc. 2015;23(11):3136–3142.

[43] Siebold R, Śmigielski R, Herbort M, Fink C, Anatomical anterior cruciate ligament reconstruction with a flat graft using a new tunnel creation technique. Annals Joint. 2019;4.

[44] Śmigielski R. The ribbon concept of the anterior cruciate ligament. Paper presented at the ACL Study Group Meeting, Jackson Hole, Wyoming; 2012.

[45] Smigielski R, Zdanowicz U, Drwiega M, Ciszek B, Ciszkowska-Lyson B, Siebold R. Ribbon like appearance of the midsubstance fibres of the anterior cruciate ligament close to its femoral insertion site: a cadaveric study including 111 knees. Knee Surg Sports Traumatol Arthrosc. 2015;23(11):3143–3150.

[46] Starman JS, Vanbeek C, Armfield DR, Sahasrabudhe A, Baker CL 3rd, Irrgang JJ, Fu FH. Assessment of normal ACL double bundle anatomy in standard viewing planes by magnetic resonance imaging. Knee Surg Sports Traumatol Arthrosc Off J ESSKA. 2007;15(5):493–499.

[47] Welsh RP. Knee joint structure and function. Clin Orthop Relat Res. 1980;(147):7–14.

第 6 章　高度轴移损伤与不稳定程度的定量评价

Guan-yang Song, Hua Feng

摘要

轴移是评估 ACL 损伤后病理性膝关节旋转松弛最特异的临床试验。本章试图阐明负责高度轴移的解剖结构及其在 ACL 重建中的潜在作用。文献综述显示，稳定外侧间室前向移位的二级结构包括外侧半月板、前外侧关节囊和髂胫束（ITB），这些结构的损伤会导致膝关节的高度轴移。此外，外侧胫骨平台的形态，包括胫骨平台后倾（PTS）增加，也可能导致高度轴移。

关键词

高度轴移，前交叉韧带，量化评价

概述

当 ACL 损伤或缺失时，轴移试验用来评估胫骨内旋伴胫骨前脱位。轴移试验分为 4 级：0 级：正常；Ⅰ级：滑动；Ⅱ级：半脱位伴有跳动或撞击；Ⅲ级：显著撞击声伴绞锁（胫骨后外侧平台撞击股骨髁）[7]。在临床实践中，Ⅱ级和Ⅲ级通常被定义为"高度轴移"。轴移试验的等级已被证明与患者主观的功能不稳、临床结果以及骨性关节炎（OA）[8] 的发展相关。

轴移是一种复杂的多平面运动，包括两个主要部分：平移（胫骨外侧平台前向半脱位，然后复位）和旋转（胫骨相对于股骨的旋转）。临床上，轴移的幅度是根据膝关节屈曲时胫骨前向半脱位复位的主观感觉来分级的。这种半脱位 / 复位发生在膝关节屈曲 20°～30° 时的外侧间室。

最近的若干研究聚焦于解构轴移试验的组成要素。证明外侧间室移位与轴移[22] 的临床分级密切相关。轴移的存在可能是患者预后的关键决定因素。识别导致高度轴移的结构将有助于制订针对性的手术方案，例如单束或双束 ACL 重建，关节外肌腱固定术[16]。在本章中，我们将讨论导致高度轴移的结构及其对前交叉韧带重建的临床意义。

高度轴移试验的关键决定因素

由于外侧间室的移位是轴移等级的关键决定因素，因此，在有 ACL 缺失的膝关节中，随着外侧结构的损伤，轴移程度的增加也就不足为奇了。影响前向旋转松弛的外侧结构包括外侧半月板、前外侧复合体和髂胫束（ITB）[18]。外侧间室的解剖改变，包括 ACL 缺失[17]，胫骨平台后倾（PTS）增加，也被证明影响轴移试验的分级（表 6.1）。

外侧半月板的作用。Musahl 等[13] 利用导航系统对 20 具尸体的膝关节进行了研究，用 Lachman 试验追踪膝关节的运动学，并对完整的膝关节、ACL 缺失的膝关节、半月板缺失的膝关节进行了机械化的轴移测试。当外侧半月板完全切除合并 ACL 缺失时，轴移导致外侧间室前向移位增加了 6 mm，而当 ACL 缺失合并内侧半月板全切除时，并没有导致外侧间室过度前移。作者的结论是，当 ACL 缺失时，外侧半月板是膝关节旋转负荷的重要Ⅱ级稳定结构。临床上，前交叉韧带合并半月板损伤较为常见，常累及外侧半月板后角[1]。这些撕裂通常位于后角内、半月板根部或根部附近。最近，Song 等[19] 研究了与高

表 6.1　与高度轴移试验相关的结构和形态学特征的总结

	低度轴移	高度轴移
撕裂结构	ACL	ACL+
		1.ACL 缺失时，外侧半月板旋转负荷的 Ⅱ 级稳定结构
		2. 前外侧复合体——有助于控制胫骨内旋，特别是膝关节屈曲 20°～30°
		3. 髂胫束——限制胫骨前移和内旋的 Ⅱ 级稳定结构
形态学特征		胫骨平台后倾角——轴移试验中导致胫骨平移增加

度轴移现象相关的危险因素，临床发现外侧半月板撕裂是与高度轴移相关的独立危险因素。他们进一步指出，高度轴移组外侧半月板后根撕裂（PLMRT）的发生率显著高于低度轴移组，这意味着高度轴移与外侧半月板后根撕裂之间存在潜在的关系。Shybut 等进行的另一项生物力学研究 [18] 表明，在模拟轴移负荷时，PLMRT 会进一步降低 ACL 缺失的膝关节旋转稳定性，强调合并 PLMRT 对 ACL 损伤中高度轴移现象的作用。

前外侧复合体的作用。前外侧复合体的损伤被认为继发于前交叉韧带损伤 [12]。Hughston 等 [9] 报道轴移的基本病变位于外侧关节囊韧带的中 1/3 处，他将其定义为深至髂胫束的关节囊韧带。Monaco 等 [12] 在一项尸体研究中，同样描述了前外侧股骨胫骨韧带（ALFTL）或外侧关节囊韧带在膝关节稳定性中的作用。在 ACL 缺失的膝关节，切断 ALFTL 后，发现屈膝 30° 时旋转不稳程度增加，轴移等级更高。作者认为，前外侧关节囊损伤可能导致 ACL 损伤时轴移等级增加的继发性损伤。

最近的生物力学试验进一步研究了所谓的 "前外侧韧带（ALL）" [3] 的解剖结构，有学者推测该结构的损伤可能会显著增加膝关节旋转性不稳 [15]。Ferretti 等 [6] 调查了急性 ACL 损伤病例中前外侧复合体损伤的患病率。在 ACL 重建时，显露外侧间室并探查损伤。他们发现，60 例患者中有 54 例在术中清楚地发现肉眼可见的外侧关节囊撕裂。值得注意的是，在他们的研究中，90% 的患者术前出现了高度轴移现象。进一步研究表明，合并前外侧复合体损伤与术前高度轴移现象呈正相关。此外，Song 等 [20] 的另一项研究发现，出现高度轴移的患者在 MRI 上 ALL 异常的患病率明显高于低度轴移患者。他们的结论是，合并前外侧复合体损伤时应仔细评估并适

当治疗，特别是呈现高度轴移时。

髂胫束（ITB）的作用。有研究表明，ITB 的作用与前外侧复合体类似。它直接位于前外侧关节囊浅层预示着它们都可以限制胫骨前移和内旋，这两个结构中的任何一个出现损伤都将增加轴移的程度。Galway 等 [7] 也支持这一观点，并考虑了在 ACL 缺失的膝关节中，继发性损伤会导致轴移程度增加，即在 ACL 缺失的膝关节中，对 ITB 进行切除会产生高度轴移。

胫骨平台后倾（PTS）的作用。胫骨平台的形态可以影响轴移程度的大小。特别是，PTS 的增加已被证明与轴移现象 [14] 的增加程度相关。Brandon 等 [2] 研究显示了胫骨平台后倾角与轴移等级之间的关系。在一项对比 ACL 缺失的膝关节 PTS 的研究中发现，高度轴移组斜率为 11.2°±3.8°，而低度轴移组，平均斜率为 9.2°±3.6°，表明胫骨平台后倾角增加是高度轴移的危险因素。

骨形态直接影响了股骨和胫骨之间应力传导的大小和方向。经证实，ACL 损伤后，PTS 增加与胫骨前向半脱位的增加有关。Dejour 和 Bonnin [5] 研究了 ACL 缺失患者的膝关节侧位片，发现 PTS 较高的患者在单足站立时，会有更明显的胫骨前向移位（ATT）；具体来说，PTS 每增加 10°，ATT 相应增加 6 mm。Giffin 等 [7] 和 Shelburne 等 [17] 对经手术矫正 PTS 的尸体膝关节施加胫股关节力时获得了类似的结果。最近，Song 等 [21] 报道，急性非接触性 ACL 损伤后，与静态外侧间室前向半脱位 < 6 mm 的患者相比，≥ 6 mm 的患者会有更大的 PTS。

看来，静态胫骨前向半脱位或 ACL 损伤后出现 "静息轴移" 的患者可能有不同的膝关节病理解剖。Zuiderbaan 等 [23] 证实，这种半脱位与髁间窝撞击位置的改变有关，在 ACL 重建过程中，扩大的髁间窝

成形术可能是必要的，以适应前向半脱位的胫骨位置。此外，Dejour 等[4] 报道了 9 例 PTS 超过 12° 的患者进行翻修手术时，联合胫骨截骨以减少 PTS，获得了满意结果。他们指出，过大的 PTS 显著增加了 ACL 重建失败的风险，并建议如果 PTS 超过 12°，就对其进行矫正。似乎 PTS 增加可能导致胫骨前向半脱位[11]。这些观察结果对 PTS 明显升高的患者行 ACLR 后的临床结果提出了担忧，因为残留的胫骨前向半脱位可能导致 ACL 移植物撞击和术后残留的轴移现象。

总而言之，轴移是一种复杂的多平面运动，包括两个主要组成部分：平移（胫骨外侧平台前向半脱位后复位）和旋转（胫骨相对于股骨的旋转）。当出现高度轴移时，可以预见外侧间室有明显的前移和胫骨内旋，必定有前交叉韧带缺损合并前外侧韧带Ⅱ级稳定结构损伤。这可能是由于在一定的屈曲角度下外侧半月板后角、前外侧复合体和 ITB 的损伤造成的。其次，胫骨外侧平台的骨形态，包括 PTS 也可能在控制胫骨前移并进一步产生高度轴移的现象中发挥重要作用。

作者分享的病例

由于目前尚无对高度轴移 ACL 损伤的治疗方法的循证研究，以下将分享我们临床中的一些典型病例。此外，在每个病例的结尾也将对关键点做出注释。

病例 1：前交叉韧带损伤合并外侧半月板后根撕裂（PLMRT）

一名 29 岁的男性在打篮球时损伤前交叉韧带。患者出现持续不稳的症状，3 个月后转至我院。麻醉下轴移试验Ⅱ级。KT-1000 侧侧差值（SSD）为 8 mm。关节镜检查进一步证实了 ACL 完全断裂和 PLMRT。

术中，使用经股骨隧道拉出技术修复外侧半月板后根损伤（图 6.1），然后立即进行轴移试验，发现外侧半月板后根修复后轴移从术前Ⅱ级降至Ⅰ级。然后使用自体四股腘绳肌移植解剖重建前交叉韧带。

随访 2 年，麻醉下轴移试验阴性，KT-1000 侧侧差值为 1 mm。关节镜检查显示 PLMRT 完全愈合（图 6.2）。患者成功恢复到损伤前的活动水平，并对手术结果非常满意。

注：完整的 PLMRT 已被确认为非接触性 ACL 损伤中高度轴移现象的独立危险因素。在前交叉韧带重建过程中，外科医生应尽力修复 PLMRT。

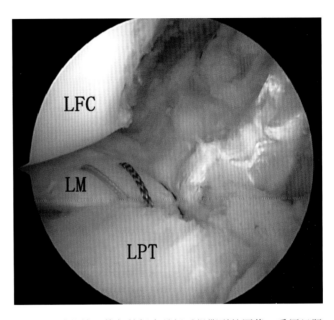

图 6.1 关节镜下修复外侧半月板后根撕裂的图像，采用经胫骨隧道拉出技术修复（LFC，股骨外侧髁；LM，外侧半月板；LPT，胫骨外侧平台）

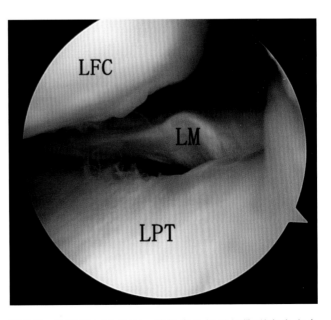

图 6.2 关节镜二次检查，外侧半月板后根撕裂完全愈合（LFC，股骨外侧髁；LM，外侧半月板；LPT，胫骨外侧平台）

病例 2：慢性前交叉韧带损伤伴外侧半月板后角缺乏

一名 26 岁的男性大约 2 年前在打篮球时损伤 ACL。麻醉下轴移试验 Ⅲ 级，KT-1000 侧侧差值（SSD）为 9 mm。关节镜检查进一步证实了 ACL 完全损伤、内侧半月板和外侧半月板后角陈旧性撕裂的诊断（图 6.3）。

术中使用 ITB 进行关节外肌腱固定术（Lemaire 技术），目的是防止残留的轴移现象（图 6.4）。在进行关节外肌腱固定术后，轴移试验立即下降到 Ⅰ 级。然后使用自体四股腘绳肌移植进行前交叉韧带解剖重建。

随访 2 年，麻醉下轴移试验阴性，KT-1000 侧侧差值为 1 mm。根据 MRI 评估，与术前 11 mm 相比，胫骨前移程度下降到 2 mm（图 6.5）。患者成功恢复到损伤前的活动水平，并对手术结果非常满意。

注：前外侧复合体在控制轴移现象中的作用已被既往的研究所证实。然而，术前 MRI 对前外侧复合体损伤的诊断尚存在争议。因此，我们建议对高度轴移的患者，特别是半月板后角无法修复的患者，同时进行关节外肌腱固定术。

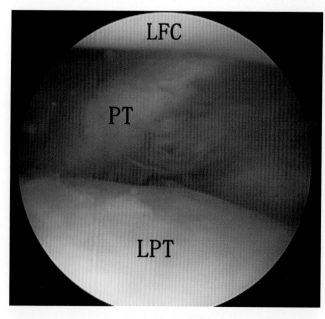

图 6.3　关节镜图像显示外侧半月板后角缺损（LFC，股骨外侧髁；PT，腘肌腱；LPT，胫骨外侧平台）

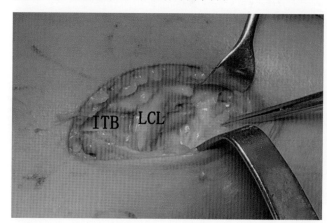

图 6.4　Lemaire 技术的术中照片（ITB，髂胫束；LCL，外侧副韧带）

图 6.5　a. 术前矢状位 MRI 显示胫骨前移 11 mm。b. 术后 2 年随访时，矢状位 MRI 显示胫骨前移 2 mm

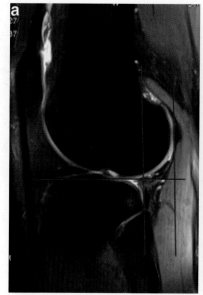
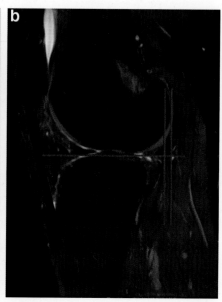

病例3：陈旧性前交叉韧带损伤伴胫骨平台后倾角过大

一名39岁男性因抱怨膝关节反复不稳来我院就诊。MRI显示ACL完全损伤，胫骨过度前移（14 mm）（图6.6）。侧位X线测量显示胫骨平台后倾角为20°（图6.7）。麻醉下轴移试验为Ⅲ级。关节镜检查进一步证实了ACL完全损伤和内侧半月板、外侧半月板后角陈旧性损伤。

考虑到残余的轴移现象和胫骨前移无法复位，我们使用自体四股腘绳肌腱解剖重建前交叉韧带，同时行胫骨前方闭合截骨术纠正异常增大的PTS（图6.8）。

随访2年，麻醉下轴移试验阴性，KT–1000侧侧差值为1 mm。术后PTS降至9°。与术前MRI评估的14 mm相比，胫骨前移下降到了1 mm（图6.6）。患者对手术结果非常满意。

注：PTS过大已被认为是高度轴移现象的独立危险因素。此外，有报道称，PTS过大与术前静态胫骨前移的增加相关。在我们的临床实践中，一期行ACL重建和胫骨前方闭合截骨术适用于有高度轴移、胫骨平台后倾角过大（＞15°）、胫骨前移过大（＞10 mm）的患者，目的是防止移植肌腱在术后早期出现髁间窝撞击。

轴移试验量化的未来方向

对前交叉韧带损伤引起的膝关节动态旋转不稳的定量评估在临床中很难进行。轴移试验是评估与前交叉韧带功能不全相关的旋转和动态不稳的有价值的检查手段，但缺乏标准化和客观的评分。在轴移试验时定量评估松弛程度可以提高该试验对前交叉韧带损伤的诊断和临床结果监测的价值。

定量评估轴移试验始于Noyes等[15]，他们在轴移检查期间对胫骨平台的前移和旋转进行了体外评估。从那时起，在轴移试验中对胫骨运动进行运动学监测，如外侧间室前移和胫骨加速度已被用来量化轴移试验。最近，Musahl等[14]报道，通过惯性传感器和图像分析无创评估膝关节的旋转不稳（胫骨加速度和外侧间室前移），证实临床上轴移试验等级和定量测量值之间存在显著的正相关。他们还证明，高度轴移的患者与低度轴移患者相比，胫骨加速度和外侧间室前移显著增加。未来的发展方向可能是应用新技术来评估轴移试验，这可能最终有助于提高前交叉韧带损伤患者的诊断和预后评估。

结论

在治疗具有高度轴移的前交叉韧带损伤患者时，

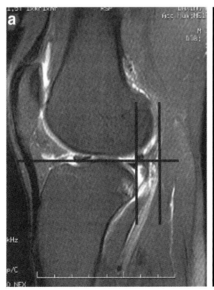
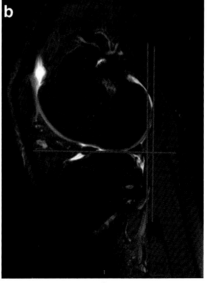

图6.6　a. 术前矢状位MRI显示胫骨前移14 mm。b. 术后2年随访时，矢状位MRI显示胫骨前移1 mm

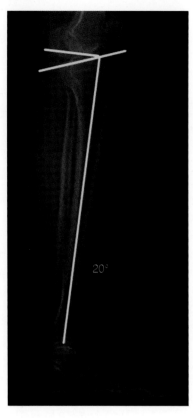

图 6.7　术前胫骨平台后倾角为 20°

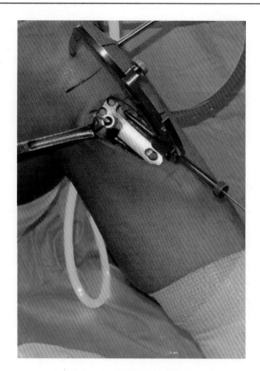

图 6.8　一期行胫骨前方闭合截骨术和前交叉韧带重建术

有几个关键点。

1. 术前和术后一定要在麻醉下进行轴移试验。

2. 首先检查外侧半月板后根区的完整性。可能的话，尽最大的努力修复它。

3. 对于陈旧性病例，外侧半月板后根撕裂可能无法修复。此时，关节外肌腱固定术可能对控制高度轴移有重要作用。

4. 应常规检查胫骨平台后倾角，特别是对于胫骨过度前移（> 10 mm）的陈旧性病例。同时进行胫骨前方闭合截骨术来矫正异常的 PTS（> 20°）可能是一种手术选择，尽管这些联合手术的长期临床结果尚未报道。

参考文献

[1] Ahn JH, Lee YS, Yoo JC, Chang MJ, Park SJ, Pae YR. Results of arthroscopic all-inside repair for lateral meniscus root tear in patients undergoing concomitant anterior cruciate ligament reconstruction. Arthroscopy. 2010;26(1):67–75.

[2] Brandon ML, Haynes PT, Bonamo JR, Flynn MI, Barrett GR, Sherman MF. The association between posterior-inferior tibial slope and anterior cruciate ligament insufficiency. Arthroscopy. 2006;22(8):894–899.

[3] Claes S, Luyckx T, Vereecke E, Bellemans J. The Segond fracture: a bony injury of the anterolateral ligament of the knee. Arthroscopy. 2014;30(11):1475–1482.

[4] Dejour D, Saffarini M, Demey G, Baverel L. Tibial slope correction combined with second revision ACL produces good knee stability and prevents graft rupture. Knee Surg Sports Traumatol Arthrosc. 2015;23(10):2846–2852.

[5] Dejour H, Bonnin M. Tibial translation after anterior cruciate ligament rupture: two radiological tests compared. J Bone Joint Surg Br. 1994;76(5):745–749.

[6] Ferretti A, Monaco E, Fabbri M, Maestri B, De Carli A. Prevalence and classification of injuries of anterolateral complex in acute anterior cruciate ligament tears. Arthroscopy. 2017;33(1):147–154.

[7] Galway HR, MacIntosh DL. The lateral pivot shift: a symptom and sign of anterior cruciate ligament insufficiency. Clin Orthop Relat Res. 1980;147:45–50.

[8] Giffin JR, Vogrin TM, Zantop T, Woo SL, Harner CD. Effects of increasing tibial slope on the biomechanics of the knee. Am J Sports Med. 2004;32(2):376–382.

[9] Hefti F, Muller W, Jakob RP, Staubli HU. Evaluation of knee ligament injuries with the IKDC form. Knee Surg Sports Traumatol Arthrosc. 1993;1(3–4):226–234.

[10] Hughston JC, Andrews JR, Cross MJ, Moschi A. Classification of

knee ligament instabilities. Part II. The lateral compartment. J Bone Jt Surg Am. 1976;58(2):173–179.

[11] Kocher MS, Steadman JR, Briggs KK, Sterett WI, Hawkins RJ. Relationships between objective assessment of ligament stability and subjective assessment of symptoms and function after anterior cruciate ligament reconstruction. Am J Sports Med. 2004;32(3):629–634.

[12] Li Y, Hong L, Feng H, Wang Q, Zhang J, Song G, Chen X, Zhuo H. Posterior tibial slope influences static anterior tibial translation in anterior cruciate ligament reconstruction: a minimum 2-year followup study. Am J Sports Med. 2014;42(4):927–933.

[13] Monaco E, Ferretti A, Labianca L, Maestri B, Speranza A, Kelly MJ, D'Arrigo C. Navigated knee kinematics after cutting of the ACL and its secondary restraint. Knee Surg Sports Traumatol Arthrosc. 2012;20(5):870–877.

[14] Musahl V, Ayeni OR, Citak M, Irrgang JJ, Pearle AD, Wickiewicz TL. The influence of bony morphology on the magnitude of the pivot shift. Knee Surg Sports Traumatol Arthrosc. 2010;18(9):1232–1238.

[15] Musahl V, Citak M, O'Loughlin PF, Choi D, Bedi A, Pearle AD. The effect of medial versus lateral meniscectomy on the stability of the anterior cruciate ligament-deficient knee. Am J Sports Med. 2010;38(8):1591–1597.

[16] Musahl V, Hoshino Y, Ahlden M, et al. The pivot shift: a global user guide. Knee Surg Sports Traumatol Arthrosc. 2012;20(4):724–731.

[17] Noyes FR, Grood ES, Cummings JF, Wroble RR. An analysis of the pivot shift phenomenon:the knee motions and subluxations induced by different examiners. Am J Sports Med. 1991;19(2):148–155.

[18] Roessler PP, Schuttler KF, Heyse TJ, Wirtz DC, Efe T. The anterolateral ligament (ALL) and its role in rotational extra-articular stability of the knee joint:a review of anatomy and surgical concepts. Arch Orthop Trauma Surg. 2016;136(3):305–313.

[19] Shelburne KB, Kim HJ, Sterett WI, Pandy MG. Effect of posterior tibial slope on knee biomechanics during functional activity. J Orthop Res. 2011;29(2):223–231.

[20] Shybut TB, Vega CE, Haddad J, et al. Effect of lateral meniscal root tear on the stability of the anterior cruciate ligament-deficient knee. Am J Sports Med. 2015;43(4):905–911.

[21] Song GY, Zhang H, Wang QQ, Zhang J, Li Y, Feng H. Risk factors associated with grade 3 pivot shift after acute anterior cruciate ligament injuries. Am J Sports Med. 2016;44(2):362–369.

[22] Song GY, Zhang H, Wu G, Zhang J, Liu X, Xue Z, Qian Y, Feng H. Patients with high-grade pivot-shift phenomenon are associated with higher prevalence of anterolateral ligament injury after acute anterior cruciate ligament injuries. Knee Surg Sports Traumatol Arthrosc. 2017;25(4):1111–1116.

[23] Song GY, Zhang H, Zhang J, Liu X, Xue Z, Qian Y, Feng H. Greater static anterior tibial subluxation of the lateral compartment after an acute anterior cruciate ligament injury is associated with an increased posterior tibial slope. Am J Sports Med. 2018;46(7):1617–1623.

第 7 章 ACL 重建手术技术——经胫骨隧道重建技术

Hyuk-Soo Han, Myung Chul Lee

为了克服在 ACL 重建中传统经胫骨隧道技术的缺点，本文介绍使用自体股四头肌腱作为移植物的改良的经胫骨隧道重建技术。该技术在股骨隧道插入引导针时操作简单，以实现隧道的解剖定位，并可以获得足够长度的隧道用于固定，且隧道扩大最小。

关键词

ACL 重建，改良经胫骨技术，自体股四头肌移植，单束

概述

在膝关节前交叉韧带（ACL）重建中，正确的股骨隧道位置是取得成功的关键。自早期 ACL 重建手术以来，通过胫骨隧道钻孔股骨隧道（Trans-Tibial Technique）一直被认为是标准技术，并在包括髌腱、腘绳肌和股四头肌腱在内的各种移植物上均取得了良好的效果。然而，由于股骨隧道的位置受到胫骨隧道的限制，一些学者对股骨隧道能否重建在解剖位置上存在担忧。近年来，前内侧入路技术在股骨隧道钻孔中得到发展和推广。该技术开始于双束重建，它需要将一个隧道（后外侧束）放置在股骨髁间窝的较低位置，而这是经胫骨技术无法做到的。一项 Meta 分析比较了双束和单束 ACL 重建的长期结果，研究显示临床结果无差异[1]。双束重建被公认为失败率和手术难度更高。许多骨科医生现在已经

恢复到解剖单束重建，将股骨隧道放置在 ACL 股骨足印的中间或中间偏高的位置，而不是底部。解剖学和生物力学证据表明，钻孔接近股骨髁壁底部是不必要的，确实是非生理的。每种技术都有其自身的风险、收益、优点和缺点，且仍然没有唯一的黄金标准。

经典的经胫骨技术的优点如下：①钻孔时膝关节屈曲角度在舒适的 70°～90° 的位置；②股骨隧道长度充足；③移植物在股骨隧道出口的弯角小；④隧道准备时软骨损伤的风险最小。然而，传统的经胫骨技术也有一个缺点。由于经胫骨隧道的辐射范围有限，导致移植物角度相对垂直（朝向 1:00 或 11:00 方位），会遗留旋转不稳定[2]。如果胫骨隧道位于足印区前方，则很难将股骨隧道置于解剖位置[3]。为了克服经胫骨技术的这些限制，我们提出了几种改进方法，如使胫骨隧道的起始点更靠近内侧和近端，从而使股骨隧道在髁间窝处的轨迹更倾斜[4-7]。然而，这些改变也存在其他问题，如胫骨隧道变短，胫骨隧道关节内出口变宽。改良的经胫骨技术重建单束 ACL 后，隧道特点包括解剖位置、移植物倾斜角度、隧道增宽等，与前内侧入路技术或由外向内技术无明显差异，临床结果具有可比性[8-11]。

本章重点介绍一种使用自体股四头肌腱作为移植物改良的经胫骨单束重建 ACL 的技术。该技术包括在股骨隧道引导针插入时的简单操作，以实现隧道的解剖定位，并获得足够的隧道长度用于固定，且隧道的扩孔最小。

手术技术

麻醉后，进行详细的物理检查和标准入路下关

节镜检查，确认 ACL 断裂和评估其他关节内病变。接下来，在 ACL 重建之前执行所有附加过程。在关节镜下确认 ACL 完全断裂后，从同侧肢体取股四头肌腱－髌骨自体移植物（QTPB）。

步骤 1：获取 QTPB

通过位于髌骨近端上方的 4～6 cm 正中切口获得 QTPB（图 7.1）。移植物由近端髌骨骨块和中央 1/3 股四头肌腱组成。膝关节固定在屈曲 80° 位，以保持股四头肌腱的张力，从而有利于获取移植物。平行近端切口，使用 1 个 10 mm 取腱器在股四头肌腱上获取宽 10 mm、厚 6～7 mm、长 70～80 mm 的肌腱条，包括全厚度的股直肌腱和部分厚度的股中间肌腱。接下来，使用锯和骨刀从髌骨近端获取 1 个宽 10 mm、长 20 mm、厚 7～8 mm 的梯形骨块，与股四头肌腱条相连。注意保留部分股中间肌，以免进入髌上囊。如果进入了，则可用可吸收缝线缝合滑膜进行修复。剩余肌腱的浅表层用可吸收缝线闭合。髌骨缺损不做处理。

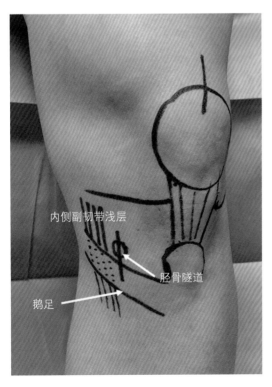

内侧副韧带浅层

胫骨隧道

鹅足

图 7.1 在皮肤上标记取股四头肌腱的切口和胫骨隧道起始点

步骤 2：准备 QTPB

修整 QTPB 使其可以顺利通过直径 10 mm 的隧道。用锯和咬骨钳将骨块修剪成子弹的形状。在骨块上用钻头横向钻孔，置入两条可吸收缝线。使用不可吸收缝线采用 Krackow 缝合法缝合移植物的腱性部分，只留下约 3 cm 的关节内部分（图 7.2）。

步骤 3：建立胫骨隧道和股骨隧道

在此过程中，我们尽一切努力尽可能多地保留 ACL 残端。但为了暴露和识别 ACL 在股骨上的解剖位点，可能会牺牲一部分残端。在创建胫骨隧道时，将膝关节固定为 90°。在胫骨近端前内侧做一个长 3 cm 的纵向皮肤切口。胫骨隧道的入口点位于内侧关节线远端 4～5 cm 处，胫骨内侧髁间嵴 2～3 cm 处，鹅足附着处上方 1 cm 处，内侧副韧带浅层的正前方。

使用胫骨导向器以 ACL 胫骨残端的中心部分为目标，按照 55° 或 60° 的角度将引导针插入胫骨平台，再使用空心钻头沿引导针钻取直径为 10 mm 的胫骨隧道。创建股骨隧道时，需要将膝关节固定到 90°，通过胫骨隧道置入 1 个 7 mm 的偏心导向器，瞄准 ACL 股骨足印的中心位置（股骨外侧髁内壁的分叉脊：右膝在 10:30 的方位 / 左膝在 1:30 方位），对胫骨平台施加一个前抽屉试验的力量，同时对小腿施加内翻和外旋力量（图 7.3 和图 7.4）。如果有必要，旋转股骨导向器以到达股骨目标位置。大腿固定在腿架上，提供小腿内翻力以便打开膝关节的外侧间室，从而使股骨导向器瞄准解剖足印区。然后，经胫骨隧道利用股骨导向器钻入股骨导针，并使用空心钻头钻出一个直径 10 mm、长 20 mm 或 25 mm 的股骨隧道。接下来，在股骨隧道的前方为螺钉导丝开槽。

步骤 4：修复移植物

在 ACL 重建中，安全的移植物固定、固定时的移植物张力和移植物固定的强度是非常重要的。使用经胫骨隧道和股骨隧道插入的 Beath 针，从大腿远

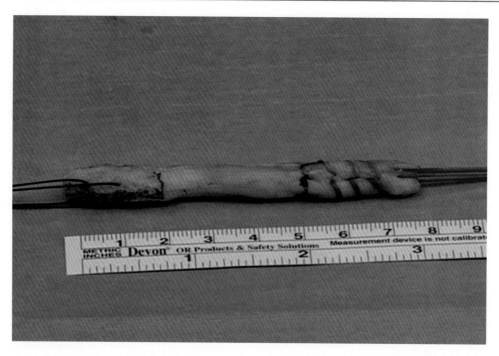

图 7.2 制备的股四头肌腱移植物。骨块用钻头横向开孔，置入两条可吸收缝线，使用不可吸收缝线采用 Krackow 缝合法缝合腱性部分

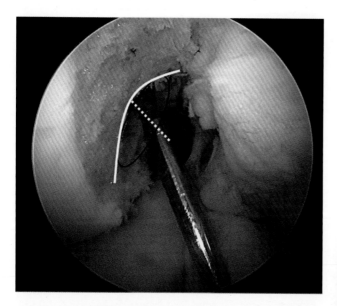

图 7.3 创建股骨解剖隧道的关节镜视野

端外侧拉出一条闭环的引导缝线，引导移植物进入隧道。骨块置入股骨隧道，骨部分朝前。在股骨隧道前壁和移植骨塞栓松质部分之间插入螺钉导丝。然后用金属干预螺钉在膝关节屈曲时固定骨块。在移植物通过隧道、股骨侧固定完成后，反复屈曲和伸展膝关节来预张移植物。在胫骨侧，在胫骨隧道前壁和移植物腱性部分之间插入螺钉导丝。首先用

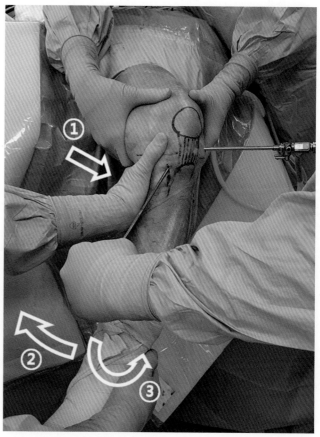

图 7.4 改良的经胫骨重建技术操作。①对胫骨近端施加前向牵引力；②对小腿施加额外的内翻和③外旋力量，外旋导向器

生物可吸收螺钉将移植物的腱性部分固定在胫骨隧道内，然后在胫骨隧道远端 1～2 cm 处拧入 1 枚双皮质螺钉，将肌腱缝线在双皮质螺钉上打结系紧。关节镜下评估置入的移植物，以确保在完全伸直时移植物和股骨髁间窝之间没有撞击。

康复

手术后立即完全伸膝，6 周后完全屈曲。可控制活动支具设置在 0°～90°，使用 4 周，然后在术后 2 个月内达到完全屈曲。6 周内部分负重，可按患者耐受程度逐渐增加负重。术后 6 个月在确认股四头肌力恢复后，允许患者进行完全的活动和剧烈的运动。

总结

我们认为使用自体股四头肌腱作为移植物的改良的经胫骨重建技术能够实现隧道的解剖定位，并确保足够的股骨隧道和胫骨隧道长度用于固定，临床效果满意，且没有严重的并发症。

参考文献

[1] Dong Z, Niu Y, Qi J, Song Y, Wang F. Long term results after double and single bundle ACL reconstruction:is there any difference? A meta—analysis of randomized controlled trials. Acta Orthop Traumatol Turc. 2019;53(2):92–99.

[2] Brophy RH, Pearle AD. Single-bundle anterior cruciate ligament reconstruction: a comparison of conventional, central, and horizontal single-bundle virtual graft positions. Am J Sports Med. 2009;37(7):1317–1323.

[3] Kopf S, Forsythe B, Wong AK, Tashman S, Anderst W, Irrgang JJ, et al. Nonanatomic tunnel position in traditional transtibial single-bundle anterior cruciate ligament reconstruction evaluated by three-dimensional computed tomography. J Bone Joint Surg Am. 2010;92(6):1427–1431.

[4] Miller MD, Gerdeman AC, Miller CD, Hart JM, Gaskin CM, Golish SR, et al. The effects of extraarticular starting point and transtibial femoral drilling on the intra-articular aperture of the tibial tunnel in ACL reconstruction. Am J Sports Med. 2010;38(4):707–712.

[5] Lee SR, Jang HW, Lee DW, Nam SW, Ha JK, Kim JG. Evaluation of femoral tunnel positioning using 3-dimensional computed tomography and radiographs after single bundle anterior cruciate ligament reconstruction with modified transtibial technique. Clin Orthop Surg. 2013;5(3):188–194.

[6] Youm YS, Cho SD, Eo J, Lee KJ, Jung KH, Cha JR. 3D CT analysis of femoral and tibial tunnel positions after modified transtibial single bundle ACL reconstruction with varus and internal rotation of the tibia. Knee. 2013;20(4):272–276.

[7] Lee JK, Lee S, Seong SC, Lee MC. Modified Transtibial Technique for Anterior Cruciate Ligament Reconstruction with Quadriceps Tendon Autograft. JBJS Essent Surg Tech. 2014;4(3):e15.

[8] Lee JK, Lee S, Seong SC, Lee MC. Anatomic single-bundle ACL reconstruction is possible with use of the modified transtibial technique: a comparison with the anteromedial transportal technique. J Bone Joint Surg Am. 2014;96(8):664–672.

[9] Sim JA, Gadikota HR, Li JS, Li G, Gill TJ. Biomechanical evaluation of knee joint laxities and graft forces after anterior cruciate ligament reconstruction by anteromedial portal, outsidein, and transtibial techniques. Am J Sports Med. 2011;39(12):2604–2610.

[10] Rahardja R, Zhu M, Love H, Clatworthy MG, Monk AP, Young SW. No difference in revision rates between anteromedial portal and transtibial drilling of the femoral graft tunnel in primary anterior cruciate ligament reconstruction: early results from the New Zealand ACL Registry. Knee Surg Sports Traumatol Arthrosc. 2020.

[11] MacDonald P, Kim C, McRae S, Leiter J, Khan R, Whelan D. No clinical differences between anteromedial portal and transtibial technique for femoral tunnel positioning in anterior cruciate ligament reconstruction: a prospective randomized, controlled trial. Knee Surg Sports Traumatol Arthrosc. 2018;26(5):1335–1342.

第 8 章　ACL 重建手术技术——前内侧入路技术

Dong Jin Ryu, Joon Ho Wang

摘要

随着越来越多的学者认识到股骨隧道位置对恢复膝关节本体运动学的重要性，通过前内侧入路（AMP）建立股骨隧道技术的应用也日益增多。AMP 技术的目的是获取更接近解剖股骨隧道的位置。为了便于操作，建立合适的前内侧入路是 AMP 技术的关键。为避免器械通过 AM 及附加前内侧入路（AAM）通道出现拥挤和堵塞，建议通道至少留出 1.5 cm 的空间。股骨外侧髁的骨性解剖有助于确定原始前交叉韧带的边界。使用柔韧的导向针和在极度屈膝位制作股骨隧道。胫骨隧道可在原始的 ACL 足印略内侧位置降低移植物撞击的风险。移植物通过后，袢钢板固定于股骨外侧皮质。在最终固定前，应在 C 臂透视下检查袢钢板的位置。最后，胫骨侧选用生物可吸收干预螺钉，在胫股关节减少受力、完全伸直的状态下将移植物固定。

尽管 AMP 技术存在技术挑战，但了解潜在的缺陷和技术原则可以避免并发症的发生。

关键词

AM 入路技术，解剖重建，柔性导针，并发症

概述

在前交叉韧带（ACL）重建中，股骨隧道是经胫骨隧道建立的。经胫骨重建（TT）技术，可以在垂直股骨隧道位置创建一个非解剖入口[1,2]。随着越来越多的学者认识到股骨隧道位置对恢复膝关节自然运动学的重要性，使用前内侧入路（AMP）建立股骨隧道越来越受到临床医生和研究学者的关注。AMP 技术的目的是获得更多的解剖重建，降低股骨隧道的位置以便更好在股骨髁前内侧（AM）束和后外侧（PL）束的原始位置进行重建[3,4]。AMP 使外科医生能够观察和脱离胫骨隧道，独立建立股骨隧道。然而，一些研究[5,7] 低估了 AMP 技术的技术挑战和陡峭的学习曲线。已描述的并发症包括扩孔时显示不良、器械拥挤、股骨隧道短、后壁破裂、医源性股骨内侧髁（MFC）软骨损伤、严重的移植物－隧道杀伤角[8-14]。尽管存在上述问题的风险，AMP 技术仍在继续普及，但我们相信它将成为进行 ACL 重建的标准技术。

在这里，我们介绍了这种 ACL 重建的方法，使用 AMP 技术，单束自体腘绳肌移植和悬吊装置（Endobutton CL, Smith and Nephew, Andover, Massachusetts），以及一些避免并发症发生的手术技巧。

在麻醉和体位下进行复检

麻醉成功后，在膝关节 0° 和屈伸 30° 时，对膝关节的活动范围和韧带稳定性进行重新评估，包括 Lachman 试验、轴移试验、前后抽屉试验，以及内外翻稳定性。将止血带捆绑于大腿近端，患者截石位平卧于手术台上。体位摆放完毕后，检查膝关节是否可以极度屈曲（图 8.1）。准备好关节镜手术设备后，进行止血带充气。

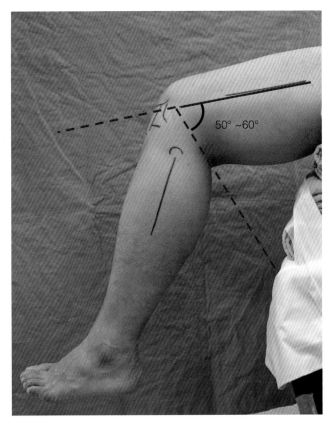

图 8.1　在大腿近端捆绑止血带，患者截石位置于手术台上。体位摆放完毕后，检查膝关节是否可以极度屈曲

入路的建立

与其他关节镜手术一样，建立合适的入路是 AMP 技术的关键。定位良好的入路可以提供良好的手术视野和使器械操作变得简单，但错误的定位会使手术变得困难。使用 AMP 技术进行 ACL 的解剖重建，其优点是可以建立便于查看解剖学标志的入路通道。为了便于查看，推荐建立偏内侧的高位 AL 入路（图 8.2a）。高位 AL 入路对于避免不良的手术视野很重要[5,15]。在膝关节屈曲 30° 后，首先使用 11 号刀片和直止血钳在髌腱外侧和髌骨下极建立 AL 入路，避开髌下脂肪垫[15]。高 AL 入路有利于观察胫骨足印。

AM 入路是用 18 号腰穿针在直视观察下建立的。AM 入路应沿髌腱内侧缘及内侧半月板上方关节线建立，注意不要损伤半月板横韧带。AM 入路形成后，引入刨刀，清除部分脂肪垫和滑膜，以方便观察。在使用 AMP 技术期间，AM 入路是观察入路，

附加前内侧入路（AAM）建立于关节线水平，在 AM 入路内侧做一个横向切口。为避免通过 AM 入路和 AAM 的器械出现拥挤和干扰的情况，建议两个入口至少留出 1.5 cm 的空间（图 8.2a）。18 号腰穿针应能够安全通过内侧半月板上方，有足够的空间到达 ACL 股骨足印的中心，以便在不损伤股骨内侧髁（MFC）的情况下，使用器械安全地进行股骨隧道钻孔。在 AAM 形成后，重新引入刨刀，清除脂肪垫，以方便器械的通过和操作。在 AMP 技术中，AAM 被用于工作通道（图 8.2b）。

自体腘绳肌腱获得与移植准备

在距离关节线远端 5 cm、髌腱中心内侧 2 cm 处进行标记。尽可能触及半腱肌和股薄肌腱后，沿皮肤褶皱做 1 个 4～5 cm 大小的斜横向切口。斜切可降低隐神经髌下分支损伤的风险[16]。再次触摸股薄肌和半腱肌腱，用血管钳提起缝匠肌筋膜并解剖至近端。在这一过程中，股薄肌筋膜与缝匠肌筋膜常常贴在一起，使用组织剪小心地预分离它们。直到股薄肌和半腱肌腱清晰分离，才可以将两条肌腱都取出。

股薄肌腱位于近端呈锐角，可以用直角钳在缝匠肌下方间隙钩出并首先切取（图 8.3a）。虽然股薄肌很少有明显的支持带，但在取腱之前，需用手指和组织剪推开和分离所有的支持带。在应用肌腱剥离器获取肌腱时应穿过胫骨近端，并在此长度从其肌肉附着处获得移植物。在取得股薄肌腱后，暴露半腱肌腱，注意识别其所有的支持带，以防止取得的肌腱过短（图 8.3b）。支持带从肌腱的远端和中部向内侧腓肠肌延伸。可以钩住支持带并将其拉出切口或将其分离到肌腱的末端。使用肌腱剥离器之前需要确认所有的支持带已切断。植入物负压引流管以防移植物部位形成血肿，然后用 2-0 可吸收缝线修复缝匠肌筋膜。

将移植肌腱中的肌肉和脂肪组织去除干净。将移植物双折后，检查移植物的直径和长度。5 号不可吸收缝线作为胫骨端牵引线，使用 2 号可吸收薇乔缝线锁边缝合不少于 40 mm 形成四股移植物[17]。然后用 1 号薇乔线缝合股骨褛端 10 mm 长的肌腱，

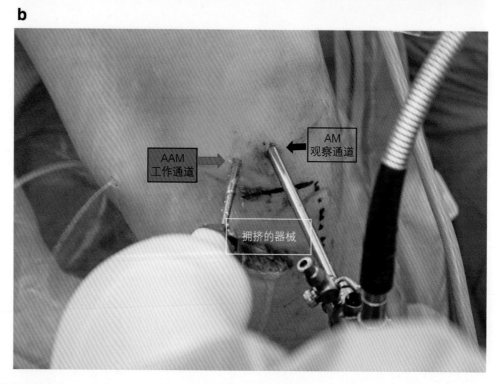

图 8.2　a. 推荐偏内侧高位 AL 入路。AM 入路沿髌腱内侧缘和内侧半月板上方关节线建立。附加前内侧入路（AAM）位于关节线水平，在 AM 入路内侧做横向切口。为避免器械通过 AM 入路和 AAM 出现拥挤和干扰，建议两个入口至少留出 1.5 cm 的距离。b. AMP 技术使用 AAM 作为工作通道

最后测量其直径。用记号笔标记移植物末端的位置（股骨隧道长度）。此外，在距离先前标记远端 7 mm 处做额外标记，表明移植物通过时的程度。将

移植物用盐水浸透的纱布包裹，直到它穿过关节（图 8.4）。

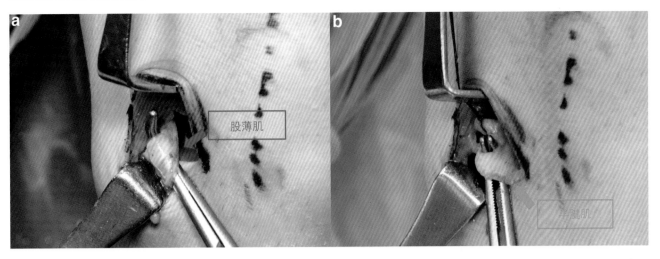

图 8.3　a. 股薄肌腱位于近端呈锐角，可以用直角钳在缝匠肌下方间隙钩出并首先取出。b. 切取股薄肌腱后，显露半腱肌腱

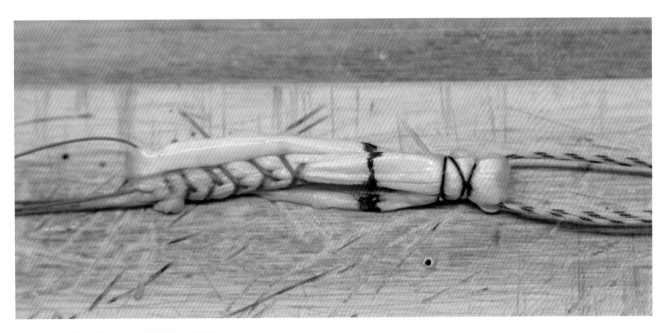

图 8.4　自体股薄肌和半腱肌腱完成制备

股骨隧道准备

制备股骨隧道时，采用 AM 入路做观察通道，工作通道采用 AAM。股骨隧道未制备完成时，膝关节在准备过程中保持屈曲 90°位。正确观察股骨侧 ACL 解剖附着是非常重要的，使用等离子刀小心地移除全部残留组织。股骨外侧髁的解剖学标志有助于确定天然 ACL 的边界（前方：外侧髁间嵴；后方：股骨外下髁软骨边缘；近端：后方软骨边缘；远端：远端软骨边缘）（图 8.5a）。分叉嵴是区分前内侧（AM）束和后外侧（PL）束附着物的标志。识别足印后，在关节镜下用金属尺测量 ACL 插入点的长度和宽度。根据我们的经验，ACL 足印的长度从软骨后缘到软骨前缘为 22～24 mm。单束重建时，中心点位于嵴下方 3 mm 处，距软骨后缘 7 mm 或 8 mm。确认位置后，使用 45°角尖锥标记足印。如果定位正确，再用金属尺检查标记点（图 8.5b）。接下来，通过 AAM 放置柔性导向器（Clancy 42°导向器）（图 8.6）[19]，标记点的中心位置钻入少许导针，随后，膝关节必须屈曲至少 120°，以保证导针的轨迹保持在股骨足印中心（图 8.7）[14,20,21]。此外，为避

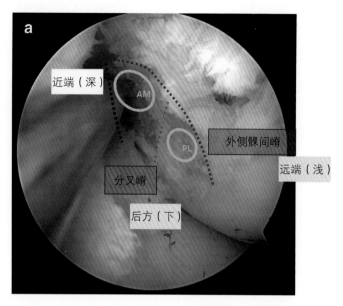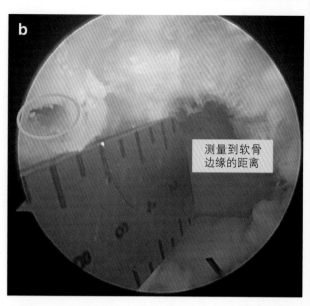

图 8.5 a. 从 AM 入路观察股骨（左侧膝关节）的解剖足印（AM：前内侧；PL：后外侧）。b. 单束重建时，中心点位于顶下 3 mm 处，距软骨后缘 7 mm 或 8 mm 处（从 AM 入路，右侧膝关节）

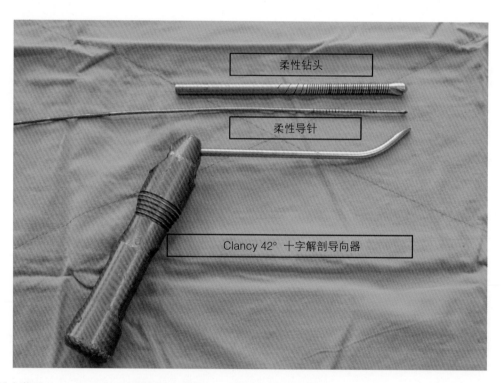

图 8.6 柔性导向装置（Clancy 42° 十字解剖导向装置）、柔性导针和柔性钻头

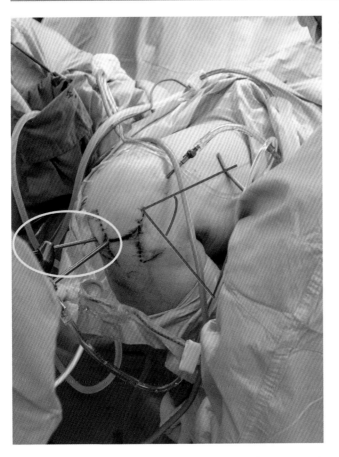

图 8.7　膝关节必须屈曲 120°，以使导针轨迹直接进入股骨足印中心，在股骨隧道成形过程中务必保持这个姿势

免在高度屈曲时损伤关节软骨，还引入了软导针和软钻，并通过近端直接定位[22]最大限度地延长股骨隧道的长度。随着膝关节高度屈曲（柔性导向器：屈曲 120°；刚性导向器：屈曲 135°），导针通过股外侧皮质和皮肤。采用间接法测量股骨隧道长度。理想的隧道长度是 30～40 mm，有足够的长度（8 mm）可以让祥钢板翻转。

在保持膝关节高屈伸角度的前提下，将钻头推进到适当的深度，避免钻头边缘对股骨髁软骨造成损伤。钻头钻孔时，需用吸引管清除骨碎片，同时保持良好的术野。取出钻头时，在隧道入口附近用手将其拔出，以减少股骨髁软骨损伤的风险。当使用硬钻时，在进入或移除钻头时要小心，使钻头朝向软骨对侧以保护好软骨[14]。

在隧道扩孔后，祥钢板钻头钻出股骨外侧皮质。取出导针和祥钢板钻头后，检查隧道位置和后壁骨量是否足够（图 8.8）。再次使用关节镜测深尺测量隧道长度。将刨刀引入股骨隧道区域，在膝关节屈曲 90° 时清除骨碎片。

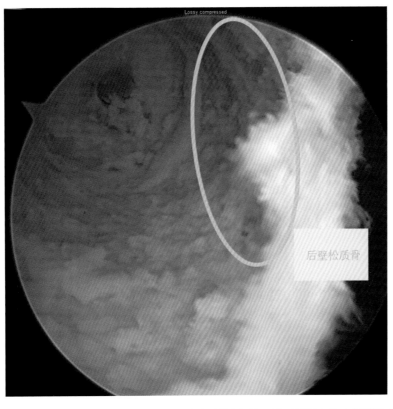

图 8.8　检查隧道位置和后壁是否足够。如果后壁可见松质骨碎片（黄色圈），则可判断未发生爆裂性骨折（右侧 AM 入路观察）

移植物通道及固定

通过 AL 入路观察准备胫骨隧道，测量胫骨足印。胫骨足印位于 ACL 脊状隆起后方 6～7 mm，内侧胫骨髁间嵴外侧 5 mm 处。将胫骨隧道内口置于原有 ACL 足迹中（图 8.9）。它可以降低移植物撞击[23]的风险。此外，胫骨隧道放置于内侧，在冠状面上隧道为斜形，有文献报道可能会增加旋转不稳定性[24]。我们倾向于保留胫骨足印周围的软组织，以便移植物活化。

在胫股保持张力完全伸展时，用生物可吸收加压螺钉固定移植物的胫骨侧。然后进行 Lachman 试验以确定稳定性。再次使用关节镜在膝关节全范围屈伸活动过程中检查移植物的位置和张力（图 8.10）。最后，在胫骨隧道下 1.5 cm 处使用皮质螺钉和垫圈进行额外的固定。充分冲洗伤口，缝合封闭胫骨隧道区。最后用弹力绷带加压包扎膝关节，并在膝关节伸直位时用支具固定。

讨论

AMP 技术可以建立独立的股骨隧道和胫骨隧道。与 TT 过程相比，它的优点是允许在 ACL 自然足印区域中去进行解剖重建。目前尚不清楚移植物进入股骨隧道处的锐角是否会形成"杀伤角"，从而导致移植物的长期损伤。尽管这项技术的使用带来了技术上的挑战，但通过了解技术原则和潜在的陷阱，可以避免手术并发症的发生。AMP 技术成功的关键：①选择合适的 AAM；②在关节镜可视化下将器械引入关节腔内；③了解自然足印解剖位置；④对膝关节适当屈伸和过屈角度的经验；⑤适当的移植骨和隧道长度[25]。

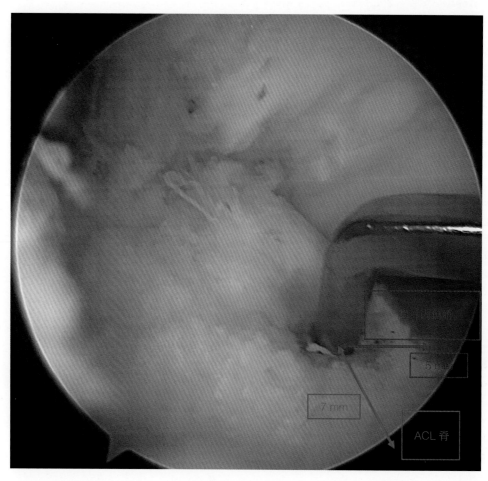

图 8.9 胫骨足印位于 ACL 脊后方 6～7 mm，内侧胫骨髁间嵴外侧 5 mm 处（右膝 AL 入路观察）

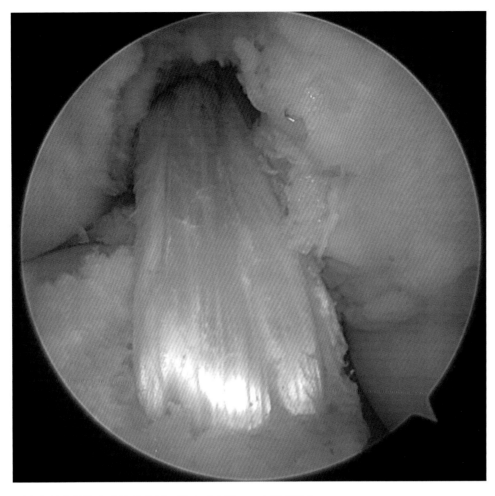

图 8.10　最后，再次行关节镜检查移植物位置、张力（右膝 AM 入路观察）

参考文献

[1] Noh HK, Wang JH, Bada LP, Ahn JH, Yoo JC, Nha KW, Lee YS. Trantibial anterior cruciate ligament double bundle reconstruction technique: two tibial bundle in one tibial tunnel. Arch Orthop Trauma Surg. 2008;128:1245–1250.

[2] Robin BN, Lubowitz JH. Disadvantages and advantages of transtibial technique for creating the anterior cruciate ligament femoral socket. J Knee Surg. 2014;27:327–330.

[3] Harner CD, Honkamp NJ, Ranawat AS. Anteromedial portal technique for creating the anterior cruciate ligament femoral tunnel. Arthroscopy. 2008;24:113–115.

[4] Lim H-C, Yoon Y-C, Wang J-H, Bae J-H. Anatomical versus non-anatomical single bundle anterior cruciate ligament reconstruction: a cadaveric study of comparison of knee stability. Clin Orthop Surg. 2012;4:249–255.

[5] Lubowitz JH. Anteromedial portal technique for the anterior cruciate ligament femoral socket: pitfalls and solutions. Arthroscopy. 2009;25:95–101.

[6] Milankov MZ, Miljkovic N, Ninkovic S. Femoral guide breakage during the anteromedial portal technique used for ACL reconstruction. Knee. 2009;16:165–167.

[7] Heng CHY, Wang BDH, Chang PCC. Distal femoral fracture after double-bundle anterior cruciate ligament reconstruction surgery. Am J Sports Med. 2015;43:953–956.

[8] Kim JG, Wang JH, Lim HC, Ahn JH. Femoral graft bending angle and femoral tunnel geometry of transportal and outside-in techniques in anterior cruciate ligament reconstruction: an in vivo 3-dimensional computed tomography analysis. Arthroscopy. 2012;28:1682–1694.

[9] Kim JG, Wang JH, Ahn JH, Kim HJ, Lim HC. Comparison of femoral tunnel length between transportal and retrograde reaming outside-in techniques in anterior cruciate ligament reconstruction. Knee Surg Sports Traumatol Arthrosc. 2013;21:830–838.

[10] Wang JH, Kim JG, Lee DK, Lim HC, Ahn JH. Comparison of femoral graft bending angle and tunnel length between transtibial technique and transportal technique in anterior cruciate ligament reconstruction. Knee Surg Sports Traumatol Arthrosc. 2012;20:1584–1593.

[11] Hensler D, Working ZM, Illingworth KD, Thorhauer ED, Tashman S, Fu FH. Medial portal drilling:effects on the femoral tunnel aperture morphology during anterior cruciate ligament reconstruction. J Bone

Joint Surg Am. 2011;93:2063–2071.

[12] Montgomery CO, Evans RP. Arthroscopic reduction and internal fixation of a medial femoral condylar fracture after anterior cruciate ligament reconstruction. A case report. J Bone Joint Surg Am. 2008;90:863–868.

[13] Hall MP, Ryzewicz M, Walsh PJ, Sherman OH. Risk of iatrogenic injury to the peroneal nerve during posterolateral femoral tunnel placement in doublebundle anterior cruciate ligament reconstruction. Am J Sports Med. 2009;37:109–113.

[14] Kim JG, Chang MH, Lim HC, Bae JH, Lee SY, Ahn JH, Wang JH. An in Vivo 3D computed tomographic analysis of femoral tunnel geometry and aperture morphology between rigid and flexible systems in double-bundle anterior cruciate ligament reconstruction using the transportal technique. Arthroscopy. 2015;31:1318–1329.

[15] Pombo MW, Shen W, Fu FH. Anatomic double-bundle anterior cruciate ligament reconstruction: where are we today? Arthroscopy. 2008;24:1168–1177.

[16] Sabat D, Kumar V. Nerve injury during hamstring graft harvest: a prospective comparative study of three different incisions. Knee Surg Sports Traumatol Arthrosc. 2013;21:2089–2095.

[17] Frank RM, Hamamoto JT, Bernardoni E, Cvetanovich G, Bach BR, Verma NN, Bush-Joseph CA. ACL reconstruction basics: quadruple (4-strand) hamstring autograft harvest. Arthrosc Tech. 2017;6:e1309–1313.

[18] Tuncay I, Kucuker H, Uzun I, Karalezli N. The fascial band from semitendinosus to gastrocnemius: the critical point of hamstring harvesting: an anatomical study of 23 cadavers. Acta Orthop. 2007;78:361–363.

[19] Cain EL, Clancy WG. Anatomic endoscopic anterior cruciate ligament reconstruction with patella tendon autograft. Orthop Clin North Am. 2002;33:717–725.

[20] Kim S-H, Kim S-J, Choi CH, Kim D, Jung M. Optimal condition to create femoral tunnel considering combined influence of knee flexion and transverse drill angle in anatomical single-bundle ACL reconstruction using medial portal technique:3D simulation study. Biomed Res Int. 2018;2018:2643247.

[21] Choi CH, Kim S-J, Chun Y-M, Kim S-H, Lee S-K, Eom N-K, Jung M. Influence of knee flexion angle and transverse drill angle on creation of femoral tunnels in double-bundle anterior cruciate ligament reconstruction using the transportal technique:Three-dimensional computed tomography simulation analysis. Knee. 2018;25:99–108.

[22] Park SH, Moon SW, Lee BH, Chae SH, Ahn JH, Chang M, Wang JH. The sagittal plane angle and tunnel-related complications in double-bundle anterior cruciate ligament reconstruction using the transportal technique: an in vivo imaging study. Arthroscopy. 2015;31:283–292.

[23] Howell SM, Clark JA. Tibial tunnel placement in anterior cruciate ligament reconstructions and graft impingement. Clin Orthop Relat Res. 1992;187–195.

[24] Pinczewski LA, Salmon LJ, Jackson WFM, von Bormann RBP, Haslam PG, Tashiro S. Radiological landmarks for placement of the tunnels in singlebundle reconstruction of the anterior cruciate ligament. J Bone Joint Surg Br. 2008;90:172–179.

[25] Fitzgerald J, Saluan P, Richter DL, Huff N, Schenck RC. Anterior cruciate ligament reconstruction using a flexible reamer system. Orthop J Sports Med. 2015. https://doi.org/10.1177/2325967115592875.

第 9 章　ACL 重建手术技术——由外向内保留残端技术

Jong Min Kim, Jin Goo Kim

摘要

由外向内的技术是目前常用的独立隧道前交叉韧带（ACL）重建技术。此外，由外向内的技术有利于将股骨隧道放置在 ACL 的股骨解剖起点的中心。近年来，学者们对 ACL 撕裂残端的作用越来越感兴趣，并尝试在损伤后保留残端。由外向内技术是一种在保留残端的同时实现 ACL 股骨解剖重建的更可靠精确的技术。在本章中，我们回顾了前交叉韧带重建的手术技术和结果。

关键词

ACL，由外向内，保留残端

概述

在 20 世纪 80 年代，采用由外而内的技术关节镜下重建 ACL（2 切口技术），一个切口用于钻取胫骨隧道，另一个切口用于钻取股骨隧道。股骨切口定位于股骨外侧髁后，在定位器引导下钻孔，建立从股骨外侧髁进入膝关节[1]的骨隧道。该技术在直视下将移植物从关节外引入关节内并固定在股骨上[2]。21 世纪，随着关节镜下由内向外钻取股骨隧道技术（1 切口技术）的发展，不需要再做额外的股骨外侧切口[3]。2000 年，借助新型倒打钻头（FlipCutter, Arthrex, Naples, FL），可以使用由外向内钻孔技术，这种技术只需要一个通道大小的切口，而不需要再做外侧横向切口。现在由外向内逆行钻孔技术已成

为关节镜下 ACL 重建的主要技术之一。

在 ACL 重建过程中，可以观察到损伤后残留的 ACL，传统技术中为了创建正确的隧道将去除残端，并降低"独眼"畸形的风险。然而，最近学者们对残留 ACL 作为机械感受器的作用和残端保留技术越来越感兴趣[6-8]。除有助于保留残端外[6]，由外向内的技术似乎是实现 ACL 解剖重建的一种更可靠、更精确的方法。因此，在本章中，我们将介绍由外向内逆行钻孔、保残重建的手术技术、临床效果、优缺点。

保留残端的理论背景

理论上，保存残端可以使自体组织生长到移植物中，这对移植物的功能和整合有积极的作用。自 Schultz 等在 1984 年[9]首次在 ACL 标本中发现机械感受器以来，多项研究发现机械感受器集中分布在 ACL 的股骨和胫骨附着部位附近。这些受体位于血管旁的滑膜下层。由于机械感受器在残端外周位置，所以通过残端中心重建 ACL 可能会保留这些感受器[10]。这些受体在复杂的本体感觉神经网络中发挥着重要作用。本体感觉是一种特殊的感觉形态，有 3 个功能：静态感知关节位置、检测关节运动和加速，以及动态调节反射性肌肉收缩的传出[11]。

前交叉韧带损伤后不能自行愈合，因为损伤后的韧带难以再血管化。然而，ACL 的内在愈合潜力已被报道。在残留的 ACL 组织中发现 CD34+ 细胞具有高增殖、自我更新和多能分化的潜能[12,13]。在动物研究中，这种 ACL 来源的 CD34+ 细胞通过血管生成和成骨作用促进肌腱骨愈合和减少隧道扩大[14,15]。

由外向内的 ACL 重建技术

采用 30° 关节镜经前外侧（AL）入路进行常规关节镜检查。AL 入路位于髌腱外侧，尽可能靠近髌骨下极 [3,16]。在确定 ACL 状态后，在髌腱内侧缘与股骨内侧髁 [17] 之间，与 AL 入路相同的水平上制作一个前内侧（AM）入路。通过 AM 入路清理股骨附着部，确定外侧髁间嵴（住院医师嵴）和区分前内侧（AM）束和后外侧（PL）束的分叉嵴 [8] 的解剖位置。

股骨解剖隧道的准备

ACL 股骨侧足印区的面积是由外侧髁间嵴（住院医师嵴）和股骨外侧髁内壁上的软骨后缘等骨性标志决定的。ACL 股骨侧位点的中心是根据上述定义的区域和外侧分叉嵴的中心或 ACL 股骨足印后近端边缘远端 4～5 cm 的区域确定的。使用 30° 关节镜置于 AL 入路，位于外侧分叉嵴的正上方和中心，通过 AM 入路放置尖锥，在计划单束重建时，膝关节屈曲约 90° 时用尖锥定位（图 9.1a）[6,18-21]。接下来，通过 AM 入路植入物 30° 关节镜，在插入 FlipCutter 导向器前评估尖锥标记的定位孔（图 9.1b）。如果定位孔不是最优的，可以通过 AL 入路插入 FlipCutter 倒打钻（Arthrex, Naples, FL）尖端，将定位孔调整到最优位置（图 9.1c）。

在股骨外上髁近端用尖刀刺破皮肤，沿皮肤切口方向分离髂胫束 [3,18]。FlipCutter 导向器套筒位于外上髁 [22] 的正前方和近端。理想的导针钻入角度设置为与股骨解剖轴垂线成 60° 角，与通髁轴成 20° 角 [23]。2.8 mm 导针通过 FlipCutter 导向器套筒从外到内钻入，然后将套筒取出。用 30° 关节镜通过 AM 入路检查远端导针的位置（图 9.2a）。接下来，钻入与移植物直径相匹配的 FlipCutter 钻头逆行钻取股骨隧道。但是，这种操作顺序的结果有可能导致股骨隧道出现意外偏差，这种情况并不罕见。建议在插入 FlipCutter 钻头之前，用 4.5 mm 空心钻通过 2.8 mm 导针进行扩孔。30° 关节镜通过 AL 入路进入关节腔，刮匙通过 AM 入路进入。钻头通过导针插入，刮匙保护导针尖端后进行钻孔（图 9.2b）。然后，插入 FlipCutter 钻头，使用刮匙或探钩将 FlipCutter 钻头的刀片旋转 90° 至切割位置（图 9.2c）。使用逆行方式钻取股骨隧道，越长越好（图 9.3）。偶尔，小个子患者的股骨隧道长度可能 < 25 mm。逆行扩孔时，通过 AM 入路植入物吸引管清除骨碎片。刀片拉直后撤出 FlipCutter 钻头，通过股骨隧道由外向内插入移植物引导导丝（图 9.4）。

胫骨解剖隧道的制备

通过 AM 入路植入物 ACL 胫骨导向器。AL 入路植入物 30° 关节镜观察，ACL 导向器的尖端应位于 ACL 胫骨侧足印的中心，该中心在胫骨内侧、外侧髁间嵴中线与内、外侧半月板前角中线交汇处（图 9.5）[20,22,24]。

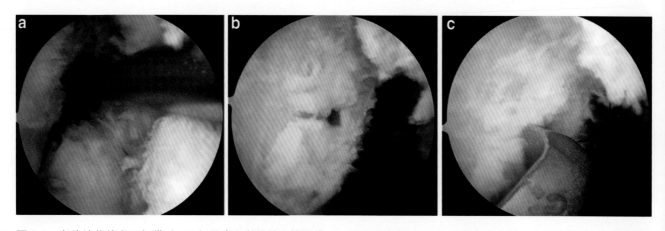

图 9.1　右膝关节前交叉韧带（ACL）重建患者的关节镜图像。a. 通过前内侧（AM）入路放置尖锥，在前外侧（AL）通道放置 30° 关节镜，以标记股骨隧道定位孔。b. 通过 AM 入路植入物 30° 关节镜，评估定位孔位置。c. 定位孔位置不是最优的，因此，调整 FlipCutter 钻头尖端放置在导向孔的正前方

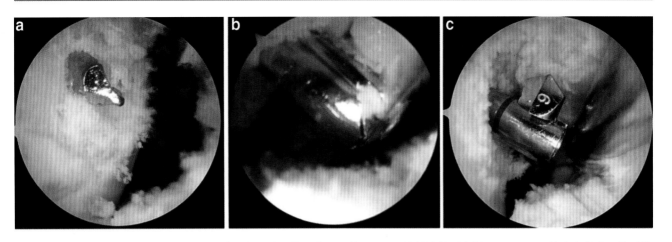

图 9.2 右膝关节前交叉韧带（ACL）重建患者的关节镜图像。a. 将 2.8 mm 导针从外到内插入 FlipCutter 钻头套筒中，然后将导向器取下。b. 插入 FlipCutter 钻头之前先进行扩孔（4.5 mm）。c.FlipCutter 从外向内插入。该患者的移植物直径为 9 mm。接下来，逆行钻取股骨隧道

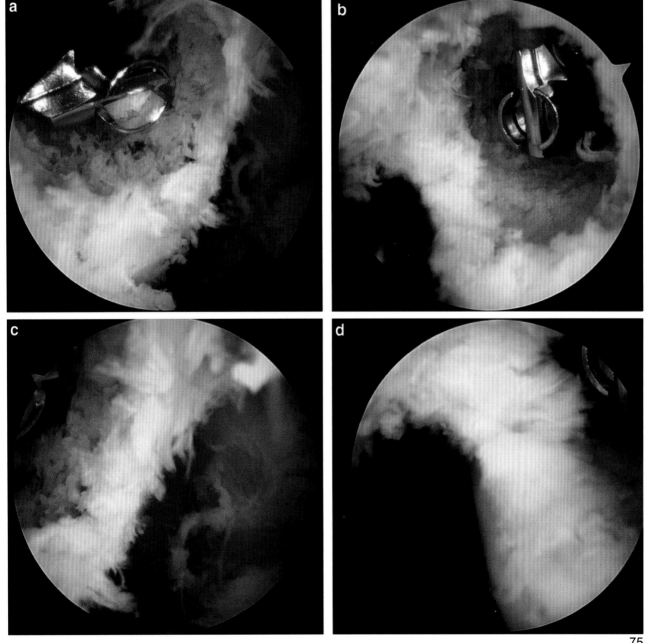

图 9.3 股骨隧道的关节镜图像。a. 右膝。b. 左膝。c、d. 通过前内侧入路置入 30° 关节镜，检查股骨隧道的后壁厚度

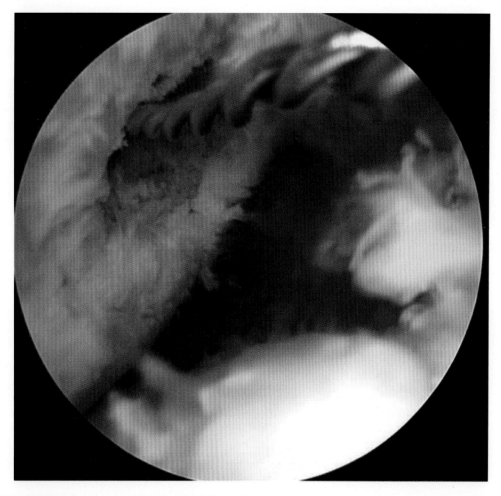

图 9.4 牵引导丝关节镜图像。牵引导丝由外向内穿过股骨隧道进入关节腔

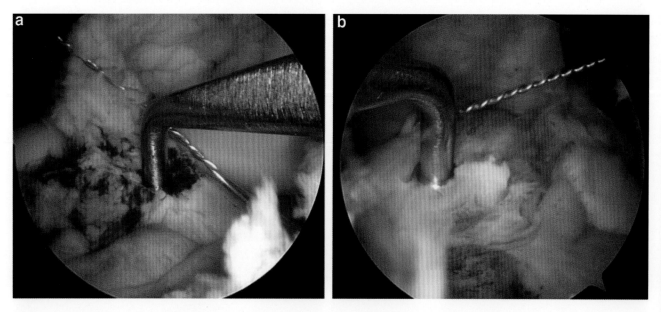

图 9.5 前交叉韧带（ACL）导向器放置的关节镜图像。通过前内侧入路插入 ACL 导向器，尖端位于 ACL 胫骨侧足印的中心。
a. 右膝。b. 左膝

膝关节镜最新指南

许多研究报道了各种解剖参考标志，包括中心在后交叉韧带（PCL）前缘前方 7 ～ 8 mm 处[25]；横韧带与前交叉韧带胫骨足印矢状面前缘重合[26]，中心距离横韧带后方（9.1±1.5）mm；胫骨内侧隆起前方（5.7±1.1）mm[27]，前嵴大致对应于前边界，外侧半月板前角对应外侧边界，胫骨内、外髁间嵴前缘对应后边界[28]。

将 ACL 导向器设置为 45°～ 55°，从胫骨内侧近端钻入导针至 ACL 胫骨侧足印中心[6,18,21]。导针放置于鹅足上方约 1 cm 处，内侧副韧带前方，距胫骨结节内侧缘约 1.5 cm 处[18,25]。使用与移植物直径匹配的钻头创建胫骨隧道。在制作胫骨隧道的过程中，刮匙通过 AM 入口插入，刮匙保护钻头尖端。用刨刀清理胫骨近端隧道口后，使用抓线钳将股骨隧道内的导丝从胫骨隧道由内向外拉出（图 9.6）。

移植物通道和固定

将移植肌腱牵引线经胫骨隧道外穿入导丝，然后从胫骨隧道拉入股骨隧道。再用力拉拽牵引线将移植肌腱从胫骨隧道拉入股骨隧道。

股骨隧道的固定方法有干预螺钉[3,22]和悬吊袢钢板[6,18,20,21,29]。当使用悬吊袢钢板时，袢钢板翻转并紧压股骨外侧皮质。一旦完成翻转，立即进行远端牵拉测试。在胫骨侧，使用干预螺钉进行固定，在膝关节屈曲至 10°～ 15°[30]，将周围多余的移植物缝合线缠绕、打结至拴桩螺钉和垫圈进行加强固定。当拧入干预螺钉时，应避免过度用力，因为螺钉可能拧出胫骨隧道（图 9.7）。

ACL 残端的保留

在 ACL 重建过程中，关节镜检查显示 ACL 多数断裂发生在股骨侧或近端（图 9.8）[31]，有时会有较多的 ACL 残端。在这种情况下，可以进行残端保留。在制备股骨隧道和胫骨隧道时有几种方法可以对股骨残端进行最小限度地清理（图 9.9），同时做一个小切口用于放置导向器定位胫骨残端（图 9.10）。当钻头穿过胫骨平台的近端皮质骨时，低速扩孔以防止进一步损伤前交叉韧带残余纤维[8,32]。

图 9.6　股骨隧道内的牵引导丝。用抓线钳将股骨隧道的钢丝从胫骨隧道由内向外拉出

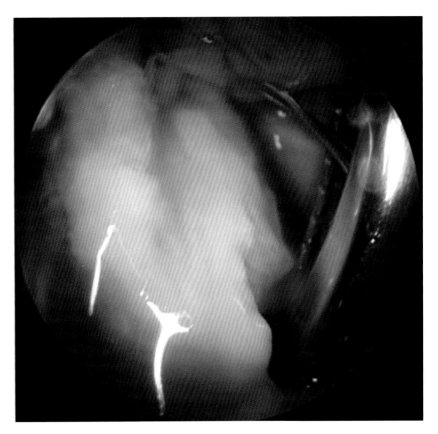

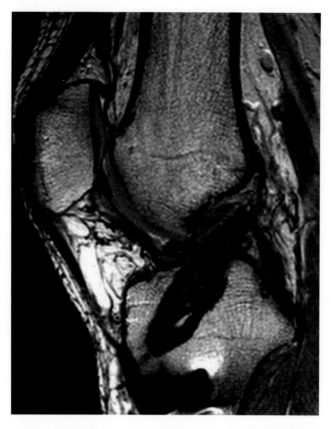

图 9.7 前交叉韧带重建后矢状面磁共振成像。胫骨侧的干预螺钉已进入胫骨隧道

当股骨侧残留韧带过多难以暴露股骨足印时，推荐使用附加的远端 AM 入路来牵引韧带残端[31]，使用 70° 关节镜经后外侧（PL）入路[6]，或使用 30° 关节镜经后纵隔入路[29]。

残端保留可分为两类。一种方法是尽可能保留残端，将移植物移入残端的中心，然后将残端留在原位（图 9.11）[8,29,32,33]。另一种方法是将残留的韧带直接缝合或固定在重建的移植物或另一个股骨隧道上[6,31,34,35]。

由外向内技术的优缺点

与其他技术相比，由外向内的技术可获得更长的股骨隧道[4,18]。股骨隧道的长度将会影响隧道内移植物的接触性。这对于在临床上使用袢钢板和缝合环悬吊固定尤为重要，因为该装置的环内所留的移植物长度更短。

然而，还没有文献报道过移植物在人体隧道内的最小长度[4]。股骨隧道过短可能会影响移植物的愈合。在动物模型研究中，骨隧道内移植物的长度增

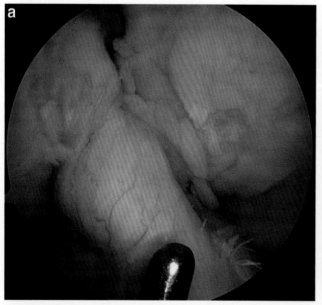
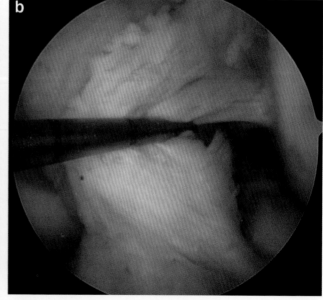

图 9.8 残留前交叉韧带（ACL）的关节镜图像。前交叉韧带的残余部分附着在原来的股骨附着处的前部。a. 右膝。b. 左膝

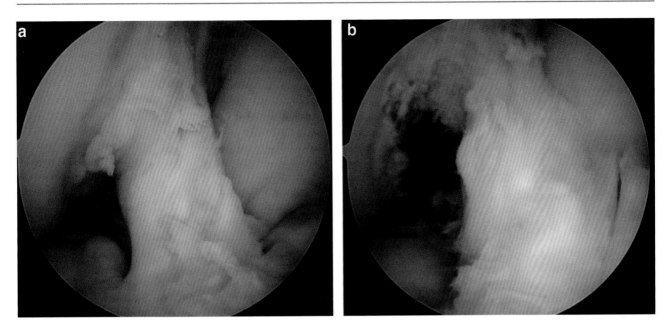

图 9.9　右膝关节保留残存前交叉韧带（ACL）重建患者的关节镜图像。a. 残留 ACL。b. 少量清理股骨侧残端

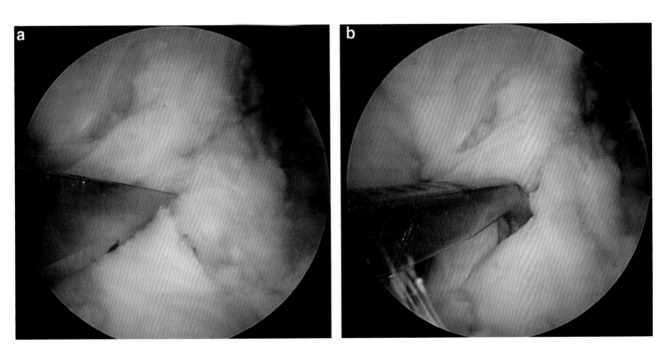

图 9.10　左膝保留残存前交叉韧带（ACL）重建的关节镜图像。a. 在胫骨残端做一个小切口。b.ACL 导向器的一端通过前内侧入路置入，位于胫骨残端的中心

加并不会额外增加移植物愈合的强度[36,37]。由外向内技术与传统技术相比的另一个优点是降低后壁爆裂的风险及避免医源性损伤股骨内侧髁软骨。此外，这种技术可以预测与股骨解剖隧道相近的位置，便于 ACL 重建的翻修，且不需要过度屈曲膝关节[5]。

由外向内技术的缺点是移植物和骨隧道形成的转弯。这可能导致并发症，如移植物损伤以及股骨隧道的扩大[18,39-41]。移植物转弯的定义为股骨隧道与股骨、胫骨隧道内口连线之间的角度[18]。然而，这些研究都是通过测量 MRI 的信号强度来评估移植物的成熟情况，因此其临床意义尚不清楚。另一个缺点是额外的外侧切口导致的手术并发症。

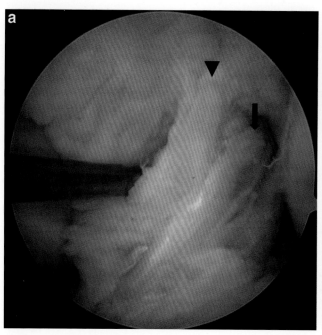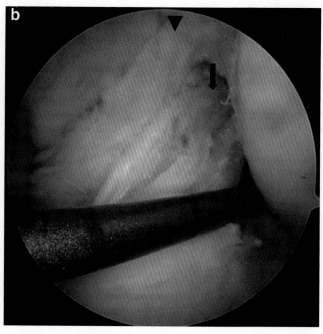

图 9.11　接受左膝保残重建前交叉韧带（ACL）患者的最终关节镜图像。a. 探钩探查 ACL 残存部分（黑色三角形）。b. 探钩探查重建后的韧带移植物（黑色箭头）

保残重建的临床结果

许多之前的研究已经报道了 ACL 重建中残端保留与非保留的临床结果。Lee 等[35] 使用自体腘绳肌腱进行 ACL 重建，并报道两组之间的机械稳定性（Lachman 试验、应力位 X 线片和 KT-2000 测量的前向稳定性）没有显著差异，然而在单腿跳跃距离试验、膝关节屈曲位再成角试验（RPP）的功能结果和本体感觉以及被动运动范围的阈值检测（TTDPM）方面，平均随访 35.1 个月显示，保残组被动运动（TTDPM）的效果明显优于非保残组。通过测量再生角度与原始角度的差值来检测 RPP。将患者下肢放置于屈曲装置上，膝关节以屈曲角度（原角度）抬高 5 s，记录该角度，然后指导患者将膝关节伸直 15 s。最后，患者主动以原始角度（再生角度）屈曲膝关节。TTDPM 采用连续被动运动仪（CPM）测试。启动 CPM 并缓慢向延长方向移动，检查者测量患者识别第一个角度变化的时间。Takazawa 等[33] 采用自体半腱肌移植进行 ACL 重建，并报道两组轴移试验阴性率相似，然而，在平均随访 32 个月（24～68 个月）期间，KT-2000 测量的前向稳定性和移植

物存活率，保残组明显优于非保残组。Tegner 活动量表评分在两组之间有显著差异。然而，Naraoka 等[30] 报道称，两种技术在使用半腱肌自体移植物的重建手术后 2 年，使用 KT-1000 测量前向稳定性和 MRI 移植物成熟度方面没有差异。Hong 等[42] 进行了一项前瞻性、随机对照试验，报道了在平均 25.7 个月的随访中，通过 KT-1000 检测、轴移试验、膝关节屈曲位再成角试验、关节镜二次检查移植物滑膜覆盖情况的评估表明，在同种异体 ACL 重建中，保残组和非保残组之间没有差异。在 Meta 分析中，前交叉韧带重建前向稳定性方面，残端保留与残端非保留组前交叉韧带重建的临床效果相似[43,44]。因此，总的来说目前还没有证据表明保残比非保残有更好的临床结果。

ACL 重建的另一个问题是骨隧道的扩大。虽然隧道扩大与临床不良结果之间的相关性尚未明确显示，但大隧道的存在往往会增加 ACL 重建翻修的难度，有可能需要分期翻修或额外的手术[45-47]。Zhang 等[47] 报道，平片测量胫骨隧道增大发生在术后 6 个月，观察到残端保留组胫骨隧道扩大的发生率低于非残端保留组。术后 24 个月，残端保留组胫骨隧道扩大的发生率明显低于非残端保存组。然

而，Naraoka 等[48] 报道，残端保留技术并没有降低术后 1 年胫骨隧道扩大程度或发生率（CT 测量）。Masuda 等[45] 报道，残端保留减少了股骨隧道的扩大，但不影响术后 1 年胫骨隧道的扩大（CT 测量）。Yanagisawa 等[46] 报道，术后 6 个月的 CT 测量结果显示，残端保留减少了股骨隧道和胫骨隧道的扩大。

结论

　　ACL 断裂是常见的运动损伤，在过去的几十年里，ACL 重建技术已经发生了改变。ACL 重建面临的一个问题是如何选择制备股骨隧道的方法。由外向内技术可增加移植物正确定位的概率，降低后壁爆裂和股骨隧道过短的风险。近年来，有报道称前交叉韧带重建的远期效果较为理想。此外，与传统技术相比，由外向内的技术更容易实现残余韧带的保留。

　　理论上，保留的残余韧带可以使自体组织生长到移植物中，这对移植物的愈合和功能有积极的作用。然而，临床效果目前尚不清楚。ACL 重建最重要的因素是准确的隧道解剖位置。由于保残重建视野较差，可能会影响股骨隧道的定位，因此建议有经验的外科医生在 ACL 重建时可以选择残端保留。

参考文献

[1] Samuelsson K, Andersson D, Ahlden M, Fu FH, Musahl V, Karlsson J. Trends in surgeon preferences on anterior cruciate ligament reconstructive techniques. Clin Sports Med. 2013;32(1):111–126. https://doi.org/10.1016/j.csm.2012.08.011.

[2] Ponzo A, Monaco E, Basiglini L, Iorio R, Caperna L, Drogo P, et al. Long-term results of anterior cruciate ligament reconstruction using hamstring grafts and the outside-in technique: a comparison between 5- and 15-year follow-up. Orthop J Sports Med. 2018;6(8):2325967118792263. https://doi.org/10.1177/2325967118792263.

[3] Branam BR, Utz CJ. Indications for two-incision (outside-in) anterior cruciate ligament reconstruction. Clin Sports Med. 2017;36(1):71–86. https://doi.org/10.1016/j.csm.2016.08.004.

[4] Lubowitz JH, Konicek J. Anterior cruciate ligament femoral tunnel length: cadaveric analysis comparing anteromedial portal versus outside-in technique. Arthrosc J Arthrosc Relat Surg Off Publ

[5] Robin BN, Jani SS, Marvil SC, Reid JB, Schillhammer CK, Lubowitz JH. Advantages and disadvantages of transtibial, anteromedial portal, and outside-in femoral tunnel drilling in singlebundle anterior cruciate ligament reconstruction: a systematic review. Arthrosc J Arthrosc Relat Surg Off Publ Arthrosc Assoc N Am Int Arthrosc Assoc. 2015;31(7):1412–7. https://doi.org/10.1016/j. arthro.2015.01.018.

[6] Ahn JH, Lee YS, Lee SH. Creation of an anatomic femoral tunnel with minimal damage to the remnant bundle in remnant-preserving anterior cruciate ligament reconstruction using an outside-in technique. Arthrosc Tech. 2014;3(1):e175–e179. https://doi.org/10.1016/j.eats.2013.09.012.

[7] Lee BI, Min KD, Choi HS, Kim JB, Kim ST. Arthroscopic anterior cruciate ligament reconstruction with the tibial-remnant preserving technique using a hamstring graft. Arthrosc J Arthrosc Relat Surg Off Publ Arthrosc Assoc N Am Int Arthrosc Assoc. 2006;22(3):340.e1–e7. https://doi.org/10.1016/j.arthro.2005.11.010.

[8] Lee BI, Kwon SW, Choi HS, Chun DI, Kim YB, Kim BM. Anatomic single-bundle anterior cruciate ligament reconstruction with remnant preservation using outside-in technique. Arthrosc Tech. 2015;4(4):e331–4. https://doi.org/10.1016/j. eats.2015.03.007.

[9] Schultz RA, Miller DC, Kerr CS, Micheli L. Mechanoreceptors in human cruciate ligaments. A histological study. J Bone Joint Surg Am. 1984;66(7):1072–1076.

[10] Kosy JD, Mandalia VI. Anterior cruciate ligament mechanoreceptors and their potential importance in remnant-preserving reconstruction: a review of basic science and clinical findings. J Knee Surg. 2018;31(8):736–46. https://doi.org/10.105 5/s-0037-1608941.

[11] Dhillon MS, Bali K, Prabhakar S. Differences among mechanoreceptors in healthy and injured anterior cruciate ligaments and their clinical importance. Muscles Ligaments Tendons J. 2012;2(1):38–43.

[12] Kirizuki S, Matsumoto T, Ueha T, Uefuji A, Inokuchi T, Takayama K, et al. The influence of ruptured scar pattern on the healing potential of anterior cruciate ligament remnant cells. Am J Sports Med. 2018;46(6):1382–1388. https://doi.org/10.1177/0363546518755753.

[13] Matsumoto T, Ingham SM, Mifune Y, Osawa A, Logar A, Usas A, et al. Isolation and characterization of human anterior cruciate ligamentderived vascular stem cells. Stem Cells Dev 2012;21(6):859–872. https://doi.org/10.1089/scd.2010.0528.

[14] Matsumoto T, Kubo S, Sasaki K, Kawakami Y, Oka S, Sasaki H, et al. Acceleration of tendon-bone healing of anterior cruciate ligament graft using autologous ruptured tissue. Am J Sports Med. 2012;40(6):1296–1302. https://doi.org/10.1177/0363546512439026.

[15] Mifune Y, Matsumoto T, Ota S, Nishimori M, Usas A, Kopf S, et al. Therapeutic potential of anterior cruciate ligament-derived stem cells for anterior cruciate ligament reconstruction. Cell Transplant. 2012;21(8):1651–1665. https://doi.org/10.3727/09636 8912x647234.

[16] Sutter EG, Anderson JA, Garrett WE Jr. Direct visualization of existing footprint and outside-in drilling of the femoral tunnel in

anterior cruciate ligament reconstruction in the knee. Arthrosc Tech. 2015;4(2):e107–e113. https://doi.org/10.1016/j. eats.2014.11.017.

[17] Pansard E, Klouche S, Vardi G, Greeff E, Hardy P, Ferguson M. How accurate are anatomic landmarks for femoral tunnel positioning in anterior cruciate ligament reconstruction? An in vivo imaging analysis comparing both anteromedial portal and outside-in techniques. Arthrosc J Arthrosc Relat Surg Off Publ Arthrosc Assoc N Am Int Arthrosc Assoc. 2015;31(5):882–889. https://doi.org/10.1016/j. arthro.2014.11.038.

[18] Lee DW, Kim JG, Lee JH, Park JH, Kim DH. Comparison of modified transtibial and outside-in techniques in anatomic single-bundle anterior cruciate ligament reconstruction. Arthrosc J Arthrosc Relat Surg Off Publ Arthrosc Assoc N Am Int Arthrosc Assoc. 2018;34(10):2857–2870. https://doi. org/10.1016/j.arthro.2018.05.041.

[19] Matsubara H, Okazaki K, Osaki K, Tashiro Y, Mizu-Uchi H, Hamai S, et al. Optimal entry position on the lateral femoral surface for outside-in drilling technique to restore the anatomical footprint of anterior cruciate ligament. Knee Surg Sports Traumatol Arthrosc Off J ESSKA. 2016;24(9):2758–2766. https://doi.org/10.1007/s00167-014-3460-0.

[20] Seo SS, Kim CW, Lee CR, Kwon YU, Kim MW, Kim OG, et al. Effect of femoral tunnel position on stability and clinical outcomes after single-bundle anterior cruciate ligament reconstruction using the outside-in technique. Arthrosc J Arthrosc Relat Surg Off Publ Arthrosc Assoc N Am Int Arthrosc Assoc. 2019;35(6):1648–1655. https://doi.org/10.1016/j. arthro.2018.11.055.

[21] Sim JA, Kim JM, Lee S, Song EK, Seon JK. No difference in graft healing or clinical outcome between trans-portal and outside-in techniques after anterior cruciate ligament reconstruction. Knee Surg Sports Traumatol Arthros Off J ESSKA. 2018;26(8):2338–2344. https://doi.org/10.1007/s00167-017-4655-y.

[22] Abdelkafy A. Anatomic single-bundle anterior cruciate ligament reconstruction using the outside-in femoral tunnel drilling technique: a prospective study and short- to mid-term results. Arch Orthop Trauma Surg. 2015;135(3):383–392. https://doi.org/10.1007/s00402-015-2160-7.

[23] Lubowitz JH, Akhavan S, Waterman BR, Aalami-Harandi A, Konicek J. Technique for creating the anterior cruciate ligament femoral socket: optimizing femoral footprint anatomic restoration using outside-in drilling. Arthrosc J Arthrosc Relat Surg Off Publ Arthrosc Assoc N Am Int Arthrosc Assoc. 2013;29(3):522–528. https://doi.org/10.1016/j.arthro.2012.10.007.

[24] Espejo-Baena A, Espejo-Reina A. Anatomic outside-in anterior cruciate ligament reconstruction using a suspension device for femoral fixation. Arthrosc Tech. 2014;3(2):e265–e269. https://doi.org/10.1016/j.eats.2013.12.001.

[25] Morgan CD, Kalman VR, Grawl DM. Definitive landmarks for reproducible tibial tunnel placement in anterior cruciate ligament reconstruction. Arthrosc J Arthrosc Relat Surg Off Publ Arthrosc Assoc N Am Int Arthrosc Assoc. 1995;11(3):275–288. https://doi. org/10.1016/0749-8063(95)90003-9.

[26] Kongcharoensombat W, Ochi M, Abouheif M, Adachi N, Ohkawa S, Kamei G, et al. The transverse ligament as a landmark for tibial sagittal insertions of the anterior cruciate ligament: a cadaveric study. Arthrosc J Arthrosc Relat Surg Off Publ Arthrosc Assoc N Am Int Arthrosc Assoc. 2011;27(10):1395–1399. https://doi.org/10.1016/j.arthro.2011.05.019.

[27] Ferretti M, Doca D, Ingham SM, Cohen M, Fu FH. Bony and soft tissue landmarks of the ACL tibial insertion site: an anatomical study. Knee Surg Sports Traumatol Arthrosc Off J ESSKA. 2012;20(1):62–68. https://doi.org/10.1007/s00167-011-1592-z.

[28] Tensho K, Shimodaira H, Aoki T, Narita N, Kato H, Kakegawa A, et al. Bony landmarks of the anterior cruciate ligament tibial footprint: a detailed analysis comparing 3-dimensional computed tomography images to visual and histological evaluations. Am J Sports Med. 2014;42(6):1433–1440. https://doi.org/10.1177/0363546514528789.

[29] Elazab A, Lee YS, Kang SG. Femoral footprint reconstruction with a direct viewing of the posterior insertion using a trans-septal portal in the outside-in anterior cruciate ligament reconstruction. Arthrosc Tech. 2016;5(1):e49–e54. https://doi.org/10.1016/j. eats.2015.10.001.

[30] Naraoka T, Kimura Y, Tsuda E, Yamamoto Y, Ishibashi Y. Is remnant preservation truly beneficial to anterior cruciate ligament reconstruction healing? Clinical and magnetic resonance imaging evaluations of remnant-preserved reconstruction. Am J Sports Med. 2017;45(5):1049–1058. https://doi.org/10.1177/0363546516682241.

[31] Ahn JH, Lee YS, Ha HC. Anterior cruciate ligament reconstruction with preservation of remnant bundle using hamstring autograft: technical note. Arch Orthop Trauma Surg. 2009;129(8):1011–1015. https://doi.org/10.1007/s00402-008-0597-7.

[32] Lee BI, Kim BM, Kho DH, Kwon SW, Kim HJ, Hwang HR. Does the tibial remnant of the anterior cruciate ligament promote ligamentization? Knee. 2016;23(6):1133–1142. https://doi.org/10.1016/j. knee.2016.09.008.

[33] Takazawa Y, Ikeda H, Kawasaki T, Ishijima M, Kubota M, Saita Y, et al. ACL reconstruction preserving the ACL remnant achieves good clinical outcomes and can reduce subsequent graft rupture. Orthop J Sports Med. 2013;1(4):2325967113505076. https://doi.org/10.1177/2325967113505076.

[34] Takahashi T, Kondo E, Yasuda K, Miyatake S, Kawaguchi Y, Onodera J, et al. Effects of remnant tissue preservation on the tendon graft in anterior cruciate ligament reconstruction:a biomechanical and histological study. Am J Sports Med. 2016;44(7):1708–1716. https://doi.org/10.1177/0363546516643809.

[35] Lee BI, Kwon SW, Kim JB, Choi HS, Min KD. Comparison of clinical results according to amount of preserved remnant in arthroscopic anterior cruciate ligament reconstruction using quadrupled hamstring graft. Arthrosc J Arthrosc Relat Surg Off Publ Arthrosc Assoc N Am Int Arthrosc Assoc. 2008;24(5):560–568. https://doi.org/10.1016/j.arthro.2007.11.011.

[36] Yamazaki S, Yasuda K, Tomita F, Minami A, Tohyama H. The

effect of intraosseous graft length on tendon-bone healing in anterior cruciate ligament reconstruction using flexor tendon. Knee Surg Sports Traumatol Arthrosc Off J ESSKA. 2006;14(11):1086–1093. https://doi.org/10.1007/s00167-006-0110-1.

[37] Zantop T, Ferretti M, Bell KM, Brucker PU, Gilbertson L, Fu FH. Effect of tunnel-graft length on the biomechanics of anterior cruciate ligamentreconstructed knees: intra-articular study in a goat model. Am J Sports Med. 2008;36(11):2158–2166. https://doi.org/10.1177/0363546508320572.

[38] Figueroa D, Calvo R, Figueroa F, Paccot D, Izquierdo G, Morales N. Clinical and arthrometric outcomes of an anatomic outside-in single-bundle anterior cruciate ligament reconstruction using a retrodrill. Knee. 2016;23(6):1098–1105. https://doi. org/10.1016/j.knee.2016.07.007.

[39] Tashiro Y, Gale T, Sundaram V, Nagai K, Irrgang JJ, Anderst W, et al. The graft bending angle can affect early graft healing after anterior cruciate ligament reconstruction: in Vivo analysis with 2 years' follow-up. Am J Sports Med. 2017;45(8):1829–1836. https://doi.org/10.1177/0363546517698676.

[40] Ahn JH, Lee YS, Jeong HJ, Park JH, Cho Y, Kim KJ, et al. Comparison of transtibial and retrograde outside-in techniques of anterior cruciate ligament reconstruction in terms of graft nature and clinical outcomes: a case control study using 3T MRI. Arch Orthop Trauma Surg. 2017;137(3):357–365. https://doi.org/10.1007/s00402-016-2606-6.

[41] Ahn JH, Jeong HJ, Lee YS, Park JH, Lee JH, Ko TS. Graft bending angle is correlated with femoral intraosseous graft signal intensity in anterior cruciate ligament reconstruction using the outside-in technique. Knee. 2016;23(4):666–673. https://doi.org/10.1016/j.knee.2015.10.006.

[42] Hong L, Li X, Zhang H, Liu X, Zhang J, Shen JW, et al. Anterior cruciate ligament reconstruction with remnant preservation: a prospective, randomized controlled study. Am J Sports Med. 2012;40(12):2747–2755. https://doi.

org/10.1177/0363546512461481.

[43] Tie K, Chen L, Hu D, Wang H. The difference in clinical outcome of single-bundle anterior cruciate ligament reconstructions with and without remnant preservation: a meta-analysis. Knee. 2016;23(4):566–574. https://doi.org/10.1016/j. knee.2015.07.010.

[44] Wang HD, Wang FS, Gao SJ, Zhang YZ. Remnant preservation technique versus standard technique for anterior cruciate ligament reconstruction: a metaanalysis of randomized controlled trials. J Orthop Surg Res. 2018;13(1):231. https://doi.org/10.1186/s13018-018-0937-4.

[45] Masuda T, Kondo E, Onodera J, Kitamura N, Inoue M, Nakamura E, et al. Effects of remnant tissue preservation on tunnel enlargement after anatomic double-bundle anterior cruciate ligament reconstruction using the hamstring tendon. Orthop J Sports Med. 2018;6(12):2325967118811293. https://doi.org/10.1177/2325967118811293.

[46] Yanagisawa S, Kimura M, Hagiwara K, Ogoshi A, Nakagawa T, Shiozawa H, et al. The remnant preservation technique reduces the amount of bone tunnel enlargement following anterior cruciate ligament reconstruction. Knee Surg Sports Traumatol Arthrosc Off J ESSKA. 2018;26(?):491–499. https://doi.org/10.1007/s00167-017-4679-3.

[47] Zhang Q, Zhang S, Cao X, Liu L, Liu Y, Li R. The effect of remnant preservation on tibial tunnel enlargement in ACL reconstruction with hamstring autograft: a prospective randomized controlled trial. Knee Surg Sports Traumatol Arthrosc Off J ESSKA. 2014;22(1):166–173. https://doi.org/10.1007/s00167-012-2341-7.

[48] Naraoka T, Kimura Y, Tsuda E, Yamamoto Y, Ishibashi Y. Does remnant preservation influence tibial tunnel enlargement or graft-to-bone integration after double-bundle anterior cruciate ligament reconstruction using hamstring autografts and suspensory fixation? A computed tomography and magnetic resonance imaging evaluation. Orthop J Sports Med. 2018;6(8):2325967118790238. https://doi.org/10.1177/2325967118790238.

第 10 章　前外侧韧带重建在前向不稳中的作用

Jean-Romain Delaloye, Jozef Murar, Charles Pioger, Florent Franck, Thais Dutra Vieira, Bertrand Sonnery-Cottet

摘要

自 Claes 等对前外侧韧带（ALL）解剖进行描述以来[9]，文献中对该结构的存在和功能一直有着激烈的争论，该结构最早于 1879 年由 Paul Segond 博士描述。这场争论的高潮是在 2018 年 7 月，国际上极具影响力的研究人员和临床医生共同组成的小组发表了共识论文，证实了这条韧带的存在。它起源于股骨外上髁后方和近端，其止点位于胫骨平台上 Gerdy 结节和腓骨头中点处。生物力学研究显示，ALL 作为膝关节的旋转稳定结构，前交叉韧带（ACL）联合 ALL 重建与单独 ACL 重建相比膝关节稳定性明显改善。这对于改善膝关节运动学以及降低前交叉韧带移植物断裂、内侧半月板修复失败等有重要的临床影响。

关键词

前外侧韧带，ACL 重建，ALL 重建，临床结果，生物力学

概述

前交叉韧带（ACL）撕裂是最常见的膝关节损伤之一，每年 ACL 重建（ACLR）的数量都在增加。单束 ACLR 仍然是 ACL 撕裂患者的金标准手术。然而，移植失败率以及轴移反映的持续性旋转不稳仍然是手术后的主要问题。ACLR 后残留的轴移，其程度与关节功能预后呈负相关，还会增加骨性关节炎的发

病风险[3,4]。不同的关节内手术方式或 ACL 移植物的选择对于术后的结果没有显著改善[5-8]。正是由于这个原因，自从 Claes 等[9]在其研究中对前外侧韧带（ALL）的作用全新描述以来，骨科医生对膝关节前外侧结构在控制旋转不稳、与 ACLR 移植物共同分担负荷的能力表现出了新的兴趣[9-12]。

虽然一些学者论证了 ALL 解剖及其在膝关节稳定性中的重要作用，但也有人质疑其作为膝关节稳定结构的作用，甚至质疑其存在性[13-17]。然而，在 2017 年的一次共识会议上，ALL 被确定为前外侧复合体内的一个清晰的解剖结构，参与控制膝关节的内旋[18]。此外，生物力学研究表明，在 ALL 损伤后，ACL +ALL 联合重建治疗后的膝关节稳定性优于单独 ACLR。这种膝关节稳定性的改善可以解释为何在接受联合 ACLR+ALLR 治疗的患者中可以观察到更好的临床结果[19-22]。

历史

1879 年，Paul Segond 博士首次将 ALL 描述为"珍贵的、坚韧的、纤维状韧带"，当膝关节强力内旋时可导致胫骨平台撕脱性骨折：Segond 骨折[23]。然而，Segond 并没有描述它的精确解剖结构，也没有将其命名[24]。1914 年，法国解剖学家 Vallois 描述了外上髁半月板韧带（LEML），其股骨止点位于股骨外上髁顶部，外侧副韧带附着上方，胫骨止点位于半月板上缘[24,25]。1921 年在斯特拉斯堡，Jost 深入评估了 Vallois 的研究，并报道 LEML 不仅在外侧半月板上有一个附着点，而且在胫骨上也有一个附着点。此外，他还提到，在需要控制膝关节旋转稳定的动

物中，该韧带特别发达[24,26]。

Hughston（1976）和 W. Müller（1982）分别描述了"外侧关节囊中间 1/3 韧带"和"前外侧股骨 – 胫骨韧带"提供膝关节旋转稳定[27,28]。"前外侧韧带"一词首次使用是在 Terry 于 1986 年发表的文献中，但它的普及却是由 Claes 等[9]发表医学期刊之外的，尽管许多学者也对 ALL 的解剖及其功能研究做出了贡献[9,29-34]。

解剖学和组织学

ALL 的解剖特征一直是激烈辩论的源头，于 2018 年以伦敦 ALC 共识小组会议发表的结果结束[18]。他们证实 ALL 是前外侧复合体（ALC）内的一种结构，包括：

- 浅髂胫束（IT）和髂髌束。
- 深髂胫束（IT）和 Kaplan 纤维系统。
- ALL。
- 关节囊。

它起自股骨外上髁后方和近端[18,35]。浅层延伸至外侧副韧带（LCL），然后穿过关节线，形成一些分支附着在外侧半月板上[34,36-38]。最后，它附着在胫骨上距离关节线远端 413 mm、腓骨头前缘和 Gerdy 结节后缘的中间位置[9,18,36,37,39]。根据 Claes 等[40]发表的一项获奖研究显示，该位置对应于 Segond 骨折[40]的相同位置。然而，由于其他结构也附着在这个区域上，到底哪一个是结构造成的损伤还没有达成共识[18]。

根据解剖报告，ALL 可以在 83%～100% 的标本中被识别[9,36,37,39,41,42]。Daggett 等的研究称，成功鉴别 ALL 的关键在于从近端到远端仔细地探查髂胫束，因为髂胫束向外上髁方向变薄，并与 ALL 紧密附着（图 10.1）[35]。

ALL 的平均长度为 35～40 mm，宽度为 7 mm，厚度为 1～3 mm[15,17,42]。组织学上，它由组织良好的胶原纤维、成纤维细胞和神经组成，提示具有潜在的本体感受作用（图 10.2）[36,43-45]。

生物力学和功能

ALL 是膝关节的稳定结构，文献报道的最大失效载荷和刚度分别为 175～205 N 和 20～42 N/mm[39,46,47]。这些结果证实半腱肌移植物（1216 N）或股薄肌移植（838 N）均适合于 ALL 重建。

虽然文献中关于其在 ACL 完整的膝关节中的作用仍存在争议，但已有文献证实 ALL 是限制内旋和前向平移的重要因素，并在防止 ACL 缺失导致膝关节的轴移方面发挥作用[46,48-50]。文献中还报道了另外两个积极参与膝关节稳定的结构：ITB 和外侧半月板[46,51-53]。事实上，Lording 等和 Shybut 等报道了外侧半月板后根撕裂后膝关节前移和内旋均有增加[51,52]。

所有的作者都同意 ALL 是一个非等距结构。然而，一些学者报道随着膝关节的屈曲 ALL 长度有所增加，另一些作者则显示 ALL 长度有所减少[11,37,39,43,54]。这一分歧可能与先前错误地确定了

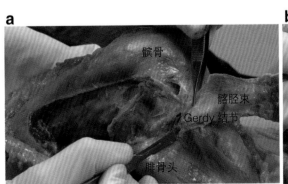
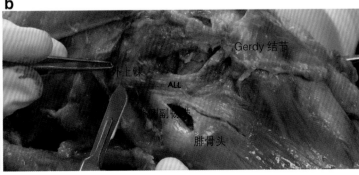

图 10.1 仔细观察髂胫束到 Gerdy 结节的纤维束，才能暴露出前外侧韧带（右膝标本取仰卧位）。a. 前外侧韧带的纤维接近髂胫束的深层纤维，需要仔细剥离来分离这两个结构。b. 仔细解剖后，可以识别出前外侧韧带（ALL）的整体，因为它与外侧副韧带（LCL）部分重叠（右膝关节标本取仰卧位）。ALL 起源于外上髁（LE）附近，胫骨附着处位于 Gerdy 结节和腓骨头之间

图 10.2 前外侧韧带（L）的切片显示其界限分明，左侧为股骨附着（B）、右侧为半月板附着（M）。右下角的组织结构显示为致密结缔组织，纤维排列整齐，细胞较少

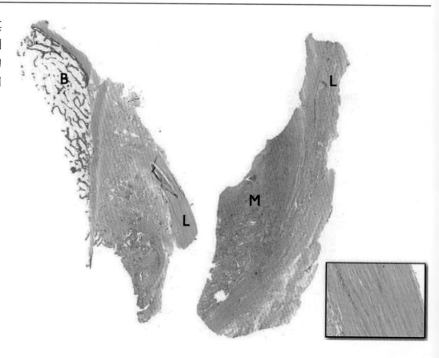

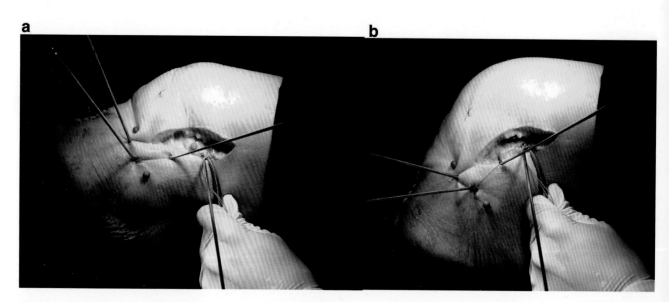

图 10.3 缝线模拟前外侧韧带等长性。在膝关节伸直时缝线紧张（a），在屈曲时松弛（b）。红点，Gerdy 结节；蓝点，腓骨头；绿点：外上髁

ALL 股骨上的起点有关。ALL 股骨起点靠近外上髁中心或前部和远端，Helito 和 Zens 等报道膝关节屈曲时 ALL 长度增加[43,54]。另一方面，Dodds 等证实，如果 ALL 起源于股骨外上髁近端和后端，则 ALL 膝关节屈曲时会伴有松弛（图 10.3）。这种良好的非等距性是膝关节屈曲时胫骨生理内旋的必要条件，并避免膝关节外侧间室过度紧张的风险[37,55]。Imbert 等解决了膝关节屈伸过程中 ALL 随股骨侧附着点不同长度发生变化的问题，他们证明了两种不同的股

骨附着点 ALL 具有相同的作用[56]。

损伤

膝关节前外侧结构损伤可以发生在 ACL 撕裂时，也可以发生在慢性病例中过度负荷或打软腿时。ACL 和 ALL 合并损伤机制与单独 ACL 损伤相似：屈曲早期、动态外翻和内旋。

文献报道的这种损伤的发生率为 80%～

100%[27,28,30,57,58]。在最近的一项研究中，Ferretti 等系统地探讨了 76 例经历 ACL 重建术患者的外侧间室。90% 的患者直视下可见撕裂，并分为以下几种类型（图 10.4）：

- Ⅰ型（31.6%）：多节段断裂，单层在不同水平撕裂，直视下可见出血累及 ALL 区域，仅延伸至前外侧关节囊。
- Ⅱ型（26.7%）：多节段断裂，单层在不同水平撕裂，直视下可见出血从 ALL 和周围关节囊延伸至后外侧关节囊。
- Ⅲ型（21.7%）：完全性横向撕裂，累及 ALL 胫骨平台外侧止点附近，外侧半月板远端。
- Ⅳ型（10%）：ALL 骨性撕脱（Segond 骨折）。

本研究表明，前外侧结构的损伤通常发生在明显的单纯性 ACL 撕裂病例中。这证实了膝关节旋转不稳定不仅是前交叉韧带撕裂的结果，而且还涉及前外侧结构。

诊断

临床诊断 ALL 完全断裂对于骨科医生来说仍然是一个挑战[13]。轴移试验仍然是评价其完整性最可靠的试验。Monaco 等证明[59]，在体外只有 ALL 和 ACL 同时没有的情况下，才会出现Ⅲ级轴移阳性。这一发现没有得到文献的进一步证实，然而其他研究者的文献表明，高度轴移可能是由外侧半月板损伤、髂胫束损伤、胫骨后倾增加或全身过度松弛引起的[13,60]。

在放射学方面，通常有两种方法评估 ALL 的完整性：超声（US）和磁共振成像（MRI）。

在 MRI 上，虽然大多数情况下可以识别出部分 ALL，但由于韧带厚度小，以及邻近结构的存在，引起该区域产生局部容积效应，整个韧带仍然难以识别[60,61]。20.6% ～ 100% 的病例中韧带完全可见[61-65]。

ALL 的撕裂也仍然难以诊断。Claes 等报道，在 206 例 ACL 损伤患者中，162 例 MRI 显示 ALL 异常（78.8%）。另一方面，Helito 等和 Cavaignac 等分别在 32.6% 和 53% 的 ACL 损伤患者中发现 ALL 异常[61,62]。这些比率远低于 Ferretti 等报告的（90%）。

其中提示 MRI 诊断 ALL 损伤的假阴性率仍较高。然而，与之前使用标准 MRI 的研究者相比，Muramatsu 等使用三维 MRI 发现急性 ACL 撕裂患者 ALL 损伤的发生率更高（87.5%，图 10.5）[66]。

超声方面，Cavaignac 等在一项尸体研究中证实，

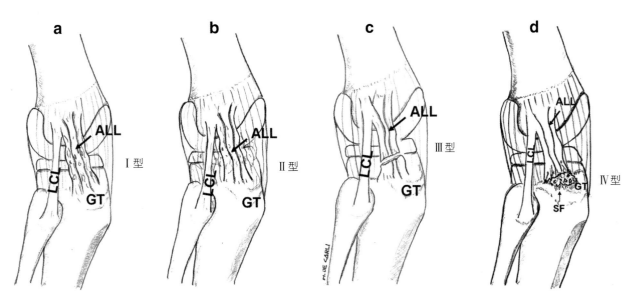

图 10.4 前外侧复合体损伤分类。a. Ⅰ型：多节段断裂，单层在不同水平撕裂，直视下可见出血累及 ALL 区域，仅延伸至前外侧关节囊。b. Ⅱ型：多节段断裂，单层在不同水平撕裂，直视下可见出血从 ALL 和周围关节囊延伸至后外侧关节囊。c. Ⅲ型：完全性横向撕裂，累及 ALL 胫骨平台外侧止点附近，外侧半月板远端。d. Ⅳ型：ALL 骨性撕脱。ALL，前外侧韧带；GT，Gerdy 结节；LCL，外侧副韧带；SF，Segond 骨折

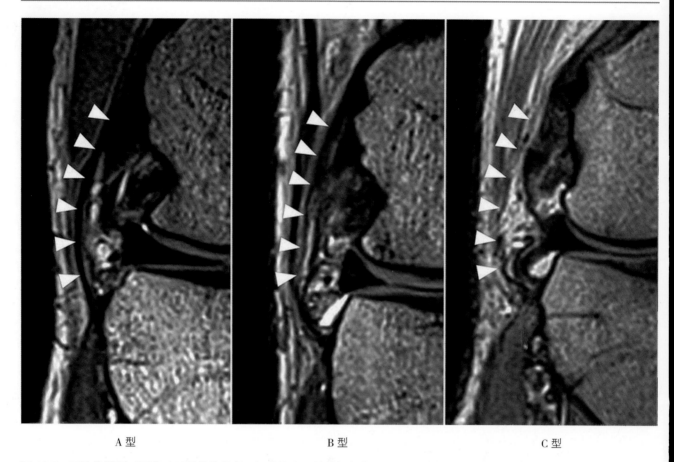

A 型   B 型   C 型

图 10.5 冠状位横断面图像显示膝关节前交叉韧带缺失、前外侧韧带（ALL）损伤分型（三角：ALL）。A 型：ALL 正常，可见一个连续、清晰的低信号带；B 型：ALL 异常，表现为卷曲、变薄或信号的变化；C 型：ALL 异常，无明显连续性

所有标本均可通过超声鉴别 ALL，其超声与解剖的结果完全吻合[67]。在一项包括 30 例急性 ACL 损伤（＜3 个月）患者的对比研究中，研究者也发现 US 和 MRI 对 ALL 撕裂的诊断率分别为 53% 和 63%[62]。此外，3% 的患者在 X 线片中、13% 的患者在 MRI 中以及 50% 的患者在 US 检查中发现了 Segond 骨折（图 10.6）。

超声诊断 Segond 骨折的高检出率可以解释为它具有最高的空间分辨率[62]。前交叉韧带损伤与超声评估之间的时间可能是诊断分析时需要考虑的一个重要参数。事实上，Yoshida 等报道，当超声评估的平均时间为 4 个月（范围为 2 天至 1 年）时[68]，ACL 损伤的患者中有 33% 出现了膝关节前外侧结构的异常。从技术上 US 要识别 ALL，膝关节必须屈曲和内旋，使韧带保持张力。首先必须确定胫骨附着点，然后再跟随 ALL 向近端找寻到股骨止点[67]。

所有的撕裂都必须在胫骨附着处进行检查。

Cavaignac 等报道所有损伤均发生在胫骨止点[62]，这与 Van Dyck 和 Claes 的研究结果一致，他们发现分别有 71.8% 和 77.8% 的 ALL 损伤病例涉及胫骨附着处[69,70]。这种损伤可以用 Wang 等的生物力学研究来解释，当膝关节进行内旋时，ALL 远端张力显著增高[71]。

最后，Puzzitiello 等最近的一项系统综述表明，在大多数研究中 MRI 或超声所见的 ALL 损伤与高度轴移试验阳性具有显著相关性。此外，尽管这两种检查都有助于诊断 ALL 撕裂，但如果成像结果显示为阴性，我们也不能明确地排除 ALL 损伤。

手术适应证

由于目前缺乏临床证据，文献对 ACL+ALL 联合重建的适应证提出了质疑[72]。然而，基于在 ACLR 中添加关节外重建可以改善旋转不稳这一有前景的

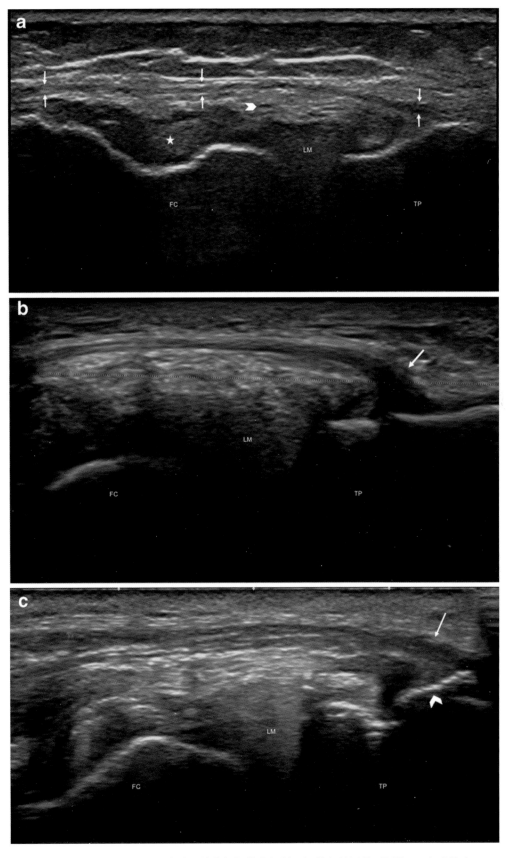

图 10.6 前外侧韧带（ALL）超声下的表现。膝关节前外侧韧带的长轴；韧带长轴冠状面图像。a. 超声检查 ALL 正常（箭头）：低回声，纤维状薄层结构，穿过表面的膝下动脉（箭头）和腘肌腱（星形）。b. 超声检查 ALL 损伤：胫骨止点低回声，增厚（箭头），韧带周围软组织积液。c. 超声检查 ALL 损伤：胫骨附着处低回声增厚（箭头），胫骨附着处有骨性撕脱（箭头头部），即 Segond 骨折。FC，股骨髁；LM，外侧半月板；TP，胫骨平台

临床结果和证据上，一个专家组提出了确定适合此类手术患者的标准（表 10.1）[13]。

在主要标准中，国际 ALC 共识组的成员一致认为，翻修 ACLR、高度轴移试验、高度松弛和年轻患者恢复旋转活动是 ALLR 的正确适应证[18]。

外科技术

基于解剖学和生物力学研究，人们提出了使用单股或双股薄肌移植重建 ALL 的不同手术技术[73]。下面介绍的技术是由 Sonnery–Cottet 等提出的[74]（图10.7）。

这种微创 ALL 重建方法具有良好的临床和生物力学效果[19,20,22,75]。

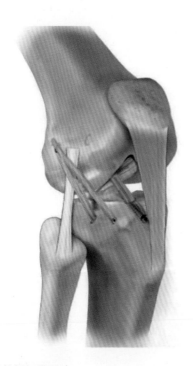

图 10.7　前外侧韧带重建

步骤 1：在手术开始时（膝关节屈曲 90°）标记 3 个骨性标志：股骨外上髁、腓骨头和 Gerdy 结节（图 10.8）。

步骤 2：做股骨切口。位于外上髁稍靠近近端和后方。

两个胫骨侧切口：在膝关节线下 1 cm。一个在 Gerdy 结节的上外侧边缘的上方，另一个在之前标记的腓骨头和 Gerdy 结节的中间。

步骤 3：通过皮肤切口在选定的点上钻入 3 根 2.4 mm 的克氏针。可以使用缝线绕着导针对韧带的非等长性进行模拟，并进行适当的调整（图10.8）。

在伸膝时缝线必须绷紧，在屈曲时可以稍微松弛。如果韧带在屈曲时紧张，就意味着股骨重建点的位置太靠近前方和远端。

步骤 4：使用 4.5 mm 空心钻头通过克氏针钻孔，制备 3 个深度为 20 mm 的骨隧道。用直角钳连通两个胫骨隧道建立骨桥。然后缝线逆行穿过骨桥，形成一个线环以便于牵引移植物通过（图 10.9b）。

步骤 5：取股薄肌腱。两端用 2 号缝线缝合。

步骤 6：股骨侧移植物固定。将移植的股薄肌腱置入 4.75 mm 的外排钉锚钉中，然后置入股骨隧道内（图 10.9a）。

步骤 7：使用关节镜抓线钳通过腓骨头旁边的切口，将移植物自髂胫束深处引出。借助先前准备好的缝线环牵引移植肌腱穿过胫骨前方骨隧道。关节镜抓线钳从股骨切口进入穿过髂胫束深处，将股薄肌移植物拉回，使通过胫骨隧道的移植物形成三角形结构（图 10.9c ～ e）。

步骤 8：最后在膝关节完全伸直并保持旋转中立位时拉紧移植物。使用锚钉自带的缝线将移植物固

表 10.1　伴有 ALL 重建的指征

主要标准	次要标准
ACL 翻修	对侧 ACL 断裂
轴移试验等级 Ⅱ级或 Ⅲ级	左右松弛度 < 7 mm
Segond 骨折	股骨外侧深切迹
高度松弛	< 25 岁
旋转运动（高水平运动员）内侧半月板修复	

注：1 个主要标准或 2 个次要标准 =ACL+ALL 重建（ACL，前交叉韧带；ALL，前外侧韧带）

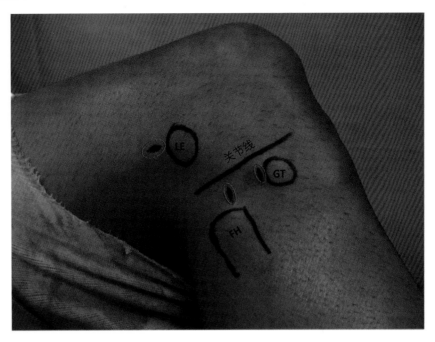

图 10.8 右膝关节（侧视图），3 个切口（蓝色椭圆形）定位于 3 个骨性标志，用于前交叉韧带联合前外侧韧带重建。一个放置在股骨侧，位于股骨外上髁（LE）稍近端和后外侧。两个胫骨切口选择在距离关节线下 8 mm 的 Gerdy 结节（GT）与腓骨头（FH）之间

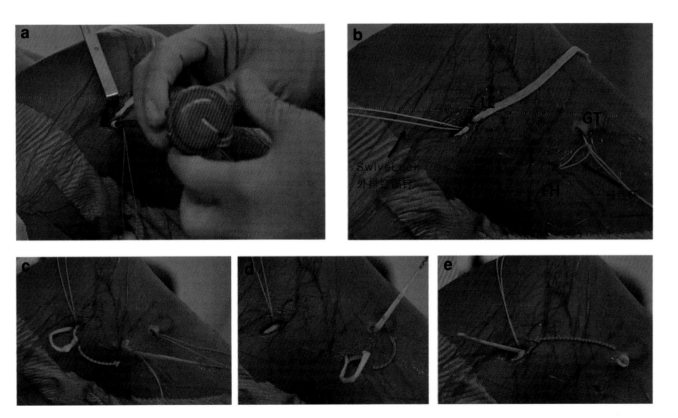

图 10.9 右膝关节。a. 用 SwiveLock 外排钉锚钉将股薄肌一端固定在股骨侧。b. 缝线环逆行穿过胫骨侧两个骨隧道之间的骨桥。c. 股薄肌游离端从股骨侧穿过髂胫束深处到达胫骨侧。d. 缝线环牵引移植肌腱通过 2 个胫骨隧道之间的骨桥。e. 肌腱自髂胫束深处回到股骨侧切口。FH，腓骨头；GT，Gerdy 结节；LE，外上髁

定在股骨侧。

术后康复

ALL 重建后，特别是与 ACL 同期重建的时候，应按照传统 ACL 康复方法进行康复训练[13]：

– 无辅助支撑的完全承重。

– 运动范围渐进式练习。术后 3 周内控制伸直角度。

– 可在 4 个月后开始逐渐恢复非旋转性体育活动，6 个月后恢复非接触性旋转运动，8 ～ 9 个月后开始恢复接触性旋转运动。

ALL 重建的生物力学

一些尸体研究已经检验了 ACL 重建的同时有或没有进行 ALL 重建之后膝关节的运动学差异[75-81]。

在没有 ALL 损伤的情况下，Noyes 和 Herbst 等证实了单独的 ACL 重建能够恢复膝关节的稳定性[79,80]。然而他们的结果也表明，在 ALL 缺失的膝关节中仅行 ACL 重建是不够的，当增加外侧关节外手术时膝关节的内旋稳定性得到了改善。

这些结果与大多数研究结果一致，表明联合 ACLR+ALLR 与单独 ACLR 相比能够显著改善膝关节运动功能[75-78]。Inderhaugh 等报道与单纯的 ACLR 不同，在 ACLR 时加入解剖 ALLR 使 ALL 在膝关节完全伸直时富有张力，可以修复 ACL 和 ALL 同时损伤时膝关节完全松弛的状态[75]。事实上，除了 Noyes 等在 ACL +ALL 联合重建后的轴移试验中未能证明与单独的 ACL 重建相比其膝关节稳定性有所改善外，其他大多数作者在试验中均证明了两条韧带同时重建时膝关节的稳定性更高[77-80]。

ALL 重建术后的一个主要问题是膝关节过度紧张的风险[76,78,80]。Herbst 等报道，与完好膝关节相比，ACL 和外侧关节外肌腱（LET）重建后内旋范围减少。最大的差异是在单纯 ACL 损伤的膝关节中进行 ACL 和 LET 联合重建时观察到的。有趣的是，即使在这种情况下，内旋的范围也没有出现明显的差异。Schon 等也报道了使用半腱肌作为移植物进行 ALL 重建并将张力控制在 88 N 时膝关节出现内旋过度紧张的情况[76]。这种韧带张力过大的情况受到高度质

疑，但它有可能解释观察到的活动受限的情况[82]。事实上，Inderhaug 等证明，当对移植物施加 20 N 拉力时，膝关节没有任何过度紧张[75]。

ALL 重建后的临床效果

临床结果

2015 年，Sonnery-Cottet 等研究者发表了第一个关于接受 ACLR +ALLR 联合治疗 92 例患者临床系列研究[21]。在平均 32.4 个月的随访中（范围为 24 ～ 39 个月），Tegner 评分为（7.1 ± 1.8）分，两侧松弛度为（0.7 ± 0.8）mm。Lysholm、IKDC 评分在术后均有显著改善（$P < 0.0001$）。最终随访时，91.6% 的患者 IKDC 主观评分为 A 级，Lysholm 和 IKDC 主观评分分别为（92 ± 9.8）分和（86.7 ± 12.3）分。

在一些对比研究中，ACLR+ALLR 联合治疗的患者的临床结果与单纯 ACLR 治疗的患者相似或显著优于后者。这些观察结果与所研究的亚群（高危患者、慢性前交叉韧带损伤、过度松弛）无关（表 10.2）。

移植物断裂

尽管与非手术治疗相比，ACL 重建与可以提高生活质量、改善运动功能、缓解膝关节症状，但在高危人群中移植物失效率高达 18%[83,84]。有人提出联合 ACLR+ALLR 可以减少移植物韧带化过程中对移植物的应力，以期降低移植物断裂的风险[46,85]。

在一项对比研究中，Sonnery-Cottet 等证明在高危人群中联合 ACLR+ALLR 与单纯的 ACLR[20] 相比，能够显著降低移植物断裂率。在平均随访 38.4 个月后，发现四股腘绳肌腱（4HT）移植物的断裂率为 10.77%（范围为 6.60% ～ 17.32%），骨 – 髌腱 – 骨（BPTB）移植物的断裂率为 16.77%（范围 9.99% ～ 27.40%），腘绳肌腱移植物联合 ALLR（HT+ALL）的断裂率为 4.13%（范围为 2.17% ～ 7.80%）（图 10.10）。

在运动活跃和膝关节过伸的患者中，Helito 等也证实了 ACLR+ALLR 联合治疗的患者移植物失效率

表10.2 单纯ACLR与ACLR+ALLR联合临床效果和移植物断裂率的对比研究

作者	发表日期	证据分析	人群亚组	患者数量	患者年龄，平均值±标准差或者（范围），岁	随访时间，平均值±标准差（范围），月	左右松弛度，平均值±标准差或者（范围），mm	轴移率（%）	IKDC评分 平均值±标准差（范围）或者	Lysholm评分 平均值±标准差（范围）或者	Tegner评分，平均值±标准差（范围）或者	移植物断裂率，平均值，%
Sonnery-Cottet 等[20]	2017	II	高危	22' ACLR+ALLR	21.8±4.0	35.4±8.4（24~53）	0.5±0.8	NA	81.8±'3.'	91.9±'0.2	7.0±2.0	4.1
				'76 4HT	23.5±4.0	41.6±7.0（24~54）	0.6±'0.0	NA	85.4±'0.4	91.3±9.9	6.6±'0.8	10.8
				'05B-PT-B	22.1±3.7	39.2±8.8（24~54）	0.6±0.9	NA	86.8±'0.5	92.4±8.6	7.4±2'	16.8
Ibrahim 等[97]	2017	II	无特异性	56 ACLR+ALLR	26（20~30）		1.3±0.2	9.4	98.0±5.0（7°.°~8°.°）[1]	75.0±'5.0（4°.°~8°.°）[1]	8.0±'0.0（5~9）'	NA
				54 ACLR	26（2'~32）	27（25~30）	1.8±0.8	'2	96.0±3.5（65.°~83.°）[1]	72.0±'3.5（4°.°~83.°）[1]	8.0±'0.0（5~9）'	NA
Sonnery-Cottet 等[19]	2018	II	无特异性	'89 ACLR+ALLR	23.8±6.8	36.6±8.2	0.8±'0.0	NA	NA	93.7（92.3~95.'）	7.2（6.9~7.4）	2.'
				'94 ACLR	30.9±9.9	39.2±9.4	0.9±0.9	NA	NA	93.0（9'0.3~94.7）	6.5（6.3~6.9）	5.7
Helito 等[87]	2018	III	慢性ACL损伤	33 ACLR+ALLR	33.1±8.8	25（24~28）	1（1~2）	9.1	92.7±5.9	95.4±5.3	NA	0
				68 ACLR	33.9±6.'	26（24~29）	2（1~2）	35.3	87.1±9.0	90.0±7.1	NA	7.4
Helito 等[86]	e poster ISAKOS 2019	III	过度松弛	30 ACLR+ALLR	27.0±9.1	28.1±4.2	1.5±1.1	26.7	86.9±9.3	88.3±7.3	NA	3.3
				60 ACLR	29.9±8.1	29.6±6.2	2.3±1.4	51.7	84.3±9.8	86.3±7.8	NA	21.7
Lee 等[88]	2019	III	ACLR翻修	42 ACLR+ALLR	26.8±6.'	38.2±6.9	1.9±'0.3	'9.5	84.3±'8.5	90.2±'9.4	7.0±0.8	0
				45 ACLR	27.3±7.6	41.5±8.2	2.2±'0.4	46.5	75.9±'9.2	87.5±20.4	6.3±0.7	4.4

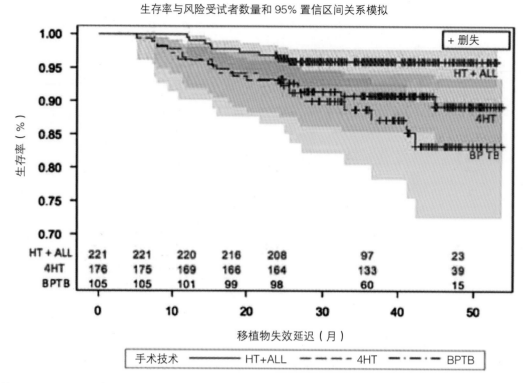

图 10.10　基于 Kaplan-Meier 分析的不同前交叉韧带重建技术生存数据。ALL，前外侧韧带；BPTB，骨 - 髌腱 - 骨；HT，腘绳肌腱；4HT，四股腘绳肌腱

（3.3%）明显低于单独 ACLR 治疗的患者（21.7%）（*P*=0.03）[86]。

在慢性 ACL 损伤或翻修 ACLR 的患者中，接受 ALLR 的患者至少随访 2 年后的移植物断裂率也较低，但这种差异没有统计学意义 [87,88]。

最后，Rosenstiel 等报道在一项平均随访 3.9 年的 70 例职业运动员系列研究中 ACLR+ALLR 联合后移植物失效率为 5.7%[89]。

保护修复后的内侧半月板

先前引用的生物力学研究表明，与单纯 ACLR 相比，ACLR +ALLR 联合治疗可改善膝关节的旋转稳定性 [77,81]。这种更高的稳定性可以解释 ALLR 在 ACLR 患者中对于修复后的内侧半月板有保护作用 [19]。Sonnery-Cottet 等的研究表明，在 36 个月的随访中，ACLR + ALLR 联合治疗中修复的半月板存活率为 91.2%（95% CI，85.4% ～ 94.8%），而单纯 ACLR 治疗中修复的半月板存活为 83.8%（95% CI，77.1% ～ 88.7%）（*P*=0.033）。

如果对 ACLR 患者进行 ALLR 的治疗，内侧半月板修复失效率降低了 1/2（风险比，0.443；95% CI，0.218 ～ 0.866）（图 10.11）。

对于 ACLR 患者而言，这种保护修复后的内侧半月板的作用对于膝关节的长期保护有重要意义。的确，在 Claes、Shelbourne 等报道对接受半月板切除与未行半月板切除的患者分别随访 10 年（风险比，3.54；95% CI，2.56 ～ 4.91 ）和 22.5 年（风险比，2.98；95% CI，1.91 ～ 4.66）进行对比，显示其切除术的患者发展为 OA 的风险要高出 3 倍以上。

重返运动

接受 ACL 重建术的患者中只有一小部分可以回归到体育运动中，这是一个备受关注的问题，特别是在高危人群中。一项系统评价证明平均只有 65% 的患者恢复到受伤前的运动水平，只有 55% 的患者恢复到竞技运动水平 [92]。

Sonnery-Cottet 等报道，联合 ACLR+ALLR 治疗的患者（68.8%）与使用 BPTB（63.5%）或 4HT（59.9%）

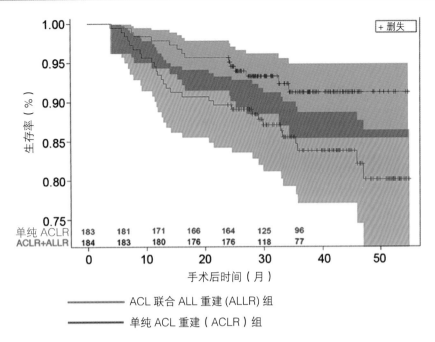

图 10.11　以内侧半月板损伤再手术作为终点的 Kaplan-Meier 生存率。ACLR，前交叉韧带重建；ALLR，前外侧韧带重建

作为移植物的单纯 ACLR 患者相比，前者运动恢复率更高，但这种差异无统计学意义（$P=0.231$）[20]。无论移植物是何种类型，能显著增加恢复到损伤前运动水平的因素是男性和没有半月板撕裂。

Lee 等报道，ACLR 翻修后联合 ACLR+ALLR 治疗的患者比单纯 ACLR 治疗（57.1% ∶ 25.6%，$P=0.008$）的患者恢复到相同运动水平的概率明显更高[88]。

最后，根据 Rosenstiel 等的研究，接受联合 ACLR +ALLR 治疗的职业运动员中，伤后至手术的时间平均为 7.9 个月（范围 5 ~ 12 个月），85.7% 的病例能够恢复到伤前相同的运动竞技水平[89]。

术后并发症

文献报道的 ACLR 术后再手术率仍高于预期，为 18.9% ~ 26.7%[99,94]。基于既往一系列关于非解剖性 LET 所报道的膝关节僵硬率高和功能较差的临床结果，对 ACLR 患者增加解剖性 ALLR 存在担忧[95,96]。然而，最新的一项至少 2 年随访的研究表明，该手术似乎与再次手术或术后膝关节僵硬风险增加无关[21,22,88,97]。事实上，第一个临床系列报告了 92 例患者中有 8 例同侧的膝关节需要再次手术（8.7%），

7 例患者发生对侧 ACL 破裂（7.6%）。Thaunat 等也在一项包含 548 例患者的大型研究中报告了良好的结果，其中 77 例（14.1%）需要同侧膝关节再手术，而 47 例是对侧前交叉韧带撕裂（8.6%），术后平均（20.4 ± 8.0）个月。唯一与 ALL 手术相关的并发症（3 例）均与股骨内固定需要去除有关。

Lee 等也报道了 42 例 ACLR 和 ALLR 翻修后的并发症，即突出的股骨挤压螺钉需要移除[88]。Ibrahim 等报道没有需要再次进行手术的患者，在他们的 53 例 ACLR+ALLR 联合治疗的患者中报道的唯一术后并发症是浅表感染，需要用抗生素进行治疗[97]。

基于生物力学的结果，有研究者提出 ALLR 术后存在膝关节过度紧张和关节病早期发展的风险[76,78]。然而，目前还没有实质性的临床数据来证实或反驳这种关于 ALL 解剖重建的担忧。迄今为止，唯一的一项研究是由 Ferretti 等进行的，他们在至少 10 年的随访中发现，接受 ACLR 和 LET 联合治疗的患者 OA 的风险并没有增加[98]。

结论

ALL 是膝关节的一个重要的稳定结构，其起自于股骨外上髁的后方和近端，其止点位于胫骨平台

上 Gerdy 结节和腓骨头之间。在 ACL 和 ALL 损伤的膝关节中，生物力学研究表明，与单纯 ACLR 相比，联合 ACLR +ALLR 可以更好地恢复膝关节稳定性。这样的改善可以很好地解释 ACLR+ALLR 联合治疗所取得的良好临床结果，以及降低移植物失效和半月板二次切除的概率。此外，附加的 ALLR 是一个安全且可重复的操作，既往没有证据表明由于各类 LET 手术引发不良事件而放弃此项手术。正如 Rossi 最近所报道的，需要考虑的问题不是应该考虑"是否"需要增强，而是应该考虑"何时"需要增强，也许更重要的是"如何"进行增强[99]。通过随机对照试验（RCT），将单纯 ACLR 和联合 ACLR +ALLR 进行对比，可能很快就会揭示关键点[100,101]。

由 Sonnery-Cottet 等进行的 RCT 研究的初步结果于 2019 年以后发表[101]。在此之前，多中心的临床数据提供了强有力的证据支持 ALLR 在膝关节 ACL 损伤中的重要作用。

参考文献

[1] Mall NA, Chalmers PN, Moric M, Tanaka MJ, Cole BJ, Bach BR Jr, et al. Incidence and trends of anterior cruciate ligament reconstruction in the United States. Am J Sports Med. 2014;42(10):2363–2370. https://doi.org/10.1177/0363546514542796.

[2] Chambat P, Guier C, Sonnery-Cottet B, Fayard JM, Thaunat M. The evolution of ACL reconstruction over the last fifty years. Int Orthop. 2013;37(2):181–186. https://doi.org/10.1007/s00264-012-1759-3.

[3] Ayeni OR, Chahal M, Tran MN, Sprague S. Pivot shift as an outcome measure for ACL reconstruction:a systematic review. Knee Surg Sports Traumatol Arthrosc. 2012;20(4):767–777. https://doi.org/10.1007/s00167-011-1860-y.

[4] Jonsson H, Riklund-Ahlstrom K, Lind J. Positive pivot shift after ACL reconstruction predicts later osteoarthrosis: 63 patients followed 5–9 years after surgery. Acta Orthop Scand. 2004;75(5):594–599. https://doi.org/10.1080/00016470410001484.

[5] Bourke HE, Salmon LJ, Waller A, Patterson V, Pinczewski LA. Survival of the anterior cruciate ligament graft and the contralateral ACL at a minimum of 15 years. Am J Sports Med. 2012;40(9):1985–1992. https://doi.org/10.1177/0363546512454414.

[6] Gifstad T, Sole A, Strand T, Uppheim G, Grontvedt T, Drogset JO. Long-term follow-up of patellar tendon grafts or hamstring tendon grafts in endoscopic ACL reconstructions. Knee Surg Sports Traumatol Arthrosc. 2013;21(3):576–583. https://doi.org/10.1007/s00167-012-1947-0.

[7] Mascarenhas R, Cvetanovich GL, Sayegh ET, Verma NN, Cole BJ,

Bush-Joseph C, et al. Does double-bundle anterior cruciate ligament reconstruction improve postoperative knee stability compared with single-bundle techniques? A systematic review of overlapping meta-analyses. Arthroscopy. 2015;31(6):1185–1196. https://doi.org/10.1016/j. arthro.2014.11.014.

[8] Forster MC, Forster IW. Patellar tendon or fourstrand hamstring? A systematic review of autografts for anterior cruciate ligament reconstruction. Knee. 2005;12(3):225–230. https://doi.org/10.1016/j.knee.2004.06.008.

[9] Claes S, Vereecke E, Maes M, Victor J, Verdonk P, Bellemans J. Anatomy of the anterolateral ligament of the knee. J Anat. 2013;223(4):321–328. https://doi.org/10.1111/joa.12087.

[10] Delaloye JR, Murar J, Gonzalez M, Amaral T, Kakatkar V, Sonnery-Cottet B. Clinical outcomes after combined anterior cruciate ligament and anterolateral ligament reconstruction. Tech Orthop. 2018. https://doi.org/10.1097/BTO.0000000000000326.

[11] Weber AE, Zuke W, Mayer EN, Forsythe B, Getgood A, Verma NN et al. Lateral augmentation procedures in anterior cruciate ligament reconstruction:anatomic, biomechanical, imaging, and clinical evidence. Am J Sports Med. 2018;363546517751140. https://doi.org/10.1177/0363546517751140.

[12] Musahl V, Herbst E, Burnham JM, Fu FH. The anterolateral complex and anterolateral ligament of the knee. J Am Acad Orthop Surg. 2018;26(8):261–267. https://doi.org/10.5435/JAAOS-D-16-00758.

[13] Sonnery-Cottet B, Daggett M, Fayard JM, Ferretti A, Helito CP, Lind M, et al. Anterolateral Ligament Expert Group consensus paper on the management of internal rotation and instability of the anterior cruciate ligament—deficient knee. J Orthop Traumatol. 2017;18(2):91–106. https://doi.org/10.1007/s10195-017-0449-8.

[14] Ingham SJM, de Carvalho RT, Martins CAQ, Lertwanich P, Abdalla RJ, Smolinski P, et al. Anterolateral ligament anatomy: a comparative anatomical study. Knee Surg Sports Traumatol Arthrosc. 2017;25(4):1048–1054. https://doi.org/10.1007/s00167-015-3956-2.

[15] Kraeutler MJ, Welton KL, Chahla J, LaPrade RF, McCarty EC. Current concepts of the anterolateral ligament of the knee: anatomy, biomechanics, and reconstruction. Am J Sports Med. 2018;46(5):1235–1242. https://doi.org/10.1177/0363546517701920.

[16] Williams A. Editorial commentary: the anterolateral ligament: the emperor's new clothes? Arthroscopy. 2018;34(4):1015–1021. https://doi.org/10.1016/j.arthro.2017.12.026.

[17] Patel RM, Brophy RH. Anterolateral ligament of the knee: anatomy, function, imaging, and treatment. Am J Sports Med. 2018;46(1):217–223. https://doi.org/10.1177/0363546517695802.

[18] Getgood A, Brown C, Lording T, Amis A, Claes S, Geeslin A, et al. The anterolateral complex of the knee: results from the International ALC Consensus Group Meeting. Knee Surg Sports Traumatol Arthrosc. 2018. https://doi.org/10.1007/s00167-018-5072-6.

[19] Sonnery-Cottet B, Saithna A, Blakeney WG, Ouanezar H, Borade A, Daggett M, et al. Anterolateral ligament reconstruction protects the repaired medial meniscus: a comparative study of 383 anterior

cruciate ligament reconstructions from the SANTI study group with a minimum follow-up of 2 years. Am J Sports Med. 2018;46(8):1819–1826. https://doi.org/10.1177/0363546518767659.

[20] Sonnery-Cottet B, Saithna A, Cavalier M, Kajetanek C, Temponi EF, Daggett M, et al. Anterolateral ligament reconstruction is associated with significantly reduced ACL graft rupture rates at a minimum follow-up of 2 years: a prospective comparative study of 502 patients from the SANTI study group. Am J Sports Med. 2017;45(7):1547–1557. https://doi.org/10.1177/0363546516686057.

[21] Sonnery-Cottet B, Thaunat M, Freychet B, Pupim BH, Murphy CG, Claes S. Outcome of a combined anterior cruciate ligament and anterolateral ligament reconstruction technique with a minimum 2-year follow-up. Am J Sports Med. 2015;43(7):1598–1605. https://doi.org/10.1177/0363546515571571.

[22] Thaunat M, Clowez G, Saithna A, Cavalier M, Choudja E, Vieira TD, et al. Reoperation rates after combined anterior cruciate ligament and anterolateral ligament reconstruction: a series of 548 patients from the SANTI study group with a minimum follow-up of 2 years. Am J Sports Med. 2017;45(11):2569–2577. https://doi.org/10.1177/0363546517708982.

[23] Segond P. Recherches cliniques et expérimentales sur les epanchements sanguins du genou par entorse. Progres Med. 1879(7):297–299, 319–321, 40–41.

[24] Cavaignac E, Ancelin D, Chiron P, Tricoire JL, Wytrykowski K, Faruch M, et al. Historical perspective on the "discovery" of the anterolateral ligament of the knee. Knee Surg Sports Traumatol Arthrosc. 2017;25(4):991–996. https://doi.org/10.1007/s00167-016-4349-x.

[25] Hv V. Etude anatomique de l'articulation du genou chez les primates. Montpellier: Abeille; 1914.

[26] Jost A. Sur la morphogenèse et le rôle fonctionnel des ligaments épicondylo-méniscaux du genou. Compte rendu de la société de biologie. 1921;LXXXIV.

[27] Hughston JC, Andrews JR, Cross MJ, Moschi A. Classification of knee ligament instabilities. Part II. The lateral compartment. J Bone Joint Surg Am. 1976;58(2):173–179.

[28] Müeller W. The knee: form, function and ligamentous reconstruction surgery. 1982.

[29] Terry GC, Hughston JC, Norwood LA. The anatomy of the iliopatellar band and iliotibial tract. Am J Sports Med. 1986;14(1):39–45. https://doi.org/10.1177/036354658601400108.

[30] Puddu GFMP, Conteduca F. Lesioni Combinateanteriori Acute. Il Ginocchio. 1987;6:303–306.

[31] Irvine GB, Dias JJ, Finlay DB. Segond fractures of the lateral tibial condyle: brief report. J Bone Joint Surg Br. 1987;69(4):613–614.

[32] Campos JC, Chung CB, Lektrakul N, Pedowitz R, Trudell D, Yu J, et al. Pathogenesis of the Segond fracture: anatomic and MR imaging evidence of an iliotibial tract or anterior oblique band avulsion. Radiology. 2001;219(2):381–386. https://doi.org/10.1148/radiology.219.2.r01ma23381.

[33] Vieira EL, Vieira EA, da Silva RT, Berlfein PA, Abdalla RJ, Cohen M. An anatomic study of the iliotibial tract. Arthroscopy. 2007;23(3):269–274. https://doi.org/10.1016/j.arthro.2006.11.019.

[34] Vincent JP, Magnussen RA, Gezmez F, Uguen A, Jacobi M, Weppe F, et al. The anterolateral ligament of the human knee: an anatomic and histologic study. Knee Surg Sports Traumatol Arthrosc. 2012;20(1):147–152. https://doi.org/10.1007/s00167-011-1580-3.

[35] Daggett M, Busch K, Sonnery-Cottet B. Surgical dissection of the anterolateral ligament. Arthrosc Tech. 2016;5(1):e185–e188. https://doi.org/10.1016/j.eats.2015.10.019.

[36] Helito CP, Demange MK, Bonadio MB, Tirico LE, Gobbi RG, Pecora JR, et al. Anatomy and histology of the knee anterolateral ligament. Orthop J Sports Med. 2013;1(7):2325967113513546. https://doi.org/10.1177/2325967113513546.

[37] Dodds AL, Halewood C, Gupte CM, Williams A, Amis AA. The anterolateral ligament: anatomy, length changes and association with the Segond fracture. Bone Joint J. 2014;96-B(3):325–331. https://doi.org/10.1302/0301-620X.96B3.33033.

[38] Helito CP, Bonadio MB, Soares TQ, da Mota e Albuquerque RF, Natalino RJ, Pecora JR et al. The meniscal insertion of the knee anterolateral ligament. Surg Radiol Anat. 2016;38(2):223–228. https://doi.org/10.1007/s00276-015-1533-5.

[39] Kennedy MI, Claes S, Fuso FA, Williams BT, Goldsmith MT, Turnbull TL, et al. The anterolateral ligament: an anatomic, radiographic, and biomechanical analysis. Am J Sports Med. 2015;43(7):1606–1615. https://doi.org/10.1177/0363546515578253.

[40] Claes S, Luyckx T, Vereecke E, Bellemans J. The Segond fracture: a bony injury of the anterolateral ligament of the knee. Arthroscopy. 2014;30(11):1475–1482. https://doi.org/10.1016/j.arthro.2014.05.039.

[41] Daggett M, Ockuly AC, Cullen M, Busch K, Lutz C, Imbert P, et al. Femoral origin of the anterolateral ligament: an anatomic analysis. Arthroscopy. 2016;32(5):835–841. https://doi.org/10.1016/j.arthro.2015.10.006.

[42] Van der Watt L, Khan M, Rothrauff BB, Ayeni OR, Musahl V, Getgood A et al. The structure and function of the anterolateral ligament of the knee: a systematic review. Arthroscopy. 2015;31(3):569–582 e3. https://doi.org/10.1016/j.arthro.2014.12.015.

[43] Helito CP, do Prado Torres JA, Bonadio MB, Aragao JA, de Oliveira LN, Natalino RJ et al. Anterolateral ligament of the fetal knee: an anatomic and histological study. Am J Sports Med. 2017;45(1):91–96. https://doi.org/10.1177/0363546516664888.

[44] Caterine S, Litchfield R, Johnson M, Chronik B, Getgood A. A cadaveric study of the anterolateral ligament: re-introducing the lateral capsular ligament. Knee Surg Sports Traumatol Arthrosc. 2015;23(11):3186–3195. https://doi.org/10.1007/s00167-014-3117-z.

[45] Helito CP, do Amaral C, Jr., Nakamichi YD, Gobbi RG, Bonadio MB, Natalino RJ et al. Why do authors differ with regard to the femoral and meniscal anatomic parameters of the knee anterolateral ligament?: Dissection by layers and a description of its superficial and deep layers. Orthop J Sports Med. 2016;4(12):2325967116675604. https://doi.org/10.1177/2325967116675604.

[46] Sonnery-Cottet B, Lutz C, Daggett M, Dalmay F, Freychet B, Niglis L, et al. The involvement of the anterolateral ligament in rotational control of the knee. Am J Sports Med. 2016;44(5):1209–1214. https://doi.org/10.1177/0363546515625282.

[47] Helito CP, Bonadio MB, Rozas JS, Wey JM, Pereira CA, Cardoso TP, et al. Biomechanical study of strength and stiffness of the knee anterolateral ligament. BMC Musculoskelet Disord. 2016;17:193. https://doi.org/10.1186/s12891-016-1052-5.

[48] Huser LE, Noyes FR, Jurgensmeier D, Levy MS. Anterolateral ligament and iliotibial band control of rotational stability in the anterior cruciate ligament-intact knee: defined by tibiofemoral compartment translations and rotations. Arthroscopy. 2017;33(3):595–604. https://doi.org/10.1016/j. arthro.2016.08.034.

[49] Monaco E, Fabbri M, Mazza D, Daggett M, Redler A, Lanzetti RM, et al. The effect of sequential tearing of the anterior cruciate and anterolateral ligament on anterior translation and the pivot-shift phenomenon: a cadaveric study using navigation. Arthroscopy. 2018;34(4):1009–1014. https://doi. org/10.1016/j.arthro.2017.09.042.

[50] Rasmussen MT, Nitri M, Williams BT, Moulton SG, Cruz RS, Dornan GJ, et al. An in vitro robotic assessment of the anterolateral ligament, part 1:secondary role of the anterolateral ligament in the setting of an anterior cruciate ligament injury. Am J Sports Med. 2016;44(3):585–592. https://doi. org/10.1177/0363546515618387.

[51] Shybut TB, Vega CE, Haddad J, Alexander JW, Gold JE, Noble PC, et al. Effect of lateral meniscal root tear on the stability of the anterior cruciate ligament-deficient knee. Am J Sports Med. 2015;43(4):905–911. https://doi. org/10.1177/0363546514563910.

[52] Lording T, Corbo G, Bryant D, Burkhart TA, Getgood A. Rotational laxity control by the anterolateral ligament and the lateral meniscus is dependent on knee flexion angle: a cadaveric biomechanical study. Clin Orthop Relat Res. 2017;475(10):2401–2408. https://doi. org/10.1007/s11999-017-5364-z.

[53] Kittl C, El-Daou H, Athwal KK, Gupte CM, Weiler A, Williams A, et al. The role of the anterolateral structures and the acl in controlling laxity of the intact and ACL-deficient knee. Am J Sports Med. 2016;44(2):345–354. https://doi. org/10.1177/0363546515614312.

[54] Zens M, Niemeyer P, Ruhhammer J, Bernstein A, Woias P, Mayr HO, et al. Length changes of the anterolateral ligament during passive knee motion: a human cadaveric study. Am J Sports Med. 2015;43(10):2545–2552. https://doi.org/10.1177/0363546515594373.

[55] Qi W, Hosseini A, Tsai TY, Li JS, Rubash HE, Li G. In vivo kinematics of the knee during weight bearing high flexion. J Biomech. 2013;46(9):1576–1582. https://doi.org/10.1016/j.jbiomech.2013.03.014.

[56] Imbert P, Lutz C, Daggett M, Niglis L, Freychet B, Dalmay F, et al. Isometric characteristics of the anterolateral ligament of the knee: a cadaveric navigation study. Arthroscopy. 2016;32(10):2017–2024. https://doi.org/10.1016/j.arthro.2016.02.007.

[57] Ferretti A, Monaco E, Fabbri M, Maestri B, De Carli A. Prevalence and classification of injuries of anterolateral complex in acute anterior cruciate ligament tears. Arthroscopy. 2017;33(1):147–154. https://doi.org/10.1016/j.arthro.2016.05.010.

[58] Terry GC, Norwood LA, Hughston JC, Caldwell KM. How iliotibial tract injuries of the knee combine with acute anterior cruciate ligament tears to influence abnormal anterior tibial displacement. Am J Sports Med. 1993;21(1):55–60. https://doi.org/10.1177/036354659302100110.

[59] Monaco E, Ferretti A, Labianca L, Maestri B, Speranza A, Kelly MJ, et al. Navigated knee kinematics after cutting of the ACL and its secondary restraint. Knee Surg Sports Traumatol Arthrosc. 2012;20(5):870–877. https://doi.org/10.1007/s00167-011-1640-8.

[60] Puzzitiello RN, Agarwalla A, Zuke WA, Garcia GH, Forsythe B. Imaging diagnosis of injury to the anterolateral ligament in patients with anterior cruciate ligaments: association of anterolateral ligament injury with other types of knee pathology and grade of pivot-shift examination: a systematic review. Arthroscopy. 2018. https://doi.org/10.1016/j. arthro.2018.04.025.

[61] Helito CP, Helito PVP, Costa HP, Demange MK, Bordalo-Rodrigues M. Assessment of the anterolateral ligament of the knee by magnetic resonance imaging in acute injuries of the anterior cruciate ligament. Arthroscopy. 2017;33(1):140–146. https://doi.org/10.1016/j.arthro.2016.05.009.

[62] Cavaignac E, Faruch M, Wytrykowski K, Constant O, Murgier J, Berard E, et al. Ultrasonographic evaluation of anterolateral ligament injuries: correlation with magnetic resonance imaging and pivotshift testing. Arthroscopy. 2017;33(7):1384–1390. https://doi.org/10.1016/j.arthro.2017.01.040.

[63] Helito CP, Helito PV, Costa HP, Bordalo-Rodrigues M, Pecora JR, Camanho GL et al. MRI evaluation of the anterolateral ligament of the knee: assessment in routine 1.5-T scans. Skeletal Radiol. 2014;43(10):1421–1427. https://doi.org/10.1007/s00256-014-1966-7.

[64] Devitt BM, O'Sullivan R, Feller JA, Lash N, Porter TJ, Webster KE, et al. MRI is not reliable in diagnosing of concomitant anterolateral ligament and anterior cruciate ligament injuries of the knee. Knee Surg Sports Traumatol Arthrosc. 2017;25(4):1345–1351. https://doi.org/10.1007/s00167-017-4538-2.

[65] Porrino J Jr, Maloney E, Richardson M, Mulcahy H, Ha A, Chew FS. The anterolateral ligament of the knee: MRI appearance, association with the Segond fracture, and historical perspective. AJR Am J Roentgenol. 2015;204(2):367–373. https://doi.org/10.2214/AJR.14.12693.

[66] Muramatsu K, Saithna A, Watanabe H, Sasaki K, Yokosawa K, Hachiya Y, et al. Three-dimensional magnetic resonance imaging of the anterolateral ligament of the knee: an evaluation of intact and anterior cruciate ligament-deficient knees from the scientific anterior cruciate ligament network international (SANTI) study group. Arthroscopy. 2018;34(7):2207–2217. https://doi.org/10.1016/j. arthro.2018.02.014.

[67] Cavaignac E, Wytrykowski K, Reina N, Pailhe R, Murgier J, Faruch M, et al. Ultrasonographic identification of the anterolateral ligament of the knee. Arthroscopy. 2016;32(1):120–126. https://doi.

org/10.1016/j.arthro.2015.07.015.

[68] Yoshida M, Herbst E, Albers M, Musahl V, Fu FH, Onishi K. The anterolateral complex in anterior cruciate ligament deficient knees demonstrate sonographic abnormalities on high-resolution sonography. Knee Surg Sports Traumatol Arthrosc. 2017;25(4):1024–1029. https://doi.org/10.1007/s00167-017-4512-z.

[69] Van Dyck P, Clockaerts S, Vanhoenacker FM, Lambrecht V, Wouters K, De Smet E, et al. Anterolateral ligament abnormalities in patients with acute anterior cruciate ligament rupture are associated with lateral meniscal and osseous injuries. Eur Radiol. 2016;26(10):3383–3391. https://doi. org/10.1007/s00330-015-4171-8.

[70] Claes S, Bartholomeeusen S, Bellemans J. High prevalence of anterolateral ligament abnormalities in magnetic resonance images of anterior cruciate ligament-injured knees. Acta Orthop Belg. 2014;80(1):45–49.

[71] Wang Y, Li S, Xu D, Qian L, Jiang C, Fu M, et al. Strain distribution of the anterolateral ligament during internal rotation at different knee flexion angles:a biomechanical study on human cadavers. Knee. 2019. https://doi.org/10.1016/j.knee.2019.01.001.

[72] Pula DA. Editorial commentary: the anterolateral ligament really exists, now show me how to find it. Arthroscopy. 2019;35(2):528–529. https://doi. org/10.1016/j.arthro.2018.11.004.

[73] DePhillipo NN, Cinque ME, Chahla J, Geeslin AG, LaPrade RF. Anterolateral ligament reconstruction techniques, biomechanics, and clinical outcomes: a systematic review. Arthroscopy. 2017;33(8):1575–1583. https://doi.org/10.1016/j.arthro.2017.03.009.

[74] Sonnery-Cottet B, Barbosa NC, Tuteja S, Daggett M, Kajetanek C, Thaunat M. Minimally invasive anterolateral ligament reconstruction in the setting of anterior cruciate ligament injury. Arthrosc Tech. 2016;5(1):e211–e215. https://doi.org/10.1016/j. eats.2015.11.005.

[75] Inderhaug E, Stephen JM, Williams A, Amis AA. Anterolateral tenodesis or anterolateral ligament complex reconstruction: effect of flexion angle at graft fixation when combined with ACL reconstruction. Am J Sports Med. 2017;45(13):3089–3097. https://doi.org/10.1177/0363546517724422.

[76] Schon JM, Moatshe G, Brady AW, Serra Cruz R, Chahla J, Dornan GJ, et al. Anatomic anterolateral ligament reconstruction of the knee leads to overconstraint at any fixation angle. Am J Sports Med. 2016;44(10):2546–2556. https://doi. org/10.1177/0363546516652607.

[77] Nielsen ET, Stentz-Olesen K, de Raedt S, Jorgensen PB, Sorensen OG, Kaptein B, et al. Influence of the anterolateral ligament on knee laxity: a biomechanical cadaveric study measuring knee kinematics in 6 degrees of freedom using dynamic radiostereometric analysis. Orthop J Sports Med. 2018;6(8):2325967118789699. https://doi.org/10.1177/2325967118789699.

[78] Geeslin AG, Moatshe G, Chahla J, Kruckeberg BM, Muckenhirn KJ, Dornan GJ, et al. Anterolateral knee extra-articular stabilizers: a robotic study comparing anterolateral ligament reconstruction and modified lemaire lateral extra-articular tenodesis. Am J Sports Med. 2018;46(3):607–616. https://doi. org/10.1177/0363546517745268.

[79] Noyes FR, Huser LE, Jurgensmeier D, Walsh J, Levy MS. Is an anterolateral ligament reconstruction required in ACL-reconstructed knees with associated injury to the anterolateral structures? A robotic analysis of rotational knee stability. Am J Sports Med. 2017;45(5):1018–1027. https://doi.org/10.1177/0363546516682233.

[80] Herbst E, Arilla FV, Guenther D, Yacuzzi C, Rahnemai-Azar AA, Fu FH, et al. Lateral extraarticular tenodesis has no effect in knees with isolated anterior cruciate ligament injury. Arthroscopy. 2018;34(1):251–260. https://doi.org/10.1016/j. arthro.2017.08.258.

[81] Spencer L, Burkhart TA, Tran MN, Rezansoff AJ, Deo S, Caterine S, et al. Biomechanical analysis of simulated clinical testing and reconstruction of the anterolateral ligament of the knee. Am J Sports Med. 2015;43(9):2189–2197. https://doi. org/10.1177/0363546515589166.

[82] Sonnery-Cottet B, Daggett M, Helito CP, Cavalier M, Choudja E, Vieira TD et al. Anatomic anterolateral ligament reconstruction leads to overconstraint at any fixation angle: letter to the editor. Am J Sports Med. 2016;44(10):NP57-NP8. https://doi.org/10.1177/0363546516669313.

[83] Ardern CL, Sonesson S, Forssblad M, Kvist J. Comparison of patient-reported outcomes among those who chose ACL reconstruction or non-surgical treatment. Scand J Med Sci Sports. 2017;27(5):535–544. https://doi.org/10.1111/sms.12707.

[84] Webster KE, Feller JA. Exploring the high reinjury rate in younger patients undergoing anterior cruciate ligament reconstruction. Am J Sports Med. 2016;44(11):2827–2832. https://doi.org/10.1177/0363546516651845.

[85] Roessler PP, Schuttler KF, Heyse TJ, Wirtz DC, Efe T. The anterolateral ligament (ALL) and its role in rotational extra-articular stability of the knee joint:a review of anatomy and surgical concepts. Arch Orthop Trauma Surg. 2016;136(3):305–313. https://doi. org/10.1007/s00402-015-2395-3.

[86] Camilo P. Helito MFS, Pedro N. Giglio, Marcelo B. Bonadio, José R. Pécora, Marco K. Demange, Gilberto L. Camanho, Riccardo G. Gobbi. Combined reconstruction of the anterolateral ligament in patients with hypermobility and knee hyperextension with ACL injuries leads to better clinical outcomes than isolated ACL reconstruction. ISAKOS Biennial Congress ePoster. 2019.

[87] Helito CP, Camargo DB, Sobrado MF, Bonadio MB, Giglio PN, Pecora JR, et al. Combined reconstruction of the anterolateral ligament in chronic ACL injuries leads to better clinical outcomes than isolated ACL reconstruction. Knee Surg Sports Traumatol Arthrosc. 2018. https://doi.org/10.1007/s00167-018-4934-2.

[88] Lee DW, Kim JG, Cho SI, Kim DH. Clinical outcomes of isolated revision anterior cruciate ligament reconstruction or in combination with anatomic anterolateral ligament reconstruction. Am J Sports Med. 2019;47(2):324–333. https://doi.org/10.1177/0363546518815888.

[89] Rosenstiel N, Praz C, Ouanezar H, Saithna A, Fournier Y, Hager JP, et al. Combined anterior cruciate and anterolateral ligament reconstruction in the professional athlete: clinical outcomes from

the scientific anterior cruciate ligament network international study group in a series of 70 patients with a minimum follow-up of 2 years. Arthroscopy. 2019;35(3):885–892. https://doi.org/10.1016/j.arthro.2018.09.020.

[90] Claes S, Hermie L, Verdonk R, Bellemans J, Verdonk P. Is osteoarthritis an inevitable consequence of anterior cruciate ligament reconstruction? A meta-analysis. Knee Surg Sports Traumatol Arthrosc. 2013;21(9):1967–1976. https://doi. org/10.1007/s00167-012-2251-8.

[91] Shelbourne KD, Benner RW, Gray T. Results of anterior cruciate ligament reconstruction with patellar tendon autografts: objective factors associated with the development of osteoarthritis at 20 to 33 years after surgery. Am J Sports Med. 2017:363546517718827. https://doi. org/10.1177/0363546517718827.

[92] Ardern CL, Taylor NF, Feller JA, Webster KE. Fifty-five per cent return to competitive sport following anterior cruciate ligament reconstruction surgery: an updated systematic review and metaanalysis including aspects of physical functioning and contextual factors. Br J Sports Med. 2014;48(21):1543–1552. https://doi.org/10.1136/bjsports-2013-093398.

[93] Kartus J, Magnusson L, Stener S, Brandsson S, Eriksson BI, Karlsson J. Complications following arthroscopic anterior cruciate ligament reconstruction. A 2–5-year follow-up of 604 patients with special emphasis on anterior knee pain. Knee Surg Sports Traumatol Arthrosc. 1999;7(1):2–8. https:// doi.org/10.1007/s001670050112.

[94] Hettrich CM, Dunn WR, Reinke EK, Group M, Spindler KP. The rate of subsequent surgery and predictors after anterior cruciate ligament reconstruction: two- and 6-year follow-up results from a multicenter cohort. Am J Sports Med. 2013;41(7):1534-1540. https:// doi. org/10.1177/0363546513490277.

[95] O'Brien SJ, Warren RF, Pavlov H, Panariello R, Wickiewicz TL. Reconstruction of the chronically insufficient anterior cruciate ligament with the central third of the patellar ligament. J Bone Joint Surg Am. 1991;73(2):278–286.

[96] Strum GM, Fox JM, Ferkel RD, Dorey FH, Del Pizzo W, Friedman MJ, et al. Intraarticular versus intraarticular and extraarticular reconstruction for chronic anterior cruciate ligament instability. Clin Orthop Relat Res. 1989;245:188–198.

[97] Ibrahim SA, Shohdy EM, Marwan Y, Ramadan SA, Almisfer AK, Mohammad MW, et al. Anatomic reconstruction of the anterior cruciate ligament of the knee with or without reconstruction of the anterolateral ligament: a randomized clinical trial. Am J Sports Med. 2017;45(7):1558–1566. https://doi. org/10.1177/0363546517691517.

[98] Ferretti A, Monaco E, Ponzo A, Basiglini L, Iorio R, Caperna L, et al. Combined intra-articular and extra-articular reconstruction in anterior cruciate ligament-deficient knee: 25 years later. Arthroscopy. 2016;32(10):2039–2047. https://doi.org/10.1016/j.arthro.2016.02.006.

[99] Rossi MJ. Editorial commentary: anterolateral ligament augmentation for the anterior cruciate ligament-deficient knee debate-the proof is in the pudding. Arthroscopy. 2019;35(3):893–895. https://doi.org/10.1016/j.arthro.2018.12.018.

[100] Getgood A BD, Litchfield B, Stability Study Group. Multicenter randomized clinical trial comparing anterior cruciate ligament reconstruction with and without lateral extra-articular tenodesis in individuals who are at high risk of graft failure. NCT02018354. https://clinicaltrials.gov/ct2/show/NCT02018354?term=NCT02018 354&rank=1. Accessed 3 Aug 2018.

[101] Sonnery-Cottet B, Pioger C, Vieira TD, Saithna A, Franck F, Fayard J-M, Kajetanek C, Thaunat M. A randomised controlled trial of ACL reconstruction with or without anterolateral ligament reconstruction:preliminary results from the SANTI study. NCT03740022. https://clinicaltrials.gov/ct2/show/NCT03740022. Accessed 14 Nov 2018.

第 11 章 ACL 重建翻修

Jae-Young Park, Kyoung Ho Yoon

摘要

前交叉韧带（ACL）翻修手术发生率正在逐渐增加。若想成功进行 ACL 翻修手术，必须首先确定初次重建的失败原因。外科手术医生要努力解决失败的原因。进行翻修手术时，隧道位置、隧道扩大和骨质条件是手术医生需要考量的重要因素。

关键词

前交叉韧带翻修，隧道扩大，隧道位置

概述

前交叉韧带（ACL）损伤是最常见的运动伤，随着 ACL 重建手术的增加，翻修手术的发生率也越来越高[1]。然而，据报道，ACL 翻修术的效果并不优于初次 ACL 重建[2]。

失效原因

要获得 ACL 翻修手术的成功，首先要确定 ACL 初次重建失败的原因。ACL 翻修多中心研究（MARS）小组报告称，ACL 重建失败可归为技术性、生物性和创伤性失败，ACL 重建失败是由一个或多个因素造成的[3]。因此，为了成功进行 ACL 重建翻修，应准确辨识初次手术失败的原因并加以解决。

技术性失败

MARS 组报告称，当排除创伤性失败时，技术问题是导致失败的最重要的原因。特别是在许多研究中，股骨隧道位置错误被认为是最常见的技术问题[3,4]。股骨隧道的理想位置仍存在争议，然而，股骨隧道放置过于偏前会导致固定时对移植物的过度限制和伸直时移植物松弛。股骨隧道定位过于偏后可能导致隧道后壁爆裂，引起固定失败[4]。胫骨隧道定位过于偏前会造成髁间窝处的移植物撞击，从而导致移植物磨损断裂。胫骨隧道过于偏后，移植物将过于垂直[4]。因此，确定初次手术隧道的位置对规划 ACL 翻修非常重要。了解隧道的大小（骨缺损程度）以及隧道位置是很有帮助的。普通 X 线片可用于确定隧道的大致位置、范围和金属植入物的位置。三维计算机断层扫描（CT）重建公认是精准测量隧道位置和大小的最佳方法。与 CT 相比，磁共振成像（MRI）在确定隧道的位置和大小方面存在困难。但是，MRI 的优势是可以证实移植物的状况并发现伴随的病变，例如半月板损伤。

生物性失败

在既往的文献中，并没有对生物性失败做出明确的定义。MARS 小组将生物性失败定义为初次重建时，移植物愈合欠佳引起早期失效，而不伴有创伤性和技术性因素[3]。潜在病因包括移植物生物整合失效、腱骨未愈合、移植物张力不当或被忽视的相关不稳定，如后外侧角损伤或内侧松弛[5-7]。胫骨外侧平台后倾角增加也与移植物早期失效的风险增加存在相关性[8]。

要知道初次手术中使用的移植物类型。如果移植物是失败原因，应避免在翻修手术中重复使用类似移植物。有研究报道，当同种异体移植物经伽马射线辐照（4 Mrad）后，其组织的结构特性可能减弱，有可能导致移植物发生生物学失效[9]。隧道扩大的病因尚未确定，它涉及机械和生物等多种因素。隧道扩大的生物学因素包括使用同种异体移植物和释放炎性细胞因子[10]。

创伤性失败

术后早期，在移植物腱骨愈合之前再次受到损伤，则可能发生 ACL 移植物失败[5]。在神经肌肉调节完全恢复之前早期回归运动，机体对应激的反应能力较差，将更容易受到反复创伤的影响[11]。在术后晚期，遭受到与初次损伤相似的创伤，将导致移植物断裂[11]，这种撕裂通常发生在移植物的中段。

查体和影像学检查

全面回顾患者的病史很重要。对初始手术报告和关节镜检查结果进行回顾，可以提供关于移植物类型、移植物固定方式、同时进行的手术以及关节软骨和半月板质量等有价值的信息。此外，应评估患者的期望值和预期活动水平。

应进行全面的体格检查。检查膝关节活动度、关节间隙压痛、下肢肌力和任何的步态异常。进行适当的检查以确定 ACL 的完整性，包括前抽屉试验、Lachman 试验和轴移试验。进行内翻和外翻应力测试，以测试后外侧结构和侧副韧带的完整性。膝过伸异常的患者应评估后外侧角是否损伤。

影像学检查应包括负重位正位片、屈膝 30° 侧位片、屈膝 45° 正位片（PA）和髌骨轴位片。屈膝45° 的正位 X 线片用于评估关节间隙狭窄。常规拍摄前、后、内翻和外翻应力位 X 线片，以检查是否伴随韧带损伤。全长负重位 X 线片可用于评估下肢力线。三维 CT 重建可准确评估初次手术的隧道位置和骨量丢失程度。MRI 检查，可以提供移植物完整性的详细信息。MRI 还可提供关于关节软骨、半月板和周围韧带状况等有价值的信息。

移植物和固定方式选择的术前规划

根据情况，ACL 重建可以使用各种移植物，但自体移植物显示比同种异体移植物更好的临床结果。

根据 MARS 小组的队列研究，使用同种异体移植物时，发生再断裂的概率将高出 2.78 倍[3]。因此，尽可能地使用自体移植物，特别是年轻和活跃患者，最好选择自体移植物。对于所有的翻修手术，建议使用比初次手术更牢固的固定。骨量和既往隧道可能影响移植物固定，在这种情况下，仅使用单一固定物可能不够充分。如果移植物直径比隧道直径小 2～3 mm 以上，除现有固定螺钉外，就应使用带有大骨块的移植物或额外的螺钉进行固定。

如果移植物和隧道的尺寸差距较大，通常进行二期重建。一些外科医生考虑使用带有大骨块的移植物、叠加螺钉或火柴棒样移植进行单阶段重建[12]。

隧道位置和隧道扩大

根据位置不同，隧道可分为：①位置良好的隧道（图 11.1）；②位置完全错误的隧道（图 11.2a、b），位置尚可但并非最佳的隧道。

一般而言，如果之前的隧道位置良好，翻修手术时可使用原有隧道。如果之前的隧道位置完全错误，则可以钻取一个新的不同方向的隧道以绕过原有隧道（图 11.2b）。最具挑战性的情况是之前的隧道位置合理但不是最佳位置。有两种选择是可行的。第一个选项是创建一个新的隧道。这种技术可能会增大隧道尺寸，可通过使用大的移植物（带或不带骨栓）联合骨移植和较大直径的界面螺钉来解决。第二个选项是行分期手术。如果移植物有进入原隧道而不是新钻取隧道的可能，那么最好一期植骨融合，二期再行重建手术。即使在位置良好的隧道中，如果骨缺损严重，也建议行分期手术[13]（图 11.3a、b）。然而，对于骨质缺损到何种程度才进行二期重建仍存在分歧。一般来说，如果隧道直径＜ 14 mm，可

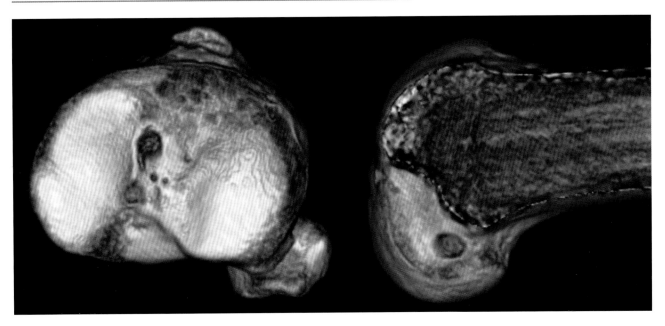

图 11.1　膝关节三维计算机断层扫描（CT）显示胫骨和股骨隧道位置良好

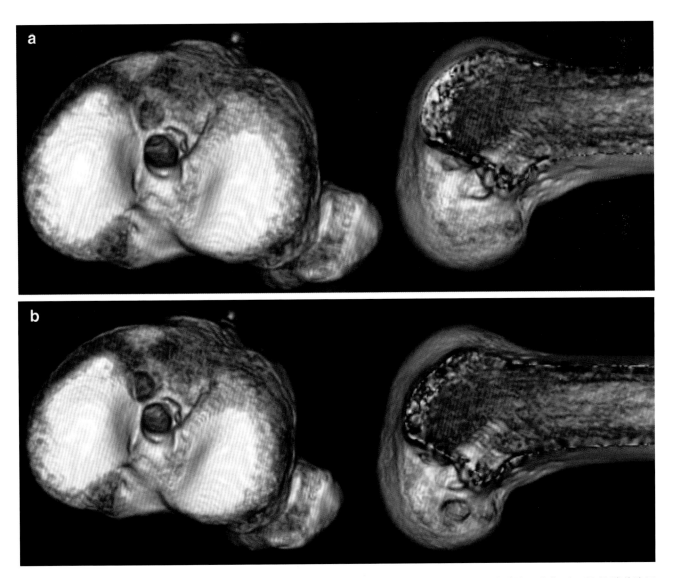

图 11.2　a. 膝关节三维计算机断层扫描（CT）显示完全错误的胫骨和股骨隧道位置。胫骨隧道放置太靠后，股骨隧道放置太靠前。b. 膝关节三维 CT 显示翻修前交叉韧带重建中创建全新的隧道，绕过了现有的隧道

103

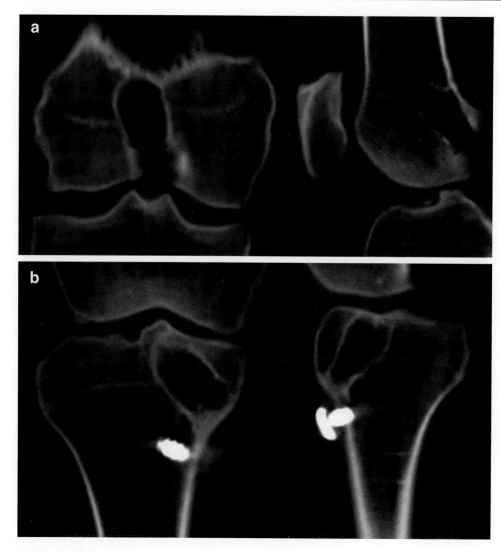

图 11.3　a. 膝关节 CT 显示股骨隧道增宽。b. 膝关节 CT 显示胫骨隧道增宽

以进行一期手术，如果隧道直径＞ 14 mm，最好进行分期手术。然而，最近的一项研究报道，当隧道直径＜ 12 mm[14] 时，一期重建的临床效果更好。一般建议在植骨术后 4 ～ 6 个月，植骨愈合后再进行二期翻修手术。在二期翻修术前进行常规的 X 线片或 CT 评估可能有助于评估植骨愈合情况。

下肢力线

　　前交叉韧带翻修术前需常规检查下肢力线，以确定是否存在任何的对线不良。ACL 重建失效合并力线不良时，常采用胫骨高位截骨术来解决[15]。此外，胫骨平台后倾角增加被认为是前交叉韧带重建失败的危险因素，因此外科医生应予以重视[16]。

半月板状态

　　已证实内侧半月板对限制胫骨向前移位发挥重要作用[17]，内侧半月板损伤会使 ACL 移植物的应力增加[18]。因此只要有愈合可能，即应修复半月板撕裂。在内侧半月板缺失且存在严重的前外侧不稳定时，应考虑同种异体半月板移植[19]。

相关损伤

　　前外侧复合体损伤，包括前外侧韧带，作为

前交叉韧带（ACL）重建的一个重要问题已引起关注[20]。最近已有文献报道了ACL重建联合时，同时行外侧肌腱固定或前外侧韧带重建手术[21]。这些关节外联合手术可通过减少胫骨前移和内旋，为ACL翻修提供额外的旋转稳定性[22]。

患者体位

与初次ACL重建相似，患者仰卧位，常规放置气囊止血带后，根据医生的偏好，使用腿架或是侧挡固定术侧下肢，然后以标准无菌方式准备手术肢体并铺巾。

手术技术

采用标准手术入路。前内侧辅助入路可以单独钻取股骨和胫骨隧道。由外向内技术使医生能够钻取斜向的股骨隧道。有经验的术者在所有翻修病例中均使用了蛇形软钻，这有助于在准备股骨隧道时避免过度屈膝。

首先应进行诊断性关节镜检查。处理半月板、软骨和韧带病变。

当决定进行前交叉韧带翻修后，去除所有的移植物。然后，评估初次手术的股骨隧道和固定装置。根据具体情况决定是否取出其固定装置。如果可以在新的位置获取理想的隧道，就不去干扰之前的隧道或固定装置，以免产生更大的骨缺损。但是，如果原有隧道或固定物影响新建隧道的位置，则应加以处理。在胫骨侧采用相同的原则。取出之前的移植物后，评估胫骨隧道，确定其是否可用，以及现有的固定物是否会妨碍新隧道的放置。使用之前的胫骨切口，主要用于取出原有内固定物。如果在初次手术中使用生物可吸收界面螺钉，即使螺钉与钻头有接触，也能够钻取新的隧道。

在准备好移植物后，有3种翻修选择：①重新调整原有隧道；②避开原隧道钻取新隧道，或建立分叉的隧道；③植骨和分期翻修重建。根据失败原因、之前的隧道位置和隧道扩大情况、患者的骨质和伴随的病理学情况等具体情况做出决定。如果患者的骨质良好，在遇到隧道重叠时可以钻取分叉的隧道。

如果骨质量较差，可考虑使用大骨块、叠加螺钉或火柴棒移植进行缺损填充。

如果一期翻修面临移植物欠佳、隧道位置不良或固定困难，必须考虑分期翻修。初期骨移植时需要先取出之前所有的内固定装置。通常使用同种异体移植骨作为植骨来源。自体移植物很少使用，但可以使用自体髂骨，也可以设计大的同种异体骨来填充缺损。

有经验的术者建议在所有ACL翻修病例中对移植物使用更强的固定方式。翻修手术的生物环境通常较差，单个固定可能导致翻修失败。

结论

前交叉韧带翻修的技术要求很高。必须仔细分析初次手术失败的原因。为了在前交叉韧带翻修后达到良好的结果，外科医生必须纠正初次重建失败的原因。在骨量良好的部位建立理想隧道是成功进行前交叉韧带翻修所应遵循的基本原则。

参考文献

[1] Andernord D, Desai N, Bjornsson H, Ylander M, Karlsson J, Samuelsson K. Patient predictors of early revision surgery after anterior cruciate ligament reconstruction: a cohort study of 16,930 patients with 2-year follow-up. Am J Sports Med. 2015;43(1):121–127.

[2] Gifstad T, Drogset JO, Viset A, Grontvedt T, Hortemo GS. Inferior results after revision ACL reconstructions: a comparison with primary ACL reconstructions. Knee Surg Sports Traumatol Arthr Offic J ESSKA. 2013;21(9):2011–2018.

[3] Wright RW, Huston LJ, Spindler KP, Dunn WR, Haas AK, Allen CR, et al. Descriptive epidemiology of the Multicenter ACL Revision Study (MARS) cohort. Am J Sports Med. 2010;38(10):1979–1986.

[4] Wylie JD, Marchand LS, Burks RT. Etiologic factors that lead to failure after primary anterior cruciate ligament surgery. Clin Sports Med. 2017;36(1):155–172.

[5] George MS, Dunn WR, Spindler KP. Current concepts review: revision anterior cruciate ligament reconstruction. Am J Sports Med. 2006;34(12):2026–2037.

[6] Gersoff WK, Clancy WG Jr. Diagnosis of acute and chronic anterior cruciate ligament tears. Clin Sports Med. 1988;7(4):727–738.

[7] Gertel TH, Lew WD, Lewis JL, Stewart NJ, Hunter RE. Effect of anterior cruciate ligament graft tensioning direction, magnitude, and flexion angle on knee biomechanics. Am J Sports Med. 1993;21(4):572–581.

[8] Christensen JJ, Krych AJ, Engasser WM, Vanhees MK, Collins MS, Dahm DL. Lateral tibial posterior slope is increased in patients with early graft failure after anterior cruciate ligament reconstruction. Am J Sports Med. 2015;43(10):2510–2514.

[9] Schwartz HE, Matava MJ, Proch FS, Butler CA, Ratcliffe A, Levy M, et al. The effect of gamma irradiation on anterior cruciate ligament allograft biomechanical and biochemical properties in the caprine model at time zero and at 6 months after surgery. Am J Sports Med. 2006;34(11):1747–1755.

[10] Wilson TC, Kantaras A, Atay A, Johnson DL. Tunnel enlargement after anterior cruciate ligament surgery. Am J Sports Med. 2004;32(2):543–549.

[11] Wiggins AJ, Grandhi RK, Schneider DK, Stanfield D, Webster KE, Myer GD. Risk of secondary injury in younger athletes after anterior cruciate ligament reconstruction: a systematic review and meta-analysis. Am J Sports Med. 2016;44(7):1861–1876.

[12] Maak TG, Voos JE, Wickiewicz TL, Warren RF. Tunnel widening in revision anterior cruciate ligament reconstruction. J Am Academy Orthop Surg. 2010;18(11):695–706.

[13] Wegrzyn J, Chouteau J, Philippot R, Fessy MH, Moyen B. Repeat revision of anterior cruciate ligament reconstruction: a retrospective review of management and outcome of 10 patients with an average 3-year follow-up. Am J Sports Med. 2009;37(4):776–785.

[14] Yoon KH, Kim JS, Park SY, Park SE. One-stage revision anterior cruciate ligament reconstruction:results according to preoperative bone tunnel diameter:five to fifteen-year follow-up. J Bone and Joint Surg Am Vol. 2018;100(12):993–1000.

[15] Won HH, Chang CB, Je MS, Chang MJ, Kim TK. Coronal limb alignment and indications for high tibial osteotomy in patients undergoing revision ACL reconstruction. Clin Orthop Relat Res. 2013;471(11):3504–3511.

[16] Grassi A, Signorelli C, Urrizola F, Macchiarola L, Raggi F, Mosca M, et al. Patients with failed anterior cruciate ligament reconstruction have an increased posterior lateral tibial plateau slope: a case-controlled study. Arthroscopy. 2019.

[17] Spang JT, Dang AB, Mazzocca A, Rincon L, Obopilwe E, Beynnon B, et al. The effect of medial meniscectomy and meniscal allograft transplantation on knee and anterior cruciate ligament biomechanics. Arthroscopy. 2010;26(2):192–201.

[18] Shelbourne KD, Gray T. Results of anterior cruciate ligament reconstruction based on meniscus and articular cartilage status at the time of surgery. Five- to fifteen-year evaluations. Am J Sports Med. 2000;28(4):446–452.

[19] Yoon KH, Lee SH, Park SY, Kim HJ, Chung KY. Meniscus allograft transplantation: a comparison of medial and lateral procedures. Am J Sports Med. 2014;42(1):200–207.

[20] Kraeutler MJ, Welton KL, McCarty EC, Bravman JT. Revision anterior cruciate ligament reconstruction. J Bone and Joint Surg Am Vol. 2017;99(19):1689–1696.

[21] Vundelinckx B, Herman B, Getgood A, Litchfield R. Surgical indications and technique for anterior cruciate ligament reconstruction combined with lateral extra-articular tenodesis or anterolateral ligament reconstruction. Clin Sports Med. 2017;36(1):135–153.

[22] Lee DW, Kim JG, Cho SI, Kim DH. Clinical outcomes of isolated revision anterior cruciate ligament reconstruction or in combination with anatomic anterolateral ligament reconstruction. Am J Sports Med. 2019;47(2):324–333.

第 12 章　ACL 重建术后的康复与重返运动

Jin Goo Kim and Dhong Won Lee

摘要

前交叉韧带（ACL）重建术后重返运动（RTS）是大多数 ACL 损伤患者的关键治疗目标。尽管在确定 RTS 时机时，评价膝关节功能很重要，但用于确定患者能否安全接受 RTS 的标准化循证标准仍有待于建立。心理因素对能否重返运动的重要性在近期受到重视，故心理准备也应包括在测试序列中。因此，需要一种简单、可靠、客观和全面的"以目标为导向"的测试序列来评估 RTS 的可能性。本章旨在分析现有的功能测试（包括主观和客观评估）的利弊，并阐述其未来发展方向。

关键词

前交叉韧带重建，功能性能测试，功能试验，重返运动

概述

大多数接受前交叉韧带重建术（ACLR）的患者都希望恢复到伤前运动水平。然而，研究显示恢复到伤前运动水平的比例通常低于预期，如同手术技术一样，患者能否重返运动（RTS）也受到许多因素的影响。近期的综述显示，在 7556 例术后患者中，81% 可从事运动，65% 恢复到伤前运动水平，55% 达到竞争水平[3]。事实上，一些研究表明，6 个月随访时，RTS 率仅为 20%，远低于术前预期[25,26,33,75]。一个基本问题是什么构成了 RTS。最近，一份共识声明提出了 RTS 的 3 个要素[1]。第一是重新参与，第二是重返运动，第三是回归性能。重新参与包括参与康复、训练或低于伤前运动水平的活动。重返运动是指患者恢复到受伤前的运动水平，但没有达到预期的表现。回归性能表明患者目前达到或高于受伤前的运动水平。在确定 ACLR 术后患者是否能恢复到受伤前的表现水平方面，经验性数据相对较少。

必须开发和实施适当设计的康复项目，以改善膝关节功能和 RTS 率[32,48,68]。Shelbourne KD 和 Nitz P 建议提早增加活动范围，立即进行可耐受的负重，并在 ACLR 后 3 ～ 4 个月时开始跑步[73,74]。从那时起，具有 30 年历史的加速康复概念开始发展，在 20 世纪 90 年代被纳入更科学的运动科学中。20 世纪 90 年代，美国、欧洲和运动医学发达的国家成立了能同时开展生物力学研究的体育中心。康复治疗超越了单纯的经验性加速康复治疗，建立了围绕本体感觉和神经肌肉控制概念，将肌力、活动度、功能锻炼等各要素融为一体的全面主动康复理念。

最后，评估 ACLR 后的膝关节功能以确定 RTS 的时间是至关重要的，但标准化评价方案仍有待开发。已经做出了很大的努力向患者解释，如何预测是否能够成功重返运动。在常规情况下，时间和以损伤为基础的标准，如肌力主导了 RTS 标准，尽管决定 RTS 是多因素和复杂的。时间是最常用的 RTS 标准，根据近期的范围性综述，在纳入的 209 项研究中，42% 认为时间是唯一用于确定运动员是否达到 RTS 的标准。超过 80% 认为允许在 9 个月之前 RTS[13]。它是基于生物学的概念，意味着移植物愈合和神经肌肉功能的恢复。但是，Larsen 等[47] 发现，在 ACLR 后 9 ～ 12 个月，娱乐活动的患者受累侧的

肌力和功能能力显著低于未受累侧或健康对照组的相应值。他们建议在确定 RTS 标准时应采用"客观"而非"手术后多长时间"。因此，需要对损伤程度和活动进行衡量，尽管定量对称仍可能存在定性不对称，测量性能的有效方法存在高度争议。在本章中，我们将对术后康复和 RTS 测试进行回顾，并讨论未来 RTS 标准的趋势。

康复

活动范围

早期需要进行适当的活动，因为这样可以减少术后关节肿胀，维持关节软骨的营养，减少瘢痕组织或关节僵硬的形成。在使用自体腘绳肌腱行ACLR 后，建议使用被动 ROM，因为主动 ROM 导致取腱处肌肉的收缩。术后 1 周的活动范围目标应为0°～90°，强调至少 2 周内膝关节达到完全伸直。在术后早期，膝关节完全伸展很重要，可以快速恢复到正常的行走模式。因为只有在正常行走中完成伸膝运动时，初始的支撑才会稳定。在 2～3 周后，被动 ROM 的目标是至少 130°。髌骨的正常运动对改善 ROM 也很重要，因为髌骨的异常运动与关节纤维化有关。为此，术后 3～4 天进行被动的髌骨活动。

负重

负重过程中的压缩负荷不会进一步产生前后方向的松弛。术后早期就进行负重训练，术后 2～3周即可正常行走。这一概念大胆地偏离了过去患者盲从的、基于移植过程的康复治疗观念，新的概念鼓励神经肌肉控制，尤其是康复治疗开始时的本体感觉训练。

闭链运动和开链运动

众所周知，闭链运动是在 ACLR 后通过股四头肌和腘绳肌共同收缩进行的，是一种相对安全的运动，而开链运动则具有使胫骨前移的趋势。显然，闭链运动是 ACLR 之后的一种很好的方法，因为它

与功能表现的形式相似，并且不担心产生剪切力。然而，最近有文献称开链运动与闭链运动引起胫骨平移的程度相似。在腿部伸展肌等开链运动过程中，胫骨发生前后平移。在 0°～45° 的情况下，称为中性角，胫骨发生前向平移，在 45°～90° 的情况下，发生后向平移，因此早期应用开放的主轴运动是可能的。1～2 周可逐渐进行闭链运动，如蹲起。在开链运动中，6 周后进行 45°～90° 伸展，不引起胫骨前移。12 周后，所有活动范围均可进行。

腘绳肌锻炼

采用自体腘绳肌腱移植物的 ACLR 通常会使屈肌力量减弱 10%～30%，建议在术后 6 周时开始单腿屈曲运动。然而，根据疼痛的程度，可于 3 周开始对抗重力行自主屈曲运动，6 周时逐渐增加负重。术后 5 个月时行离心性收缩。

功能支具

理论上，在 ACLR 后使用功能支具在生物力学和功能上是有帮助的，但缺乏证据证明[62]。我们认为，开发一种功能支具，能够复制 ACL 自然功能，同时对神经肌肉控制也起到了积极作用，甚至是在动态体育活动中。

阶段方案

第 1 阶段（0～3 周）

这一阶段的目标是控制炎症和水肿，激活股四头肌并充分伸展，开展教育康复的一般内容。在控制疼痛基础上逐步开始 ROM 运动，目标是在术后1 周达到 90°，在术后 3 周时达到至少 130°。为此，患者在术后 2 周内使用 CPM 设备和固定自行车。增强股四头肌的活性非常重要，为此，有必要通过早期进行股四头肌训练来恢复虚弱膝关节的神经肌肉控制能力。

鼓励患者在可以耐受的情况下尽早负重，并在ACLR 后 2～3 天开始重量转移训练。允许在术后2～3 周正常行走。此外，进行站立和抬起足跟来锻

炼小腿肌肉。膝关节完全伸展时进行直腿抬高（SLR）。术后2周时进行靠墙下蹲。

第2阶段（4～6周）

这一阶段的目标是进行正常的行走和本体感觉训练，并开始肌力训练。使用跑步机进行完全伸展状态下的正常步行训练。开始本体感觉训练，患者单腿站立或平衡。这种训练先从在稳定地面上的单腿开始，然后再在不稳定的地面上进行。它还允许更进一步的下蹲活动，以改善下肢肌肉力量，并可利用台阶箱进行上下楼梯练习。在此阶段，开始无负重的主动屈膝运动。

第3阶段（7～12周）

这一阶段的目标是强调高水平的力量锻炼，以恢复本体感觉和肌肉力量。如果患者在前一阶段表现良好，可以进行更高级的本体感觉训练，如闭眼单腿写字母或数字。额外的力量训练设备，例如腿部腿蹬，可以用限定的角度进行。腿部伸展，在45°～90°范围内增加重量，12周内不引起胫骨前移。此外，从这一阶段开始，通过重量阻力进行屈腿训练。

第4阶段（13～18周）

该阶段的目标是开始功能训练，为RTS做准备，同时改善肌力和肌耐力。在ACLR后3个月结束时，进行肌力测试、平衡测试、前向松弛测试（如KT-2000）和主观问卷。为了通过测试，与未受累侧相比，受累侧在每个项目上都应达到70%或以上。

使用自体腘绳肌腱移植物进行ACLR时，3个月左右会出现一定程度的肌腱再生，可以大胆地去除初始保护并开始慢跑[49]。从这一阶段开始，基于各种反馈和前馈机制的理论，那些可能引起移植物再断裂的不稳定因素，在康复过程中将缓慢增加。通过反复训练，患者能够克服重返运动可能会产生的意外不稳。应强调克服对再损伤的恐惧。因此，这一步骤对于RTS和避免再损伤非常重要，康复计划中应从低水平到高水平来实施前馈机制。

随着放松跑，可以增加双腿跳，进一步可以做单腿跳、跑步或跳跃。进行增容运动，即在离心性收缩后立即诱发向心性收缩。此外，通过增加一种

训练的方法进行扰动训练，刺激患者在意外情况下调整重心。

第5阶段（19～24周）

本步骤的目的是对RTS进行训练，如速度、敏捷性和特定功能锻炼。RTS的全部准备工作是通过以更强的训练从之前的简单运动转变为更多样化的运动。

建议患者在ACLR术后6～9个月通过肌力测试、功能表现测试、平衡测试、采用KT-2000的前向松弛度测试、主观问卷等方法，在各项目中患侧达到健侧的85%～90%水平时，即可重返运动。

RTS 标准

患者报告结局指标

在考虑RTS对患者的安全性时，主观膝关节评分是有用的。最近的范围综述显示，在209项研究中有12%采用了患者报告标准[13]。近期在运动医学研究中使用的评估包括36项简明健康调查量表（SF-36）、Lysholm评分、膝关节损伤与骨性关节炎结局评分（KOOS）、国际膝关节文献委员会（IKDC）主观评分、Tegner活动量表和Cincinnati膝关节评分系统。根据每个患者对日常活动的主观判断，记录Lysholm评分和IKDC主观评分[14,22,30,40,51,52,75]，IKDC主观评分内包含的问题不仅包括膝关节的功能，还包括膝关节在日常活动和心理环境中的作用，与Lysholm评分相比更为有用。此外，IKDC主观评分的优势是评分系统不因患者的性别或年龄而改变，可代表各种与膝关节相关的并发症[55,63,66]。Tegner活动量表是患者体育活动水平的主观指标，用来确定与损伤前运动水平相比适宜的RTS的基础[14,58,75]。Sousa等[75]发现，6个月随访时成功重返运动的患者，其等速肌力测试超过健侧的85%，各项功能测试（纵跳、单跳、三级跳测试）中超过健侧的90%，与未能恢复运动的患者相比，他们有显著更高的IKDC主观评分和Tegner评分。Kong等[40]报告在ACLR后6个月，IKDC主观评分和Tegner活动量表与功能性能试验（同向收缩试验、Carioca试验和往返运动试验）

显著相关。

ACLR 后，可通过 Lachman 试验、前抽屉试验和轴移试验评价前向和旋转稳定性。这些检查是损伤评测的一部分。

Makhmalbaf 等 [56] 报告，在全身麻醉下进行这些检查可提高试验的准确性，Lachman 试验和前抽屉试验的敏感性分别为 93.5% 和 94.4%。客观测量前向不稳定的更好方法是使用关节测量仪，如 KT-1000 关节测量仪（MEDmetric, San Diego, CA, USA）、Genucom 膝关节分析系统（FARO Technologies Inc., Lake Mary, FL, USA）和 Rolimeter 装置（Aircast Europe, Neubeuern, Germany）。Pugh 等 [65] 表明，KT-1000 和 Rolimeter 装置的有效性优于 TELOS（Laubscher&Co., Holstein, Switzerland）的应力成像。一些研究将侧间差异 < 3 mm 作为重返运动的标准 [13]。

通常使用轴移试验来测试旋转稳定性，这是患者能否安全地重返运动的重要决定因素之一 [7,42,43,54]。轴移试验与主观评估结果、功能评分和 RTS 显著相关 [39]。然而，导致轴移现象的因素包括胫骨内旋、胫骨外侧向前平移和胫骨后侧突然加速，这些动态旋转松弛的不同阶段难以人工加以区分。需要扩大分级系统，纳入更多临床相关的亚类，并研发轴移的定量测试。为此，有许多研究探索了定量测量轴移的方法，并致力于提高其数值的准确性。已经开发了用于轴移试验的测量设备，例如导航系统 [27,59]、电磁传感器 [41]、惯性传感器 [45,87] 和图像分析系统 [6,76]。低成本、非侵入性和配套齐全、方便易用使它越来越受到欢迎。与惯性传感器一样，图像分析系统具有经济合理和非侵入性的优点。但是，局限性包括图像分析系统不能测量骨的实际运动，可能会导致评估错误，当标记物脱离测量视野，照相机错位时，或者轴移试验的运动比照相机的帧率更快时，这种测量方法的灵敏度可能会受到影响。未来的工作需要将其可靠性和有效性提高到与高成本系统（如导航系统和电磁传感器）相当的水平。此外，还需要开发新的机械装置来检测真实的三维运动，并且使用标准化的外力来诱发轴移试验。

由于存在局限性，这些不稳定试验是在膝关节肌肉松弛状态和开链运动系统中进行的。它们不能反映闭链运动系统中体育活动时的功能和动态表现 [23,25,26,28,29,53,60]。在闭链运动环境中，肌肉对膝关节稳定性的动力作用是复杂和难以评价的。

肌肉力量

肌力试验也是损伤评测的一部分。近期综述文章报告，209 项研究中 41% 将肌力作为 RTS 标准 [13]。由于肌肉力量对膝关节的功能表现至关重要，肌肉力量特别是等速力量的恢复是决定患者是否能够安全地重返运动的重要因素 [7,21,22,29,35,36,38,52,69,79]。

Risberg 和 Holm[69] 发现，ACLR 后 2 年，伸直峰扭矩和屈曲峰扭矩分别为健侧的 88.5% 和 92%。Kim 等 [36] 报道，2 年随访时自体腘绳肌腱移植组和同种异体移植物组术侧的伸直峰扭矩和屈曲峰扭矩分别为 83% 和 81%。相应地，两组屈曲峰扭矩分别为 87% 和 95%。结果显示，标准屈曲缺陷与 Carioca 试验、协同收缩试验、往返跑试验和单腿跳跃距离（SLHD）试验显著相关，而深度屈曲缺陷与功能性试验无关。根据最近的一项系统评价，ACLR 后的肌肉无力受移植物供体部位的影响很大。此外，他们还发现自体腘绳肌腱移植物的采集伴随显著的屈肌无力，而骨 - 髌腱 - 骨（BPTB）的采集伴随显著的伸肌无力 [86]。

大多数研究表明，ACLR 后股四头肌肌力与良好的临床结局相关。Keays 等 [35] 报道，在采用自体腘绳肌腱进行 ACRL 术后 6 个月时，股四头肌肌力与功能测试（往返跑、侧步、Carioca 试验以及单腿跳和三级跳测试）显著相关，但腘绳肌肌力与之无相关性。这些结果表明，前交叉韧带损伤患者出现"股四头肌回避步态"，导致伸肌峰扭矩明显减弱。腘绳肌腱起到了代偿的作用。因为腘绳肌腱是前交叉韧带将胫骨向后拉的重要主动肌，因此，股四头肌力量训练在膝关节功能恢复中起重要作用 [35,37,69,72]。

最常用的肌力评估工具是 60/s 时的等速肌力，最近的系统综述 [61] 将其看作是匀速运动（图 12.1）。许多研究发现，等速力量测试与跑步、急停和单腿跳跃距离测试有显著相关性，而其他研究报告它们仅与单腿跳跃距离测试相关 [8,31,34]。

尽管等速肌力测试对功能表现的影响尚不清楚，但普遍认为等速伸肌肌力证实当 LSI（肢体对称性指数）低于 10% ～ 15% 时适用于 RTS[13,61,79]。

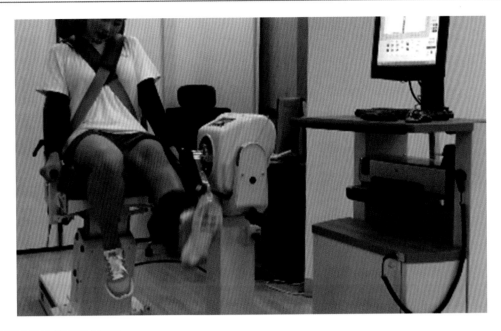

图 12.1　使用测力计的等速肌力测试

由于跳起后落地以及在足球、手球或篮球中轴移等活动都需要大量的离心收缩，所以仅采用等速力量评估来确定 RTS 的可行性受到了质疑[10]。有待于进一步测量股四头肌和腘绳肌的耐力，因为其疲劳可降低膝关节动态稳定性并导致再损伤[77,78,85]。

功能性能评估

在体育活动中，我们的下肢会经历反复的减速和加速，这需要神经肌肉系统进行广泛而复杂的控制。因此，没有考虑神经肌肉控制的简单定量评估不能准确检测肌肉功能[84]。现有的确定 RTS 的评价方法在确定实际功能方面存在局限性，所以要努力寻找更合适的评估功能性能的方法。

评估单腿表现是有用的，因为在运动中可以检测到被双侧腿部运动所掩盖的单侧缺陷。

通常情况下，单腿跳跃试验被用作确定 RTS 的试验，最近的文献综述发现，209 项纳入的研究中有 14% 采用了至少一项跳跃试验作为 RTS 的标准[13]。对于单腿跳跃测距检查的肢体对称性指数（LSI）常用于计算患肢跳跃距离和健肢跳跃距离之间的评分差异。已证实 RTS 的 LSI 阈值为 80%～90%。93% 和 100% 的健康个体在之前的单腿跳跃试验中分别显示 LSI > 85% 和 80%[9,22,60,70]。根据这些结果，我们需要 85% 或以上的 LSI 来确定患者对 RTS 的准备情况。

跳跃试验有多种类型。单腿跳跃距离测试被广泛用作 ACLR 后的功能性测试，因为它显示了高度的可靠性[7,19,20,22,67]（图 12.2）。Barber 等[8]认为他们的系列测试（包含了单腿跳跃距离测试和单腿垂直跳跃测试）（图 12.3）与等速力量测试相比，能更可靠评估术后膝关节功能。此外，采用单腿跳跃距离测试与更多的跳跃测试相结合可以增加其灵敏度[8,60,67]。由 Gustavsson 等[23]开发的测试组合，包括纵跳、单腿跳跃距离和侧跳，显示出 87% 的灵敏度和 84% 的准确度，并能较好地显示出区分受累侧和未受累侧跳跃性能。评估患者 30 s 侧向耐力，他们认为侧跳引起的肌肉疲劳需要对动态稳定性进行强有力的控制，这可能是测试组合能有效区分受累侧和未受累侧的跳跃性能的原因。

最近，开发了几种装置来测量跳跃测试的得分，例如计算机接触垫，其可用于测量高度，即使是在一个时间点的有限空间内[50]。

Lephart 等[53]提出的功能性能测试为：①协同收缩试验，再现产生胫骨平移的旋转力；②Carioca 试验，再现轴移现象；③往返运动试验，再现加速和减速运动（图 12.4）。Ko 等[38]报告这 3 种功能性测试在健康人中进行时具有较高水平的再测信度，并与

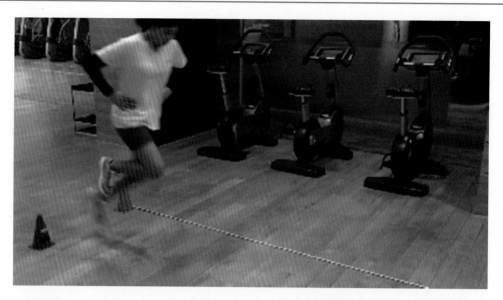

图 12.2 单腿跳跃距离测试。要求受试者尽可能向前跳跃，用同一只脚跳跃和着地。使用尺子以厘米（cm）为单位测量受累和未受累肢体跳跃的最长距离

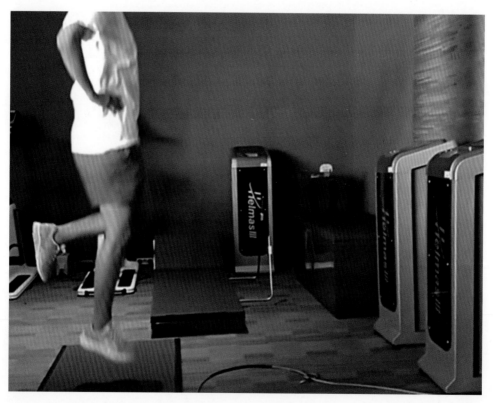

图 12.3 单腿跳跃试验。要求受试者进行一次深蹲和暂停，然后在测量跳跃高度（cm）的跳跃分析仪接触垫子上单腿进行最大高度的垂直跳跃

Tegner 活动量表表现出显著的相关性。提示这些测试可反映日常活动。特别是，协同收缩试验和 Carioca 试验被认为可用于评估动态情境下的旋转不稳定性，这是评估 ACLR 后 RTS 的一个重要因素 [29]。

2016 年 RTS 共识概述了 5 项建议，以指导测试的选择，第一项是使用一组测试（组合测试）[1]。虽然，评估运动质量或其他基于性能的测试需要更复杂的设备、大的空间，并且更难标准化，但是，如

图 12.4 a. 协同收缩试验。它再现了膝关节的旋转力。b. Carioca 试验。在胫骨上再现轴移现象。c. 往返运动试验。它在膝关节上产生加速力和减速力

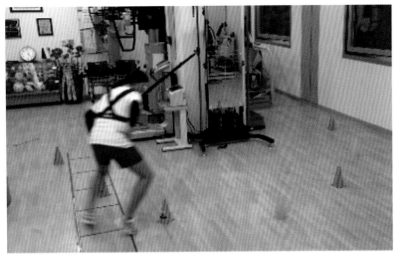

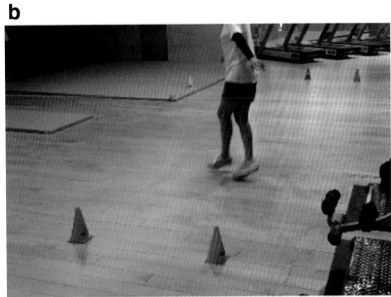

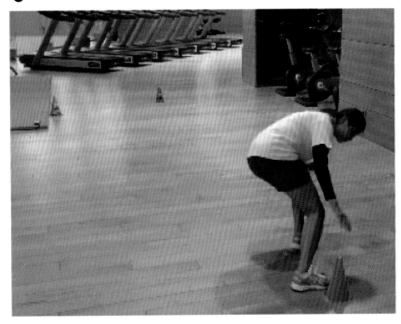

果我们仅测试损伤，就会缺少对患者在体育活动过程中应对所有体力需求能力信息的了解。Herbst[25] 和 Hildebrandt 等 [26] 报告了 7 项功能测试（双腿稳定性测试、单腿稳定性测试、双腿对抗运动跳跃、单腿对抗运动跳跃、增强式跳跃、速度测试和快速足部测试），具有较高的重测可靠性。使用这些测试，他们发现术后 5.7 个月随访时，患者重返"非竞争性运动"的比例为 15.9%，8 个月随访时为 17.4%，只有 1 例有资格重返"竞技性运动"。

他们的结论是，大多数患者在 8 个月随访时未能通过 RTS 的 7 项中的 1 项测试。他们强调，重返运动最少 6 个月的时间阈值应进行修订，并强烈建议避免过早重返竞技性运动。在移植物成功长入前（可能需要长达 12 个月的时间）恢复运动，将出现再断裂和对侧 ACL 断裂的风险。

最近，一项运动质量检查［如落地错误评分（LESS）]被用作组合测试的一部分[82]。许多作者报告，对于 ACLR 术后满足所有 RTS 标准的患者，LESS 可能是一个显著的预测因素，因为不对称的运动模式，如膝关节外翻增加，提示会增加再损伤[18,80,83]。因此，建议在测试组合中增加运动分析。另一项是 Y- 平衡试验（YBT）评估平衡和动态控制，是一个星形偏移稳定试验，这是一项相对简单和可重现的试验（图 12.5）[7,57]。通过 YBT 确定的性能降低和高 LSI 与下肢损伤风险增加相关 [64]。

通过先进的数字传感器和互联网技术对组合试验进行改进，可以更简单、实时地评测膝关节的性能。

心理评估（害怕二次损伤和自信）

关于 RTS，不应忽视患者的心理因素，因此，

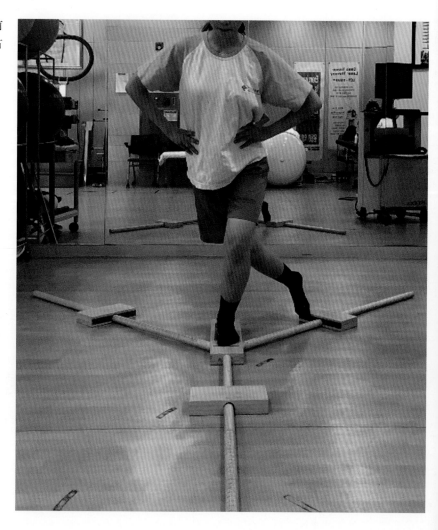

图 12.5　Y- 平衡试验。评估 3 个方向（前侧、后内侧和外侧）下肢稳定能力和左右两侧平衡问题

近20年内对患者心理社会因素的关注程度增加，并进行了大量相关研究。据报道，超过50%的不能重返运动的患者表现出对再损伤的恐惧[17,52]。患者在功能性能测试中无明显膝关节功能缺失，但却不能重返运动，对再损伤的恐惧是阻碍之一，进行体育活动的缺少自信也影响了短期和长期结局，包括重返运动率[5,44,71]。

Kvist等[44]使用Tampa运动恐惧症量表（TSK）评估了对二次损伤的恐惧。他们发现，在ACLR后3年或4年随访时，57%的患者运动活动未达到损伤前水平。

有趣的是，他们观察到高恐惧指数（即高TSK值），与较差的膝关节功能密切相关。Chmielewski等[15, 16]报告，在手术0～6个月（即术后恢复期）时TSK数值和膝关节功能参数未显示相关性，但在手术后6～12个月（康复治疗期）测量的值显示有相关性。

与TSK量表一起，研究者使用的另一种对ACLR后RTS心理准备的测量是ACL-伤后重返运动（ACL-RSI）量表[4,12,24,51,81]。Langford等[46]研究显示，在ACLR术后12个月重返竞技性运动的患者其ACL-RSI量表评分显著高于未恢复的患者。研究分析了164例ACLR术后患者，使用了不同膝关节调查问卷评估膝关节功能。结果显示，使用ACL-RSI量表评估对RTS的心理准备与恢复到损伤前水平最为相关[2]。

最近的一项研究评价了K-STARTS测试（包括ACL-RSI量表）的验证结果，研究报告显示K-STARTS测试符合作为ACLR术后RTS的客观验证标准[11]。他们建议，包括身体检查和心理评估（ACL-RSI量表）的成套测试可以对患者重返运动的能力进行更全面的评估。ACLR治疗后，必须联合对患者进行心理治疗和增强信心，以及以患者为中心的健康教育。目前，RTS的决定通常基于评估膝关节功能的主观问卷，由患者自己填写，但这种方法有局限性，因为其不能客观地评估患者的情绪因素，如焦虑和信心情况。

需要其他形式的测试来有效评估患者情绪和精神状态，需要精神科和心理科的部门间合作制定出客观的心理测试项目。

结论

为了提高ACLR术后RTS的成功率，临床医生持续进行研究，并开发新型手术治疗和康复方案。但是，目前还没有标准能够以客观和循证的方式确定患者对RTS的准备情况。需要一种客观和"以目标为导向"的决策工具或测试组套，以进行功能和心理评估，从而做出有关安全重返运动的决策。需要在开链和闭链运动条件下，与真实的运动活动非常相似的测试组套。为此开发了各种测试组套，同时也正在进行更多的努力，以创造出更简单、更可靠的方法。预计未来，数字传感器和信息技术的发展和技术进步将为更简单的可测量实时膝关节功能的系列测试铺平道路。此外，由于在决定RTS的可行性或时机时，患者的情绪和精神状态是重要的考量因素，因此心理评估应与其他体格检查结合进行。

参考文献

[1] Ardern CL, Glasgow P, Schneiders A, Witvrouw E, Clarsen B, Cools A, et al. 2016 Consensus statement on return to sport from the first world congress in sports physical therapy, bern. Br J Sports Med. 2016;50:853–864.

[2] Ardern CL, Osterberg A, Tagesson S, Gauffin H, Webster KE, Kvist J. The impact of psychological readiness to return to sport and recreational activities after anterior cruciate ligament reconstruction. Br J Sports Med. 2014;48:1613–1619.

[3] Ardern CL, Taylor NF, Feller JA, Webster KE. Fiftyfive per cent return to competitive sport following anterior cruciate ligament reconstruction surgery: an updated systematic review and meta-analysis including aspects of physical functioning and contextual factors. Br J Sports Med. 2014;48:1543–1552.

[4] Ardern CL, Taylor NF, Feller JA, Whitehead TS, Webster KE. Psychological responses matter in returning to preinjury level of sport after anterior cruciate ligament reconstruction surgery. Am J Sports Med. 2013;41:1549–1558.

[5] Ardern CL, Webster KE, Taylor NF, Feller JA. Return to sport following anterior cruciate ligament reconstruction surgery: a systematic review and meta-analysis of the state of play. Br J Sports Med. 2011;45:596–606.

[6] Arilla FV, Rahnemai-Azar AA, Yacuzzi C, Guenther D, Engel BS, Fu FH, et al. Correlation between a 2D simple image analysis method and 3D bony motion during the pivot shift test. Knee. 2016;23:1059–

1063.

[7] Barber-Westin SD, Noyes FR. Factors used to determine return to unrestricted sports activities after anterior cruciate ligament reconstruction. Arthroscopy. 2011;27:1697–1705.

[8] Barber SD, Noyes FR, Mangine R, DeMaio M. Rehabilitation after ACL reconstruction: function testing. Orthopedics. 1992;15:969–974.

[9] Barber SD, Noyes FR, Mangine RE, McCloskey JW, Hartman W. Quantitative assessment of functional limitations in normal and anterior cruciate ligament-deficient knees. Clin Orthop Relat Res. 1990;204–214.

[10] Bennett DR, Blackburn JT, Boling MC, McGrath M, Walusz H, Padua DA. The relationship between anterior tibial shear force during a jump landing task and quadriceps and hamstring strength. Clin Biomech (Bristol, Avon). 2008;23:1165–1171.

[11] Blakeney WG, Ouanezar H, Rogowski I, Vigne G, Guen ML, Fayard JM, et al. Validation of a composite test for assessment of readiness for return to sports after anterior cruciate ligament reconstruction:The K-STARTS test. Sports Health. 2018;10:515–522.

[12] Bohu Y, Klouche S, Lefevre N, Webster K, Herman S. Translation, cross-cultural adaptation and validation of the French version of the anterior cruciate ligament-return to sport after injury (ACL-RSI) scale. Knee Surg Sports Traumatol Arthrosc. 2015;23:1192–1196.

[13] Burgi CR, Peters S, Ardern CL, Magill JR, Gomez CD, Sylvain J, et al. Which criteria are used to clear patients to return to sport after primary ACL reconstruction?A scoping review. Br J Sports Med. 2019. https://doi.org/10.1136/bjsports-2018-099982.

[14] Chalmers PN, Mall NA, Moric M, Sherman SL, Paletta GP, Cole BJ, et al. Does ACL reconstruction alter natural history?: A systematic literature review of long-term outcomes. J Bone Joint Surg Am. 2014;96:292–300.

[15] Chmielewski TL, Jones D, Day T, Tillman SM, Lentz TA, George SZ. The association of pain and fear of movement/reinjury with function during anterior cruciate ligament reconstruction rehabilitation. J Orthop Sports Phys Ther. 2008;38:746–753.

[16] Chmielewski TL, Zeppieri G Jr, Lentz TA, Tillman SM, Moser MW, Indelicato PA, et al. Longitudinal changes in psychosocial factors and their association with knee pain and function after anterior cruciate ligament reconstruction. Phys Ther. 2011;91:1355–1366.

[17] Czuppon S, Racette BA, Klein SE, Harris-Hayes M. Variables associated with return to sport following anterior cruciate ligament reconstruction: a systematic review. Br J Sports Med. 2014;48:356–364.

[18] Dingenen B, Gokeler A. Optimization of the returnto-sport paradigm after anterior cruciate ligament reconstruction: a critical step back to move forward. Sports Med. 2017;47:1487–1500.

[19] Engelen-van Melick N, van Cingel RE, Tijssen MP, Nijhuis-van der Sanden MW. Assessment of functional performance after anterior cruciate ligament reconstruction: a systematic review of measurement procedures. Knee Surg Sports Traumatol Arthrosc. 2013;21:869–879.

[20] Fitzgerald GK, Lephart SM, Hwang JH, Wainner RS. Hop tests as predictors of dynamic knee stability. J Orthop Sports Phys Ther. 2001;31:588–597.

[21] Gobbi A, Tuy B, Mahajan S, Panuncialman I. Quadrupled bone-semitendinosus anterior cruciate ligament reconstruction: a clinical investigation in a group of athletes. Arthroscopy. 2003;19:691–699.

[22] Gokeler A, Welling W, Zaffagnini S, Seil R, Padua D. Development of a test battery to enhance safe return to sports after anterior cruciate ligament reconstruction. Knee Surg Sports Traumatol Arthrosc. 2017;25:192–199.

[23] Gustavsson A, Neeter C, Thomee P, Silbernagel KG, Augustsson J, Thomee R, et al. A test battery for evaluating hop performance in patients with an ACL injury and patients who have undergone ACL reconstruction. Knee Surg Sports Traumatol Arthrosc. 2006;14:778–788.

[24] Harput G, Tok D, Ulusoy B, Eraslan L, Yildiz TI, Turgut E, et al. Translation and cross-cultural adaptation of the anterior cruciate ligamentreturn to sport after injury (ACL-RSI) scale into Turkish. Knee Surg Sports Traumatol Arthrosc. 2017;25:159–164.

[25] Herbst E, Hoser C, Hildebrandt C, Raschner C, Hepperger C, Pointner H, et al. Functional assessments for decision-making regarding return to sports following ACL reconstruction. Part II: clinical application of a new test battery. Knee Surg Sports Traumatol Arthrosc. 2015;23:1283–1291.

[26] Hildebrandt C, Muller L, Zisch B, Huber R, Fink C, Raschner C. Functional assessments for decision-making regarding return to sports following ACL reconstruction. Part I: development of a new test battery. Knee Surg Sports Traumatol Arthrosc. 2015;23:1273–1281.

[27] Ishibashi Y, Tsuda E, Yamamoto Y, Tsukada H, Toh S. Navigation evaluation of the pivot-shift phenomenon during double-bundle anterior cruciate ligament reconstruction: is the posterolateral bundle more important? Arthroscopy. 2009;25:488–495.

[28] Itoh H, Kurosaka M, Yoshiya S, Ichihashi N, Mizuno K. Evaluation of functional deficits determined by four different hop tests in patients with anterior cruciate ligament deficiency. Knee Surg Sports Traumatol Arthrosc. 1998;6:241–245.

[29] Jang SH, Kim JG, Ha JK, Wang BG, Yang SJ. Functional performance tests as indicators of returning to sports after anterior cruciate ligament reconstruction. Knee. 2014;21:95–101.

[30] Janssen RP, du Mee AW, van Valkenburg J, Sala HA, Tseng CM. Anterior cruciate ligament reconstruction with 4-strand hamstring autograft and accelerated rehabilitation: a 10-year prospective study on clinical results, knee osteoarthritis and its predictors. Knee Surg Sports Traumatol Arthrosc. 2013;21:1977–1988.

[31] Jarvela T, Kannus P, Latvala K, Jarvinen M. Simple measurements in assessing muscle performance after an ACL reconstruction. Int J Sports Med. 2002;23:196–201.

[32] Karikis I, Desai N, Sernert N, Rostgard-Christensen L, Kartus J. Comparison of anatomic double- and single-bundle techniques for anterior cruciate ligament reconstruction using hamstring tendon autografts:a prospective randomized study with 5-year clinical and radiographic follow-up. Am J Sports Med. 2016;44:1225–1236.

[33] Karlsson J, Becker R. Return to sports after ACL reconstruction: individual considerations. Knee Surg Sports Traumatol Arthrosc. 2015;23:1271–1272.

[34] Karlsson J, Lundin O, Lossing IW, Peterson L. Partial rupture of the patellar ligament. Results after operative treatment. Am J Sports Med. 1991;19:403–408.

[35] Keays SL, Bullock-Saxton JE, Newcombe P, Keays AC. The relationship between knee strength and functional stability before and after anterior cruciate ligament reconstruction. J Orthop Res. 2003;21:231–237.

[36] Kim JG, Yang SJ, Lee YS, Shim JC, Ra HJ, Choi JY. The effects of hamstring harvesting on outcomes in anterior cruciate ligament-reconstructed patients: a comparative study between hamstringharvested and -unharvested patients. Arthroscopy. 2011;27:1226–1234.

[37] Kline PW, Johnson DL, Ireland ML, Noehren B. Clinical predictors of knee mechanics at return to sport after acl reconstruction. Med Sci Sports Exerc. 2016;48:790–795.

[38] Ko MS, Yang SJ, Ha JK, Choi JY, Kim JG. Correlation between hamstring flexor power restoration and functional performance test: 2-year follow-up after ACL reconstruction using hamstring autograft. Knee Surg Relat Res. 2012;24:113–119.

[39] Kocher MS, Steadman JR, Briggs KK, Sterett WI, Hawkins RJ. Relationships between objective assessment of ligament stability and subjective assessment of symptoms and function after anterior cruciate ligament reconstruction. Am J Sports Med. 2004;32:629–634.

[40] Kong DH, Yang SJ, Ha JK, Jang SH, Seo JG, Kim JG. Validation of functional performance tests after anterior cruciate ligament reconstruction. Knee Surg Relat Res. 2012;24:40–45.

[41] Kuroda R, Hoshino Y. Electromagnetic tracking of the pivot-shift. Curr Rev Musculoskelet Med. 2016;9:164–169.

[42] Kuroda R, Hoshino Y, Araki D, Nishizawa Y, Nagamune K, Matsumoto T, et al. Quantitative measurement of the pivot shift, reliability, and clinical applications. Knee Surg Sports Traumatol Arthrosc. 2012;20:686–691.

[43] Kuroda R, Hoshino Y, Kubo S, Araki D, Oka S, Nagamune K, et al. Similarities and differences of diagnostic manual tests for anterior cruciate ligament insufficiency: a global survey and kinematics assessment. Am J Sports Med. 2012;40:91–99.

[44] Kvist J, Ek A, Sporrstedt K, Good L. Fear of reinjury:a hindrance for returning to sports after anterior cruciate ligament reconstruction. Knee Surg Sports Traumatol Arthrosc. 2005;13:393–397.

[45] Labbe DR, Li D, Grimard G, de Guise JA, Hagemeister N. Quantitative pivot shift assessment using combined inertial and magnetic sensing. Knee Surg Sports Traumatol Arthrosc. 2015;23:2330–2338.

[46] Langford JL, Webster KE, Feller JA. A prospective longitudinal study to assess psychological changes following anterior cruciate ligament reconstruction surgery. Br J Sports Med. 2009;43:377–381.

[47] Larsen JB, Farup J, Lind M, Dalgas U. Muscle strength and functional performance is markedly impaired at the recommended time point for sport return after anterior cruciate ligament reconstruction in recreational athletes. Hum Mov Sci. 2015;39:73–87.

[48] Lee DW, Kim JG. Anatomic single-bundle anterior cruciate ligament reconstruction using the modified transtibial technique. Arthrosc Tech. 2017;6:e227–e232.

[49] Lee DW, Shim JC, Yang SJ, Cho SI, Kim JG. Functional effects of single semitendinosus tendon harvesting in anatomic anterior cruciate ligament reconstruction: comparison of single versus dual hamstring harvesting. Clin Orthop Surg. 2019;11:60–72.

[50] Lee DW, Yang SJ, Cho SI, Lee JH, Kim JG. Singleleg vertical jump test as a functional test after anterior cruciate ligament reconstruction. Knee. 2018;25:1016–1026.

[51] Lefevre N, Klouche S, Mirouse G, Herman S, Gerometta A, Bohu Y. Return to sport after primary and revision anterior cruciate ligament reconstruction. Am J Sports Med. 2017;45:34–41.

[52] Lentz TA, Zeppieri G Jr, George SZ, Tillman SM, Moser MW, Farmer KW, et al. Comparison of physical impairment, functional, and psychosocial measures based on fear of reinjury/lack of confidence and return-to-sport status after ACL reconstruction. Am J Sports Med. 2015;43:345–353.

[53] Lephart SM, Perrin DH, Fu FH, Gieck JH, McCue FC, Irrgang JJ. Relationship between selected physical characteristics and functional capacity in the anterior cruciate ligament-insufficient athlete. J Orthop Sports Phys Ther. 1992;16:174–181.

[54] Lopomo N, Zaffagnini S, Bignozzi S, Visani A, Marcacci M. Pivot-shift test: analysis and quantification of knee laxity parameters using a navigation system. J Orthop Res. 2010;28:164–169.

[55] Lynch AD, Logerstedt DS, Grindem H, Eitzen I, Hicks GE, Axe MJ, et al. Consensus criteria for defining' successful outcome' after ACL injury and reconstruction: a Delaware-Oslo ACL cohort investigation. Br J Sports Med. 2015;49:335–342.

[56] Makhmalbaf H, Moradi A, Ganji S, Omidi-Kashani F. Accuracy of lachman and anterior drawer tests for anterior cruciate ligament injuries. Arch Bone Jt Surg. 2013;1:94–97.

[57] Mayer SW, Queen RM, Taylor D, Moorman CT 3rd, Toth AP, Garrett WE Jr, et al. Functional testing differences in anterior cruciate ligament reconstruction patients released versus not released to return to sport. Am J Sports Med. 2015;43:1648–1655.

[58] McGrath TM, Waddington G, Scarvell JM, Ball N, Creer R, Woods K, et al. An ecological study of anterior cruciate ligament reconstruction, part 1: clinical tests do not correlate with return-to-sport outcomes. Orthop J Sports Med. 2016;4:2325967116672208.

[59] Monaco E, Maestri B, Conteduca F, Mazza D, Iorio C, Ferretti A. Extra-articular ACL reconstruction and pivot shift in vivo dynamic evaluation with navigation. Am J Sports Med. 2014;42:1669–1674.

[60] Noyes FR, Barber SD, Mangine RE. Abnormal lower limb symmetry determined by function hop tests after anterior cruciate ligament rupture. Am J Sports Med. 1991;19:513–518.

[61] Petersen W, Taheri P, Forkel P, Zantop T. Return to play following

ACL reconstruction: a systematic review about strength deficits. Arch Orthop Trauma Surg. 2014;134:1417–1428.

[62] Pierrat B, Oullion R, Molimard J, Navarro L, Combreas M, Avril S, et al. Characterisation of invivo mechanical action of knee braces regarding their anti-drawer effect. Knee. 2015;22:80–87.

[63] Piontek T, Ciemniewska-Gorzela K, Naczk J, Cichy K, Szulc A. Linguistic and cultural adaptation into Polish of the IKDC 2000 subjective knee evaluation form and the Lysholm scale. Pol Orthop Traumatol. 2012;77:115–119.

[64] Plisky PJ, Gorman PP, Butler RJ, Kiesel KB, Underwood FB, Elkins B. The reliability of an instrumented device for measuring components of the star excursion balance test. N Am J Sports Phys Ther. 2009;4:92–99.

[65] Pugh L, Mascarenhas R, Arneja S, Chin PY, Leith JM. Current concepts in instrumented knee-laxity testing. Am J Sports Med. 2009;37:199–210.

[66] Ra HJ, Kim HS, Choi JY, Ha JK, Kim JY, Kim JG. Comparison of the ceiling effect in the Lysholm score and the IKDC subjective score for assessing functional outcome after ACL reconstruction. Knee. 2014;21:906–910.

[67] Reid A, Birmingham TB, Stratford PW, Alcock GK, Giffin JR. Hop testing provides a reliable and valid outcome measure during rehabilitation after anterior cruciate ligament reconstruction. Phys Ther. 2007;87:337–349.

[68] Riboh JC, Hasselblad V, Godin JA, Mather RC 3rd. Transtibial versus independent drilling techniques for anterior cruciate ligament reconstruction: a systematic review, meta-analysis, and meta-regression. Am J Sports Med. 2013;41:2693–2702.

[69] Risberg MA, Holm I. The long-term effect of 2 postoperative rehabilitation programs after anterior cruciate ligament reconstruction: a randomized controlled clinical trial with 2 years of follow-up. Am J Sports Med. 2009;37:1958–1966.

[70] Rohman E, Steubs JT, Tompkins M. Changes in involved and uninvolved limb function during rehabilitation after anterior cruciate ligament reconstruction:implications for Limb Symmetry Index measures. Am J Sports Med. 2015;43:1391–1398.

[71] Ross MD. The relationship between functional levels and fear-avoidance beliefs following anterior cruciate ligament reconstruction. J Orthop Traumatol. 2010;11:237–243.

[72] Schmitt LC, Paterno MV, Hewett TE. The impact of quadriceps femoris strength asymmetry on functional performance at return to sport following anterior cruciate ligament reconstruction. J Orthop Sports Phys Ther. 2012;42:750–759.

[73] Shelbourne KD, Nitz P. Accelerated rehabilitation after anterior cruciate ligament reconstruction. J Orthop Sports Phys Ther. 1992;15:256–264.

[74] Shelbourne KD, Nitz P. Accelerated rehabilitation after anterior cruciate ligament reconstruction. Am J Sports Med. 1990;18:292–299.

[75] Sousa PL, Krych AJ, Cates RA, Levy BA, Stuart MJ, Dahm DL. Return to sport: Does excellent 6-month strength and function following ACL reconstruction predict midterm outcomes? Knee Surg Sports Traumatol Arthrosc. 2015. https://doi. org/10.1007/s00167-015-3697-2.

[76] Tanaka T, Hoshino Y, Miyaji N, Ibaragi K, Nishida K, Nishizawa Y, et al. The diagnostic reliability of the quantitative pivot-shift evaluation using an electromagnetic measurement system for anterior cruciate ligament deficiency was superior to those of the accelerometer and iPad image analysis. Knee Surg Sports Traumatol Arthrosc. 2018;26:2835–2840.

[77] Thomas AC, McLean SG, Palmieri-Smith RM. Quadriceps and hamstrings fatigue alters hip and knee mechanics. J Appl Biomech. 2010;26:159–170.

[78] Tsai LC, Sigward SM, Pollard CD, Fletcher MJ, Powers CM. Effects of fatigue and recovery on knee mechanics during side-step cutting. Med Sci Sports Exerc. 2009;41:1952–1957.

[79] Undheim MB, Cosgrave C, King E, Strike S, Marshall B, Falvey E, et al. Isokinetic muscle strength and readiness to return to sport following anterior cruciate ligament reconstruction: is there an association? A systematic review and a protocol recommendation. Br J Sports Med. 2015;49:1305–1310.

[80] van Melick N, van Cingel RE, Brooijmans F, Neeter C, van Tienen T, Hullegie W, et al. Evidence-based clinical practice update: practice guidelines for anterior cruciate ligament rehabilitation based on a systematic review and multidisciplinary consensus. Br J Sports Med. 2016;50:1506–1515.

[81] Webster KE, Feller JA, Lambros C. Development and preliminary validation of a scale to measure the psychological impact of returning to sport following anterior cruciate ligament reconstruction surgery. Phys Ther Sport. 2008;9:9–15.

[82] Welling W, Benjaminse A, Seil R, Lemmink K, Zaffagnini S, Gokeler A. Low rates of patients meeting return to sport criteria 9 months after anterior cruciate ligament reconstruction: a prospective longitudinal study. Knee Surg Sports Traumatol Arthrosc. 2018;26:3636–3644.

[83] Wilk KE. Anterior cruciate ligament injury prevention and rehabilitation: let's get it right. J Orthop Sports Phys Ther. 2015;45:729–730.

[84] Wilk KE, Romaniello WT, Soscia SM, Arrigo CA, Andrews JR. The relationship between subjective knee scores, isokinetic testing, and functional testing in the ACL-reconstructed knee. J Orthop Sports Phys Ther. 1994;20:60–73.

[85] Wojtys EM, Wylie BB, Huston LJ. The effects of muscle fatigue on neuromuscular function and anterior tibial translation in healthy knees. Am J Sports Med. 1996;24:615–621.

[86] Xergia SA, McClelland JA, Kvist J, Vasiliadis HS, Georgoulis AD. The influence of graft choice on isokinetic muscle strength 4-24 months after anterior cruciate ligament reconstruction. Knee Surg Sports Traumatol Arthrosc. 2011;19:768–780.

[87] Zaffagnini S, Signorelli C, Grassi A, Yue H, Raggi F, Urrizola F, et al. Assessment of the pivot shift using inertial sensors. Curr Rev Musculoskelet Med. 2016;9:160–163.

第 13 章　PCL 的解剖与功能

Jongkeun Seon

摘要

后交叉韧带（PCL）由两个功能束组成，前外侧束和后内侧束。一般情况下，膝关节屈曲时前外侧束紧张，伸展时后内侧束紧张。PCL 的主要功能是限制胫骨相对于股骨的后移，同时，它也作为次要稳定结构对抗内翻、外翻，并与后外侧角复合体协同限制外旋。

关键词

后交叉韧带，前外侧束，后内侧束，解剖，功能

后交叉韧带的解剖

后交叉韧带（PCL）复合体由 PCL 和板股韧带组成。PCL 起自股骨内侧髁外侧面，后方附着于 PCL 斜坡突上，距胫骨后髁 $1.0 \sim 1.5$ cm，胫骨关节内的后下方凹陷处。PCL 复合体平均长度为 $32 \sim 38$ mm，宽度为 13 mm，韧带中段横截面积 31.2 mm^2，比 ACL 粗约 1.5 倍。PCL 胫骨附着部的近端部分与外侧半月板后角相连，后部与后关节囊和骨膜相连。

传统上，根据股骨止点的位置，PCL 由两束组成，较大的前外侧束（ALB）和较小的后内侧束（PMB）（图 13.1）[1-3]。膝关节屈曲时前外侧束紧张，膝关节伸展时后内侧束紧张。PCL 位于关节内，但被认为是一种关节外结构，它由血供良好的滑膜覆盖。PCL 的血供来源于被覆的滑膜，远端部分也接受来自膝下动脉、膝中动脉和腘动脉的关节囊支的血液供应。在股骨和胫骨附着部位以及 PCL 表面发现了游离神经末梢和机械感受器 [4,5]。机械感受器类似于高尔基体，被认为在膝关节中发挥着本体感觉功能 [6] 作用。半月板股骨韧带起源于外侧半月板，附着于股骨内侧髁的前部，称为 Humphrey 韧带，附着于股骨内侧髁的后部，称为 Wrisberg 韧带（图 13.2）。最近的研究表明，93% 的膝关节至少存在一个半月板股骨韧带，Humphrey 韧带存在于 74% 的膝关节中，Wrisberg 韧带存在于 69% 的膝关节中。半月板股骨韧带有助于维持与 PCL 的协调性以及半月板和股骨髁的后向稳定性。

后交叉韧带的功能

PCL 是在膝关节屈曲状态下限制胫骨后脱位主要稳定结构，占后脱位总载荷的 95%[7,8]。此外，它也是抵抗外旋以及内翻和外翻的次级稳定结构 [9-11]。膝关节置换术中，膝关节的后方和后内侧结构是限制后脱位的主要结构，而后外侧复合体（PLC）则是限制外旋和内翻外旋与内翻的主要结构。PCL 由两个功能束组成，前外侧束和后内侧束。由于前外侧束是主要的功能束，约占 PCL 束的 85%，因此在进行单束 PCL 重建时通常是重建前外侧束。PCL 的股骨附着比内侧实质宽 3 倍，因此在进行解剖重建时会遇到定位困难。此外，股骨附着点中心仅有少量的等长纤维分布，特别是前部和内侧的大部分是非等长的。一项关于等长重建的研究证明，在膝关节初始屈曲（ $0° \sim 45°$ ）时，胫骨后移得到恢复，而非在 45° 以上。PCL 和 PLC 联合损伤的膝关节中，在

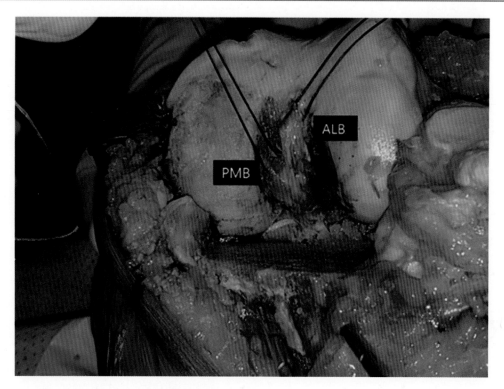

图 13.1 PCL 解剖结构显示前外侧束（ALB）和后内侧束（PMB）

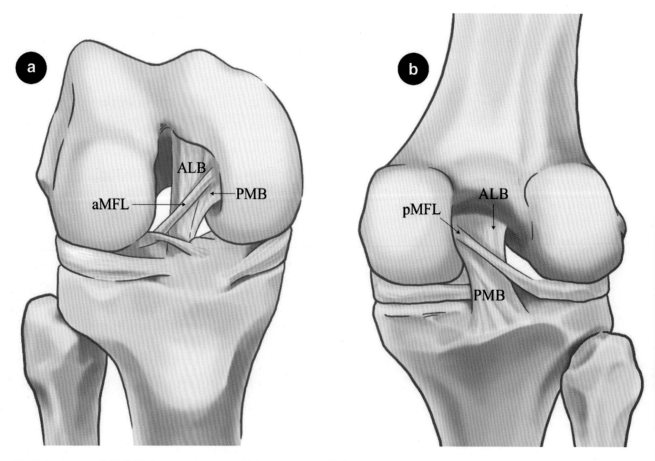

图 13.2 a. PCL 的前外侧束（ALB）和后内侧束（PMB）与前半月板股骨韧带（aMFL）的前视图。b.PCL 和后半月板股骨韧带（pMFL）的 ALB 和 PMB 的后视图

整个膝关节屈曲过程中，胫骨的异常后移至少是正常限值的 4～5 倍。随着胫骨后移增加，髌股关节和胫股关节间室上异常应力也会逐渐增加[12]。Skyhar 等[12] 指出，在后交叉韧带和后外侧复合体损伤的膝关节中，髌股关节压力显著增加，在孤立 PCL 损伤的膝关节中，内侧间室压力显著增加。这些结果与采用非手术治疗后交叉韧带损伤的患者中髌股和内侧间室骨性关节炎发生率增加一致。

后交叉韧带与外侧副韧带和矢状位韧带共同稳定膝关节。在切断韧带的实验过程中，如果仅切断后交叉韧带，在膝关节屈曲时胫骨后脱位增加，但同时切断外侧副韧带和腘肌腱时，膝关节脱位水平会显著增加。PLC 损伤导致胫骨外侧开口增加和胫骨外侧平台向后半脱位伴胫骨外旋，导致 PCL 所承受载荷明显高于正常。一般而言，PCL 对控制内翻和外翻作用较小。

有两个主要结构限制胫骨外旋：在低屈膝角度时为 PLC，在高屈膝角度时为 PLC 和 PCL。胫骨外旋增加可发生于胫骨内侧平台前脱位、胫骨外侧固定后脱位或两者均有半脱位。因此，PLC 损伤的诊断应基于胫骨平台外侧的最终位置，而不是胫骨旋转的增加。

参考文献

[1] Anderson CJ, Ziegler CG, Wijdicks CA, Engebretsen L, LaPrade RF. Arthroscopically pertinentanatomy of the anterolateral and posteromedialbundles of the posterior cruciate ligament. J BoneJoint Surg Am. 2012;94(21):1936–1945.

[2] Edwards A, Bull AM, Amis AA. The attachments of the fiber bundles of the posterior cruciate ligament:an anatomic study. Arthroscopy. 2007;23(3):284–290.

[3] Johannsen AM, Anderson CJ, Wijdicks CA, Engebretsen L, LaPrade RF. Radiographic landmarks for tunnel positioning in posterior cruciate ligament reconstructions. Am J Sports Med. 2013;41(1):35–42.

[4] Katonis PG, Assimakopoulos AP, Agapitos MV, Exarchou EI. Mechanoreceptors in the posterior cruciate ligament. Histologic study on cadaver knees. Acta Orthop Scand. 1991;62:276–278.

[5] Schultz RA, Miller DC, Kerr CS, Micheli L. Mechanoreceptors in human cruciate ligaments. A histological study. J Bone Joint Surg Am. 1984;66:1072–1076.

[6] Kennedy JC, Alexander IJ, Hayes KC. Nerve supply of the human knee and its functional importance. Am J Sports Med. 1982;10:329–335.

[7] Butler DL, Noyes FR, Grood ES. Ligamentous restraints to anterior-posterior drawer in the human knee: a biomechanical study. J Bone Joint Surg Am. 1980;62:259–270.

[8] Race A, Amis AA. Loading of the two bundles of the posterior cruciate ligament: an analysis of bundle function in A-P drawer. J Biomech. 1996;29:873–879.

[9] Butler DL, Noyes FR, Grood ES. Ligamentous restraints to anterior-posterior drawer in the human knee. A biomechanical study. J Bone Joint Surg Am. 1980;62:259–270.

[10] Gollehon DL, Torzilli PA, Warren RF. The role of the posterolateral and cruciate ligaments in the stability of the human knee. A biomechanical study. J Bone Joint Surg Am. 1987;69:233–242.

[11] Grood ES, Stowers SF, Noyes FR. Limits of movement in the human knee. Effect of sectioning the posterior cruciate ligament and posterolateral structures. J Bone Joint Surg Am. 1988;70:88–97.

[12] Skyhar MJ, Warren RF, Ortiz GJ, et al. The effects of sectioning of the posterior cruciate ligament and the posterolateral complex on the articular contact pressures within the knee. J Bone Joint Surg Am. 1993;75:694–699.

第 14 章　PCL 手术技术

Ronald A. Sismondo, Christopher D. Hamad, Christopher D.Harner

摘要

了解后交叉韧带（PCL）和相关结构损伤的细节和复杂性对于制订最佳的治疗方案是至关重要的。大多数孤立的 PCL 损伤可以非手术治疗，但合并其他韧带损伤的完全性 PCL 损伤通常需要手术治疗。成功的手术需要详细了解解剖学结构、病理生理学和恢复正常解剖学结构的熟练手术技术。

关键词

后交叉韧带，非手术治疗，韧带的解剖止点，重建，合并损伤，术后康复

概述

正如前一章所讨论的，后交叉韧带（PCL）在膝关节的正常功能和运动学中发挥重要作用。随着时间的推移，后交叉韧带损伤的治疗一直是一个有争议的话题，我们已更好地理解了它的作用和对这种损伤治疗的细微差别。如同膝关节周围所有韧带损伤的治疗一样，治疗目标主要是恢复或维持正常的关节运动学和协调性。已有多项研究显示 PCL 损伤后，膝关节的运动学和胫股关节接触面积也随之发生变化 [1-4]。随着时间的推移，PCL 损伤后软骨损伤也明显增加，尤其是内侧间室和髌股关节 [5]。鉴于这些原因，了解后交叉韧带损伤的各种治疗方法是很重要的，并尽量保证患者能获得最好的治疗结果。

当我们开始更详细地讨论这些损伤的治疗方案时，很重要的是要牢记 3 个基本原则。第一个原则是必须明白并非所有的 PCL 损伤都是一样的。它们有多种形式，单束损伤或是双束损伤和板股韧带损伤，完全损伤或是部分损伤，或是膝关节多发性韧带损伤。需要重点强调的是，在通常情况下会有另一个韧带的损伤，这不能被遗漏，因为这会危及治疗结果，并可能破坏后交叉韧带损伤的全盘治疗方案。在这种情况下，应对所有疑似 PCL 损伤进行完整的膝关节韧带检查。第二个原则是确实存在部分损伤，PCL 具有自身愈合能力。第三个原则是尽管孤立的 II 级（如下所述后移 6 ~ 10 mm）损伤不正常，但在功能上，它们通常表现为轻微症状。

非手术治疗

在深入研究后交叉韧带损伤手术治疗的适应证和手术技术之前，我们必须了解非手术治疗及其在治疗中的作用，因为这是 PCL 损伤整体治疗方案的重要组成部分。与前交叉韧带不同，后交叉韧带有自愈的潜能。作为一种关节外结构，后交叉韧带属本身处于更利于愈合的环境中 [6]。此外，胫骨平台后倾角使胫骨向前平移的趋势，在膝关节轴向载荷过程中，可保护 PCL[7-9]。而在前交叉韧带（ACL）损伤中情况相反，因为胫骨平台后倾角增大，增加了 ACL 上的载荷，所以它是 ACL 撕裂的已知风险因素 [8,10]。通过膝关节的整体运动学来减轻韧带的轴向载荷将有助于治疗这些韧带损伤，后交叉韧带损伤的严重程度可以按等级判断，该分级量表也有助于指导损伤的治疗，并使文献中的讨论标准化。损伤分级是

基于后抽屉试验时胫骨内侧平台相对于股骨内侧髁向后平移的距离（图 14.1）。自然状态下，胫骨内侧平台位于股骨内侧髁前方约 10 mm 处。分级量表如下：Ⅰ级：0～5 mm；Ⅱ级：6～10 mm；Ⅲ级：> 10 mm。

一般而言，Ⅰ级和Ⅱ级损伤采用非手术治疗[11,12]。Ⅲ级损伤的治疗存在较多争议，通常采用手术治疗，我们将在该章节中讨论这些损伤。

我们首选的治疗方法是用铰链式膝关节支具或膝关节固定器，固定在伸直位，允许下肢完全负重。如前所述，允许在负重时施加保护性胫骨前移的力量。对于将接受非手术治疗的 PCL 和后外侧复合体损伤患者，支具保护下肢负重 2 周，在可耐受负重之前，使之能早期愈合。第一周即开始练习，如股四头肌训练、直腿抬高和踝泵。患者可在第一个月内在物理治疗师指导下，实现对称的完全伸直，并进行被动俯卧膝关节屈曲。他们还可以进行股四头肌和髌骨的活动练习。

4～6 周后解锁支具，使患者恢复活动范围。支具通常在 6 周后停用。一旦达到完全运动后，患者即可继续加强锻炼，使他们在其他方面无症状。首选闭合链练习，因为这会导致保护性胫骨前移。在能够进入正式的强化计划之前，也可考虑血流限制训练法，因为这可以帮助他们在这段时间内维持肌肉质量。

铰链膝关节支具的替代方法是动态前抽屉支具，对胫骨施加前向力。这也显示了良好的结果[13]。允许在治疗初期更早地活动膝关节。

手术治疗

适应证

尽管大多数 PCL 损伤经非手术治疗后获得成功，但仍有一些损伤需要手术治疗。随着我们对这些损伤的结局和自然病史的理解，手术数量正在增加，了解这些手术的适应证非常重要。我们目前的适应证包括移位的止点撕脱性骨折、伴随其他韧带损伤的急性Ⅲ级损伤、竞技运动员的急性孤立Ⅲ级损伤，以及伴有疼痛或不稳定症状的慢性Ⅱ级和Ⅲ级损伤。移位的撕脱性骨折应在损伤后 3 周内进行修复，以获得最佳的解剖修复效果[14-19]。

技术

文献中的各种技术可能存在差异，但首要目标相同，均是提供 PCL 功能重建和恢复关节运动。有 3 种主要类型的重建，包括单束、单束增强和双束重建。已经有多项研究对这些技术进行了比较，尤其是单束和双束，而且使用的技术也有好处。另一个关键技术差异在于经胫骨隧道技术与胫骨嵌入技术，但这通常归因于外科医生的偏好和舒适度。

单束技术重建了前外侧束，这是 PCL 中最强和最结实的功能束[6,17,18]。随着时间的推移，现在强调股骨隧道应放置在前外侧束足印区，这是更符合解剖学的隧道，而不是放置在两束足印区之间。

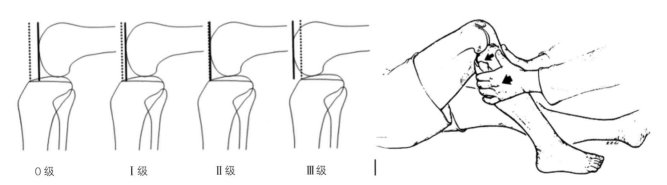

　　0 级　　　　　Ⅰ级　　　　　Ⅱ级　　　　　Ⅲ级

图 14.1　后抽屉试验图示（右），将膝关节屈曲 90°，向后作用力施加到胫骨，同时感觉股骨内侧髁和内侧胫骨平台之间的错位。根据股骨内侧髁和内侧胫骨平台（左）之间的关系对松弛程度进行分级。这可以重新绘制成一张图，一般设计如上所述

与双束技术相比，单束技术在技术上更简单，需要的手术时间更短[17,18]。由于仅重建了前外侧束，这可以使移植物强度和尺寸最大化。双束技术和单束技术相比，在术后初期术侧胫骨后移的程度并无差异，但随着时间推移，采用单束技术，通常会出现胫骨后移增加[18]。尽管存在这种松弛，但技术之间存在差异的证据仍然有限且不一致[17]。单束重建也可为重建膝关节多韧带损伤提供益处，因为它最大限度地减少了在胫骨和股骨上创建隧道的数目。

单束增强是单束重建的一种变化，如果完整，尽量保留后内侧束和半月板股骨韧带的完整。根据笔者的经验，保留后内侧束比前外侧束更常见。前外侧束的重建与单束重建相同。保留完整的后内侧束和板股韧带可最大限度地保留膝关节自然运动学和韧带功能，同时有助于保护移植物完整性。随着时间的推移，这已经成为我们的首选技术。因为它既具有单束重建的优势，又保留后内侧束，而不会牺牲其功能。在进行单束加强技术时，应特别注意保留板股骨韧带和完整的 PCL 纤维。在确定韧带起点和足印区时也是如此。在引入移植物的过程中，重要的是确保钢丝和牵引线位于完整 PCL 纤维和板股韧带周围合适的间隙内，这样移植物引入期间不会被卡住，也不会错位。

双束重建技术旨在重建 PCL 的前外侧束和后内侧束。与单束技术相比，该技术在体外生物力学研究中显示出更好的自然运动学重建，但始终并没有显示出更好的临床结果[17]。在该技术过程中，很难保留半月板股骨韧带，即便在手术时它仍是完整的。前外侧束移植物在膝关节屈曲 90° 时拉紧，后内侧束移植物在完全伸展时拉紧。

单束或双束重建都可以通过经胫骨隧道技术或胫骨嵌入技术进行。这些技术没有显示出任何临床差异[15,16]。关于这两种技术的主要争论之一是经胫骨隧道技术在移植物通过胫骨隧道并朝股骨止点走行时，移植物会出现一个急转弯。这通常被称为"杀手转弯"。一些尸体试验显示在此位置会出现移植物磨损，但在患者中未观察到失效增加。此外，需要重点考虑的是，如果使用经胫骨隧道技术，将骨栓向前推挡至胫骨隧道内口，此时杀手转弯效应会减小。这样外科医生在使用经胫骨隧道技术的同时，也能兼顾胫骨嵌入技术在移植物角度方面的优势。

移植物选择

与其他膝关节的韧带重建相似，后交叉韧带重建有多种移植物可供选择。尽管有报告称，随时间推移自体移植物松弛减少，但自体移植物和同种异体移植物之间没有明显的临床差异。常用的自体移植物包括带骨块的股四头肌腱（作者首选的自体移植物）、骨 – 髌腱 – 骨（BPTB）和腘绳肌。常用的同种异体移植物包括跟腱（作者首选的同种异体移植物）和股四头肌腱。

使用经胫骨隧道技术，需要获得 8 ~ 10 mm 长的移植物。根据胫骨隧道长度，移植物可以略短一些。尽管使用了移植物，骨块仍被放置在胫骨侧。然后使用固定方法（悬吊固定与界面固定）固定移植物。

作者倾向于对竞技运动员使用带骨块的自体股四头肌腱移植物（图 14.2），对非竞技运动员使用跟腱同种异体移植物。此外，就固定方式来说，胫骨侧和股骨侧均可使用悬吊固定。有时股骨侧可使用加压螺钉。

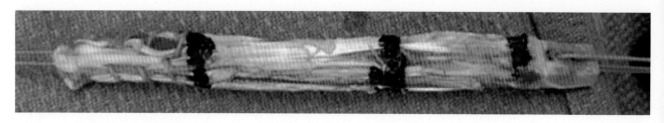

图 14.2　自体股四头肌腱移植物

作者的首选技术

作者的首选技术在近年来不断发展。从非解剖单束重建开始，迅速发展为解剖单束重建。随后进行双束重建和单束保残增强重建。后3种技术均在不同的时机使用，这取决于患者适合哪一个术式。应当尽可能地进行单束增强重建，以保留半月板股骨韧带和后内侧束。不管采用何种方法，恢复自体解剖学结构至关重要。

每个PCL重建手术都要遵循4个基本原则。第一，麻醉下体格检查、关节镜检查和磁共振成像解读，共同决定了术式和术前规划。上述每一种诊断方法均对理解损伤模式和重建时的关注点非常重要。第二，要充分检查后外侧角（PLC），以确保不存在损伤。如果有损伤必须解决，否则PLC损伤将增加移植物失效的风险[20,21]。第三，如果可能，应在急性期行损伤的修复或重建手术。后外侧角损伤尤其如此，在损伤几周后，该区域的瘢痕形成会妨碍PLC结构的修复。第四，必须充分了解可疑损伤结构的解剖位置，并有计划进行修复或重建。

单束技术用于急性损伤，如果有残留的自体PCL纤维和半月板股骨韧带，建议进行单束增强重建。对于没有残端的PCL慢性损伤，建议使用双束重建技术。单束重建和单束增强重建技术是作者最常用的手术技术，我们将在本章中进一步阐述。

患者取仰卧位，麻醉下全面查体。

在消毒和铺巾之前，使用微型透视仪获得胫骨近端的纯侧位像，以确保在稍后确认胫骨隧道位置时能够正常使用。微型透视仪也可以用于麻醉下检查判断胫骨后移程度。不使用止血带。在整个手术过程中可以使用气动腿架将术侧大腿固定在适当位置。或者将体位垫绑定在手术台上，使膝关节屈曲90°，在大腿近端放置立柱以支撑腿部。

采用前外侧和前内侧关节镜手术入路，前外侧入路位于髌腱外侧缘、髌骨下方。前内侧入路位于髌腱内侧1cm。诊断性关节镜检查以确定损伤范围并评估膝关节中的损伤结构。在髁间窝内，检查PCL是否有完整纤维以及半月板股骨韧带的状态。此时，决定是否可以进行单束增强重建或是行单束、双束重建。清理损伤的纤维结构，注意保留半月板股骨韧带和PCL的完整部分，通常是后内侧束（图14.3）。足印区也用刨削器和射频予以清理，以更好地确定隧道位置。

髁间窝清理术后，建立后内侧辅助入路，进入膝关节后室，便于观察和清理PCL胫骨足印区。使用70°关节镜在直视下完成此过程。前外侧入路置入关节镜，经髁间窝，很容易就能看到膝关节的后内侧关节囊。后内侧入路建立好以后，可以根据手术需要将它作为工作通道或观察通道使用。使用30°关节镜从后内侧入路观察膝关节后室。可以在后内侧入路置入适当直径的关节镜鞘管，以方便手术器械通过。

适当显露并充分准备PCL胫骨止点的对于安全建立胫骨隧道至关重要。为准备胫骨止点，可从前外侧入路置入70°关节镜，以观察PCL足印区；从前内侧入路使用PCL刮匙，对该区域进行初步清理。如有需要，可获得透视图像以确认适当位置。然后自后内侧入路置入30°关节镜，并经前外侧入路使用刨削器清理PCL胫骨止点区的滑膜组织。然后将关节镜移回前外侧入路，从后内侧入路置入刨削器，彻底清创并清晰显露PCL胫骨止点。最后，我们即可专注于钻取胫骨隧道。

通过前内侧入路放置PCL胫骨导向器，定位点在PCL胫骨止点的稍远端和外侧，即胫骨关节面远端15 mm，PCL斜坡附近（图14.4）。然后术中透视膝关节纯侧位像，以确认正确的位置（图14.5和图14.6）。

在侧位片上，PCL的中心大约位于PCL斜坡长度70%的位置[22]。导向器角度设定为55°，钻入导针直至后皮质（图14.7）。然后取出导向器，经前内侧入路放置PCL刮匙，在导针向前推进通过后皮质时，可以保护膝关节后方的结构。如果位置不满意，可平行于原导针再钻入1根导针，纠正位置，然后使用空心钻钻取隧道，并使用隧道扩张器将隧道扩大至适当直径。

如果患者需要同期行前交叉韧带重建手术，可根据手术医生的偏好，将胫骨隧道放置在同侧（叠加）或对侧（图14.8）。我们更倾向于将其放置在胫骨前外侧，ACL隧道放置在前内侧，PCL隧道放置在

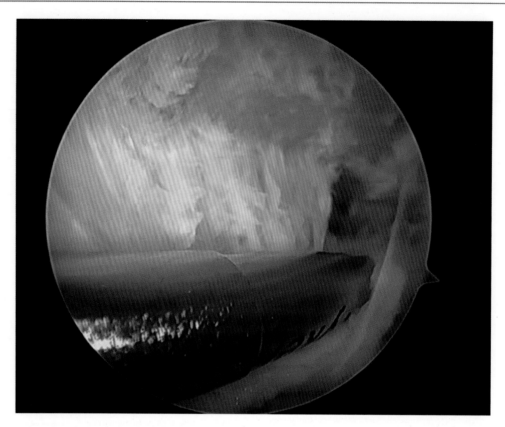

图 14.3 自前外侧束足印区清理 PCL 残端（左膝）

前外侧。在前外侧放置 PCL 隧道时，移植物长度应缩短 1～2 cm，以适应较短的胫骨隧道。

　　然后建立股骨隧道。通过低位前外侧入路建立股骨隧道（图 14.9）。用尖锥经前外侧入路，在 PCL 前外侧束的足印区标记隧道的中心。定位隧道，使隧道边缘位于关节软骨边缘（图 14.10）。膝关节屈曲 110°，在标记部位钻入导针，使用空心钻钻孔深度约 30 mm，注意不要穿透股骨内侧髁的外皮质。然后用隧道扩张器将隧道扩大，直至与移植物匹配。使用更小的钻头穿透股骨内侧髁的外皮质，然后在钻头的预期出口部位做一个切口，并向下剥离至股内斜肌（VMO）的筋膜。沿肌纤维方向分离直至骨面。然后切开骨膜并从骨面上剥离，显露隧道外口及导针。

　　后外侧入路置入关节镜，将 18 号弯曲线环向上顺行插入至胫骨隧道。经前外侧入路插入弯钳，自髁间窝拉出线环。将移植物胫骨侧的尾线穿过线环，并拉入胫骨隧道。使用小的可塑型牵开器插入前外侧入路，牵开髌下脂肪垫后，Beath 针由前外侧入口插入股骨隧道，将移植物股骨侧的尾线也随之引入股骨隧道。收紧股骨侧移植韧带尾线使移植物进入股骨隧道。同理，收紧胫骨侧尾线使得移植物通过髁间窝进入胫骨隧道。在移植物经过前外侧入路之前，要适当扩大此切口，以确保移植物顺利通过。移植物均被拉入骨隧道之后，双侧尾线收紧使移植物保持张力，并用关节镜探查移植物的位置。

　　如前所述，移植物固定方式取决于术者喜好，但我们倾向于在双侧均使用拴桩悬吊固定。首先将股骨侧移植物套入 Endoloop（Ethicon, Inc., Somerville, NJ），然后引入股骨隧道。牵拉尾线收紧 Endoloop 以确定移植物在股骨最近端的范围。标记该区域后，放置 6.5 mm 单皮质螺钉和垫圈固定 Endoloop。屈膝 90°，向前方提拉胫骨近端，此时收紧胫骨侧移植物尾线，在胫骨隧道口远侧使用 4.5 mm 双皮质螺钉和垫圈拴桩固定（图 14.11）。关节镜探查，明确移植韧带位置、张力和固定强度（图 14.12）。反复屈伸活动膝关节，明确重建韧带不影响膝关节活动度。探查满意后，关闭切口。

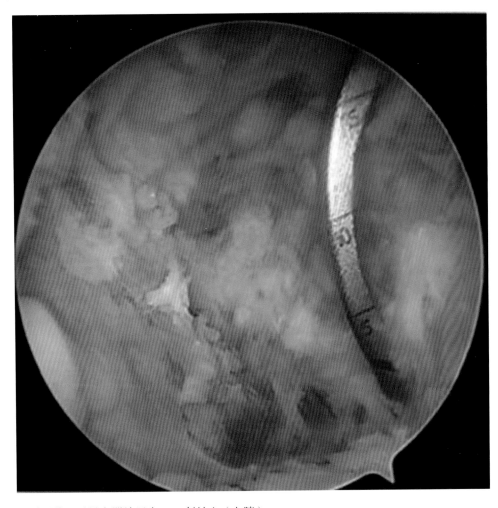

图 14.4 后内侧入路图像显示导向器放置在 PCL 斜坡上（左膝）

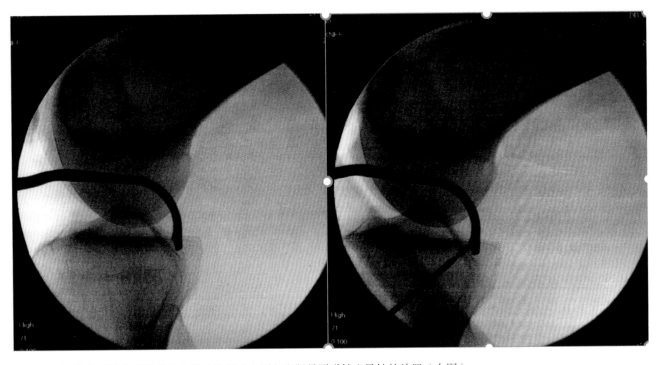

图 14.5 侧位像透视确认胫骨导向器的位置（左图）和胫骨隧道钻入导针的放置（右图）

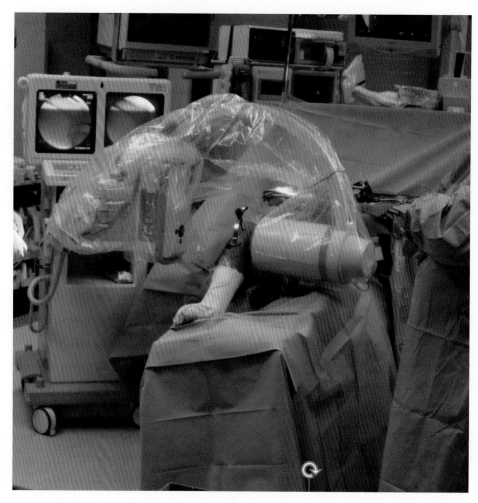

图 14.6　使用移动 C 臂确认隧道位置（右膝）

图 14.7　钻入胫骨隧道导针。后内侧入路置入
关节镜（右膝）

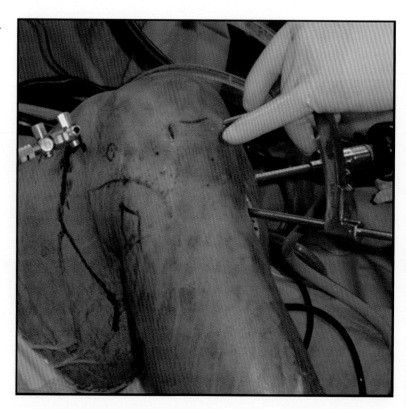

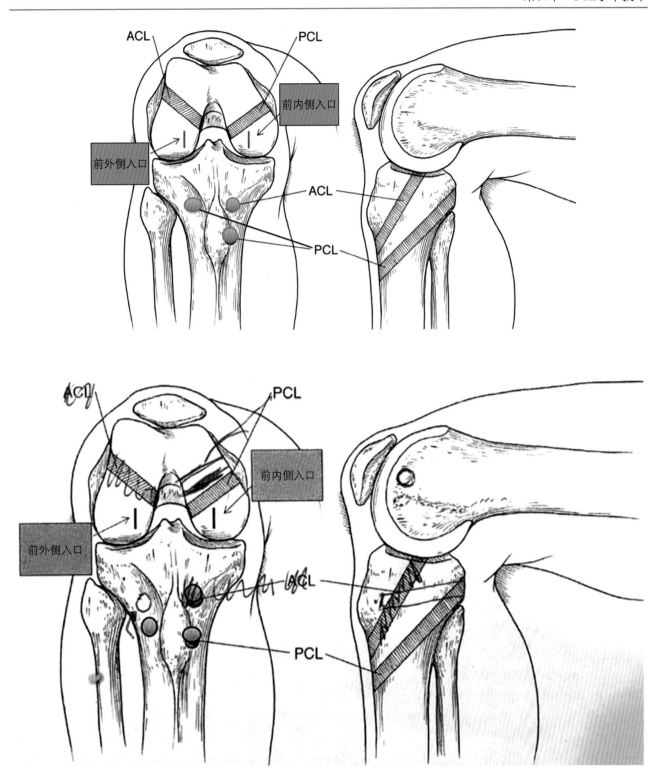

图 14.8 ACL 和 PCL 移植物的隧道位置描述图。需要对上方图纸进行编辑，在下方图纸反映修改的内容

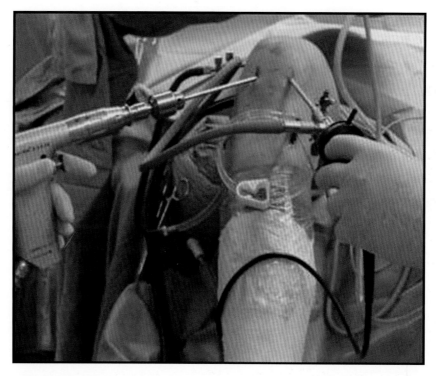

图 14.9　通过前外侧入路行股骨隧道钻孔（右膝）

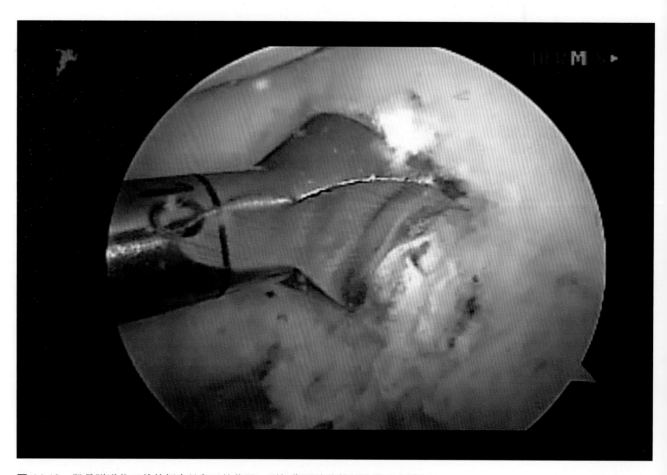

图 14.10　股骨隧道位于前外侧束足印区的位置，刚好靠近关节软骨边缘（右膝）

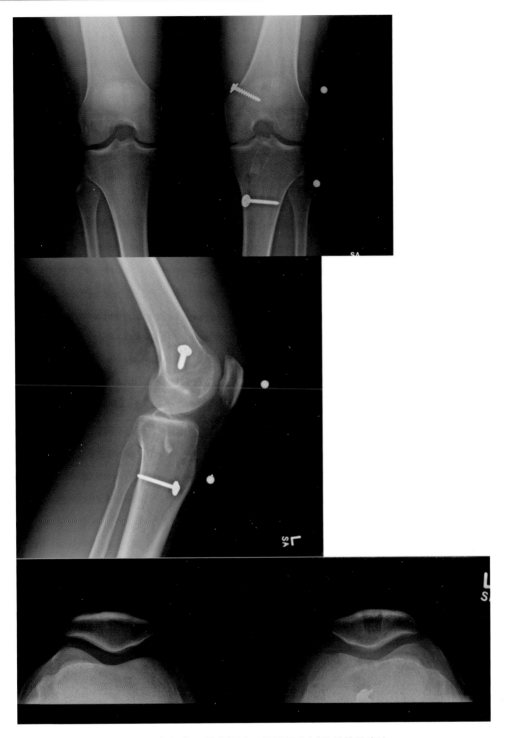

图 14.11　术后 X 线片显示，股骨和胫骨固定方式、隧道位置，从髌骨上切取骨栓的痕迹

术后护理

　　手术患者的术后计划与非手术损伤的治疗过程相似。手术后，将患者置于铰链式支具上，并锁定为伸直位，持续 4 周（图 14.13）。患者术后即可踩地，

1 周后开始部分负重。负重会导致胫骨向前移位，从而起到保护移植物的作用。在第 1 周内，开始进行股四头肌收缩、直腿抬高和踝泵运动。第 1 个月内，在理疗师的监督下开始，患者行对称性过伸、俯卧位被动屈膝、股四头肌组合训练和髌骨活动训练。任何时段行膝关节负荷运动时，重点都应该放在闭

131

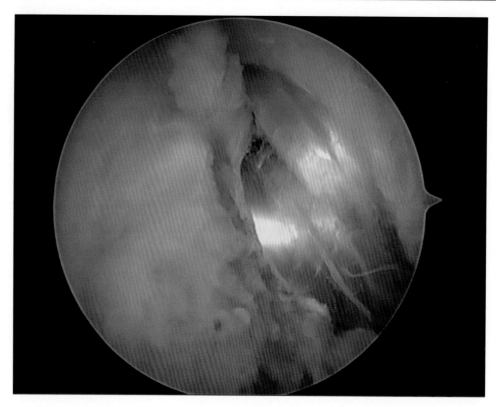

图 14.12　移植物在位的图像（左膝）

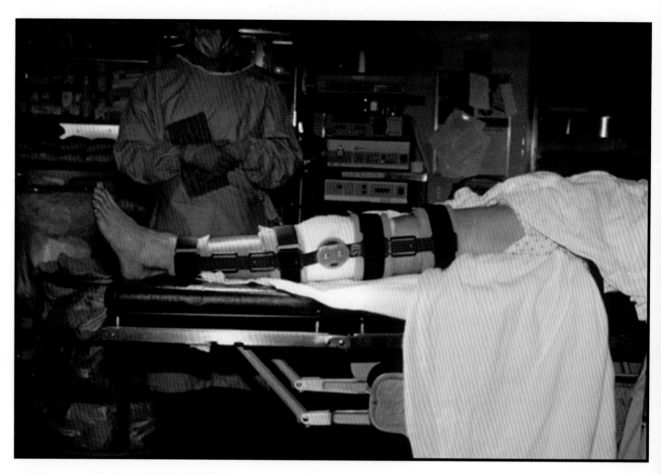

图 14.13　铰链式膝关节支具固定在伸展位

链运动上。4～6周后解锁支具，然后在第6周时停用。在整个术后阶段，密切随访患者的运动情况，目标是在第4周实现屈膝90°，在第8周实现屈膝110°。根据我们的经验，后交叉韧带手术后的重点是恢复屈膝角度，患者通常没有像前交叉韧带手术后那样出现伸膝困难。一旦达到全范围活动，患者可进行强化训练。

并发症

与任何外科手术一样，也需要考虑可出现严重程度的并发症。后交叉韧带重建手术中一个重要的考虑因素是神经血管结构紧邻膝关节后关节囊的后方。在手术操作的多个步骤期间，特别是显露胫骨止点时，与这些结构非常接近。血管神经（尤其是腘动脉）的损伤可能是灾难性的。术中一定要保持警惕，在膝关节后室操作时要时刻保护好这个区域。

下一个考虑因素是隧道位置错误和移植物张力。如果放置不当，错误的隧道会限制活动范围，改变运动学，降低移植物功能。与胫骨隧道相比，这一点在股骨隧道中尤为明显[22]。移植物张力不当也可能导致膝关节在整个活动范围受限。

整个术后阶段必须始终考虑和监控术后僵硬。这在膝关节多韧带损伤中变得越来越受关注。如前所述，根据我们的经验，屈曲运动是后交叉韧带手术后最难恢复的运动。如果患者屈膝困难，不能超过90°，并且在8周左右进入平台期，则需要在麻醉下进行轻柔手法松解，使患者屈膝超过90°。一旦超过该点，他们通常能够通过物理治疗重新获得剩余的运动范围。

结论

后交叉韧带损伤的临床表现多种多样，往往不适合"一刀切"的处理方法。有许多因素需要考虑，重要的是要充分了解现有的治疗方案和手术技术，以为患者提供正确的治疗方法。密切关注伴随损伤也很重要，因为如果遗漏的话，它们可能会破坏患者的治疗结果。与任何外科手术一样，了解手术和术后可能出现的并发症和相关问题很重要，这样才可以避免或尽可能减少它们的发生，在出现并发症时得到相应的处理。

参考文献

[1] Margheritini F, Rihn J, Musahl V, Mariani PP, Harner C. Posterior cruciate ligament injuries in the athlete: an anatomical, biomechanical and clinical review. Sports Med. 2002. https://doi.org/10.2165/00007256-200232060-00004.

[2] Goyal K, et al. In vivo analysis of the isolated posterior cruciate ligament-deficient knee during functional activities. Am J Sports Med. 2012. https://doi. org/10.1177/0363546511435783.

[3] Logan CA, et al. Posterior cruciate ligament injuries of the knee at the national football league combine:an imaging and epidemiology study. Arthroscopy. 2018;34:681–686.

[4] Logan M, Williams A, Lavelle J, Gedroyc W, Freeman M. The effect of posterior cruciate ligament deficiency on knee kinematics. Am J Sports Med. 2004. https://doi. org/10.1177/0363546504265005.

[5] Strobel MJ, Weiler A, Schulz MS, Russe K, Eichhorn HJ. Arthroscopic evaluation of articular cartilage lesions in posterior cruciate ligament—deficient knees. Arthrosc—J Arthrosc Relat Surg. 2003. https://doi.org/10.1053/jars.2003.50037.

[6] Anderson CJ, Ziegler CG, Wijdicks CA, Engebretsen L, LaPrade RF. Arthroscopically pertinent anatomy of the anterolateral and posteromedial bundles of the posterior cruciate ligament. J Bone Jt Surg—Ser A. 2012; https://doi.org/10.2106/JBJS.K.01710.

[7] Giffin JR, et al. Importance of tibial slope for stability of the posterior cruciate ligament deficient knee. Am J Sports Med. 2007;35:1443–1449.

[8] Shelburne KB, Kim H-J, Sterett WI, Pandy MG. Effect of posterior tibial slope on knee biomechanics during functional activity. J Orthop Res. 2011;29:223–231.

[9] Cabuk H, Imren Y, Tekin AC, Dedeoglu SS, Gurbuz H. High varus angle and lower posterior tibial slope associated with PCL injury in cruciate retaining total knee arthroplasty: an MRI study. J Knee Surg. 2018;31:277–283.

[10] Bernhardson AS, et al. Tibial slope and its effect on force in anterior cruciate ligament grafts: anterior cruciate ligament force increases linearly as posterior tibial slope increases. Am J Sports Med. 2019;47:296–302.

[11] Bedi A, Musahl V, Cowan JB. Management of posterior cruciate ligament injuries: an evidence-based review. J Am Acad Orthop Surg. 2016. https://doi.org/10.5435/JAAOS-D-14-00326.

[12] Montgomery SR, Johnson JS, McAllister DR, Petrigliano FA. Surgical management of PCL injuries: indications, techniques, and outcomes. Curr Rev Musculoskeletal Med. 2013. https://doi.org/10.1007/s12178-013-9162-2.

[13] Jacobi M, Reischl N, Wahl P, Gautier E, Jakob RP. Acute isolated injury of the posterior cruciate ligament treated by a dynamic anterior drawer brace. J Bone Joint Surg Br. 2010. https://doi.

org/10.1302/0301-620X.92B10.24807.

[14] Bergfeld JA, McAllister DR, Parker RD, Valdevit ADC, Kambic HE. A biomechanical comparison of posterior cruciate ligament reconstruction techniques. Am J Sports Med. 2001. https://doi.org/10.1 177/03635465010290020401.

[15] Margheritini F, et al. Biomechanical comparison of tibial inlay versus transtibial techniques for posterior cruciate ligament reconstruction:analysis of knee kinematics and graft in situ forces. Am J Sports Med. 2004. https://doi.org/10.1177/0363546503261717.

[16] Seon J-K, Song E-K. Reconstruction of isolated posterior cruciate ligament injuries: a clinical comparison of the transtibial and tibial inlay techniques. Arthroscopy. 2006;22:27–32.

[17] Bergfeld JA, Graham SM, Parker RD, Valdevit ADC, Kambic HE. A biomechanical comparison of posterior cruciate ligament reconstructions using single- and double-bundle tibial inlay techniques. Am J Sports Med. 2005. https://doi.org/10.1177/0363546504273046.

[18] Li Y, Li J, Wang J, Gao S, Zhang Y. Comparison of single-bundle and double-bundle isolated posterior cruciate ligament reconstruction with allograft:a prospective, randomized study. Arthrosc—J Arthrosc Relat Surg. 2014. https://doi.org/10.1016/j. arthro.2014.02.035.

[19] Hooper PO 3rd, Silko C, Malcolm TL, Farrow LD. Management of posterior cruciate ligament tibial avulsion injuries: a systematic review. Am J Sports Med. 2018;46:734–742.

[20] Petrillo S, Volpi P, Papalia R, Maffulli N, Denaro V. Management of combined injuries of the posterior cruciate ligament and posterolateral corner of the knee: a systematic review. Br Med Bull. 2017;123:47–57.

[21] Zorzi C, et al. Combined PCL and PLC reconstruction in chronic posterolateral instability. Knee Surg Sports Traumatol Arthrosc. 2013;21:1036–1042.

[22] Galloway MT, Grood ES, Mehalik JN, Levy M, Saddler SC, Noyes FR. Posterior cruciate ligament reconstruction. An in vitro study of femoral and tibial graft placement. Am J Sports Med. 1996; 24(4):437–445. https://doi.org/10.1177/036354659602400406.

第 15 章 复合损伤——后外侧旋转损伤

Yong Seuk Lee

摘要

膝关节后外侧旋转损伤是膝关节韧带损伤的重要原因，尽管它比交叉韧带或其他膝关节内侧结构损伤的概率要低，遗漏这些损伤可能导致交叉韧带重建后的残余不稳定，最终导致移植物失效，导致较差的临床结果。这些隐匿损伤要求医生在对受伤膝关节进行初步评估时保持高度警惕。正确识别这些损伤必须要有仔细而全面的病史记录、体格检查和影像学研究。治疗策略包括保守治疗和手术干预。手术的处理方式分为胫骨和腓骨双悬吊技术、单腓骨或胫骨悬吊技术。在这一章中，我们主要介绍解剖单腓骨悬吊技术，重点说明关键的手术步骤，以达到满意的临床结果。本章还讨论了术后的康复方案以及潜在的并发症。

关键词

后外侧，旋转，手术，悬吊，康复

概述

后外侧角（PLC）损伤常合并其他韧带损伤。过去常常忽视了这些类型的损伤[1]，但现在大量研究认为导致整个治疗过程中效果不佳的一个主要因素是后外侧角损伤，尤其是合并交叉韧带损伤[2]。采用一系列的体格检查、X线片和磁共振成像（MRI）来评估后外侧结构的损伤[3]。

本章将讨论 PLC 的解剖、功能、临床和影像学评价、手术方法以及术后康复方案。

解剖学

外侧副韧带、胭肌腱和胭腓韧带在人体膝关节后外侧稳定性中同样重要。这些独特的结构限制了后移、内翻和外旋，以及外旋耦合[2,4]。膝关节的外侧结构可以分为 3 个不同的层次（图 15.1）。第一层（Ⅰ层）包括外侧筋膜、髂胫束和股二头肌腱。在前方，第二层（Ⅱ层）由股四头肌支持带、髌股韧带和髌骨半月板韧带组成。第三层（Ⅲ层）是最深的一层，是关节囊的外侧部分。它还包括胭肌腱和外侧副韧带。豆腓韧带和弓状韧带形成于最深层，其稳定作用和大小不一[5,6]。

术前注意事项

初步评估

PLC 损伤的患者临床表现因损伤的严重程度、不稳定性、下肢力线不良和其他伴随损伤而表现不同。在急性损伤中，患者出现膝关节后外侧肿胀和后外侧疼痛[7,8]。通常情况下，在急性损伤时会出现轻微的肿胀[8]。由于腓总神经的感觉和运动分支损伤，患者主诉麻木和远端运动无力并不少见。这些症状的存在可为损伤程度提供线索，表明膝关节有明显的内翻或内翻-旋转损伤。一旦疼痛和肿胀消退，在负重行走时，患者可能会表现出膝关节过伸。在慢性损伤中，膝关节过伸更为明显，尤其是在爬楼梯时。当他们的膝关节外旋时，可能发生后脱位。

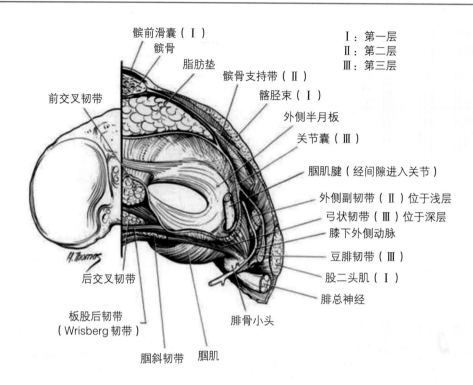

图 15.1 膝关节后外侧结构 [5]

体格检查

行走

PLC 损伤的患者经常抱怨在正常行走、轴移、扭转或患侧膝关节受到剪切力时出现不稳定。伴随着交叉韧带损伤，可能会出现更严重的内翻步态。也可能下楼梯时出现不稳定的症状，特别是在合并后交叉韧带同时损伤时。

视诊和触诊

彻底检查受伤膝关节是否有肿胀、瘀斑和后外侧压痛，特别是在急性损伤之后。

感觉和血运检查

必须检查双侧足背动脉和胫后动脉脉搏，并与对侧正常膝关节进行比较。在急性损伤中，其他的细微征象包括皮肤温度、颜色和毛细血管再充盈都应记录在案。进行彻底和完整的神经检查，重点是腓总神经，因为这种伴随损伤的发病率很高。

前、后抽屉试验

在 ACL 缺陷或 ACL 完整的膝关节中，Lachman 试验评估胫骨前移很重要。在 ACL 完好的膝关节中，Lachman 试验（"假性 Lachman"试验）终末为硬点，但出现前向平移距离增加，这可能预示着潜在的 PLC 或 PCL 损伤（或两者都有）。

在旋转中立位进行后移测试，可能会发现疑似 PLC 损伤的线索。在膝关节屈曲 30° 时，后移略有增加，但在屈曲 90° 时接近正常，可能提示后交叉韧带完整的 PLC 损伤。如果在屈曲 30° 和 90° 时，移位均明显增加，则应怀疑 PCL 和 PLC 联合损伤。

拨号试验

拨号试验通常用于评估屈膝 30° 和 90° 的 PCL-PLC 损伤 [9]。以足内侧边界为基准测量。30° 外旋增加，而 90° 外旋不增加，表明后外侧结构单纯损伤，而两个角度外旋均增加，则同时有后外侧结构和 PCL 损伤 [10,11]。与未受伤侧比较，如果伤侧膝关节的胫骨外侧旋转侧差值超过 10°，则提示后外侧结构损伤 [10,12]。该测试可以在患者仰卧位和助手对胫骨施加前向拉力的情况下进行（图 15.2）[13]。

图 15.2　Dial 试验分别在屈膝 30° 和 90° 时对胫骨施加外旋应力，测量外旋角度。在施加扭矩之前，中立位牵引胫骨（a）并前移（b）[13]

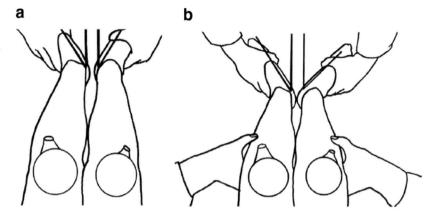

后外侧外旋试验

患者仰卧，膝关节屈曲 90°。检查者在抓住股骨髁部的同时固定脚部。外旋并后移胫骨。当 PLC 损伤时，与对侧正常膝关节相比，外旋时的平移会增加。重要的是要将这项测试与中立位旋转的后抽屉试验区分开来，后者主要评估后交叉韧带的完整性[14]。

反向轴移试验

患者仰卧位，屈膝 90°。查体触诊确定关节线，同时外翻外旋胫骨。保持膝关节外翻和外旋的同时，缓慢伸直膝关节。在 35°～40° 时，外侧胫骨由半脱位到复位，即反向轴移试验阳性。这与髂胫束从膝关节屈曲变为伸直时的功能相对应。这应该与健侧膝关节进行比较。

外旋反屈试验

此试验需患者仰卧、双膝和髋关节伸直的情况下进行。抓住足踇趾的同时，将腿从桌子上抬起，并对膝关节近端施加轻微的压力。以厘米为单位测量脚跟高度或膝关节过伸程度，然后将其与对侧进行比较（图 15.3）。

放射学评价

虽然已经描述了几种检测膝关节后外侧旋转不稳的查体技术，但对于客观记录的最佳方法仍未达成共识。因此，放射学评价对于获得客观评价至关

重要。对于伴有 PLC 损伤的膝关节，平片可显示合并的关节周围骨折、撕脱性骨折、异物、关节不协调和膝关节力线异常。应通过全长 X 线片评估下肢力线情况，并明确是否需要外翻截骨。

MRI 评估韧带损伤类型不可或缺，可以发现半月板损伤、骨软骨损伤和隐匿性损伤等其他相关损伤。

手术步骤

手术指征

手术指征取决于受伤的严重程度和时间。1 级或中度 2 级后外侧不稳通常可以保守治疗。然而，Noyes 等报道了保守治疗 2 级损伤有残留轻度松弛[9]。后外侧角的 3 级损伤最好行手术治疗，因为膝关节长期不稳定的风险很大。

后外侧角解剖重建术

PLC 是一个复杂的功能单元，由外侧副韧带（LCL）、腘腓韧带（PFL）和腘肌腱等多个结构组成，因此对于后外侧角损伤的最佳治疗手段尚无共识[15]。

几种外科技术如弓状韧带复合体骨性附着前移、PLC 复合体近端前移、股二头肌腱固定术和后外侧角悬吊（PLCS）已被提出并用于治疗 PLC 损伤，每种技术都取得了一定的成功[16]。如今，解剖重建在韧带重建中不断发展，而且将重要结构恢复到原始

图 15.3 患者仰卧位，下肢经踇趾悬吊时，小腿呈外旋和反屈时为阳性

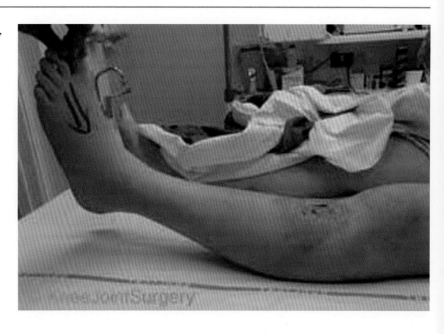

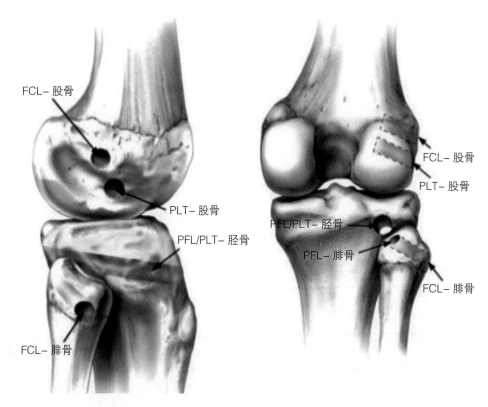

图 15.4 右膝股骨、胫骨和腓骨后外侧重建隧道 [17]

解剖状态是公认的最佳重建方法。

如 LaPrade 及其团队在 2004 年 [17] 所述，该技术解剖重建了 FCL、腘肌腱和腘腓韧带。在经外侧入路行腓总神经松解后，确定了腓骨外侧头上的外侧副韧带和腓骨头后内侧的腘腓韧带附着点。使用 ACL 空心导向器从 FCL 附着点向后内侧钻入一根导针至腘腓韧带附着点（图 15.4）。用 7 mm 空心钻头扩孔。然后通过触诊腓肠肌外侧头和比目鱼肌之间的间隙来识别胫后腘窝沟。这是腘肌的肌腱 - 肌腹移行部。拉钩保护神经血管组织，用 ACL 空心导向器从前往后置入导针。用 9 mm 铰刀沿此导针扩孔。腘肌和外侧副韧带的股骨止点清晰可见。在其解剖

附着点处置入带孔导针，并向前内侧推进。

两个导针之间的距离应为 18.5 ~ 19 mm。这两个导针的外侧皮质都扩到 25 mm 的深度。

将同种异体跟腱纵向劈开，并管状化。制作两块 9 mm × 20 mm 的骨块。在骨块上穿入缝线，将骨块拉入股骨隧道，并放置 7 mm 金属加压螺钉。FCL 移植物经髂胫束深面，穿过腓骨头部的隧道。在膝关节屈曲 20°、外翻位重建腓侧副韧带，拧入 7 mm 的生物加压螺钉。刚刚放置的 FCL 移植物的尾部继续由后向前穿过腘肌腱胫骨隧道，重建腘腓韧带。将腘肌腱移植物，也通过胫骨隧道从后向前拉出，用 9 mm 的加压螺钉固定。屈膝 60°，在胫骨上施加前向力，拧入螺钉以完成重建（图 15.5）。

单侧腓骨解剖悬吊术

切口及入路

膝关节屈曲 90°，在股骨外上髁和腓骨头上方各做 1 个 2 ~ 3 cm 的切口。纵向劈开髂胫束。采用两个独立的切口，其中以股骨外上髁上方的横向切口与腓骨头上方的斜切口为首选。这两个切口的方向与骨隧道一致。

隧道准备

在股骨外上髁顶点前方和远端 5 ~ 7 mm 处置入导针[16,18]（图 15.6）。

首先确定外侧副韧带（LCL）和股二头肌腱，建立腓骨隧道。为了最大限度地减少腓总神经损伤的风险，从腓骨颈松解腓骨肌后，在腓骨头周围进行解剖，如果看到腓总神经，则在整个过程中始终围绕腓骨颈进行分离。在 LCL 和股二头肌腱之间有一层薄膜，导针的尖端指向可以触摸到腓骨头后表面骨质裸露的区域。导针从腓骨头部的前下方钻向后上方（图 15.7），然后用合适直径的空心钻，经由导针钻孔[15]。注意避免侵犯近端胫腓关节，以免导致骨折。使用尺寸 6 mm 或以上的空心钻时需要格外小心，尤其是在亚洲人群中，小的腓骨头较常见。在钻孔过程中，腓总神经也可能受到损伤。在钻出

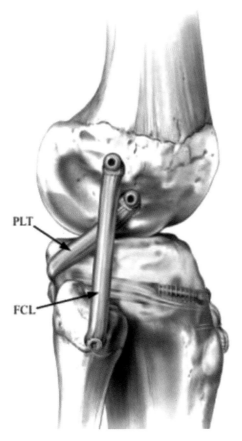
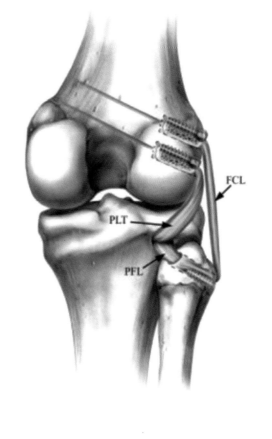

图 15.5 膝关节后外侧重建术[17]

图 15.6 在股骨外上髁顶点前方和远端 5～7 mm 处插入导针，并用与肌腱移植物相同直径的空心钻建立股骨隧道

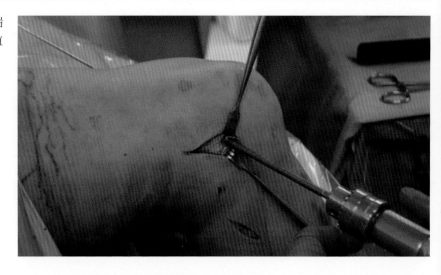

图 15.7 从腓骨头的前下方向后上方插入导针以建立腓骨隧道

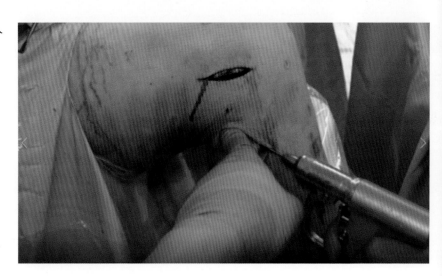

合适的隧道后，用 5 号 Ethibond 缝线穿过隧道，紧绷腓骨隧道中的 Ethibond 缝线拉伸至股骨侧导针，以便使用等长仪进行等长测试。以这种方式放置的缝线其应变变化 < 3 mm。

移植物的固定

当确定了导针的准确位置后，将与肌腱移植物直径相同的空心钻头在股骨隧道开口，隧道边缘呈均匀斜面，首先用一根 5 号 Ethibond 缝线套环将移植物从腓骨头隧道沿后上至前下拉出。移植物的两端以 "8" 字形穿过髂胫束。然后，用带孔导针将移植物的缝线拉入隧道。足部支撑下，膝关节处于旋转中立位、屈曲 70° 状态，进行大约 20 次预张，再拧入可吸收加压螺钉（图 15.8 和图 15.9）。这可抵消腿部重量对移植物的牵引作用。

术后康复

PCL 和 PLC 重建术后，膝关节保持完全伸直位 2 周，并允许拄拐杖负重行走。然而，ACL 和 PLC 重建术后，允许患者进行 3～4 天的 ROM 锻炼。当 ACL、PCL 及 PLC 都行重建术后，进行 ROM 运动的时间为 3～6 周。之后逐渐进行闭链力量训练。术后 12 周停止使用支具。

手术风险与并发症

腓骨头隧道存在腓骨头部骨折、腓神经损伤、感染、血肿、僵硬、重建失败、腘绳肌无力、固定物刺激等问题。前两个问题可以通过前面描述的技术来避免。术后僵硬可能需要在麻醉下进行操作或

图 15.8　在腓骨隧道内置入可吸收加压螺钉

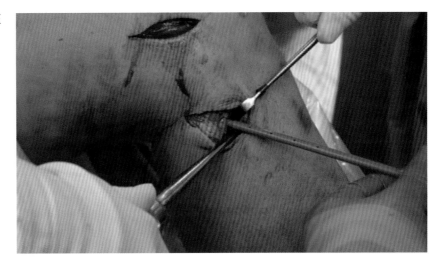

图 15.9　在股骨隧道内置入可吸收加压螺钉

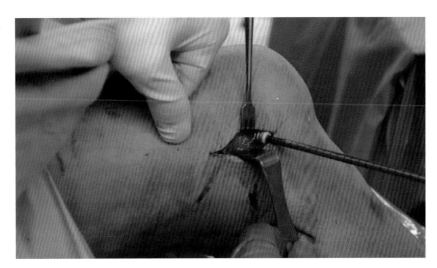

关节镜下松解。

结论

对于胫骨和腓骨双悬吊术或单纯腓骨或胫骨悬吊术是否足以进行重建，仍存在一些争议[17,19,20]。单纯胫骨吊带法最早是由 Albright 和 Brown 提出的[21]。Fanelli 和 Larson 在一项等长研究的基础上提出了单腓骨悬吊技术[22]。最近，Laprade 等[17,23] 报道了胫腓骨双悬吊术作为一种解剖重建技术。

在这一章中，我们描述了单纯腓骨悬吊技术，这是作者的首选技术。根据作者的经验，这种解剖重建技术简单、有效、实用，临床效果满意。

参考文献

[1] Veltri DM, Warren RF. Posterolateral instability of the knee. Instr Course Lect. 1995;44:441–453.

[2] Veltri DM, Deng XH, Torzilli PA, Warren RF, Maynard MJ. The role of the cruciate and posterolateral ligaments in stability of the knee. A biomechanical study. Am J Sports Med. 1995;23(4):436–443.

[3] Ross G, Chapman AW, Newberg AR, Scheller AD Jr. Magnetic resonance imaging for the evaluation of acute posterolateral complex injuries of the knee. Am J Sports Med. 1997;25(4):444–448.

[4] Veltri DM, Deng XH, Torzilli PA, Maynard MJ, Warren RF. The role of the popliteofibular ligament in stability of the human knee. A biomechanical study. Am J Sports Med. 1996;24(1):19–27.

[5] Seebacher JR, Inglis AE, Marshall JL, Warren RF. The structure of the posterolateral aspect of the knee. J Bone Joint Surg Am. 1982;64(4):536–541.

[6] Terry GC, LaPrade RF. The posterolateral aspect of the knee.

Anatomy and surgical approach. Am J Sports Med. 1996;24(6):732–739.

[7] Baker CL Jr, Norwood LA, Hughston JC. Acute combined posterior cruciate and posterolateral instability of the knee. Am J Sports Med. 1984;12(3):204–208.

[8] LaPrade RF, Terry GC. Injuries to the posterolateral aspect of the knee. Association of anatomic injury patterns with clinical instability. Am J Sports Med. 1997;25(4):433–438.

[9] Noyes FR, Stowers SF, Grood ES, Cummings J, VanGinkel LA. Posterior subluxations of the medial and lateral tibiofemoral compartments. An in vitro ligament sectioning study in cadaveric knees. Am J Sports Med. 1993;21(3):407–414.

[10] Bae JH, Choi IC, Suh SW, Lim HC, Bae TS, Nha KW, et al. Evaluation of the reliability of the dial test for posterolateral rotatory instability: a cadaveric study using an isotonic rotation machine. Arthroscopy. 2008;24(5):593–598.

[11] Loomer RL. A test for knee posterolateral rotatory instability. Clin Orthop Relat Res. 1991;264:235–238.

[12] Bleday RM, Fanelli GC, Giannotti BF, Edson CJ, Barrett TA. Instrumented measurement of the posterolateral corner. Arthroscopy. 1998;14(5):489–494.

[13] Jung YB, Lee YS, Jung HJ, Nam CH. Evaluation of posterolateral rotatory knee instability using the dial test according to tibial positioning. Arthroscopy. 2009;25(3):257–261.

[14] Hughston JC, Norwood LA Jr. The posterolateral drawer test and external rotational recurvatum test for posterolateral rotatory instability of the knee. Clin Orthop Relat Res. 1980;147:82–87.

[15] Kim JG, Ha JG, Lee YS, Yang SJ, Jung JE, Oh SJ. Posterolateral corner anatomy and its anatomical reconstruction with single fibula and double femoral sling method: anatomical study and surgical technique. Arch Orthop Trauma Surg. 2009;129(3):381–385.

[16] Jung YB, Jung HJ, Kim SJ, Park SJ, Song KS, Lee YS, et al. Posterolateral corner reconstruction for posterolateral rotatory instability combined with posterior cruciate ligament injuries: comparison between fibular tunnel and tibial tunnel techniques. Knee Surg Sports Traumatol Arthrosc. 2008;16(3):239–248.

[17] LaPrade RF, Johansen S, Wentorf FA, Engebretsen L, Esterberg JL, Tso A. An analysis of an anatomical posterolateral knee reconstruction: an in vitro biomechanical study and development of a surgical technique. Am J Sports Med. 2004;32(6):1405–1414.

[18] Lee SH, Jung YB, Lee HJ, Koo S, Chang SH, Song KS, et al. Evaluation of tunnel position of posterolateral corner reconstruction using 3-dimensional computed tomogram. Arthroscopy. 2012;28(6):844–854.

[19] Amis AA, Bull AM, Gupte CM, Hijazi I, Race A, Robinson JR. Biomechanics of the PCL and related structures: posterolateral, posteromedial and meniscofemoral ligaments. Knee Surg Sports Traumatol Arthrosc. 2003;11(5):271–281.

[20] Ferrari DA, Wilson DR, Hayes WC. The effect of release of the popliteus and quadriceps force on rotation of the knee. Clin Orthop Relat Res. 2003;412:225–233.

[21] Albright JP, Brown AW. Management of chronic posterolateral rotatory instability of the knee: surgical technique for the posterolateral corner sling procedure. Instr Course Lect. 1998;47:369–378.

[22] Fanelli GC, Larson RV. Practical management of posterolateral instability of the knee. Arthroscopy. 2002;18(2 Suppl 1):1–8.

[23] LaPrade RF, Ly TV, Wentorf FA, Engebretsen L. The posterolateral attachments of the knee: a qualitative and quantitative morphologic analysis of the fibular collateral ligament, popliteus tendon, popliteofibular ligament, and lateral gastrocnemius tendon. Am J Sports Med. 2003;31(6):854–860.

第 16 章　半月板损伤与手术治疗：半月板切除与半月板修复

Ji Hoon Bae

摘要

半月板撕裂是常见的损伤，可导致膝关节疼痛和功能障碍。治疗方案包括观察随访、康复治疗、半月板切除和修复。非手术治疗可用于退行性半月板病变的老年患者。对于有手术适应证的半月板撕裂患者，半月板切除术仍然是缓解疼痛和改善功能的可行和成功的干预措施。然而，它会引起患侧关节腔关节软骨接触应力的增加，从而导致骨性关节炎。与半月板切除术相比，半月板修复术提供了更好的远期预后、更好的临床结果和更少的退行性改变。骨科医生应该知道半月板修复手术的正确适应证，并了解处理可修复半月板撕裂的各种技术和手术设备。最近，一种用于半月板缺损的生物增强和组织工程的新技术正处于不断的发展中，这些技术可能有助于未来复杂半月板撕裂的治疗。

关键词

半月板切除，修复，生物增强

概述

半月板对膝关节的正常功能具有重要的生物力学作用，包括承重、减震和关节稳定[32,73]。半月板提供的较大接触面积降低了膝关节的平均接触应力。因此，半月板可以防止关节软骨的机械性损伤。半月板撕裂是常见的膝关节损伤之一，在 50 岁以上人群中，超过 1/3 在 MRI 检查中发现有半月板的病理

改变。由于骨科医生经常遇到无症状或有症状的半月板撕裂患者，他们应该了解目前非手术、半月板切除和半月板缝合的适应证，以确定最佳的治疗策略。在这一章中，作者提供了半月板撕裂治疗的实用指南，并介绍了关节镜下半月板切除术和半月板修复技术。

临床评估

详细、仔细、系统的临床评估非常重要，不仅可以确定是否是半月板撕裂导致了当前的症状和功能受限，也可以在非手术、半月板切除和修复之间选择最合适的治疗方法。必须时刻重视引起类似半月板撕裂症状的疾病，以避免误诊和不当治疗。完整的病史应当包括是否存在创伤、损伤机制的评估、最初的症状和当前的症状，受伤前的职业和体育活动水平，以及目前的功能受限情况。可能无法获得患者特殊损伤的病史，特别是当出现异常或退行性半月板撕裂时，这种情况在中年患者中最常见，表现为膝关节在负重扭转或下蹲后疼痛。正常半月板的撕裂通常与严重的创伤或损伤有关，但也是由类似的机制造成的：半月板在屈曲时卡压在股骨髁和胫骨平台之间，随着膝关节的伸直出现撕裂。退行性半月板撕裂的患者主诉可能有轻微的绞锁、弹响和伴有咔嚓声的症状，以及关节偶尔的疼痛和轻微的肿胀。一旦半月板撕裂加重，就会出现更明显的打软腿和绞锁的症状。进行全面的体格检查，包括肿胀或积液、膝关节活动范围、胫股关节线压痛，诊断试验如 McMurray 试验、Apley 试验、蹲踞试验、韧带不稳、肌肉萎缩和步态异常情况。平片包括站

立位全长片、屈膝 45° 的负重正位片、屈膝 30° 的外侧位片和髌股轴位片，用于检查肢体不协调、关节间隙变窄、髌股关节等问题。使用站立髋－膝－踝关节负重 X 线片评估下肢冠状位力线，膝内翻、膝外翻力线问题。MRI 不仅可以根据信号模式提供半月板撕裂类型和完整性的信息，还可以提供伴随的韧带和关节软骨损伤的信息。然而，在一些患者中，半月板切除和修复之间的最终决策要等到诊断性关节镜检查的时候才能做出。

治疗决策

在讨论已知结果后，治疗应当是个体化的，与患者共享决策过程。患者的年龄、活动水平、期望值、半月板撕裂类型、撕裂位置、撕裂大小、相关的退行性改变、伴发的其他损伤以及是否存在力线不良是决定适当治疗的重要考虑因素 [11,23,35,50,63]。有症状的退行性撕裂或愈合能力极弱的撕裂大多采用非手术或半月板切除术治疗。当半月板愈合并维持功能的可能性很大时，应考虑半月板修复 [35]。关节镜下半月板切除术处理有机械症状的不稳定半月板撕裂可能是有益的，特别是对非手术治疗无效的患者。然而，现有证据表明，手术治疗不应该是中老年半月板撕裂患者的一线干预措施 [1]。ESSKA 半月板共识为这些患者开发了一种决策算法 [10]。中年受试者膝关节疼痛时，应拍平片检查。除非怀疑所下诊断需要补充检查，否则在这个阶段没有 MRI 检测的指征。开始非手术治疗，包括物理治疗和可能的关节内注射。只有在非手术治疗后 3 个月失败的情况下，才进行 MRI 检查，以确认退行性半月板病变或其他方面病变的诊断，尽管仍有必要检查病变是否与症状匹配。如果 X 线片和 MRI 显示没有进展性骨性关节炎的迹象，特别是半月板外凸或出现软骨水肿，可以考虑行关节镜检查。另一方面，一旦发现骨性关节炎，就必须首先治疗，关节镜下清理术没有显示出任何优势。若存在明确机械症状，需要早期进行关节镜治疗。

非手术治疗

无症状或症状轻微的急性或慢性半月板撕裂可以通过加强锻炼和调整活动来治疗。在诊断性关节镜检查中，对于半月板红区的小而稳定的（长度 ≤ 1 cm，距外周移位 < 3 mm）撕裂，在膝关节稳定的前提下，也可采用非手术治疗 [30,49,64,85]。然而必须告知患者，尽管加强了运动和活动，半月板上的任何撕裂都可能不愈合或症状复发。如果非手术治疗后症状复发或恶化，可能需要手术治疗。

手术治疗

急性半月板撕裂引起膝关节绞锁或慢性撕裂合并急性半月板损伤的患者，病史中有如下症状，如卡压、绞锁和打软腿，可能需要手术治疗。重要的是要与患者讨论半月板切除和修复的好处、风险和结果，以及康复计划、恢复日常活动、工作和运动的时间 [73]。由于半月板缝合后的活动受限，恢复时间比半月板切除术更长。因此，外科医生应该判断患者是否愿意和能够遵守限制活动的医嘱。需告知患者，在术中可以根据关节镜检查结果改变最终术式，并且康复计划可能需要根据执行的最终术式进行调整。当计划进行半月板切除术时，在术前需要通过 MRI（如果已做）仔细识别移位的撕裂半月板碎片，避免术中切除不充分（图 16.1）。此外，外

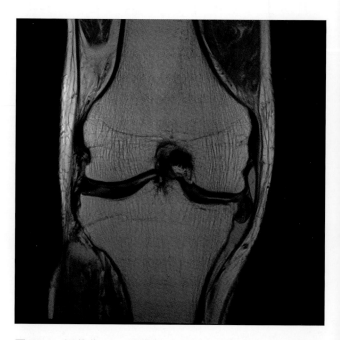

图 16.1 冠状位 MRI 图像显示内侧半月板碎片移位到内侧沟内

科医生应该找出切除或保留半月板的哪一部分，以尽可能地维持半月板的功能。如果撕裂的半月板可以缝合，重要的是要找出最常用的缝合技术，并在手术室内准备好缝合所需的所有器械。

半月板切除术适应证

半月板切除术适用于充分保守治疗 3 个月后的急性或慢性不可修复的半月板撕裂，伴有症状反复和明显的功能受限[1,41]。慢性移位的纵向撕裂或桶柄样撕裂，局限于白 - 白区或红 - 白区的放射状或斜向撕裂，以及水平撕裂是半月板切除术治疗的常见撕裂类型（图 16.2）。应该告知患者，症状可能不会很快消失，或者即使手术完成得很好，残留的症状也可能存在。

患者体位与诊断性关节镜检查

患者仰卧位，以便抬高患肢。膝关节位于手术台边缘的远侧，在手术过程中屈曲或移除了手术台

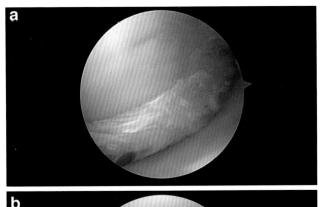
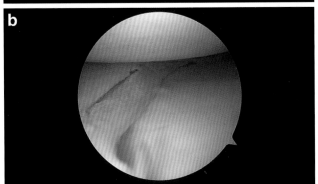

图 16.2　a. 内侧半月板慢性桶柄样撕裂。b. 内侧半月板小的慢性纵向撕裂，外侧半月板放射状撕裂延伸至红 - 白区，内侧半月板后角移位的碎片

脚，可允许后内侧或后外侧入路。在大腿近端放置止血带，并在大腿外侧用挡柱施加外翻应力，从而改善内侧间室的视野。前外侧入路与髌腱相邻，距关节线上方 1 cm、髌腱边缘外侧 1 cm。膝关节屈曲 70°～90°，30° 关节镜通过前外侧入路轻轻插入关节内，然后伸膝向髌上囊推进。从髌上囊经内侧沟、内侧间室、髁间窝、外侧间室至外侧沟，对髌上囊进行系统检查。关节镜聚焦于内侧间室，借助腰穿针建立前内侧入路。根据半月板撕裂的位置，手术入路可适当调整以便于切除。精确的入路对于按计划切除半月板，避免器械对关节软骨的损伤非常重要。过高的前方操作入路使其很难接近半月板的后角。在对膝关节进行全面检查后，用探头仔细探及半月板撕裂部位的上下表面，以确定半月板撕裂的类型和程度，发现移位的不稳定半月板碎片。不能准确地对撕裂的范围、不同的平面进行分类，以及找不到移位的不稳定半月板碎片，往往会导致切除不足或切除健康的半月板组织。如果内侧间室太紧而看不到半月板的后角，通过髂胫束松解技术（"馅饼皮"技术）松解内侧副韧带可以增加内侧室的空间[26,31]。为了检查后内侧间隙，将一个 30° 关节镜从前外侧入路斜行穿过后交叉韧带和股骨内侧髁之间的髁间窝到达后内侧间隙。如果后交叉韧带和股骨内侧髁之间的间隙太小而不能推进，屈膝 30° 时的外翻应力有助于置入关节镜。为了检查后外侧间室，关节镜从前内侧入路通过前交叉韧带和股骨外侧髁之间的髁间窝斜行进入后外侧间室。通常，将关节镜置入后外侧间室比后内侧间室更容易。如果前交叉韧带和股骨外侧髁之间的间隙很小，4 字体位可以使关节镜检查更容易进行。使用 30° 关节镜通过前入路，可能很难看到后内侧角或后外侧角周围的情况。可使用 70° 关节镜通过前入路检查后内侧角或后外侧角。

关节镜下半月板切除术

半月板切除术目前还没有标准的技术，但应遵循以下原则：①尽可能保留半月板以维持其功能；②彻底切除引起症状的不稳定半月板碎片，并在手术结束前确认有无隐匿性撕裂；③在半月板切除术

中要经常探查半月板的边缘，最终保留一个环形、平衡、稳定的外缘；④半月板切除的器械和半月板始终在关节镜视野内，以避免损伤或切除正常的半月板；⑤半月板切除的器械和半月板应始终在关节镜视野内，以避免损伤或切除正常的半月板；⑥半月板切除时应经常探查半月板的边缘，以避免损伤或切除正常的半月板；⑦抽吸、清除半月板碎片，可能引起滑膜炎。

半月板切除术既可以通过整体切除大而可移动的碎片（如大而移位的桶柄样撕裂），也可以逐点切除不可移位或部分移位的中小半月板碎片（如小的纵向撕裂、水平撕裂、不完全的放射状撕裂和复杂的撕裂）。小的活动半月板碎片也可以用刨刀去除。如果计划整块切除桶柄样撕裂，最好先切除后部，因为切除前部术后半月板碎块可以移位到后间隙，而髁间窝中的大块漂浮的半月板碎片会限制关节镜和蓝钳接触后方的机会。在通过标准前入路切除前部或后部残留碎片时，辅助前入路可能有助于抓住和拉动可移位的半月板碎片。这也防止了半月板在被切除时自由漂浮。对于半月板水平撕裂或复合性

撕裂，外科医生应仔细探查半月板撕裂部位，发现任何可能的半月板碎片。半月板碎片通常来自下方，它可以在半月板下卷起或倒置在股骨髁后面（图16.3）。当碎片在后方移位时，可能需要通过附加后内侧或后外侧入路来切除[36]。将上部分和下部分修整成一个相对稳定的外缘。当切除前角的水平撕裂时，半月板下入路或杠杆技术可以有效切除前角撕裂的碎片，因为蓝钳或刮刀很难通过前入路到达前角（图16.4）[44,45,55,61]。不完全性放射状撕裂（多发生在外侧半月板的体部或后角）可以用蓝钳一点一点地切除，直到撕裂的终点。在平衡和半月板边缘成形时，应注意不要过度切除半月板的前角和后角。

半月板切除术的结局

半月板切除术后的临床结局取决于多种因素。

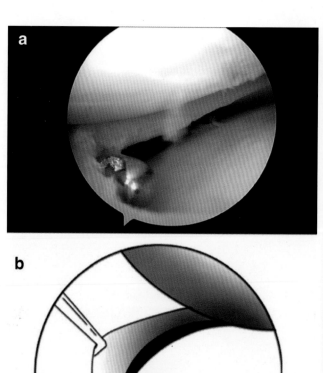

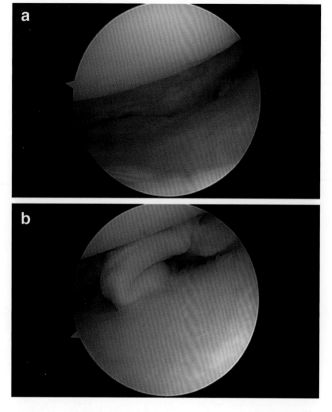

图16.3　a.外侧半月板后角下卷起的碎片。b.在拉动卷曲的半月板碎片之后

图16.4　a.使用刨刀通过半月板下入路切除外侧半月板前角。b.杠杆技术，通过前内侧入路以远的探钩控制

目前的研究表明，许多伤前活动水平较高的患者、年龄较小的患者、行中等量半月板切除和小部分的半月板切除的患者虽然无法恢复到损伤前的活动水平，但更有可能在部分半月板切除后成功恢复活动和运动[32,73]。对于正在接受小部分内侧半月板切除的非肥胖男性患者，临床效果有望得到改善。伴有内翻或外翻畸形，已有膝关节退行性改变，以及前交叉韧带断裂，这些对半月板切除术后的预后有负面影响。尽管外侧半月板切除术患者的翻修率增加，但半月板切除术后的失败率相比半月板缝合和盘状半月板成形术较低。半月板切除会增加患膝关节骨性关节炎（OA）的风险，尤其对于肥胖女性患者接受较大的半月板切除，术后进展为全膝关节置换术的风险也会增加。

半月板缝合适应证

半月板缝合的最佳适应证是半月板血管区的创伤性纵裂或桶柄样撕裂，以及伴随急性 ACL 损伤的半月板关节囊交界处撕裂（Ramp 损伤）（图 16.5）。延伸至半月板周边的放射状撕裂和年轻患者的水平撕裂也可以考虑。位于白 – 白区的半月板撕裂愈合率较低。还必须考虑患者的年龄、活动水平、康复潜力、肢体力线、韧带稳定性和关节退行性改变等因素。

关节镜下缝合技术

关节镜下缝合技术包括"由内向外""由外向内"和"全内"技术。目前许多外科医生仍在使用由内向外或由外向内的半月板缝合技术来缝合半月板，而全内缝合设备由于其易用性，目前正变得越来越流行。无论缝合技术如何，成功愈合都有重要的原则：①考虑患者因素（年龄、活动度、预期、康复意愿）；②清除撕裂和局部新鲜化以刺激愈合反应；③在愈合过程中仔细缝合以恢复解剖学的半月板并稳定半月板[12,23,35]。

由内向外缝合术

传统的观点认为，由内向外缝合技术是治疗半

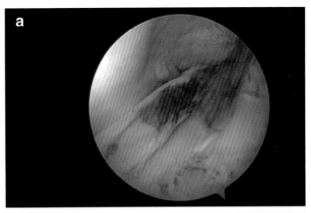
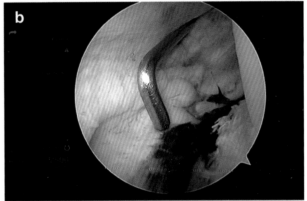
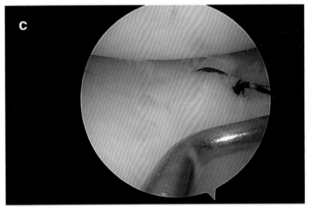
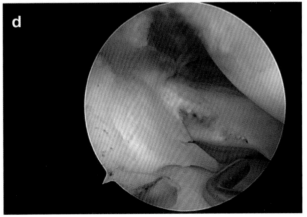

图 16.5　a. 急性内侧半月板桶柄样撕裂。b. 内侧半月板急性 Ramp 损伤合并前交叉韧带撕裂。c. 外侧半月板放射状撕裂，垂直撕裂延伸至红-红区。d. 急性外侧半月板后根附近的斜向撕裂

月板撕裂的金标准。包括中 1/3 和 / 或半月板后角撕裂。这项技术的优点是可以精确地放置各种形状的缝线（垂直、水平、斜向、交叉）。然而，使用这种方式治疗存在神经血管损伤的风险，因此在缝合后角撕裂时需要额外的后内侧或后外侧暴露以保护神经血管组织 [22]。对于由内向外的缝合，需要备有各种角度的专用缝合套管（图 16.6）和一根 25.4 cm 的弹性直形双臂长针，自带 2-0 不可吸收缝线。

关节镜下由内向外缝合术治疗半月板体部、后角纵裂

外翻（屈膝 20°～ 30°）或内翻应力（通常为 4 字体位）有助于打开内侧或外侧间室以接近后角。根据撕裂部位，通过前外侧或前内侧入路将 30° 关节镜植入物。缝合套管通过前外侧或前内侧入路，并指向缝合部位的确切位置。缝合套管的半径不仅

应该足够大，使针远离神经血管结构，而且还应该使针垂直穿过撕裂口。有时，胫骨嵴会阻挡缝合套管的路径，可能需要一个辅助入路。如果撕裂累及后内侧角以外的后角（在这种情况下，作者倾向于使用通过后内侧入路的缝合钩进行全内缝合），则需要暴露后内侧以保护神经血管组织（图 16.7a）。在膝关节后内侧切开 3 ～ 4 cm 的垂直皮肤切口，确定腓肠肌内侧头与后方关节囊之间的间隙。在这个间隔内放置一个保护拉钩，以保护神经血管组织并帮助捕获穿出针头。套管的尖端放置在距撕裂边缘 3 ～ 4 mm，并且使针头从套管内侧进入。第二名助手将一根 25.4 cm 长的弹性直针穿过套管，瞄准针头在略微垂直的方向上，使其从撕裂边缘的中心或上方穿出。第一名助手用持针器接住针头并从关节囊中拉出。第二针以同样的方式穿过撕裂的半月板或直接穿透半月板滑膜囊的外侧，形成垂直缝合，提供比水平缝合更好的把持强度。第一名助手抓住双臂针头，把缝线拉过去。去掉两根长针，将成对的

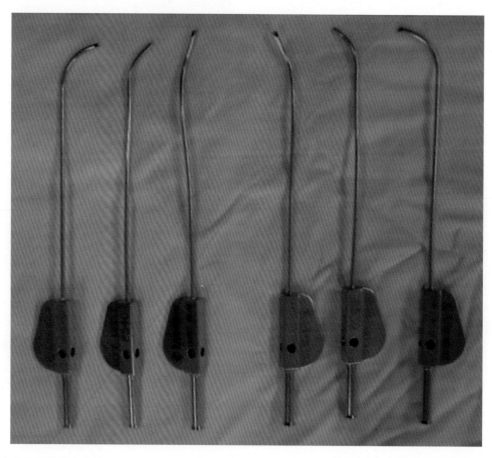

图 16.6 由内向外修复的特定套管

a

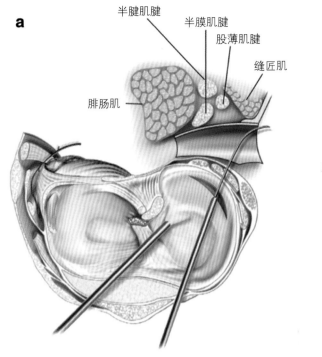

半腱肌腱
半膜肌腱
股薄肌腱
缝匠肌
腓肠肌

b

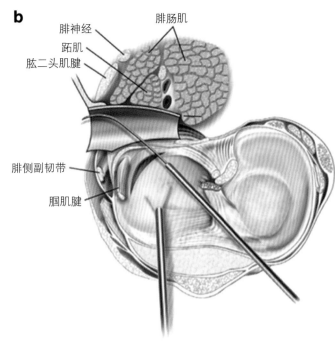

腓神经
跖肌
肱二头肌腱
腓肠肌
腓侧副韧带
腘肌腱

图 16.7　a. 后内侧暴露。b. 后外侧暴露

缝线用止血钳夹在一起。为避免半月板抬高，可每隔 3～5 mm 从半月板上下表面交替垂直缝合（图 16.8）。如果撕裂主要累及内侧半月板的中间 1/3，大多数情况下不需要后内侧暴露。在缝线穿过皮肤之前，直接在针尖上切开 1～2 cm 的切口，以避免在切开时切断缝线。当所有的缝线都缝合完毕后，将它们在关节囊外打结固定。如果没有完全暴露关节囊，则可能将结打在皮下组织上。这可能会导致撕裂部位合拢不足。外科医生要密切观察半月板和撕裂部位的复位。仔细保护关节软骨，在手术过程中避免损伤。

　　对于外侧半月板缝合，外科医生应该经常检查缝合针的方向，以确保缝合针与腓神经成一定角度。当膝关节屈曲 90° 时，神经的移动更低，受伤的可能性也更小。如果撕裂累及外侧半月板的后角，则暴露后外侧角。在外侧副韧带后方做 3～4 cm 的垂直皮肤切口。确定并解剖髂胫束和股二头肌腱之间的间隙。通过钝性分离将腓肠肌外侧和后外侧囊之间的间隙打开，恰好在腓骨头的近端。在此间隙内放置一个保护拉钩，将神经血管束向后推（图 16.7b）。腘窝保护拉钩可以防止缝合针潜在地损伤腓总神经。外侧半月板缝合的其他技术细节与内侧

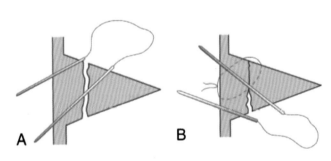

A　　　　**B**

图 16.8　由内向外的双层垂直缝合。首先，放置上端缝线，闭合上端裂口，并将半月板复位。然后，将下缝线穿过撕裂口，闭合下端裂口

半月板缝合相同。

由外向内的缝合技术

　　使用由外向内的技术，缝线通过腰穿针从关节外部插入半月板。与由内向外技术相比，这种技术的一个特殊优势是可以预见地避免神经血管损伤，而不需要后内侧或后外侧暴露。由外向内技术的一个缺点是难以修复位于后角的撕裂。因此，由外向内的技术对于半月板前角和体部 1/3 的撕裂特别有用。在过去的几年中，改进的由外向内的方法得到

了发展和引入 [6,24,42,53,72,81]。

关节镜下由外向内缝合技术治疗半月板前角纵向撕裂

诊断性关节镜检查后,置入 18 号腰穿针来确定半月板撕裂的确切位置。在腰穿针的入针处做一个小的皮肤切口,剥离后暴露关节囊。第一根腰穿针从外向内穿刺进入关节囊内,从上到下垂直穿透撕裂的半月板内侧,反之亦然(图 16.9)。之后去除套管针管芯,并将缝线(PDS 0)穿过腰穿针进入关节腔。通过前内侧或前外侧切口抽出关节内第一条

缝线的游离端,并拔出第一根脊髓穿刺针。第二根针从同一皮肤入路进入,从撕裂的半月板外侧或半月板表面的上方或下方进入。拔出针芯,将一条接力缝线(或不同颜色的第二条缝线)通过腰穿针拉入关节。接力缝线的游离端(或不同颜色二次缝合)通过相同的前入路抽出,并取出第二根腰穿针。第一条缝线的游离端钩住接力缝线(或将第一条和第二条缝线绑在一起),并通过拉动接力缝线(或不同颜色的第二针)穿过半月板或关节囊。第一条缝线的两个游离端绑在关节囊上。根据实际情况,重复同样的程序以稳定撕裂的半月板。当不能充分控制腰穿针在半月板上的进针点时,关节镜缝合钩的

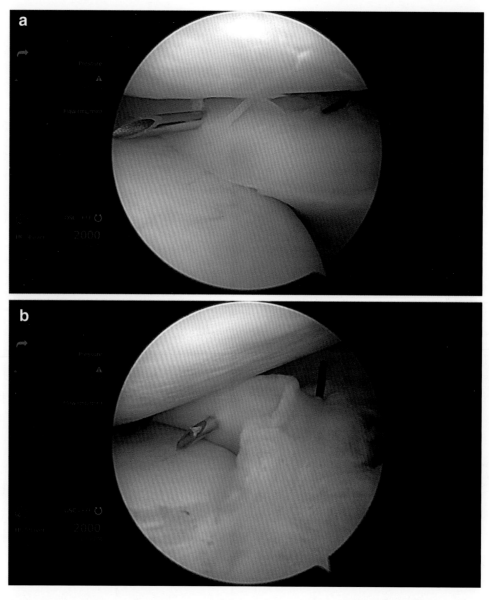

图 16.9　a. 从内侧半月板下表面到上表面的腰穿针。b. 从内侧半月板的上表面到下表面的脊髓穿刺针

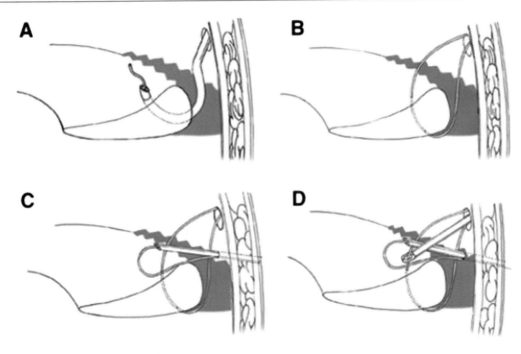

图 16.10　使用改进的由外向内缝合钩技术

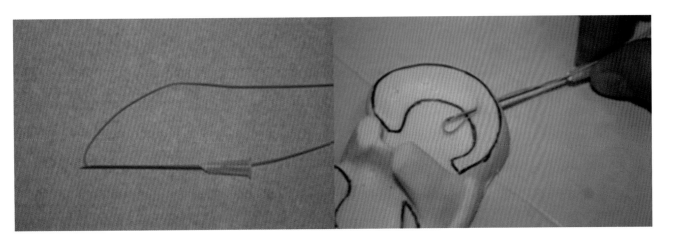

图 16.11　带有缝线环的 21 号针头

改进技术有助于更好地在准确的位置进行垂直缝合（图 16.10）[4,6]。Thompson 等[81]还介绍了在手术室内没有特殊器械的情况下缝合的简单方法（图 16.11）。

全内缝合技术

由内向外技术会有神经血管损伤风险，并且需要附加切口，而由外向内技术又不适用于半月板后 1/3 撕裂部位的修复。鉴于以上原因，又研发出了关节镜下全内缝合技术。第一代半月板全内缝合技术是基于缝合钩的通过后内侧或后外侧入路的缝合方法，该技术的瓶颈也催生了半月板全内缝合设备的发展[68,82]。半月板全内缝合的优点包括技术上易于缝合，不需要二次切开，缩短手术时间，不要求训练有素的助手。当然，在手术过程中，可能会出现植入物相关的问题，如植入物失败、断裂、移位以及肌肉、肌腱和韧带的钳夹损伤。

基于缝合钩的全内缝合。使用缝合钩进行全内缝合，缝合钩技术可实现多种方向的缝合（垂直、水平、斜向、交叉）。可针对特殊情况的撕裂，包括 Ramp 损伤、放射状撕裂和后根撕裂。缝合钩带有向左或向右的弯曲。

关节镜下治疗内侧红区半月板后角纵向撕裂

Ahn 等详细地描述了这种技术[5]。30° 关节镜经前外侧入路植入物，经髁间窝入路到达后内侧间室。在关节镜下可直视建立标准的后内侧入路。探针从后内侧入路进入评估半月板撕裂的程度。将关节镜由 30° 改为 70°，可提供更宽广的后内侧角视野。从后内侧入路置入带有 0 号 PDS 缝线的弯缝合钩。缝合钩的尖端首先从下到上穿透关节囊组织。在确认缝合钩的尖端穿透整个关节囊后，缝合钩的尖端从下到上贯穿半月板（图 16.12）。然后，缝线通过缝合钩的管腔送入，并用抓线钳从同一后内侧入路拉出缝线。在关节囊侧打结固定。根据撕裂程度的大小，通过相同的程序放置额外的缝线。当缝合钩从关节囊到半月板很难一步穿透时，推荐使用接力缝合的两步穿刺法（图 16.13）。将装载有 0 号 PDS 缝线的第一个缝合钩从半月板的下表面向上表面穿透，并且关节内的游离端通过后内侧入路抽出。第二个缝合钩装载一根导丝（或不同颜色的第二条缝线），然后从下到上方向进入关节囊。将导丝（或不同颜色的第二条缝线）顺缝合钩的管腔送入后，通过相同的后内侧入路拉出。从半月板下表面出来的缝线游离端与导丝相连（或将第一针和第二针绑在一起），并通过拉动导丝（或不同颜色的第二针）

穿过关节囊。接下来的步骤与上面描述的相同。后内侧软组织套管用于管理缝合和打结，以避免软组织卡压（图 16.14）[2]。

半月板全内缝合装置。目前，四代全内缝合器已经问世。它们灵活、预置缝线，并允许在撕裂部位进行灵活加压和收紧。外科医生应该了解每个装置的具体特征，包括可能的缝合装置结构、推结方式、结的位置和收紧方法[82]。

Fast-Fix 360® 关节镜全内缝合治疗外侧半月板后角纵向撕裂

Fast-Fix 360® 半月板缝合系统（Smith and Nephew, PLC., Andover, MA, USA）由两个植入物（聚醚醚酮，PEEK）和一个预置滑结、自动滑动且不可吸收的 2-0 Ultrabraid™ 缝线组成。该设备采用弹簧辅助按钮作为主动释放系统，实行 360° 设计，适用于所有手术握持方式的开展。相比被动释放设备，主动释放设备的错误率更小。所用引导针有曲线型、直线型和反曲型 3 种设计。在诊断性关节镜检查和半月板撕裂部位确定后，使用半月板探针确定所需深度的导针长度最大值。将探针的尖端放置在半月板滑膜连接处，并测量所需引导针入路处的半月板宽度。在中等大小的膝关节中，深度通常为 14 ～ 16 mm 即可。通过深度限制器按钮将深度限制

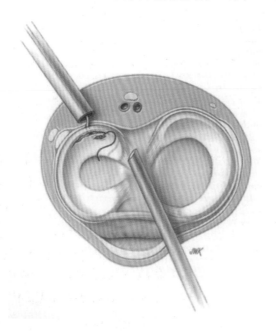

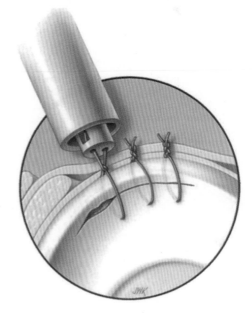

图 16.12　全内侧半月板修补术，使用缝合钩通过后外侧入路

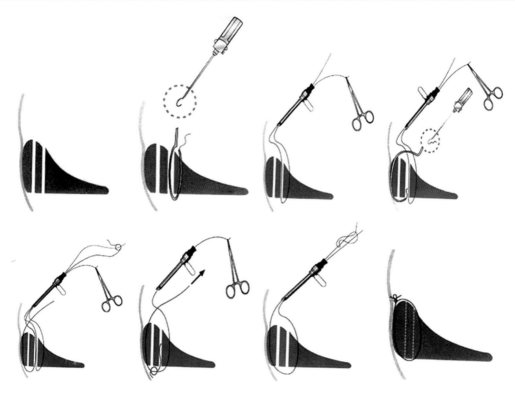

图 16.13　使用穿梭缝合法进行半月板全内缝合

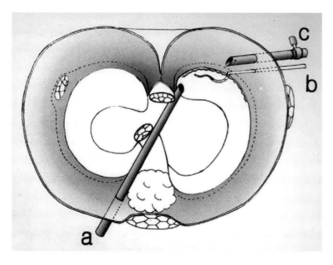

图 16.14　采用两个后内侧入路的半月板全内缝合术

器调整到所需长度。用开槽导板帮助将引导针的尖端定位在所需位置，避免软组织卡压。将引导针插入关节，尖端向下紧抵开槽导板，并插入半月板的关节囊侧（用于垂直缝合修复）。向前推动滑块，以释放第一个植入物。植入物就位会伴随咔嗒声。引导针从半月板上慢慢地抽出，把针保持在关节内。引导针位于半月板内侧撕裂处至少 5 mm 处，向前推进直到限制器接触到半月板的表面。推动滑块，以

释放第二个植入物（应伴随咔嗒声）。在第二个植入物就位后，从关节中取出引导针。拉动缝线的游离端以将结收紧合拢半月板。当绳结收紧时，遇到恒定的阻力是正常的。它将缝线的游离端直接垂直于撕裂部位非常关键。将张力缓慢而稳定地施加到缝线上，以将结扎下来。使用推结器进一步收紧线结以压缩撕裂部位，应使用剪线钳切断缝线。由于缝线的强度很高，使用关节镜下的小蓝钳或剪刀来切断缝线，往往会导致缝线尾部磨损。使用反向弯曲的导针，缝线可以交替放置在半月板的下表面，以减少半月板的褶皱。如果关节囊侧半月板的剩余组织不足以进行垂直褥式缝合，则将缝线放置在水平方向。建议两个进针点之间的最小宽度为 8 mm（图 16.15）。

特发性半月板撕裂的缝合半月板关节囊交界处纵向撕裂（Ramp 损伤）

半月板 Ramp 损伤是内侧半月板后角与半月板关节囊交界处的纵向撕裂，常伴随前交叉韧带损伤（图 16.16）[20,29]。据报道，Ramp 损伤会增加

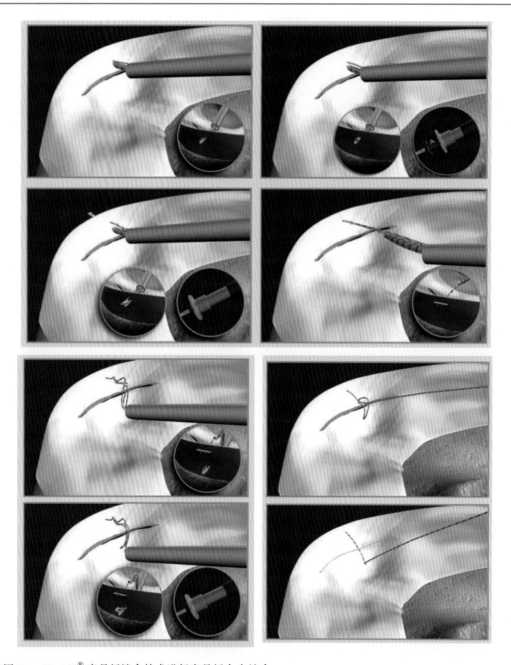

图 16.15　使用 Fast-Fix 360® 半月板缝合技术进行半月板全内缝合

前交叉韧带损伤膝关节的旋转不稳定性，且需要缝合[8,18,54,62]。关节镜下缝合 Ramp 损伤的技术介绍较多[19,28,34,43,57,78,79]。作者建议使用基于缝合钩的全内缝合，通过后内侧入路，这样就可以在半月板的深层纤维上进行垂直缝合。技术细节与上述相同。

外侧半月板的腘肌半月板束撕裂

　　3 条腘肌半月板束（前下、后上、后下），与腘肌腱一起附着在膝关节的外侧半月板腘肌腱裂孔周围。板胫韧带包括外侧半月板后外侧的腘肌半月板束的损伤，会导致疼痛和外侧半月板过度活动[48]。下蹲或 4 字体位时，有外侧或后外侧膝关节疼痛和 / 或绞锁症状的患者，临床上应怀疑外侧半月板活动过度。由于 MRI 在大多数病例中没有阳性发现，因此可能无法诊断。在诊断性关节镜检查中，当腘肌腱裂孔变大并伴有半月板附着物的退变或撕裂，半月板后角在探针牵拉下出现半脱位或外侧半月板后角上抬起时，则怀疑腘肌半月板束撕裂（图16.17）。30° 关节镜下经前外侧入路观察外侧沟；

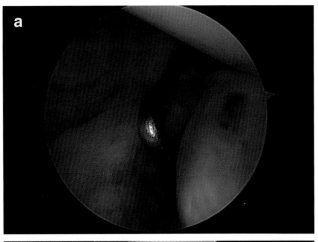

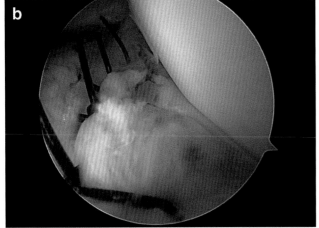

图 16.16　a. 内侧半月板急性 Ramp 损伤合并 ACL 撕裂。b. 4 条经后内侧入路全内缝合的垂直缝线

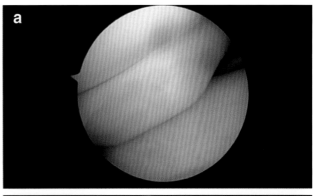

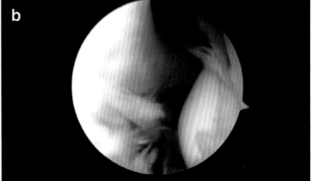

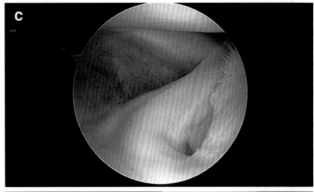

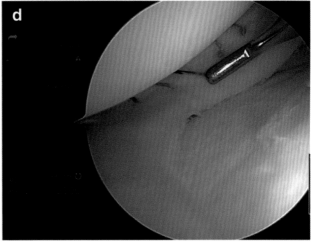

或使用 70° 关节镜经前内侧入路观察后外侧间隙，可以帮助评估腘肌腱裂孔周缘撕裂的程度。部分文献报道的关节镜下修复外侧半月板后外侧周缘附着部组织的结果令人满意[3,40,74,84]。为了使外侧半月板后角恢复到正常胫骨位置并恢复半月板附着，应该在腘肌腱的两侧放置多条垂直缝线。缝合技术与前面描述的半月板缝合方法相同，根据外科医生的喜好，使用由内向外、由外向内或全内缝合技术。在陈旧性病例中，滑膜后外侧组织经常薄而冗余。修复时可以通过将缝线穿过腘肌腱到后外侧关节囊放入半月板组织来加强[3]。

放射状撕裂

创伤导致放射状撕裂更多见于在外侧半月板的中体或后根附近。局限在白区或红-白区的放射状

图 16.17　a. 外侧半月板后角半脱位。b. 外侧半月板腘肌腱裂孔扩大，外侧半月板附着区减弱。c. 围绕外侧半月板的垂直纵裂。d. 采用由内向外和由外向内修复

撕裂可能不适合修复，因为由于血液供应不足，因此愈合困难。然而，急性完全性放射状撕裂延伸至红区或半月板关节囊交界处应予以修复，因为它影响了半月板的环形张力。修复完全放射状撕裂的目的是部分保留半月板的功能，因为半月板白-白区或红-白区的撕裂不太可能成功愈合。根据外科医生的喜好，可以使用全内（缝合钩，或全内缝合装置）、由外向内或由内向外技术将缝线放置在撕裂的两侧（图 16.18）。对于放射状撕裂，只能放

置 2～4 条缝线，因此缝线的握持强度可能是一个问题。建议患者术后 4～6 周不负重，以防止损伤修复部位。最近引入了许多技术来克服握持强度过低 [7,17,25,51,52,58,75]。Wu 等 [87] 平均随访 3.5 年，临床结果令人满意。也可以用纤维蛋白凝块来促进外侧半月板放射状撕裂的白-白区或红-白区的愈合 [67]。有时，慢性放射状撕裂的边缘退行性变、裂隙很大，由于缝合能力差，半月板撕裂边缘可能会逐渐分离，在愈合过程中，不良的纤维组织会取代缝隙。

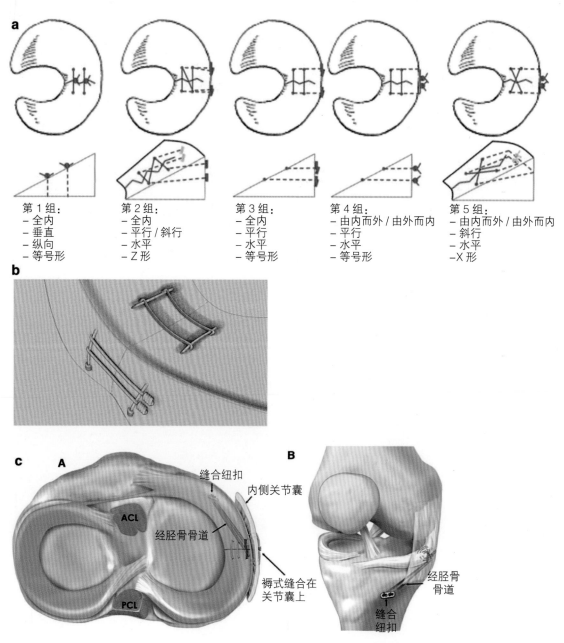

图 16.18 a. 放射状撕裂的各种修复技术。b. 加强径向撕裂缝合技术。c. 交叉缝合经胫骨骨道技术治疗放射状撕裂

年轻患者的水平撕裂

年轻患者偶尔会遇到半月板组织质量尚可的水平撕裂。传统观念对非手术治疗无效的症状性水平撕裂采用半月板切除术治疗。然而，在生物力学上证明了缝合水平半月板撕裂优于部分半月板切除术，因此年轻患者可以考虑修复。许多水平撕裂的缝合技术已经引入，垂直缝合的同时使用纤维蛋白凝块或富血小板的血浆已经显示出高的愈合率和令人满意的临床结果（图 16.19）[14,16,46,47,66,69,80,86]。但是，与半月板切除术相比，水平撕裂的半月板修补术的并发症发生率更高[71]。当关节镜下全内缝合装置通过前入路时，缝合器和线结可能会磨损软骨表面。对于Ⅱ级水平撕裂（半月板内），需要通过后内侧入路进行关节镜或开放修复[66,80]。详细的手术技巧请参阅相关参考文献。

根部撕裂

半月板的根部撕裂在本书的其他地方作为一个单独的章节进行了讨论。

半月板愈合的生物增强治疗

半月板撕裂延伸到半月板无血管区时，生物增强可以促进这类半月板撕裂的修复过程[23,33]。半月板滑膜连接处的磨损或髁间窝区域的微骨折（或钻孔）将产生出血，促进纤维蛋白凝块在修复部位的粘连[27,38,59,76,77,83]。制备外源性纤维蛋白凝块并将其注入修复部位[21,37,47,56,67]。纤维蛋白凝块的确切机制尚不清楚，但推测它可能提供趋化和有丝分裂刺激。当同时进行前交叉韧带重建时，半月板缝合有望在没有生物增强治疗的情况下成功愈合。病例报告或小病例系列报道了富血小板血浆或干细胞应用可提供极好的愈合，因此它们是治疗复杂半月板撕裂的富有前景的选择[13,15,39,60,65,70]。然而，由于成本、时间和临床需求的限制，临床应用仍受到限制。需要进一步的临床研究来确定它们是否优于外源性纤维蛋白或清创、微骨折。

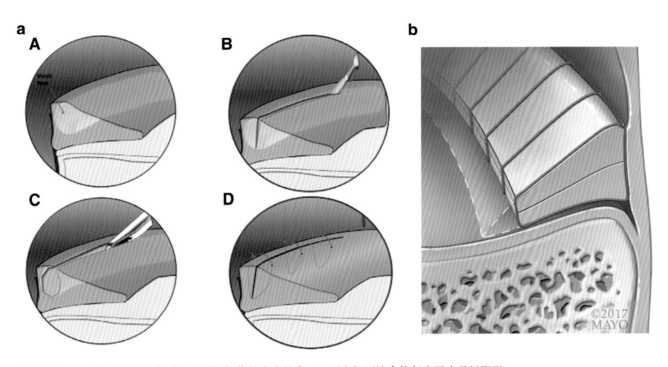

图 16.19　a. 内侧半月板后角周边区Ⅱ级损伤的全内缝合。b. 环向加压缝合修复水平半月板撕裂

参考文献

[1] Abram SGF, Hopewell S, Monk AP, Bayliss LE, Beard DJ, Price AJ. Arthroscopic partial meniscectomy for meniscal tears of the knee: a systematic review and meta-analysis. Br J Sports Med. 2019.

[2] Ahn JH, Kim SH, Yoo JC, Wang JH. All-inside suture technique using two posteromedial portals in a medial meniscus posterior horn tear. Arthroscopy. 2004;20(1):101–108.

[3] Ahn JH, Lee SH, Kim KI, Nam J. Arthroscopic meniscus repair for recurrent subluxation of the lateral meniscus. Knee Surg Sports Traumatol Arthrosc. 2018;26(3):787–792.

[4] Ahn JH, Wang JH, Oh I. Modified inside-out technique for meniscal repair. Arthroscopy. 2004;20(Suppl 2):178–182.

[5] Ahn JH, Wang JH, Yoo JC. Arthroscopic all-inside suture repair of medial meniscus lesion in anterior cruciate ligament–deficient knees: results of second-look arthroscopies in 39 cases. Arthroscopy. 2004;20(9):936–945.

[6] Ahn JH, Wang JH, Yoo JC, Kim SK, Park JH, Park JW. The modified outside-in suture: vertical repair of the anterior horn of the meniscus after decompression of a large meniscal cyst. Knee Surg Sports Traumatol Arthrosc. 2006;14(12):1288–1291.

[7] Asci M, Balta O, Kurnaz R, Eren MB, Kuyucu YE, Gunes T. "Horizontal butterfly" technique in repair of radial meniscus tears: a biomechanical study. Acta Orthop Traumatol Turc. 2018;52(5):392–396.

[8] Balazs GC, Greditzer HGt, Wang D et al. Ramp lesions of the medial meniscus in patients undergoing primary and revision ACL reconstruction:prevalence and risk factors. Orthop J Sports Med. 2019;7(5):2325967119843509.

[9] Beamer BS, Walley KC, Okajima S, et al. Changes in contact area in meniscus horizontal cleavage tears subjected to repair and resection. Arthroscopy. 2017;33(3):617–624.

[10] Beaufils P, Becker R, Kopf S, et al. Surgical management of degenerative meniscus lesions:The 2016 ESSKA meniscus consensus. Joints. 2017;5(2):59–69.

[11] Beaufils P, Pujol N. Management of traumatic meniscal tear and degenerative meniscal lesions. Save the meniscus. Orthop Traumatol Surg Res. 2017;103(8S):S237–S244.

[12] Beaufils P, Pujol N. Meniscal repair: Technique. Orthop Traumatol Surg Res. 2018;104(1S):S137–S145.

[13] Betancourt JP, Murrell WD. Leukocyte-poor platelet-rich plasma to treat degenerative meniscal tear: a case report. J Clin Orthop Trauma. 2016;7(Suppl 1):106–109.

[14] Billieres J, Pujol N, The UCoE. Meniscal repair associated with a partial meniscectomy for treating complex horizontal cleavage tears in young patients may lead to excellent long-term outcomes. Knee Surg Sports Traumatol Arthrosc. 2019;27(2):343–348.

[15] Blanke F, Vavken P, Haenle M, von Wehren L, Pagenstert G, Majewski M. Percutaneous injections of Platelet rich plasma for treatment of intrasubstance meniscal lesions. Muscles Ligaments Tendons J. 2015;5(3):162–166.

[16] Brooks KR. Vertical lasso and horizontal lasso sutures for repair of horizontal cleavage and horizontal oblique meniscal tears: surgical technique and indications. Arthrosc Tech. 2017;6(5):e1767–e1773.

[17] Buckley PS, Kemler BR, Robbins CM, et al. Biomechanical comparison of 3 novel repair techniques for radial tears of the medial meniscus: the 2-tunnel transtibial technique, a "hybrid" horizontal and vertical mattress suture configuration, and a combined "hybrid tunnel" technique. Am J Sports Med. 2019;47(3):651–658.

[18] Bumberger A, Koller U, Hofbauer M et al.: Ramp lesions are frequently missed in ACL-deficient knees and should be repaired in case of instability. Knee Surg Sports Traumatol Arthrosc. 2019.

[19] Buyukdogan K, Laidlaw MS, Miller MD. Meniscal ramp lesion repair by a trans-septal portal technique. Arthrosc Tech. 2017;6(4):e1379–e1386.

[20] Chahla J, Dean CS, Moatshe G, et al. Meniscal ramp lesions: anatomy, incidence, diagnosis, and treatment. Orthop J Sports Med. 2016;4(7):2325967116657815.

[21] Chahla J, Kennedy NI, Geeslin AG, et al. Meniscal repair with fibrin clot augmentation. Arthrosc Tech. 2017;6(6):e2065–e2069.

[22] Chahla J, Serra Cruz R, Cram TR, Dean CS, LaPrade RF. Inside-out meniscal repair: medial and lateral approach. Arthrosc Tech. 2016;5(1):e163–e168.

[23] Chirichella PS, Jow S, Iacono S, Wey HE, Malanga GA. Treatment of knee meniscus pathology: rehabilitation, surgery, and orthobiologics. PM R. 2019;11(3):292–308.

[24] Cho JH. A modified outside-in suture technique for repair of the middle segment of the meniscus using a spinal needle. Knee Surg Relat Res. 2014;26(1):43–47.

[25] Cinque ME, Geeslin AG, Chahla J, Dornan GJ, LaPrade RF. Two-tunnel transtibial repair of radial meniscus tears produces comparable results to inside-out repair of vertical meniscus tears. Am J Sports Med. 2017;45(10):2253–2259.

[26] Claret G, Montanana J, Rios J, et al. The effect of percutaneous release of the medial collateral ligament in arthroscopic medial meniscectomy on functional outcome. Knee. 2016;23(2):251–255.

[27] Dean CS, Chahla J, Matheny LM, Mitchell JJ, LaPrade RF. Outcomes after biologically augmented isolated meniscal repair with marrow venting are comparable with those after meniscal repair with concomitant anterior cruciate ligament reconstruction. Am J Sports Med. 2017;45(6):1341–1348.

[28] DePhillipo NN, Cinque ME, Kennedy NI, et al. Inside-Out repair of meniscal ramp lesions. Arthrosc Tech. 2017;6(4):e1315–e1320.

[29] DePhillipo NN, Moatshe G, Chahla J, et al. Quantitative and qualitative assessment of the posterior medial meniscus anatomy: defining meniscal ramp lesions. Am J Sports Med. 2019;47(2):372–378.

[30] Duchman KR, Westermann RW, Spindler KP, et al. the fate of meniscus tears left in situ at the time of anterior cruciate ligament reconstruction: a 6-year follow-up study from the moon cohort. Am J Sports Med. 2015;43(11):2688–2695.

[31] Fakioglu O, Ozsoy MH, Ozdemir HM, Yigit H, Cavusoglu AT, Lobenhoffer P. Percutaneous medial collateral ligament release in arthroscopic medial meniscectomy in tight knees. Knee Surg Sports Traumatol Arthrosc. 2013;21(7):1540–1545.

[32] Feeley BT, Lau BC. Biomechanics and Clinical Outcomes of Partial Meniscectomy. J Am Acad Orthop Surg. 2018;26(24):853–863.

[33] Ghazi Zadeh L, Chevrier A, Farr J, Rodeo SA, Buschmann MD. Augmentation techniques for meniscus repair. J Knee Surg. 2018;31(1):99–116.

[34] Heilpern G, Stephen J, Ball S, Amis A, Williams A. It is safe and effective to use all inside meniscal repair devices for posteromedial meniscal 'ramp' lesions. Knee Surg Sports Traumatol Arthrosc. 2018;26(8):2310–2316.

[35] Hevesi M, Krych AJ, Kurzweil PR. Meniscus tear management: indications, technique, and outcomes. Arthroscopy. 2019;35(9):2542–2544.

[36] Jang KM, Ahn JH, Wang JH. Arthroscopic partial meniscectomy of a posteriorly flipped superior leaflet in a horizontal medial meniscus tear using a posterior transseptal portal. Orthopedics. 2012;35(3):e430–e433.

[37] Jang SH, Ha JK, Lee DW, Kim JG. Fibrin clot delivery system for meniscal repair. Knee Surg Relat Res. 2011;23(3):180–183.

[38] Kaminski R, Kulinski K, Kozar-Kaminska K, Wasko MK, Langner M, Pomianowski S. Repair augmentation of unstable, complete vertical meniscal tears with bone marrow venting procedure: a prospective, randomized, double-blind, parallel-group, placebocontrolled study. Arthroscopy. 2019;35(5):1500–1508 e1501.

[39] Kaminski R, Kulinski K, Kozar-Kaminska K, et al. A prospective, randomized, double-blind, parallelgroup, placebo-controlled study evaluating meniscal healing, clinical outcomes, and safety in patients undergoing meniscal repair of unstable, complete vertical meniscal tears (bucket handle) augmented with platelet-rich plasma. Biomed Res Int. 2018;2018:9315815.

[40] Kamiya T, Suzuki T, Otsubo H, et al. Midterm outcomes after arthroscopic surgery for hypermobile lateral meniscus in adults: Restriction of paradoxical motion. J Orthop Sci. 2018;23(6):1000–1004.

[41] Katz JN, Losina E. The cost-effectiveness of arthroscopic partial meniscectomy: comparing apples and oranges. Osteoarthritis Cartilage. 2018;26(2):152–153.

[42] Keyhani S, Abbasian MR, Siatiri N, Sarvi A, Kivi MM, Esmailiejah AA. Arthroscopic meniscal repair: "modified outside-in technique". Arch Bone Jt Surg. 2015;3(2):104–108.

[43] Keyhani S, Ahn JH, Verdonk R, Soleymanha M, Abbasian M. Arthroscopic all-inside ramp lesion repair using the posterolateral transseptal portal view. Knee Surg Sports Traumatol Arthrosc. 2017;25(2):454–458.

[44] Kim JM, Bin SI, Kim E. Inframeniscal portal for horizontal tears of the meniscus. Arthroscopy. 2009;25(3):269–273.

[45] Kim SJ, Park IS. Arthroscopic resection for the unstable inferior leaf of anterior horn in the horizontal tear of a lateral meniscus. Arthroscopy. 2004;20(Suppl 2):146–148.

[46] Kowalski C, Gallo RA. Platelet-rich fibrin clot-augmented repair of horizontal cleavage meniscal tear. Arthrosc Tech. 2017;6(5):e2047–e2051.

[47] Laidlaw MS, Gwathmey FW. Circumferential suture repair of isolated horizontal meniscal tears augmented with fibrin clot. Arthrosc Tech. 2017;6(5):e1567–e1572.

[48] LaPrade RF, Konowalchuk BK. Popliteomeniscal fascicle tears causing symptomatic lateral compartment knee pain: diagnosis by the figure-4 test and treatment by open repair. Am J Sports Med. 2005;33(8):1231–1236.

[49] Lee DW, Jang HW, Lee SR, Park JH, Ha JK, Kim JG. Clinical, radiological, and morphological evaluations of posterior horn tears of the lateral meniscus left in situ during anterior cruciate ligament reconstruction. Am J Sports Med. 2014;42(2):327–335.

[50] Lee WQ, Gan JZ, Lie DTT. Save the meniscus clinical outcomes of meniscectomy versus meniscal repair. J Orthop Surg (Hong Kong). 2019;27(2):2309499019849813.

[51] Massey P, McClary K, Parker D, Barton RS, Solitro G. The rebar repair for radial meniscus tears: a biomechanical comparison of a reinforced suture repair versus parallel and cross-stitch techniques. J Exp Orthop. 2019;6(1):38.

[52] Matsubara H, Okazaki K, Izawa T, et al. New suture method for radial tears of the meniscus: biomechanical analysis of cross-suture and double horizontal suture techniques using cyclic load testing. Am J Sports Med. 2012;40(2):414–418.

[53] Menge TJ, Dean CS, Chahla J, Mitchell JJ, LaPrade RF. Anterior horn meniscal repair using an outside-in suture technique. Arthrosc Tech. 2016;5(5):e1111–e1116.

[54] Mouton C, Magosch A, Pape D, Hoffmann A, Nuhrenborger C, Seil R. Ramp lesions of the medial meniscus are associated with a higher grade of dynamic rotatory laxity in ACL-injured patients in comparison to patients with an isolated injury. Knee Surg Sports Traumatol Arthrosc. 2019.

[55] Na SI, Woo MS, Lee JM, Kim MK. A new surgical technique of arthroscopic partial meniscectomy for unstable inferior leaf of the anterior horn in a horizontal tear of lateral meniscus. Knee Surg Relat Res. 2013;25(3):147–149.

[56] Nakayama H, Kanto R, Kambara S, Iseki T, Onishi S, Yoshiya S. Successful treatment of degenerative medial meniscal tears in well-alignedss knees with fibrin clot implantation. Knee Surg Sports Traumatol Arthrosc. 2019.

[57] Negrin R, Reyes NO, Iniguez M, Pellegrini JJ, Wainer M, Duboy J. meniscal ramp lesion repair using an all-inside technique. Arthrosc Tech. 2018;7(3):e265–e270.

[58] Nitri M, Chahla J, Civitarese D, et al. Medial meniscus radial tear: a transtibial 2-tunnel technique. Arthrosc Tech. 2016;5(4):e889–e895.

[59] Ochi M, Uchio Y, Okuda K, Shu N, Yamaguchi H, Sakai Y. Expression of cytokines after meniscal rasping to promote meniscal healing. Arthroscopy. 2001;17(7):724–731.

[60] Onoi Y, Hiranaka T, Nishida R, et al. Second-look arthroscopic

findings of cartilage and meniscus repair after injection of adipose-derived regenerative cells in knee osteoarthrits: report of two cases. Regen Ther. 2019;11:212–216.

[61] Park IH, Kim SJ, Choi DH, Lee SC, Park HY, Jung KA. Meniscectomy of horizontal tears of the lateral meniscus anterior horn using the joystick technique. Knee. 2014;21(1):315–317.

[62] Peltier A, Lording T, Maubisson L, Ballis R, Neyret P, Lustig S. The role of the meniscotibial ligament in posteromedial rotational knee stability. Knee Surg Sports Traumatol Arthrosc. 2015;23(10):2967–2973.

[63] Pickell M, Jejurikar N, Anil U, et al. Management of meniscal pathology: from partial meniscectomy to transplantation. Instr Course Lect. 2018;67:489–500.

[64] Pierre A, Hulet C, Locker B, Schiltz D, Delbarre JC, Vielpeau C. Outcome of 95 stable meniscal tears left in place after reconstruction of the anterior cruciate ligament. Rev Chir Orthop Reparatrice Appar Mot. 2001;87(7):661–668.

[65] Piontek T, Ciemniewska-Gorzela K, Naczk J, et al. Complex meniscus tears treated with collagen matrix wrapping and bone marrow blood injection: a 2-year clinical follow-up. Cartilage. 2016;7(2):123–139.

[66] Pujol N, Bohu Y, Boisrenoult P, Macdes A, Beaufils P. Clinical outcomes of open meniscal repair of horizontal meniscal tears in young patients. Knee Surg Sports Traumatol Arthrosc. 2013;21(7):1530–1533.

[67] Ra HJ, Ha JK, Jang SH, Lee DW, Kim JG. Arthroscopic inside-out repair of complete radial tears of the meniscus with a fibrin clot. Knee Surg Sports Traumatol Arthrosc. 2013;21(9):2126–2130.

[68] Reigel CA, Mulhollan JS, Morgan CD. Arthroscopic all-inside meniscus repair. Clin Sports Med. 1996;15(3):483–498.

[69] Salle de Chou E, Pujol N, Rochcongar G, et al. Analysis of short and long-term results of horizontal meniscal tears in young adults. Orthop Traumatol Surg Res. 2015;101(8 Suppl):S317–S322.

[70] Sekiya I, Koga H, Otabe K, et al. Additional use of synovial mesenchymal stem cell transplantation following surgical repair of a complex degenerative tear of the medial meniscus of the knee: a case report. Cell Transplant. 2019;28(11):1445–1454.

[71] Shanmugaraj A, Tejpal T, Ekhtiari S et al. The repair of horizontal cleavage tears yields higher complication rates compared to meniscectomy: a systematic review. Knee Surg Sports Traumatol Arthrosc. 2019.

[72] Silberberg Muino JM, Nilo Fulvi A, Gimenez M, Muina Rullan JR. Outside-in single-lasso loop technique for meniscal repair: fast, economic, and reproducible. Arthrosc Tech. 2018;7(11):e1191–e1196.

[73] Smith JH, Houck DA, Kraeutler MJ, McCarty EC, Frank RM, Vidal AF. Doctor, what happens after my meniscectomy?. J Bone Joint Surg Am. 2019.

[74] Steinbacher G, Alentorn-Geli E, Alvarado-Calderon M, Barastegui D, Alvarez-Diaz P, Cugat R. Meniscal fixation is a successful treatment for hypermobile lateral meniscus in soccer players. Knee Surg Sports Traumatol Arthrosc. 2019;27(2):354–360.

[75] Steiner SRH, Feeley SM, Ruland JR, Diduch DR. Outside-in repair technique for a complete radial tear of the lateral meniscus. Arthrosc Tech. 2018;7(3):e285–e288.

[76] Talley MC, Grana WA. Treatment of partial meniscal tears identified during anterior cruciate ligament reconstruction with limited synovial abrasion. Arthroscopy. 2000;16(1):6–10.

[77] Tetik O, Kocabey Y, Johnson DL. Synovial abrasion for isolated, partial thickness, undersurface, medial meniscus tears. Orthopedics. 2002;25(6):675–678.

[78] Thaunat M, Fayard JM, Guimaraes TM, Jan N, Murphy CG, Sonnery-Cottet B. Classification and surgical repair of ramp lesions of the medial meniscus. Arthrosc Tech. 2016;5(4):e871–e875.

[79] Thaunat M, Jan N, Fayard JM, et al. Repair of meniscal ramp lesions through a posteromedial portal during anterior cruciate ligament reconstruction:outcome study with a minimum 2-year follow-up. Arthroscopy. 2016;32(11):2269–2277.

[80] Thaunat M, Vrgoc G, O'Loughlin PF, et al. Arthroscopic all-inside repair of medial meniscus grade 2 horizontal cleavage tear using additional posteromedial portal. Arthrosc Tech. 2018;7(9):e939–e943.

[81] Thompson SM, Spalding T, Church S. A novel and cheap method of outside-in meniscal repair for anterior horn tears. Arthrosc Tech. 2014;3(2):e233–e235.

[82] Tuman J, Haro MS, Foley S, Diduch D. All-inside meniscal repair devices and techniques. Expert Rev Med Devices. 2012;9(2):147–157.

[83] Uchio Y, Ochi M, Adachi N, Kawasaki K, Iwasa J. Results of rasping of meniscal tears with and without anterior cruciate ligament injury as evaluated by second-look arthroscopy. Arthroscopy. 2003;19(5):463–469.

[84] Van Steyn MO, Mariscalco MW, Pedroza AD, Smerek J, Kaeding CC, Flanigan DC. The hypermobile lateral meniscus: a retrospective review of presentation, imaging, treatment, and results. Knee Surg Sports Traumatol Arthrosc. 2016;24(5):1555–1559.

[85] Weiss CB, Lundberg M, Hamberg P, DeHaven KE, Gillquist J. Non-operative treatment of meniscal tears. J Bone Joint Surg Am. 1989;71(6):811–822.

[86] Woodmass JM, Johnson JD, Wu IT, Saris DBF, Stuart MJ, Krych AJ. Horizontal cleavage meniscus tear treated with all-inside circumferential compression stitches. Arthrosc Tech. 2017;6(4):e1329–e1333.

[87] Wu IT, Hevesi M, Desai VS, et al. Comparative outcomes of radial and bucket-handle meniscal tear repair: a propensity-matched analysis. Am J Sports Med. 2018;46(11):2653–2660.

第 17 章　外侧盘状半月板

Jin Hwan Ahn, Sang Hak Lee

摘要

外侧盘状半月板（DLM）是一种罕见的解剖变异，常累及膝关节的外侧间室。总患病率较低，但是在亚洲人群中高发。识别症状性 DLM 需要根据患者的病史和症状，合理使用影像学检查［（包括平片和磁共振成像（MRI ）］和诊断性关节镜检查。根据作者的经验，半月板外周撕裂，且为双侧损伤通常需要手术治疗。MRI 分型可以帮助外科医生预测周围撕裂的发生情况和不稳定程度，术前制定治疗方案。目前的治疗倾向于通过半月板部分切除并修整或不修整来重塑半月板。然而，关节镜修整成形对于没有经验的外科医生来说具有挑战性，因为外侧关节间室内的视野可能会受到半月板增厚和儿童膝关节较小的限制。关节镜下半月板部分切除联合半月板周边撕裂缝合术是一种有效的方法。

关键词

外侧盘状半月板，半月板成形，半月板缝合，半月板切除术

发生率和双侧性

盘状半月板虽然是一种相对少见的先天性外侧半月板解剖异常，但却是最常见的半月板解剖变异。Young 于 1889 年首次描述了该病[45]，估计其在普通人群中的发病率约为 5%，在文献中为 0.4% ～ 16.6%，在亚洲人群中发病率较高[18,21,22,28,35]。大多数盘状半月板位于外侧；然而，文献中对内侧盘状半月板的描述很少[19,40,41]。

据估计，双膝外侧盘状半月板（DLM）的发生率高达 20%；然而，大多数患者的对侧膝关节没有症状，双侧 DLM 的真实发生率可能被低估了。然而，一项前瞻性研究表明，单侧有症状的 DLM 患者行对侧 MRI 评估，发现 97% 的患者出现盘状半月板，88% 的患者显示对侧盘状形状相同[5]。最近，更多的研究报告，根据双侧关节镜检查或 MRI 评估，双侧 DLM 的患病率为 73% ～ 85%[13,16,24]。此外，这些报告表明，一侧有症状而行手术的 DLM 患者中，对侧半月板撕裂的发生率为 4% ～ 33%（图 17.1）。然而，一些研究已经确定了可能预测 DLM 患者对侧半月板存活率的潜在因素。最近的研究表明，老年退行性改变、有症状的 DLM 患者在对侧膝关节更可能有类似情况的风险[24]。此外，中长期随访研究显示，17% ～ 23% 的病例后来需要在对侧膝关节进行手术。Sasho 等[38] 研究指出，在初次手术后的头两年，对侧膝关节需要手术治疗的风险很高。这一发现可能表明在早期康复过程中对侧膝关节很易损伤[30]。Kim 等[24] 也证明对侧膝关节 X 线检查结果特征性的数量是对侧 DLM 类型和 / 或撕裂的重要预测因素。对无症状的对侧膝关节进行 MRI 长期随访以确定对侧膝关节的结局是必要的。

分型和诊断

从发展史上看，发病机制理论从胚胎发育停滞导致中央半月板不完全吸收，到目前已被接受的理论：认为这种异常是一种先天性解剖变异。Watanabe

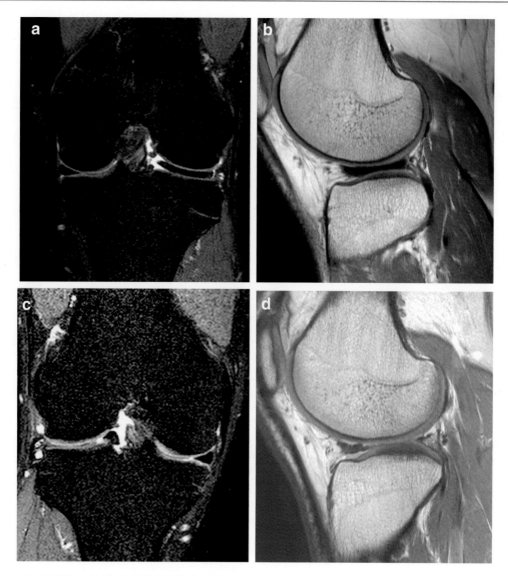

图 17.1 a、b. 矢状位图像仅显示完全型外侧盘状半月板，无移位。c、d. 冠状面和矢状面图像显示对侧外侧盘状半月板前移和中心移位

等在 1969 年提出了最常用的外侧盘状半月板分型系统，根据关节镜下的外观描述了 3 种类型[44]。Ⅰ型是大多数系列中最常见的类型，是覆盖整个胫骨平台的完全盘状半月板，周围附着完整。Ⅱ型为不完全盘状半月板，覆盖不同比例的胫骨平台，附着完整。Ⅲ型是最少见的不稳定盘状半月板，也被称为 Wrisberg 韧带类型，其特征是没有正常的后部附着，只有 Wrisberg 的板股韧带提供后方稳定，这导致临床上表现出半月板活动度明显增加。不稳定的 DLM 通常有症状，需要手术治疗。大多数盘状半月板病例要么没有症状，要么是关节镜下偶然发现[12,32]。然而，在有症状的病例中，根据 DLM 的类型、位置、撕裂的存在与否和边缘的稳定性，症状差异很大[6,28]（图 17.2）。症状出现之前可能没有明显的创伤，在某些情况下则是从小就有，而一些患有 DLM 的儿童在成年后出现症状。一般来说，盘状半月板周围附着组织正常的情况下往往没有症状，许多患有 DLM 儿童的情况通常都是这样的，因此不需要治疗。然而，由于组织变异和膝关节运动引起高剪切应力，盘状半月板发生撕裂的风险增加，这通常在儿童时期出现症状。患者通常表现为轻微的、模糊的外侧关节疼痛和肿胀，并伴有或不伴有关节刺激。机械性症状出现在移位的撕裂半月板或不稳定半月板病例中，症状表现为触诊时可听到的"咔嗒""啪"

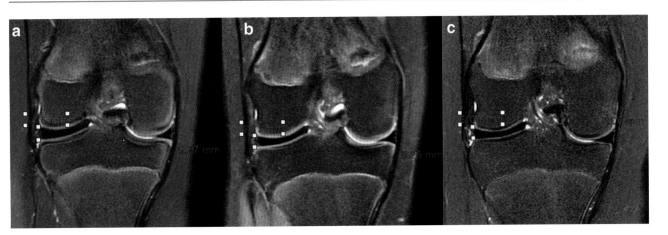

图 17.2　a. 9 岁女孩的冠状面图像显示外侧盘状半月板，无明显撕裂，可继续保守治疗。b. 2 年后无明确撕裂，与内侧相比，外侧盘状半月板厚度无明显增大。c. 3 年后，无症状的外侧盘状半月板无撕裂，可继续保守治疗，无须手术治疗

或"砰"声，甚至是伸直受阻。Ahn 等 [9] 报道了 39 例儿童外侧盘状半月板患者术前最常见的两种临床表现为疼痛和伸直受阻。他们还指出，前部增厚型患者的伸直受阻明显多于后部增厚型患者。

X 线片是评估的必要手段，可能显示外侧关节间室增宽、股骨外侧髁变平、胫骨平台凹陷、半月板钙化和胫骨嵴发育不全。这项简单的放射学检查仍然可以提供一些有用的信息 [26]。Choi 等 [14] 定量比较儿童症状性 DLM 与匹配对照组的影像学表现。观察到两组在胫骨外侧嵴平均高度、外侧关节间隙距离、腓骨头高度和外侧胫骨平台倾斜度方面存在显著差异。作者认为，这些发现将有助于作为儿童 DLM 的筛查工具（图 17.3）。也有报道伴有股骨外侧髁剥离性骨软骨炎 [27,31]（图 17.4）。

MRI 不仅有助于诊断，还有助于决策和制订术前计划，在 3 个或更多连续 5 mm 层面中显示外侧半月板前角和后角的不规则连续性（领结征缺失）。实质部撕裂和移位的盘状半月板通常可以很好地显示；然而，不稳定的 III 型盘状半月板在 MRI 上更难发现 [27,39]。Choi 等 [15] 最近发表了一项基于 MRI 区分完全性和不完全性外侧 DM 的诊断标准。为了给外科医生选择合适的治疗方法提供更多的信息，Ahn 等 [7] 进一步分析了术前 MRI 上移位征象的敏感度、特异度和准确性，这主要取决于关节镜检查证实外周撕裂的存在。然而，MRI 上分类是不够的，其他方面，如仔细的病史询问和查体必不可少。外周撕裂的 DLM 如果在进行 MRI 检查时复位，可能看起来

没有移位。因此，将临床表现与影像学表现结合起来仍然很重要。如果 DLM 中伴有响亮的咔嗒声，必须怀疑有外周撕裂，并应通过仔细的关节镜检查加以处理。此外，DLM 经常有水平和下表面撕裂，关节镜检查很难识别这些撕裂，并且在没有怀疑这些可能性和没有进行彻底的关节镜检查的情况下，经常会被遗漏。MRI 可以显示水平撕裂的征象，而这些信息无法通过关节镜检查获得。应该进行仔细的关节镜检查，因为在各个类型的 DLM 都有可能存在这种撕裂。此外，外周纵向撕裂始于腘肌腱裂孔，并延伸至后角或前角。

手术治疗

在这些有症状的病例中，手术的目的是缓解症状并保留半月板组织，以获得半月板功能和避免膝关节早期退变 [6,28]。在过去，半月板全切除术被广泛用于盘状半月板的治疗 [34,43]。然而，后来的报道显示，关节镜下成形手术的优势。虽然它不再被认为是一种最佳的治疗选择，但在无法保留半月板的情况下仍然可以进行。

现有证据表明，半月板全切除术后，患者的长期临床结果一般或较差，放射学随访显示所涉及的关节间室出现退行性改变和关节炎的发生率很高。应密切关注这些患者的早期症状，因为在某些情况下可以考虑行半月板移植。

目前，治疗指南基于半月板变异的类型、稳定性、

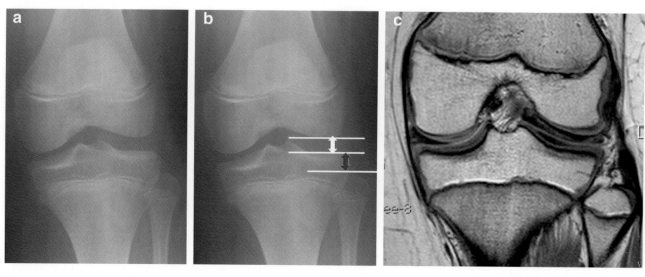

图 17.3　a. 一名 13 岁男孩的膝关节 X 线片。b. 正位片显示外侧关节间隙增宽（8.3 mm），腓骨小头抬高（12.1 mm）。c. 冠状位 MRI 显示外侧盘状半月板，完全型

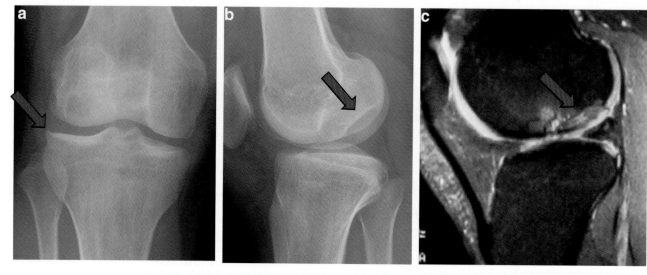

图 17.4　a. 一名 18 岁男孩的正位 X 线片显示外侧边缘骨赘（箭头）。b. 侧位 X 线片显示股骨外侧髁剥脱性骨软骨炎（箭头）。c. 矢状位 MRI 显示盘状半月板撕裂向后移位，伴有剥脱性骨软骨炎（箭头）

是否有撕裂、撕裂类型、症状严重程度和持续时间，以及患者的年龄。治疗方案包括观察、半月板部分切除或碟形切除、是否修复或固定不稳定的外周边缘，以及半月板全切除。无症状盘状半月板通常是偶然被发现（在平片或 MRI 上）的，临床上可以继续观察。症状稳定的 DLM 通常采用关节镜下的"碟形切除"治疗[1,20,42]。该手术的目的是保留一个与正常半月板相似的外周边缘（理想情况下，剩余边缘宽度为 6～8 mm），以便更接近半月板的解剖和功能，并避免再次撕裂。最近，Kim 等[23]应用 MRI 分析半

月板部分切除术后残留的 DLM 大小与内侧半月板体部大小的关系。该研究的结果是，当进行半月板部分切除术时（不论是否缝合），术后剩余 DLM 的平均宽度与 MM 体部的宽度相当。因此，对有症状的完全性 DLM 进行半月板部分切除时，可以参考内侧半月板体部的大小，适当地保留 DLM。

如果碟状化后仍然存在明显的不稳定，则需要将不稳定残余部分固定在关节囊上。有不稳定边缘的 DLM，其理想的治疗方法是联合碟形切除手术和外周边缘缝合，将重塑的半月板固定在关节囊上。

处理这些病变通常需要多针缝合，因为它们往往极不稳定。可采用多种半月板缝合技术，例如"由内向外""由外向内"和"全内"技术。技术选择的适应证取决于缝合位置、撕裂类型和外科医生的偏好。前缘不稳定适合用"由外向内"技术。

诊断性关节镜检查

标准的诊断性关节镜检查最初是在全身麻醉下进行的，使用 4.0 mm 的关节镜 [2,6]。只有当关节腔不足以用标准关节镜诊断时，才使用 2.7 mm 的关节镜。常规诊断性关节镜检查采用标准的前外侧观察入路进行。为了简化评估和进入前外侧间室，关节镜移到前内侧入路，以便进行更彻底的检查，因为较厚的半月板组织可能会干扰观察 DLM 的最佳视野。仔细探查以确定盘状半月板的类型、撕裂形状，并评估外周边缘的稳定性。在 DLM 病例中，由于较厚的半月板组织，通常很难通过标准的前入路看到后角的外周纵向撕裂。通过前内侧入路插入关节镜，并通过前交叉韧带和股骨外侧髁之间的髁间窝，可以检查外侧半月板后角的外周边缘撕裂。使用 70° 关节镜可以获得更好的视野。此外，将关节镜切换到后外侧入路可证实后角外周边缘撕裂。

半月板中央部分切除术

半月板中央部分切除术是以"整片式"或"分段取出"进行的。半月板中央部分切除术的目的是切除增厚的半月板中央部分和撕裂的不稳定部分，并从外周关节囊附着处保留超过 6 mm 的稳定边缘。对于儿童，检查内侧半月板有助于确定碟形切除术后剩余周边的大小（图 17.5）。有时由于周边不稳定，

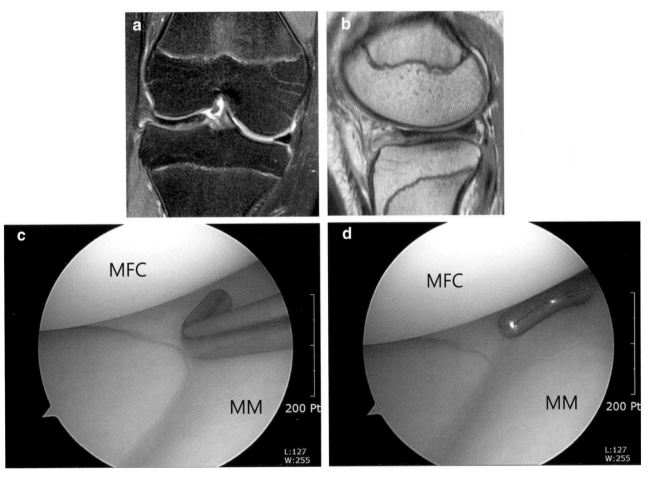

图 17.5　一名 13 岁女孩的冠状面（a）和矢状面（b）图像显示完全型外侧盘状半月板，伴有水平撕裂。右膝外侧盘状半月板向后移位型。c、d. 关节镜下用探针测量内侧半月板（MM）的宽度。MFC，股骨内侧髁

半月板的形态不能得到正确的验证，于是在半月板中央部分切除之前，需要进行单针缝合以复位半月板。使用眼科剪从前外侧入路处切开盘状半月板的前部和体部，留下距半月板周边 6 mm 以上的边缘，使用半月板剪或蓝钳通过前外侧入路，将半月板的后部也做类似的修整成形（图 17.6）。眼科剪可用于切除盘状半月板的前部或体部，并修剪盘状半月板的增厚部分。将盘状半月板中心部分整块取出后，用蓝钳或刨刀将半月板内缘打磨光滑。对于水平撕裂，由于下部分半月板通常不稳定，所以只切除下方。当切除了所需的半月板组织后，残留半月板内缘的厚度比常规半月板部分切除后的厚度大得多。需要用蓝钳或眼科剪进行修剪，以避免潜在的伸直受限。

为了切除前角下缘的撕裂半月板，使用蓝钳或刨削器通过半月板下入路可能是有用的。

半月板缝合修复外周型撕裂

一旦半月板的中心部分被移除，剩下的周缘必须仔细探查，以确保没有额外的撕裂以及边缘是平衡和稳定的。此时，当 DLM 的外周撕裂可用探钩复位时，需进行缝合修复。如果 DLM 后外侧角缺失过大且无法用探钩复位，则应考虑半月板次全切除或全切除。缝合所需的缝线数量可以用来衡量撕裂的大小，因为实际测量通常很难。虽然不是最理想的，但可以粗略估计撕裂大小，因为缝合的间隔大约为

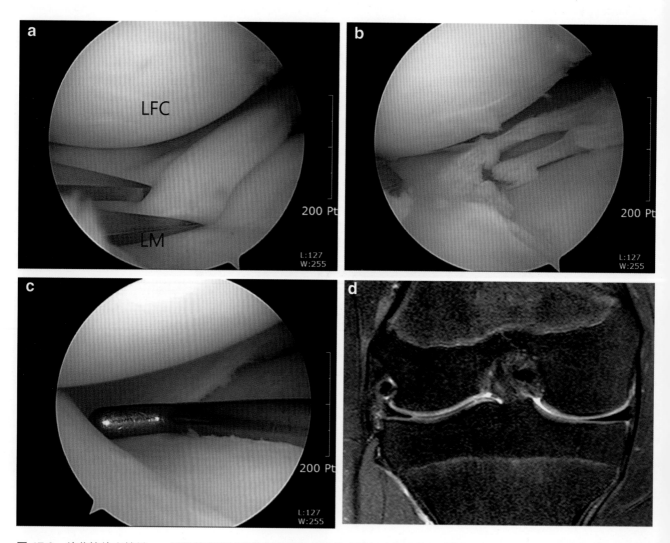

图 17.6 关节镜检查结果。a.用眼科剪穿过前外侧入路修剪盘状半月板。撕裂位于外侧半月板、前角和关节囊之间的半月板关节膜交界处。b.外侧盘状半月板水平撕裂。c.外侧盘状半月板周缘保留与内侧半月板体部大小相同。d.随访 6 个月，冠状位和矢状位磁共振成像（MRI）显示撕裂部位完全愈合，外侧半月板形态正常。LFC，股骨外侧髁

3～4 mm。我们首选的缝合技术是在使用刨刀清扫撕裂部位后，用可吸收缝线（No. 0 PDS: Ethicon, Sommerville, NJ, USA）进行缝合。为了缝合前角到后外侧角的撕裂，首选改良的由外向内技术，使用直缝合钩（Linvatec, Largo, FL）和预装了 0 号尼龙线的硬膜外穿刺针，从而能够拉出 PDS 缝线[8]。这项技术需要通过一个后外侧小切口进行，用于抽线和打结。对于后角撕裂的缝合，首选改良的外侧缝合技术，使用一个 45° 的缝合钩，通过单纯后外侧入路完成。如果由于后外侧角缺失超过 1 cm 而无法修复，则进行关节镜下半月板次全切除术。

改良自外向内法治疗前角至后外侧角撕裂

改良的自外向内缝合技术使用腰穿针（用于标准由外向内技术）[10] 和缝合钩（通常用于全内缝合技术）（Linvatec TM；Largo, FL, USA）来进行修复。首先，通过前内侧入路引入关节镜，然后从前外侧入路插入半月形直缝合钩（Linvatec™）。首先，调整缝合钩在垂直方向上，从下表面向上表面刺穿半月板（图 17.7）。然后，0 号 PDS（Ethicon, Sommerville, NJ, USA）缝线通过空心缝合钩引入关节腔。撤出缝合钩之后，使用抓线器通过同侧入路取回缝线末端。

在关节镜监视下，于半月板上方插入预置有 Maxon 2-0 线的腰穿针，以便将先前置入的 PDS 缝线从撕裂的半月板上引出。然后将 Maxon 2-0 套环放置于 0 号 PDS 缝线的前面。使用抓线器通过 Maxon 环拉回 0 号 PDS 缝线，向外牵拉 Maxon 环将 0 号 PDS 缝线末端拉出关节囊外。再次将预置有 Maxon

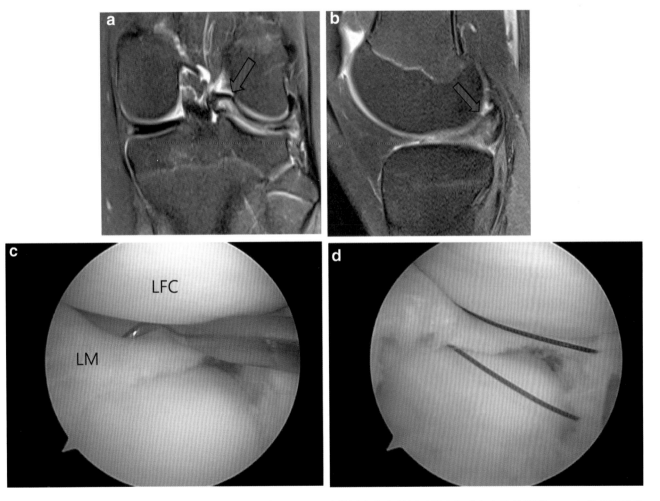

图 17.7 a、b. 一名 15 岁女孩的冠状面和矢状面图像，显示左膝外侧盘状半月板（箭头）后中央移位类型。c, d. 关节镜照片显示外侧半月板前角和关节囊之间的半月板连接处撕裂。缝合钩通过前外侧入路进入穿透外侧半月板前角（LM）。缝线两端通过带 Maxon 环的缝线回收器回收。LFC，股骨外侧髁

2-0 线的腰穿针插入半月板下方，重复上述操作将先前通过的 PDS 缝线的另一端拉出至关节囊外。通过拉动 0 号 PDS 缝线的两端将撕裂的半月板复位，让PDS 缝线来把持半月板的环形纤维完整。

在靠近 PDS 缝线两端做一个 1～2 cm 长的皮肤切口。使用弯止血钳，将该区域向下解剖至支持带水平。然后通过切口收回两个 PDS 缝线缝合端，确认除了支持带之外，PDS 缝线的断端之间没有夹入软组织。在半月板复位后，经前外侧入路置入探钩调整缝线至最佳张力，闭合半月板和关节囊之间的裂隙（图 17.8）。

改良的全内技术治疗后角撕裂

在 DLM 中，由于半月板组织较厚，通常会妨碍对半月板的最佳显露和检查，因此很难通过标准的前入路在后角发现外周纵向撕裂 [3,4]（图 17.9）。在前交叉韧带和股骨外侧髁之间通过 30° 关节镜进入后外侧（PL）间室。当确认外侧半月板后角（LMPH）存在外周纵向撕裂时，就可以使用 70° 关节镜进行更好的显露。30° 关节镜经前内侧入路穿过髁间窝，可以观察后外侧间室中的各种解剖结构，如 LMPH、

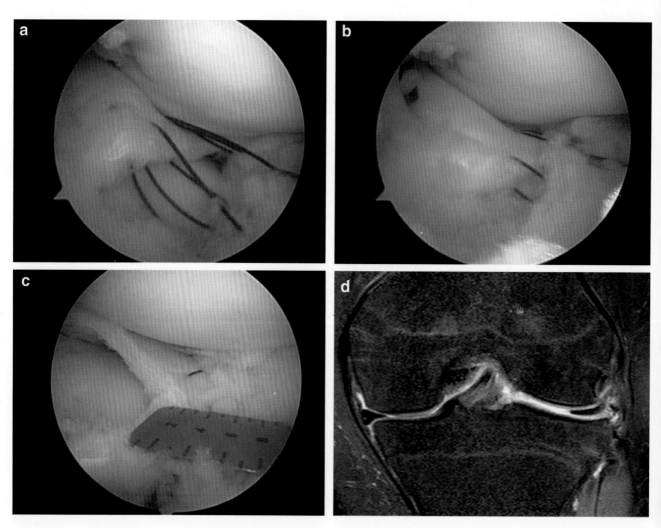

图 17.8　a、b. 通过拉动 0 号 PDS 缝线的 3 针来减少半月板撕裂的程度，该 PDS 缝线现在可以保持半月板的环形纤维稳定。c. 半月板部分切除并修复后，外侧半月板的周缘保留了 9～10 mm，与内侧半月板中段的大小相似。d. 冠状位 MRI 显示 6 个月随访时撕裂部位完全愈合，外侧半月板形状正常

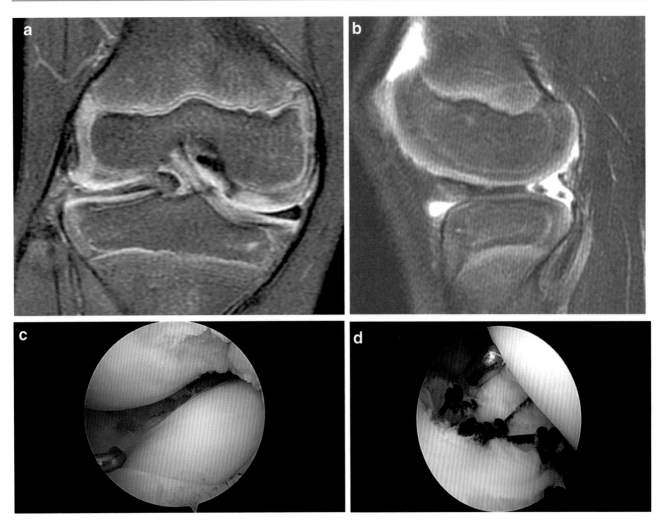

图 17.9 一名 8 岁男孩的冠状位（a）和矢状位（b）MRI 显示右膝外侧盘状半月板（箭头）向前移位。c. 关节镜显示完全型外侧盘状半月板伴半月板关节囊撕裂，位于腘肌腱裂孔周围的外侧半月板后角（箭头）。d. 从后外侧入路插入的 30° 关节镜显示外侧半月板后角撕裂，解剖复位后，进行了 3 针垂直缝合

后外侧关节囊和股骨外侧髁。保持屈膝 90°，以最大限度地扩张关节和避免神经血管损伤，使用透光技术在后外侧角插入一根 16 号的腰穿针，在不使用套管的情况下建立后外侧入路。插入探钩以检查 LMPH 处周边撕裂的范围、程度和形状。通过交换棒将关节镜切换到后外侧入路，从不同的角度检查后外侧间室和撕裂的 LMPH。

在解剖空间狭小的 PL 腔室中，充分操作器械比较困难。关节镜下通过单一后外侧入路缝合 LMPH 撕裂的全内缝合技术可以解决这一困难。我们的缝合技术通过在不使用套管的情况下建立单个后外侧入路，在缝合钩操作中提供更大的操作空间，这项技术可以很好地显露后外侧间室，解剖缝合撕裂的半月板，完成有效打结固定，同时避免意外损伤残

余半月板和关节软骨。我们推荐这项技术用于 LMPH 外周纵向撕裂的缝合。

从前内侧入路插入 70° 关节镜，穿过髁间窝观察后外侧间室，通过后外侧入路引入刨刀清理两个撕裂缘。70° 关节镜可提供更好的显露效果。在没有套管的情况下插入和操作器械可以使器械在相对狭小的后外侧间室中更容易操作。在新鲜化撕裂部位后，通过后外侧入路引入预置有 0 号 PDS 缝线的 45° 缝合钩，缝线从内侧撕裂部位开始，沿从下到上的方向穿过最中心部分。在这一过程中，缝合钩离股骨髁最近，必须注意不要损伤股骨髁的软骨。用抓线器通过 后外侧入路将 0 号 PDS 缝线的两端拉出。半月板上端的缝线用直型止血钳标记，而下端则不用标记。将预置有 2-0 Maxon 或 0 号尼龙线的缝

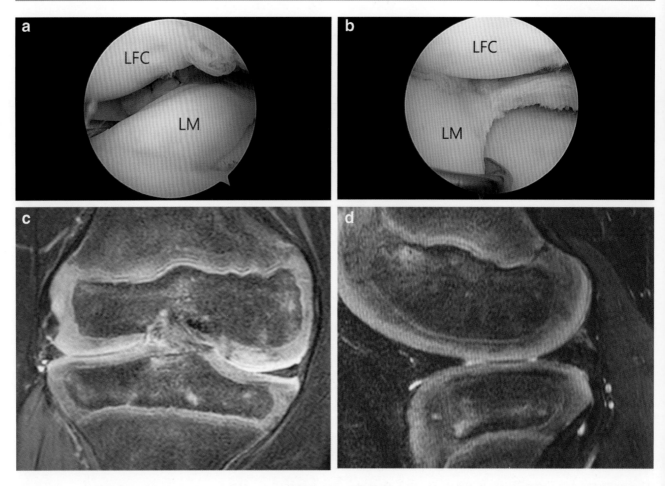

图 17.10 a. 从前外侧入路插入的 30° 关节镜，显示外侧半月板后角撕裂，行 3 针垂直缝合后解剖复位。b. 半月板部分切除缝合后，外侧半月板周围边缘保留 8 ～ 10 mm，与内侧半月板体部大小相似。c、d. 冠状位和矢状位 MRI 显示 6 个月随访时撕裂部位完全愈合，外侧半月板形状正常。LFC，股骨外侧髁；LM，外侧半月板

合钩再次通过后外侧入路插入，从上到下刺穿关节囊侧半月板的外缘。将 2-0 Maxon 或 0 号尼龙线的两端用抓线器通过后外侧入路拉出后，缝线的上端用直型止血钳标记。将 PDS 缝线和 Maxon 线的下端固定在一起，并使用抓线器通过后外侧入路同时拉出，确保两线之间无软组织嵌入。在此过程中，可以去除夹在缝线之间的任何软组织（例如关节囊或脂肪）。接下来，将 2-0 Maxon 线的下端系在 PDS 缝线的下端，然后拉动固定在 Maxon 线上端的止血钳。PDS缝线穿过半月板撕裂的两侧，从胫骨到股骨表面替换 Maxon 线。PDS 缝线的两端被固定在一起，并使用抓线器经后外侧入路同时拉出。在关节外打 SMC（Samaung Medical Center）结，然后用推结器将线结推入关节内。根据撕裂的大小，可以进行额外的缝合。通常，修复 LMPH 的纵向撕裂缝合 2 ～ 3 针就足够

了（图 17.10）。

术后护理

术后康复方案遵循与膝关节前交叉韧带（ACL）重建后康复方案相似的指南。膝关节完全伸位支具固定 2 周。允许受累关节逐渐开始活动，开始以一定的活动范围或使用限制性支具，预计在术后 4 周和 6 周内屈膝至少达到 90°。在至少 8 周内，不允许做下蹲或超过 120° 深蹲，这会使缝合部位面临再次撕裂的风险。患者术后 6 个月内限制参加体育活动，包括跳跃、扭动或对膝关节有剪切力的动作。术后前 4 周使用拐杖，以保护修复部位不受负荷。允许患者在术后第 6 周开始完全负重。

结论

症状性 DLM 的传统治疗方法是开放或关节镜下半月板切除术[11,33,34,37,43]。一些报道显示，儿童半月板全切除术后的长期临床效果良好，但对儿童半月板全切除术后的远期影像学结果研究显示：86% ～ 100% 的病例出现早期退行性改变。最近的报道还发现，DLM 患者外周不稳定的发生率为 38% ～ 88%[17,28,36]。因此，目前的治疗建议倾向于半月板部分切除合并缝合或不缝合的半月板成形术。2008 年，Ahn 等[6] 描述了关节镜下半月板部分切除联合半月板缝合治疗儿童症状性 DLM 的短期临床结果。研究显示，23 例（28 膝）外周撕裂患者接受了半月板中央部分切除联合外周缝合修复。所有患者都能恢复到以前的生活活动，几乎没有或没有限制，平均随访 51 个月后无须再次手术。因此，我们得出结论，关节镜下半月板部分切除联合半月板周边撕裂缝合术是治疗儿童症状性外侧盘状半月板的有效方法。

一些报道发现半月板切除的程度与退行性改变的进展有关。Kim 等[25] 比较半月板部分切除术和半月板全切除术治疗撕裂性 DLM 的长期放射学结果，并随访 5 年以上。他们的结果显示，半月板部分切除会带来更好的结果。他们得出结论，关节镜下半月板切除术治疗撕裂的 DLM 的长期预后与半月板切除的体积有关，尽管在他们的研究中，接受半月板全切除术的患者比例很高（64%）。2015 年，Ahn 等[2] 报告了关节镜下成形术联合或不联合半月板外周缝合治疗 48 例症状性 DLM 的远期临床和影像学结果。这项研究表明，关节镜下成形术治疗儿童症状性 DLM 在平均 10.1 年后取得了满意的临床结果。然而，40% 的患者出现进行性退行性改变。半月板次全切除组与半月板部分切除合并或不合并缝合组相比，退行性改变明显增加。最近的系统评价还表明，有或没有缝合的半月板部分切除术的 DLM 影像学结果优于半月板全切除术，但它们的临床结果相似[29]。因此，研究结果表明，对于有症状的 DLM，保留半月板比半月板全切除术更好。

参考文献

[1] Adachi N, Ochi M, Uchio Y, Kuriwaka M, Shinomiya R. Torn discoid lateral meniscus treated using partial central meniscectomy and suture of the peripheral tear. Arthroscopy. 2004;20(5):536–542.

[2] Ahn JH, Kim KI, Wang JH, Jeon JW, Cho YC, Lee SH. Long-term results of arthroscopic reshaping for symptomatic discoid lateral meniscus in children. Arthroscopy. 2015.

[3] Ahn JH, Kim KI, Wang JH, Kyung BS, Seo MC, Lee SH. Arthroscopic repair of bucket-handle tears of the lateral meniscus. Knee Surg Sports Traumatol Arthrosc. 2015;23(1):205–210.

[4] Ahn JH, Lee SH, Kim KI, Nam J. Arthroscopic meniscus repair for recurrent subluxation of the lateral meniscus. Knee Surg Sports Traumatol Arthrosc. 2018;26(3):787–792.

[5] Ahn JH, Lee SH, Yoo JC, Lee HJ, Lee JS. Bilateral discoid lateral meniscus in knees: evaluation of the contralateral knee in patients with symptomatic discoid lateral meniscus. Arthroscopy. 2010;26(10):1348–1356.

[6] Ahn JH, Lee SH, Yoo JC, Lee YS, Ha HC. Arthroscopic partial meniscectomy with repair of the peripheral tear for symptomatic discoid lateral meniscus in children: results of minimum 2 years of follow-up. Arthroscopy. 2008;24(8):888–898.

[7] Ahn JH, Lee YS, Ha HC, Shim JS, Lim KS. A novel magnetic resonance imaging classification of discoid lateral meniscus based on peripheral attachment. Am J Sports Med. 2009;37(8):1564–1569.

[8] Ahn JH, Oh I. Arthroscopic all-inside lateral meniscus suture using posterolateral portal. Arthroscopy. 2006;22(5):572 e571–e574.

[9] Ahn JH, Shim JS, Hwang CH, Oh WH. Discoid lateral meniscus in children: clinical manifestations and morphology. J Pediatr Orthop. 2001;21(6):812–816.

[10] Ahn JH, Wang JH, Yoo JC, Kim SK, Park JH, Park JW. The modified outside-in suture: vertical repair of the anterior horn of the meniscus after decompression of a large meniscal cyst. Knee Surg Sports Traumatol Arthrosc. 2006;14(12):1288–1291.

[11] Asik M, Sen C, Taser OF, Alturfan AK, Sozen YV. Discoid lateral meniscus: diagnosis and results of arthroscopic treatment. Knee Surg Sports Traumatol Arthrosc. 2003;11(2):99–104.

[12] Atay OA, Doral MN, Leblebicioglu G, Tetik O, Aydingoz U. Management of discoid lateral meniscus tears: observations in 34 knees. Arthroscopy. 2003;19(4):346–352.

[13] Bae JH, Lim HC, Hwang DH, Song JK, Byun JS, Nha KW. Incidence of bilateral discoid lateral meniscus in an Asian population: an arthroscopic assessment of contralateral knees. Arthroscopy. 2012;28(7):936–941.

[14] Choi SH, Ahn JH, Kim KI, et al. Do the radiographic findings of symptomatic discoid lateral meniscus in children differ from normal control subjects? Knee Surg Sports Traumatol Arthrosc. 2014.

[15] Choi SH, Shin KE, Chang MJ, Woo SY, Lee SH. Diagnostic criterion to distinguish between incomplete and complete discoid lateral

meniscus on MRI. J Magn Reson Imaging. 2013;38(2):417–421.

[16] Chung JY, Roh JH, Kim JH, Kim JJ, Min BH. Bilateral occurrence and morphologic analysis of complete discoid lateral meniscus. Yonsei Med J. 2015;56(3):753–759.

[17] Connolly B, Babyn PS, Wright JG, Thorner PS. Discoid meniscus in children: magnetic resonance imaging characteristics. Can Assoc Radiol J. 1996;47(5):347–354.

[18] Dickhaut SC, DeLee JC. The discoid lateralmeniscus syndrome. J Bone Joint Surg Am. 1982;64(7):1068–1073.

[19] Flouzat-Lachaniette CH, Pujol N, Boisrenoult P, Beaufils P. Discoid medial meniscus: report of four cases and literature review. Orthop Traumatol Surg Res. 2011;97(8):826–832.

[20] Fritschy D, Gonseth D. Discoid lateral meniscus. Int Orthop. 1991;15(2):145–147.

[21] Ikeuchi H. Arthroscopic treatment of the discoid lateral meniscus. Technique and long-term results. Clin Orthop Relat Res. 1982(167):19–28.

[22] Kelly BT, Green DW. Discoid lateral meniscus in children. Curr Opin Pediatr. 2002;14(1):54–61.

[23] Kim SH, Ahn J, Kim TW, Kim KI, Lee SH. Midbody of the medial meniscus as a reference of preservation in partial meniscectomy for complete discoid lateral meniscus. Knee Surg Sports Traumatol Arthrosc. 2019;27(8):2558–2567.

[24] Kim SH, Bae CI, Kim KI, Lee JW, Lee SH. Factors associated with bilateral discoid lateral meniscus tear in patients with symptomatic discoid lateral meniscus tear using MRI and X-ray. Orthop Traumatol Surg Res. 2019;105(7):1389–1394.

[25] Kim SJ, Chun YM, Jeong JH, Ryu SW, Oh KS, Lubis AM. Effects of arthroscopic meniscectomy on the long-term prognosis for the discoid lateral meniscus. Knee Surg Sports Traumatol Arthrosc. 2007;15(11):1315–1320.

[26] Kim SJ, Moon SH, Shin SJ. Radiographic knee dimensions in discoid lateral meniscus: comparison with normal control. Arthroscopy. 2000;16(5):511–516.

[27] Kim YG, Ihn JC, Park SK, Kyung HS. An arthroscopic analysis of lateral meniscal variants and a comparison with MRI findings. Knee Surg Sports Traumatol Arthrosc. 2006;14(1):20–26.

[28] Klingele KE, Kocher MS, Hresko MT, Gerbino P, Micheli LJ. Discoid lateral meniscus: prevalence of peripheral rim instability. J Pediatr Orthop. 2004;24(1):79–82.

[29] Lee DH, D'Lima DD, Lee SH. Clinical and radiographic results of partial versus total meniscectomy in patients with symptomatic discoid lateral meniscus:a systematic review and meta-analysis. Orthop Traumatol Surg Res. 2019;105(4):669–675.

[30] Lee SH. Editorial commentary: why should the contralateral side be examined in patients with symptomatic discoid lateral meniscus? Arthroscopy. 2019;35(2):507–510.

[31] Mizuta H, Nakamura E, Otsuka Y, Kudo S, Takagi K. Osteochondritis dissecans of the lateral femoral condyle following total resection of the discoid lateral meniscus. Arthroscopy. 2001;17(6):608–612.

[32] Ogut T, Kesmezacar H, Akgun I, Cansu E. Arthroscopic meniscectomy for discoid lateral meniscus in children and adolescents: 4.5 year follow-up. J Pediatr Orthop B. 2003;12(6):390–397.

[33] Okazaki K, Miura H, Matsuda S, Hashizume M, Iwamoto Y. Arthroscopic resection of the discoid lateral meniscus: long-term follow-up for 16 years. Arthroscopy. 2006;22(9):967–971.

[34] Raber DA, Friederich NF, Hefti F. Discoid lateral meniscus in children. Long-term follow-up after total meniscectomy. J Bone Joint Surg Am. 1998;80(11):1579–1586.

[35] Rao PS, Rao SK, Paul R. Clinical, radiologic, and arthroscopic assessment of discoid lateral meniscus. Arthroscopy. 2001;17(3):275–277.

[36] Rohren EM, Kosarek FJ, Helms CA. Discoid lateral meniscus and the frequency of meniscal tears. Skeletal Radiol. 2001;30(6):316–320.

[37] Rosenberg TD, Paulos LE, Parker RD, Harner CD, Gurley WD. Discoid lateral meniscus: case report of arthroscopic attachment of a symptomatic Wrisbergligament type. Arthroscopy. 1987;3(4):277–282.

[38] Sasho T, Tsuruoka H, Saito M. Time interval from initial surgery for torn discoid lateral meniscus to the contralateral surgery. Asia-Pacific J Sports Med Arthroscopy Rehabil Technol. 2014;1:38–41.

[39] Singh K, Helms CA, Jacobs MT, Higgins LD. MRI appearance of Wrisberg variant of discoid lateral meniscus. AJR Am J Roentgenol. 2006;187(2):384–387.

[40] Song IS, Kim JB, Lee JK, Park BS. Discoid medial meniscus tear, with a literature review of treatments. Knee Surg Relat Res. 2017;29(3):237–242.

[41] Stein MI, Gaskins RB 3rd, Nalley CC, Nofsinger C. Regeneration of a discoid meniscus after arthroscopic saucerization. Am J Orthop (Belle Mead NJ). 2013;42(1):E5–E8.

[42] Vandermeer RD, Cunningham FK. Arthroscopic treatment of the discoid lateral meniscus: results of long-term follow-up. Arthroscopy. 1989;5(2):101–109.

[43] Washington 3rd ER, Root L, Liener UC. Discoid lateral meniscus in children. Long-term follow-up after excision. J Bone Joint Surg Am. 1995;77(9):1357–1361.

[44] Watanabe M TS, Ikeuchi H. Atlas of arthroscopy. Tokyo; 1969.

[45] Young RB. Memoirs and memoranda in anatomy. London: Williams and Norgate; 1889.

第 18 章 Ramp 损伤

Romain Seil, Caroline Mouton

摘要

内侧半月板后角 Ramp 损伤由于在前交叉韧带损伤重建中的高患病率而最近受到越来越多的关注。影像学手段在 Ramp 损伤诊断中的作用极其有限，即使常规的膝关节镜前方入路也很难准确诊断。因此，建议使用关节镜下经髁间窝系统性地对膝关节后内侧间隙和半月板关节囊结构进行探查或直接通过后侧入路探查。目前 Ramp 损伤的临床影响尚未明确，最近的生物力学研究表明，当 Ramp 损伤时，增加了前后和旋转不稳。因此，Ramp 损伤可能导致 ACL 重建患者术后持续不稳，增加了手术失败的潜在风险。目前尚不清楚是否所有 Ramp 损伤都应该修复，Ramp 损伤修复后远期疗效文献报道较少。本文概述了 Ramp 损伤的诊断、分类、生物力学相关性以及治疗和结果。

关键词

Ramp，内侧半月板，半月板关节囊，半月板滑膜

概述

在过去 10 年中，人们对于内侧半月板后角的认识愈加全面。内侧半月板滑膜区损伤（又称为 Ramp 损伤）的鉴别，为前交叉韧带（ACL）损伤的治疗带来了新的视角。Hamberg 和 Gillquist[1] 在 1983 年首次描述这种损伤为"内侧或者外侧半月板体部完整，

后角外周有纵向撕裂"，直到最近几年，关注于此类损伤的诊断和治疗才逐渐出现。一项由美国骨科运动医学培训项目主任填写的调查显示[2]，61% 的受访者对半月板 Ramp 损伤的了解还不到 7 年。

由于磁共振成像（MRI）诊断 Ramp 损伤难度相对较大[3]，通过关节镜常规前外侧入路也难以准确诊断[4]，因此这种损伤的误诊率较高。目前，多达 86% 的骨科运动医学培训项目主任常规通过检查后内侧半月板关节囊连接处诊断 Ramp 损伤[2]。据估计，2010 年这种以前被漏诊的 Ramp 损伤的患病率为 9%[5]。最近研究发现，患病率为 20% ~ 30%[4,6-11]。据估计，目前在 ACL 损伤患者中，Ramp 损伤几乎占内侧半月板撕裂的一半[11,12]。如果不处理这种损伤，可能会影响内侧半月板的完整性，从而影响 ACL 重建效果[13,14]。然而，我们对 Ramp 损伤严重性的认识仍处于早期阶段。本章旨在全面概述现有的关于 ACL 损伤伴有 Ramp 损伤的分类、诊断、治疗和临床结果的相关知识。

解剖和定义

Hamberg 和 Gillquist[1] 在 1983 年首次描述 Ramp 损伤为：内侧或者外侧半月板体部完整，后角外周有纵向撕裂。它包括半月板关节囊后方连接处撕裂和/或后半月板胫骨韧带撕裂。如半月板滑膜病变、半月板关节囊分离、隐藏病变和 Ramp 损伤等一些术语已经被用来描述这些病变。我们推荐"Ramp 损伤"一词命名此类病变，其定义如下：是一种发生在内侧半月板后角与半月板韧带和关节囊连接处之间，并根据 Warren 分区法位于红 - 红 0 区[15] 的创伤性的组

织撕裂损伤。这两种结构构成了一个功能单元，对于其解剖学、组织学和生物力学仍然知之甚少。半月板韧带连接处是内侧半月板环形胶原纤维的延续。半月板韧带斜向走行于内侧半月板后角的下表面，另一止点位于胫骨后方离关节线 5～10 mm 的位置。内侧半月板的背侧区域也被滑膜覆盖，该区域滑膜与关节囊合并。后方关节囊还囊括了汇入的半膜肌纤维。

分类

Thaunat 等 [16] 首次根据 Ramp 撕裂模式及其与半月板胫骨韧带撕裂的关联提出 Ramp 损伤分型。这种分类方法既考虑了撕裂的稳定性，也可作为半月板修复的指征。探钩探查时 1 型和 2 型是稳定性损伤。1 型对应的是半月板胫骨韧带后面的损伤。2 型是半月板胫骨韧带前面部分更大的损伤，只能通过髁间窝入路诊断。3 型是部分轻微损伤，经髁间窝入路不易发现，探钩探查不稳定。4 型和 5 型探查极其不稳定：4 型是半月板胫骨韧带前面的完全损伤，而 5 型伴有半月板胫骨韧带断裂的双损伤。然而，这种分类并未考虑损伤的长度，也不考虑膝关节运动时关节囊韧带复合体的稳定性。因此，Seil [17] 等提议新的分型方法应考虑到后一种情况。两种分型的区别是完全损伤延伸至整个 Ramp 区和部分损伤位于中部或者内侧。第二个标准区分稳定损伤和不稳定损伤。对于前者，关节囊韧带复合体牢固地贴附在半月板后侧壁。理论上这种损伤具有修复的可能性。对于裂开的损伤，关节囊韧带复合体没有贴附在半月板而且有可能表现为膝关节屈伸时 Ramp 关节囊韧带复合体与半月板之间出现裂纹或者缺口（图 18.1 和图 18.2）

ACL 损伤合并 Ramp 损伤的患病率

一项由 6 个登记机构研究的报告数据显示：15%～40% 的 ACL 损伤中存在内侧半月板损伤 [18]。造成注册机构间巨大差异的部分原因是，最近才认识到在 ACL 重建手术中合并有半月板新型损伤。在卢森堡注册机构，45% 的 ACL 损伤合并内侧半月板撕裂 [18]，其中 24% 的患者内侧半月板有 Ramp 损伤 [8]。这些发现表明内侧半月板约一半的损伤是 Ramp 损伤并且以前被漏诊。这些数据被 Kumar 等的研究证实 [12]。该研究包括 MRI 诊断发现的 307 例内侧半月板撕裂患者（36% 合并有 ACL 损伤），包括

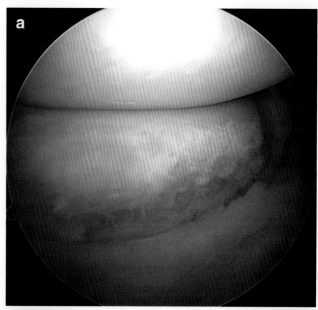

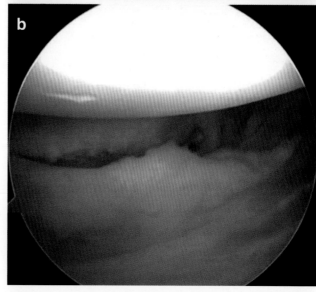

图 18.1 a. 左膝关节屈曲 90° 后内侧视图。一名 28 岁男性患者，前交叉韧带损伤合并 Ramp 损伤。图片显示的是内侧半月板后侧壁与关节囊韧带复合体 Ramp 组织完全分离，与肩关节软组织性 Bankart 损伤类似。b. 图 18.1a 同侧膝关节伸直位。内侧半月板后侧壁与关节囊韧带复合体 Ramp 组织分离变得清晰可见，这表明从前方间室的单独修复很有可能失败。在这种情况下，修复缝合针可能无法触及关节囊韧带复合体（Capsuloligamentous）组织。此类病例中，建议通过后方入路直接修复

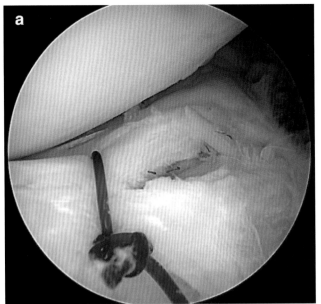

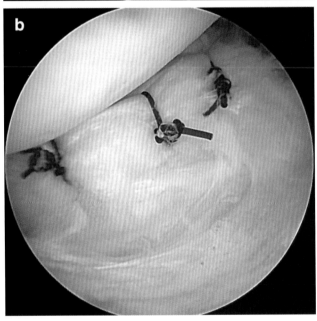

图 18.2 a. 左膝关节屈曲 90° 后内侧视图。一名 21 岁男性患者，前交叉韧带损伤合并后内侧 Ramp 损伤。图中显示了经缝合组织未愈合。b. 图示为取除修复装置，清创后用 3 根 0 号可吸收 PDS 缝线直接缝合

18.1），除了 Cory 等最近发表的一篇论文，尚不清楚该研究是否系统地进行后内侧入路，因此可能会引入偏倚。患病率的增加凸显出过去几年在诊断 Ramp 损伤方面所做的巨大努力，以及骨外科医生对 ACL 损伤相关病变认识的提高。在前交叉韧带完整的情况下，孤立的 Ramp 损伤的患病率仍然未知。

生物力学影响

以往的研究表明，Ramp 损伤导致膝关节前移和前内侧旋转半脱位的可能性增加。Ahn[23] 等在尸体标本上切断 ACL，并且在半月板关节囊连接处的内侧半月板后角制造大面积缺损（平均长度 2.8 cm，范围为 2.4 ~ 3.3 cm）。研究发现，与单纯 ACL 缺失相比，Ramp 损伤合并 ACL 缺失导致的胫骨前移程度更大 [23]。最近的尸体研究也发现，在 ACL 缺失的膝关节内切断内侧半月板关节囊连接处之后，膝关节内外旋 [24,25] 和轴向移位 [25] 显著增加。在所有引用的文献中，ACL 重建和半月板关节囊损伤修复后膝关节不稳随之被修复 [23-25]。这些发现证实内侧半月板后角是胫骨前移的二级限制结构 [26]。

Bollen[5] 在对 17 例 Ramp 损伤患者的系列研究表明，此类损伤可能与轻度前内侧旋转半脱位有关。Mouton（https://pubmed.ncbi.nlm.nih.gov/31250053/）等的研究中纳入 275 例患者，其中 58 例（21%）显示 Ramp 损伤合并 ACL 损伤，他们发现

127 例 Ramp 损伤（41% 内侧半月板撕裂）。另一项研究包括了 154 例患者 [11]，52% 内侧半月板合并 ACL 损伤，其中 56% 为 Ramp 损伤。

2001 年 Smith 和 Barrett[19] 报道了在 1021 例前交叉韧带重建患者中有 476 例发生 575 个半月板撕裂。47% 的患者涉及半月板损伤，但只有 3% 的撕裂涉及 0 区周围撕裂。当时后内侧间室未被系统观察到。这种损伤的患病率从那时以来就大幅增长（表

表 18.1 根据发表年份，ACL 重建患者中内侧半月板 Ramp 损伤的患病率

文献	病例数	Ramp 损伤患病率（%）
Smith 和 Barrett[19]	575	3
Bollen[5]	183	9
Liu 等 [6]	868	17
Sonnery-Cottet 等 [4]	302	17
Peltier 等 [10]	41	15
Song 等 [21]	1012	16
Malatray 等 [9]	56	23
Seil 等 [8]	224	24
Edgar 等 [20]	337	13
Balasz 等 [22]	372	42

与不合并有 Ramp 损伤的单独 ACL 损伤相比，合并 Ramp 损伤患者更有可能出现Ⅲ度轴移。然而，Song 等研究认为在非接触性 ACL 损伤中，高强度的轴移试验不是 Ramp 损伤的危险因素[21]。在后者的文献中，与 Mouton 等的结果形成反差的原因可以解释为高度轴移分组为Ⅱ度和Ⅲ度。

相关因素

已经发现一些与内侧半月板 Ramp 损伤相关的因素。然而，这些因素的成因性质仍有待证实。据报道，性别和年龄与 Ramp 损伤有关。在男性和 30 岁以下的患者中，他们的患病率更高（为 7% ～ 8%）[6,7]。

根据 Seil 等[8]的研究发现 Ramp 损伤更多见于接触性损伤（接触性损伤中有 41% Ramp 损伤：非接触性损伤中有 19% Ramp 损伤，$P < 0.01$）和 ACL 完全断裂（ACL 完全断裂中有 27% Ramp 损伤：ACL 部分断裂中有 4% Ramp 损伤，$P < 0.02$）。接触性损伤的机制已经被 Balasz 等阐明[22]。ACL 重建术后翻修、陈旧性损伤、术前侧向不稳超过 6 mm 以及合并有外侧半月板撕裂也被证明与 Ramp 损伤相关[7]。同样，研究人员发现 Ramp 损伤在陈旧性 ACL 撕裂（6 周以上）中更常见，并且随着时间的推移其患病率显著增加，直到损伤稳定后 24 个月[4,6,7]。

解剖因素，内侧半月板斜坡被认为是 Ramp 损伤合并 ACL 损伤的危险因素[21]。本章作者认为，当观察结果高于平均值至少 1 个标准差时（> 3.2°），定义为内侧半月板坡率增加。目前尚不清楚这个阈值是否是最合理的，进一步的研究应该尝试建立半月板坡度的临界值。

损伤机制

Ramp 损伤的机制尚未完全阐明。早期 MRI 研究强调，胫骨平台后内侧水肿与内侧半月板后角外周损伤有关[27]。当时，"对冲损伤"一词应运而生。近期的影像学研究为 ACL 损伤合并 Ramp 损伤是如何发生的提供了答案[28-31]。这些研究者利用 MRI 在股骨和胫骨上叠加骨挫伤区域，再现了受伤时膝关节的位置。将这些挫伤区域重叠可以精确再现股骨

相对于胫骨影响最大的瞬间位置。这考虑到测量两块骨头相对于彼此的位移。研究发现，在 25% ～ 65% 的 ACL 损伤膝关节中内侧胫股间室半脱位的发生率比预期的要高得多。前后移位距离达到 25 mm。这种显著的移位使半月板胫骨附着点破坏导致发生 Ramp 损伤的可能性增大。因此需要进一步的生物力学研究来证实这些数据。

术前诊断

目前在临床评估中似乎不可能诊断 Ramp 损伤。与孤立 ACL 损伤且无 Ramp 损伤的患者相比，ACL 损伤伴 Ramp 损伤的患者更有可能出现膝关节Ⅲ度轴移，这一发现可能是在临床检查中对其进行怀疑的首要因素（https://pubmed.ncbi.nlm.nih.gov/31250053/）。因而，在这组 275 例患者中，91 例Ⅲ度轴移患者中只有 23 例（33%）有 Ramp 损伤。这导致阳性预测值（PPV）仅为 25%，这表明Ⅲ度轴移对 Ramp 损伤的预测较差。这种状况或许可以被以下事实所解释，即膝关节Ⅲ度轴移是多因素导致的，并可能受到许多其他关节内外骨组织和软组织参数的影响[32]。

磁共振成像（MRI）诊断 Ramp 损伤的能力也值得怀疑。Bollen[5]报道，他们在关节镜下观察到的 17 例 Ramp 损伤中，没有一个可以在 MRI 上诊断出来。他们认为在常规 MRI 检查中，膝关节处于伸直位，这种损伤诊断的阳性率降低。这种体位关闭了膝关节的后间室，因此使检测更加困难。MRI 鉴别 Ramp 损伤的敏感性明显低于诊断内侧半月板体部撕裂的敏感性[11]。不规则的后半月板轮廓（在 T2 矢状面图像上确认为内侧半月板后角后边缘的局灶间断或台阶状轮廓畸形），半月板周围液体信号将半月板和关节囊分离可能提示 Ramp 损伤[33,34]。其他推荐标准包括半月板移位、半月板后角周围撕裂、半月板周围信号强度增加、内侧副韧带深层积液和后内侧骨挫伤[35-38]。文献按评估标准报道 Ramp 区异常的预测性比较差[38,39]，不仅因为病变本身很难评估，而且因为该系列病例数较少[36,39]。Yeo 等[39]的一项研究纳入了 78 例患者，包括 7 例 Ramp 损伤，他们发现当结合后缘不规则和完整的液体充盈征象时，MRI

发现 Ramp 损伤的敏感性达到 100%，特异性达到 75%。没有这些征象，我们就可以排除它们（阴性预测值 NPV：100%），但仅出现一种征象并不能特别有效地预测 Ramp 的病变（PPV:28%）。Arner 等[36]的研究中纳入 90 例患者包括 13 例 Ramp 损伤，他们结合了半月板外周液体信号和胫骨平台后内侧水肿得出了相似的预测值（NPV 91%～97% 和 PPV 50%～90%）。然而，结果在很大程度上取决于检查者。DePhillipo 等[37]报道 50 例 Ramp 区病变患者术前 MRI，其中 72% 出现胫骨平台后内侧水肿。这种标准的 PPV（55%）也很低，并被另一项研究证实[12]。值得一提的是，胫骨平台后内侧水肿可能受到损伤与 MRI 时间间隔的高度影响。水肿可以消退，可能导致 MRI 假阴性表现。

总之，MRI 貌似有能力可靠地排除 Ramp 区病变，但它们的存在不能以一种有效的方式确定。进一步的研究应该尽量结合多种鉴别标准，以提高术前 MRI 检查病变的能力。

关节镜检查

关节镜检查是诊断 Ramp 损伤的最佳方法。这需要对后内侧间室进行彻底和系统的检查。在此之前，应该常规探查内侧半月板后角评估其稳定性和完整性。然后，膝关节屈曲 90° 时，关节镜可以穿过髁间窝通过 PCL 下面进入后内侧间室。由于 30° 关节镜不能显示内侧半月板 Ramp 的整个区域，因此从后内侧入路探查时通常使用 21 号针经皮穿刺触诊半月板 Ramp 区（图 18.3）。

在此步骤中，透光检查可以帮助识别后内侧结构如隐静脉或神经以避免损伤。为了更好地改善视野，可以通过内旋足部、切换 70° 关节镜或者通过后内侧关节镜入路直接观察来完成[4,40]。由于标准的关节镜前方入路检查可能会遗漏很多细节，因此为了能够准确诊断所有内侧半月板 Ramp 损伤，后内侧入路检查是必需的[4]。Sonnery-Cottet[4] 等通过这 3 种方法能够确认 125 例内侧半月板病变中有 50 例（40%）存在 Ramp 损伤。其中 29 例（23%）是通过经髁间窝探查后内侧间室确诊的。17%（n=21）只能通过后内侧入路探查撕裂，有时是在使用刨削

器对表层软组织进行最小限度清创后才能探查到的。Peltier 等随后的研究也印证了这一结论，他们通过后内侧入路发现，在 15% 病例中探查到新的损伤。

治疗

到目前为止，对于 Ramp 损伤是否进行手术及何时进行手术治疗尚无一致意见，其自然病史也尚未完全确定。由于它们位于半月板的红区，有自愈的潜力，不需要手术干预（图 18.4）[41]。但在膝关节屈伸过程中分离的半月板关节囊结构的潜在不稳定性可能抑制其愈合。除此之外，撕裂面积扩大和其持续不稳定可能会成为 ACL 重建移植物失效的风险因素。另一方面，Ramp 区修复后的低复发率支持对这些病变进行正规缝合治疗。

Ramp 区残余部分的活动特性对于决定是否修复具有重要意义，特别是在膝关节屈伸运动时 Ramp 区是否出现开裂。小而稳定的 Ramp 损伤只要 ACL 重建后恢复膝关节稳定性就有自愈潜力[41]。如果撕裂的纵向范围超过 10 mm，明确建议进行修复。如果是双病灶，在 Ramp 损伤前方有半月板体部纵向撕裂，则应进行额外的前路修复。

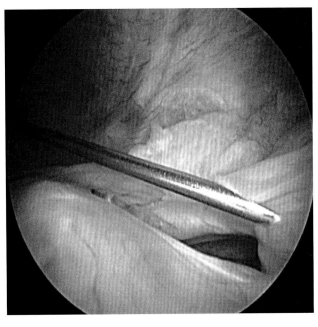

图 18.3 左膝关节屈曲 90°，经髁间窝后内侧间室视图。关节镜检查可以利用穿刺针探查完善。针尖将关节囊韧带复合体的 Ramp 组织从半月板壁提起，使病变更清晰可见

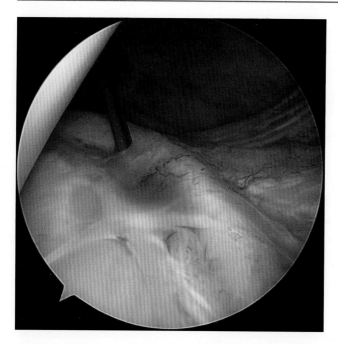

图 18.4 屈膝 90° 经髁间窝进入后内侧间室，患者为左膝 ACL 损伤后 6 周。Ramp 损伤显示部分滑膜化。在这种情况下，愈合不完全导致病变未被修复

如果通过经髁间窝入路检查发现视野受限，在修复过程中可以考虑第二个后内侧入路或者经后纵隔入路探查[42-45]。修复技术类似于关节镜下肩关节盂唇缝合修复术。可以用缝合钩通过后内侧入路进行手术（例如：Spectrum, Conmed, Largo, FL, USA）（图 18.5）。用刨削器将半月板关节囊连接处清创后用 0 号 PDS 缝线间隔 5 mm 打结，用探针检查修复的稳定性。缝合间距过小容易导致过度穿刺半月板组织，从而损坏半月板纤维结构。如果更复杂的撕裂需要额外的前方稳定，则后角采用传统的全内修复技术，如果撕裂延伸到半月板中段，则采用由外向内修复技术。

康复

这些患者采用半月板修复后的一般康复原则，包括术后膝关节伸直位支具固定 6 周。术后第 1 天允许负重。6 周后膝关节屈曲限制在 90° 范围内，4 ～ 6 个月内限制深蹲。

效果

很少有文献报道 Ramp 损伤修复后的短期或长期效果。最近的一项包含 8 项研究报告的系统综述报道了 855 例 ACL 断裂合并 Ramp 损伤的修复结果[45]。大多数是病例报道，4 例仅考虑稳定的 Ramp 损伤。这些研究提供了各种类型的修复技术。总体上，Lysholm 评分从术前的 57 ～ 69 分增加到术后的 88 ～ 94 分。这些结果是否与其他类型的半月板修复相似，还有待进一步的前瞻性研究。Liu 等[41]进行了一项随机对照试验，评估在半月板 Ramp 稳定损伤（长度 < 1.5 cm，探查内侧半月板后角时没有过度的不稳定性）的前交叉韧带重建患者中，全内修复和不修复（仅成形）的疗效对比。修复组和非修复组在半月板愈合率、功能评分（Lysholm, IKDC）或膝关节稳定性方面没有显著差异。这些发现仅限于稳定的撕裂，不能推断为大的或高度不稳定的 Ramp 区病变。

在最近一项对 3214 例 ACL 重建的回顾性研究中，Sonnery-Cottet 等[7]发现 Ramp 损伤的总发生率为 24%。对 769 例初次修复的 Ramp 损伤中的 416 例进行二次分析，所有这些患者都至少进行了 2 年的随访（平均 45.6 个月，范围为 24.2 ～ 66.2 个月），结果显示继发性半月板切除术的总体比率为 10.8%。作者进一步将 416 例患者分为 ACL 重建 + 前外侧束重建组和 ACL 单独重建组。ACL 重建 + 前外侧束重建组术后内侧半月板切除术的风险比 ACL 单独重建组低 1/2。这些结果提示前外侧韧带重建可能对 Ramp 损伤的修复或至少对内侧半月板有保护作用。然而，值得强调的是，作者并没有分析 Ramp 损伤修复本身的效果，半月板切除术的指征也没有明确定义。同一组作者发表了另一项研究，更明确地指向 Ramp 修复，并发现延伸的 Ramp 损伤（延伸到内侧半月板的中部需要通过标准前入路进行额外的修复）比有限的撕裂有更高的失败（Barret 标准阳性，MRI 检查撕裂未愈合）风险[46]。修复的失败率为 7%。在 5 例病例中，复发性撕裂与位于初始撕裂前方的新撕裂有关[46]。

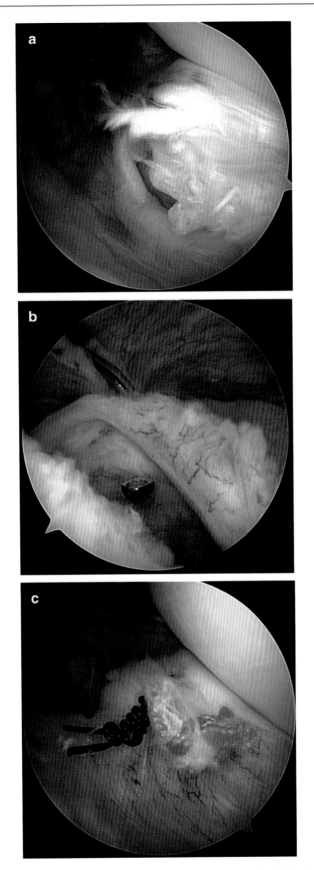

图 18.5　a. 左膝关节屈曲 90° 后内侧入路视野。一名 14 岁女性患者，ACL 损伤合并内侧半月板桶柄样撕裂。将脱位的半月板复位后，可直接经后内侧入路观察到半月板后壁与 Ramp 组织之间有较大的分离。b. 经髁间窝入路观察后内侧间室视野。用缝合钩（Spectrum, Conmed, Largo, FL, USA）缝合 Ramp 组织。c.Ramp 修复后外观（这里有一条可吸收线和一条不可吸收线）。Ramp 组织已经完好地复位至半月板壁

结论

目前，Ramp 损伤的定义存在差异，以往文献中所提到的损伤类型和修复技术也多种多样，妨碍了对 Ramp 损伤最佳治疗制定出明确的指南。由于关节镜检查前，临床检查或 MRI 诊断的效率不足，现在已经认识到必须在关节镜下对后内侧间室进行系统探查来诊断这种撕裂。4 例 ACL 损伤患者中有 1 例可能出现这种撕裂，占 ACL 重建过程中观察到的所有内侧半月板病变的一半。它们更可能出现在较年轻的患者中，这些患者普遍有Ⅲ度轴移、接触损伤、完全撕裂以及术前 MRI 观察到后内侧平台水肿。迄今为止，关于 Ramp 损伤是否以及何时需要手术治疗尚无真正的共识。在做出治疗决策之前，应该评估撕裂的长度和 Ramp 区在膝关节屈曲期间的动态行为。如纵向撕裂超过 10 mm，Ramp 区有裂隙应是需要修复的指征。然而，由于缺乏关于术后结果的报道，故没有形成明确的指南。

参考文献

[1] Hamberg P, Gillquist J, Lysholm J. Suture of new and old peripheral meniscus tears. J Bone Joint Surg Am. 1983;65(2):193–197.

[2] DePhillipo NN, Engebretsen L, LaPrade RF. Current trends among us surgeons in the identification, treatment, and time of repair for medial meniscal ramp lesions at the time of ACL surgery. Orthop J Sports Med. 2019;7(2):2325967119827267.

[3] Koo B, Lee SH, Yun SJ, Song JG. Diagnostic performance of magnetic resonance imaging for detecting meniscal ramp lesions in patients with anterior cruciate ligament tears: a systematic review and metaanalysis. Am J Sports Med. 2020;48:2051–2059. https://pubmed.ncbi.nlm.nih.gov/31684739/

[4] Sonnery-Cottet B, Conteduca J, Thaunat M, Gunepin FX, Seil R. Hidden lesions of the posterior horn of the medial meniscus: a systematic arthroscopic exploration of the concealed portion of the knee. Am J Sports Med. 2014;42(4):921–926.

[5] Bollen SR. Posteromedial meniscocapsular injury associated with rupture of the anterior cruciate ligament:a previously unrecognised association. J Bone Joint Surg Br. 2010;92(2):222–223.

[6] Liu X, Feng H, Zhang H, Hong L, Wang XS, Zhang J. Arthroscopic prevalence of ramp lesion in 868 patients with anterior cruciate ligament injury. Am J Sports Med. 2011;39(4):832–837.

[7] Sonnery-Cottet B, Praz C, Rosenstiel N, Blakeney WG, Ouanezar H, Kandhari V, et al. Epidemiological evaluation of meniscal ramp lesions in 3214 anterior cruciate ligament-injured knees from the SANTI study group database: a risk factor analysis and study of secondary meniscectomy rates following 769 ramp repairs. Am J Sports Med. 2018;46(13):3189–3197.

[8] Seil R, Mouton C, Coquay J, Hoffmann A, Nuhrenborger C, Pape D, et al. Ramp lesions associated with ACL injuries are more likely to be present in contact injuries and complete ACL tears. Knee Surg Sports Traumatol Arthrosc. 2018;26(4):1080–1085.

[9] Malatray M, Raux S, Peltier A, Pfirrmann C, Seil R, Chotel F. Ramp lesions in ACL deficient knees in children and adolescent population: a high prevalence confirmed in intercondylar and posteromedial exploration. Knee Surg Sports Traumatol Arthrosc. 2018;26(4):1074–1079.

[10] Peltier A, Lording TD, Lustig S, Servien E, Maubisson L, Neyret P. Posteromedial meniscal tears may be missed during anterior cruciate ligament reconstruction. Arthroscopy. 2015;31(4):691–698.

[11] Hatayama K, Terauchi M, Saito K, Aoki J, Nonaka S, Higuchi H. Magnetic resonance imaging diagnosis of medial meniscal ramp lesions in patients with anterior cruciate ligament injuries. Arthroscopy. 2018;34(5):1631–1637.

[12] Kumar NS, Spencer T, Cote MP, Arciero RA, Edgar C. Is edema at the posterior medial tibial plateau indicative of a ramp lesion? An examination of 307 patients with anterior cruciate ligament reconstruction and medial meniscal tears. Orthop J Sports Med. 2018;6(6):2325967118780089.

[13] Papageorgiou CD, Gil JE, Kanamori A, Fenwick JA, Woo SL, Fu FH. The biomechanical interdependence between the anterior cruciate ligament replacement graft and the medial meniscus. Am J Sports Med. 2001;29(2):226–231.

[14] Robb C, Kempshall P, Getgood A, Standell H, Sprowson A, Thompson P, et al. Meniscal integrity predicts laxity of anterior cruciate ligament reconstruction. Knee Surg Sports Traumatol Arthrosc. 2015;23(12):3683–3690.

[15] Arnoczky SP, Warren RF. Microvasculature of the human meniscus. Am J Sports Med. 1982;10(2):90–95.

[16] Thaunat M, Fayard JM, Guimaraes TM, Jan N, Murphy CG, Sonnery-Cottet B. Classification and surgical repair of ramp lesions of the medial meniscus. Arthrosc Tech. 2016;5(4):e871–e875.

[17] Seil R, Hoffmann A, Scheffler S, Theisen D, Mouton C, Pape D. Ramp lesions: tips and tricks in diagnostics and therapy. Orthopade. 2017;46(10):846–854.

[18] Prentice HA, Lind M, Mouton C, Persson A, Magnusson H, Gabr A, et al. Patient demographic and surgical characteristics in anterior cruciate ligament reconstruction: a description of registries from six countries. Br J Sports Med. 2018;52(11):716–722.

[19] Smith JP, 3rd, Barrett GR. Medial and lateral meniscal tear patterns in anterior cruciate ligament-deficient knees. A prospective analysis of 575 tears. Am J Sports Med. 2001;29(4):415–419.

[20] Edgar C, Kumar N, Ware JK, Ziegler C, Reed DN, DiVenere J, et al. Incidence of posteromedial meniscocapsular separation and the biomechanical implications on the anterior cruciate ligament. J Am Acad Orthop Surg. 2019;27(4):e184–e192.

[21] Song GY, Liu X, Zhang H, Wang QQ, Zhang J, Li Y, et al. Increased medial meniscal slope is associated with greater risk of ramp lesion in noncontact anterior cruciate ligament injury. Am J Sports Med. 2016;44(8):2039–2046.

[22] Balazs GC, Greditzer HGt, Wang D, Marom N, Potter HG, Marx RG, et al. Ramp lesions of the medial meniscus in patients undergoing primary and revision ACL reconstruction: prevalence and risk factors. Orthop J Sports Med. 2019;7(5):2325967119843509.

[23] Ahn JH, Bae TS, Kang KS, Kang SY, Lee SH. Longitudinal tear of the medial meniscus posterior horn in the anterior cruciate ligament-deficient knee significantly influences anterior stability. Am J Sports Med. 2011;39(10):2187–2193.

[24] Stephen JM, Halewood C, Kittl C, Bollen SR, Williams A, Amis AA. Posteromedial meniscocapsular lesions increase tibiofemoral joint laxity with anterior cruciate ligament deficiency, and their repair reduces laxity. Am J Sports Med. 2016;44(2):400–408.

[25] DePhillipo NN, Moatshe G, Brady A, Chahla J, Aman ZS, Dornan GJ, et al. Effect of meniscocapsular and meniscotibial lesions in ACL-deficient and ACL-reconstructed knees: a biomechanical study. Am J Sports Med. 2018;46(10):2422–2431.

[26] Peltier A, Lording T, Maubisson L, Ballis R, Neyret P, Lustig S. The role of the meniscotibial ligament in posteromedial rotational knee stability. Knee Surg Sports Traumatol Arthrosc. 2015;23(10):2967–2973.

[27] Kaplan PA, Gehl RH, Dussault RG, Anderson MW, Diduch DR. Bone contusions of the posterior lip of the medial tibial plateau (contrecoup injury) and associated internal derangements of the knee at MR imaging. Radiology. 1999;211(3):747–753.

[28] Owusu-Akyaw KA, Kim SY, Spritzer CE, Collins AT, Englander ZA, Utturkar GM, et al. Determination of the position of the knee at the time of an anterior cruciate ligament rupture for male versus female patients by an analysis of bone bruises. Am J Sports Med. 2018;46(7):1559–1565.

[29] Viskontas DG, Giuffre BM, Duggal N, Graham D, Parker D, Coolican M. Bone bruises associated with ACL rupture: correlation with injury mechanism. Am J Sports Med. 2008;36(5):927–933.

[30] Wittstein J, Vinson E, Garrett W. Comparison between sexes of bone contusions and meniscal tear patterns in noncontact anterior cruciate ligament injuries. Am J Sports Med. 2014;42(6):1401–1407.

[31] Bisson LJ, Kluczynski MA, Hagstrom LS, Marzo JM. A prospective study of the association between bone contusion and intra-articular injuries associated with acute anterior cruciate ligament tear. Am J Sports Med. 2013;41(8):1801–1807.

[32] Magnussen RA, Reinke EK, Huston LJ, Hewett TE, Spindler KP. Factors associated with high-grade lachman, pivot shift, and anterior drawer at the time of anterior cruciate ligament reconstruction. Arthroscopy. 2016;32(6):1080–1085.

[33] Hash TW 2nd. Magnetic resonance imaging of the knee. Sports Health. 2013;5(1):78–107.

[34] De Maeseneer M, Shahabpour M, Vanderdood K, Van Roy F, Osteaux M. Medial meniscocapsular separation: MR imaging criteria and diagnostic pitfalls. Eur J Radiol. 2002;41(3):242–252.

[35] De Maeseneer M, Lenchik L, Starok M, Pedowitz R, Trudell D, Resnick D. Normal and abnormal medial meniscocapsular structures: MR imaging and sonography in cadavers. AJR Am J Roentgenol. 1998;171(4):969–976.

[36] Arner JW, Herbst E, Burnham JM, Soni A, Naendrup JH, Popchak A, et al. MRI can accurately detect meniscal ramp lesions of the knee. Knee Surg Sports Traumatol Arthrosc. 2017;25(12):3955–3960.

[37] DePhillipo NN, Cinque ME, Chahla J, Geeslin AG, Engebretsen L, LaPrade RF. Incidence and detection of meniscal ramp lesions on magnetic resonance imaging in patients with anterior cruciate ligament reconstruction. Am J Sports Med. 2017;45(10):2233–2237.

[38] Rubin DA, Britton CA, Towers JD, Harner CD. Are MR imaging signs of meniscocapsular separation valid? Radiology. 1996;201(3):829–836.

[39] Yeo Y, Ahn JM, Kim H, Kang Y, Lee E, Lee JW, et al. MR evaluation of the meniscal ramp lesion in patients with anterior cruciate ligament tear. Skeletal Radiol. 2018;47(12):1683–1689.

[40] Kim SH, Lee SH, Kim KI, Yang JW. Diagnostic accuracy of sequential arthroscopic approach for ramp lesions of the posterior horn of the medial meniscus in anterior cruciate ligament-deficient knee. Arthroscopy. 2018;34(5):1582–1589.

[41] Liu X, Zhang H, Feng H, Hong L, Wang XS, Song GY. Is it necessary to repair stable ramp lesions of the medial meniscus during anterior cruciate ligament reconstruction? a prospective randomized controlled trial. Am J Sports Med. 2017;45(5):1004–1011.

[42] Keyhani S, Ahn JH, Verdonk R, Soleymanha M, Abbasian M. Arthroscopic all-inside ramp lesion repair using the posterolateral transseptal portal view. Knee Surg Sports Traumatol Arthrosc. 2017;25(2):454–458.

[43] Ahn JH, Ha CW. Posterior trans-septal portal for arthroscopic surgery of the knee joint. Arthroscopy. 2000;16(7):774–779.

[44] Louisia S, Charrois O, Beaufils P. Posterior, "back and forth" approach in arthroscopic surgery on the posterior knee compartments. Arthroscopy. 2003;19(3):321–325.

[45] Bumberger A, Koller U, Hofbauer M, Tiefenboeck TM, Hajdu S, Windhager R, et al. Ramp lesions are frequently missed in ACL-deficient knees and should be repaired in case of instability. Knee Surg Sports Traumatol Arthrosc. 2019.

[46] Thaunat M, Jan N, Fayard JM, Kajetanek C, Murphy CG, Pupim B, et al. Repair of meniscal ramp lesions through a posteromedial portal during anterior cruciate ligament reconstruction: outcome study with a minimum 2-year follow-up. Arthroscopy. 2016;32(11):2269–2277.

第 19 章 半月板根部撕裂的流行病学、病理生理学和预后

Byounghun Min, Do Young Park

摘要

半月板根部撕裂是指连接半月板和胫骨的韧带结构断裂。与其他半月板撕裂相比，它的临床表现、病理生理学和治疗直到最近才被探讨。半月板根部撕裂是一种独特的临床病变，该区域的撕裂破坏了整个半月板的环状应力，术后结果基本等同于半月板全切除术。最近关于病理生理学和预后的研究表明，退行性半月板根部撕裂与急性半月板根部撕裂具有不同的临床过程。准确诊断和选择合适的患者从手术修复中受益需要对撕裂的病理生理学有清晰的认识。

关键词

半月板根部撕裂，环形张力，病理生理学

概述

半月板根部撕裂是指连接半月板和胫骨的韧带组织断裂。半月板根部撕裂是一种独特的临床病变，该区域的撕裂破坏了整个半月板的环状应力，术后结果基本等同于半月板全切除术。不同于其他半月板撕裂类型，直到最近，半月板根部撕裂特征才被发现。在本章节中，我们将探讨半月板根部撕裂在流行病学、病理生理学和预后方面的最新发现。

流行病学

半月板根部撕裂最常见的是内侧半月板后根撕裂，是一种与膝关节骨性关节炎相关的慢性退行性撕裂。报告发现这些撕裂存在于 10% ～ 21% 的关节镜半月板手术中 [1-3]。考虑到根部撕裂是全膝关节置换术中晚期骨性关节炎的常见现象，退行性内侧半月板后根撕裂伴有其他骨性关节炎相关的关节内病变的实际发生率预计要高得多 。另一方面，外侧半月板后根撕裂并不常见，在 3% ～ 7% 的关节镜手术患者中出现这种情况。在前交叉韧带（ACL）断裂的膝关节中，这种撕裂的发生率高达 15%[1,4-6]。由于很少有文献描述前根撕裂，因此它的确切发生率是未知的。

解剖学

大体上，每个半月板有两个根：前根和后根。每个根连接半月板体和胫骨平台。内侧和外侧半月板的前根是平坦的，相对平缓地附着在胫骨上。内侧半月板前根嵌入胫骨内侧隆起，平均在前交叉韧带前 7 mm 处嵌入胫骨 [7]。另一方面，外侧半月板前根部在胫骨外侧隆起前方和前交叉韧带附着点交接处嵌入胫骨 [7]。外侧半月板后根部附着在后交叉韧带胫骨止点前方的胫骨外侧隆起顶端 [7]。内侧半月板后根部附着在后交叉韧带胫骨止点前的内侧胫骨平台内侧顶点处。内侧半月板后根斜行穿过其胫骨附着处向下倾斜于胫骨边缘处，即后交叉韧带附着处 [8]。在关节镜通过后入路观察内侧半月板后根后方时出现片状纤维而被称为"闪亮的白色纤维" [9]。

显微结构方面，正常半月板根部是韧带样结构，不同于半月板体部的纤维软骨组织 [10]。半月板根部的胶原束大多平行于其纵轴 [10]。半月板根部主要由

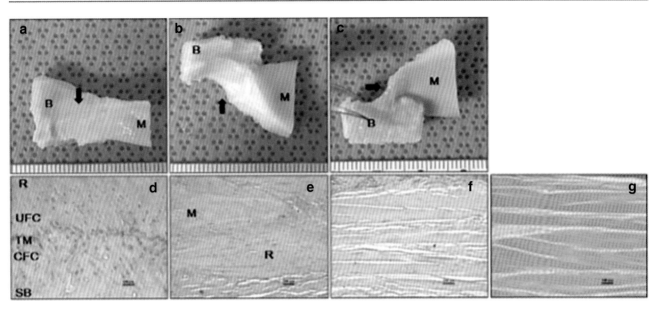

图 19.1　From（Park et al., American Journal of Sports medicine, 2015）

Ⅲ型胶原和Ⅰ型胶原细胞外基质组成。胫骨的附着部位表现出典型的起止点特征，组织从韧带组织过渡到未钙化和钙化的纤维软骨，最后是骨（图 19.1）[8]。

半月板根部的功能

半月板根部起到稳定半月板的作用，并将负荷从股骨髁传递到胫骨[5]。半月板包含环状胶原纤维，在股骨髁负重时抵抗外凸。这种对抗外凸的阻力也被称为"环状应力"。半月板根部相应地维持了半月板的环状胶原结构。因此，与半月板根部完整的膝关节相比，后根部撕裂导致膝关节股骨–胫骨接触压力增加25%，类似于半月板全切除术[5]。在根部修复时，接触压力恢复到正常值。半月板根部撕裂也会增加胫骨相对于股骨的外旋和侧移，导致力线内翻[11]。

病理生理学

半月板根部撕裂发生在两种不同的情况下，一种是由于急性创伤，另一种是由于膝关节的退行性变，如骨性关节炎。

外伤导致急性半月板根部撕裂通常发生在膝关节过度屈曲时，如下蹲时[12]。内侧半月板后根撕裂也与膝关节多发韧带损伤有关[13]。与内侧半月板后根相比，内侧半月板前根部和外侧半月板后根部的活动度更大[14]。因此，除内侧半月板后根外，其余根部撕裂并不常见[15]。

退变性根部撕裂，绝大多数发生在内侧半月板后根，与急性根部撕裂有不同的病理生理机制。内侧半月板退变性根部撕裂的危险因素与膝关节骨性关节炎的危险因素重叠，包括年龄、女性、体重指数（BMI）、力线内翻和运动水平降低[1-3]。由于内侧半月板后根部与内侧副韧带和后关节囊附着牢固，因此相比于其他根部活动度相对较低，承受的抗压应力更大，使该区域更容易发生慢性撕裂[14,16-18]。我们最近的研究描述了来自膝关节骨性关节炎的正常、无撕裂、部分撕裂和完全撕裂的内侧半月板后根部的变化，表明退行性内侧半月板根部的病理生理学与退行性肩袖撕裂非常相似[8]。除根–骨界面区域外，正常根部无纤维软骨。我们在根内发现了与撕裂程度相关的纤维化软骨形成和其他与变性相关的标记物（图 19.2）。在根部由骨性关节炎改变引起反复的抗压应力可能导致异常的纤维软骨形成，这是一种已知的在肌腱遭受病理性压迫和撞击后的适应性改变。纤维软骨的形成使组织更能抵抗压应力，但抗拉应力的能力更弱。当内侧半月板根部抵抗压应力时，来自半月板体部环状应力的主要作用是抵抗压应力。因此，退变的根部纤维软骨区更容易发生

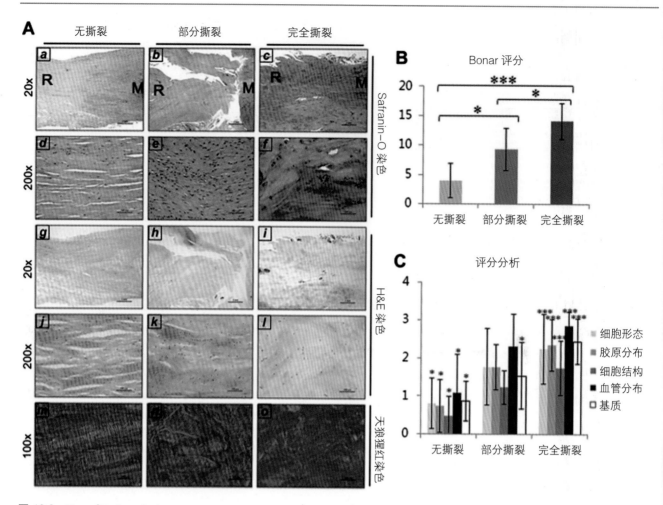

图 19.2　From（Park et al., American Journal of Sports medicine, 2015）

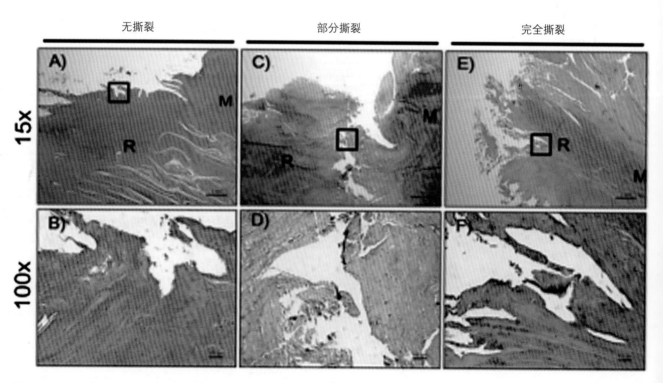

图 19.3　From（Park et al., American Journal of Sports medicine, 2015）

径向撕裂（图 19.3）。这种独特的退行性根部撕裂的病理生理学具有重要的临床意义，因为撕裂边缘的组织不同于急性撕裂，可能不适合修复。

预后

半月板根部撕裂的疾病自然史并未明确。理论上，半月板根部撕裂的非手术治疗可能加剧半月板外凸和受累间室的关节间隙狭窄。然而，这种预后并不总是明确的。在一项涉及退变性内侧半月板撕裂患者的研究中，有和没有根部撕裂的膝关节半月板外凸程度相似[12]。另一项研究评估外侧半月板后根撕裂时膝关节主观评分和关节间隙狭窄程度。在前交叉韧带重建过程中，未进行治疗的患者在 10 年的随访中发现，与对照组相比，关节间隙狭窄的进展约为 1 mm，但在主观评分上没有差异[19]。半月板根部撕裂的手术治疗包括半月板切除和半月板根部修复。半月板部分切除术适用于有症状的慢性根部撕裂以及伴有 3 ～ 4 级软骨损伤的非手术治疗无效的患者。之前的一项回顾性研究评估了 67 例患者，平均随访 56.7 个月，内侧半月板后根撕裂后行半月板部分切除术改善了膝关节主观评分，但也导致了影像学上关节炎的进展[3]。另一项回顾性研究比较了 58 例接受半月板部分切除术或根部修复的内侧半月板根部撕裂患者，结果显示，尽管这两种手术都能改善患者的膝关节评分，但修复组在 4 年随访时骨性关节炎的进展更小[20]。另一方面，半月板根部修复可能适用于有症状的患者急性撕裂，或慢性撕裂不伴有严重的软骨损伤（＜ 3 级）。多项研究表明，膝关节主观评分改善，外凸减少，短期内退行性变进展停止[20-24]。然而，在患者选择、手术时机和修复方法方面存在争议。正如之前通过 MRI 或关节镜检查评估修复效果的研究所证明的那样，并不是所有的根部修复都能愈合[22,23]。进一步了解半月板根部撕裂的发病机制、愈合机制和自然史，可以改善根部撕裂治疗的整体预后。

参考文献

[1] Bin SI, Kim JM, Shin SJ. Radial tears of the posterior horn of the medial meniscus. Arthroscopy. 2004;20(4):373–378.

[2] Hwang BY, et al. Risk factors for medial meniscus posterior root tear. Am J Sports Med. 2012;40(7):1606–1610.

[3] Ozkoc G, et al. Radial tears in the root of the posterior horn of the medial meniscus. Knee Surg Sports Traumatol Arthrosc. 2008;16(9):849–854.

[4] Ahn JH, et al. Double transosseous pull out suture technique for transection of posterior horn of medial meniscus. Arch Orthop Trauma Surg. 2009;129(3):387–392.

[5] Allaire R, et al. Biomechanical consequences of a tear of the posterior root of the medial meniscus. Similar to total meniscectomy. J Bone Joint Surg Am. 2008;90(9):1922–1931.

[6] Choi CJ, et al. Magnetic resonance imaging evidence of meniscal extrusion in medial meniscus posterior root tear. Arthroscopy. 2010;26(12):1602–1606.

[7] Johnson DL, Swenson TM, Livesay GA, Aizawa H, Fu FH, Harner CD. Insertion-site anatomy of the human menisci: gross, arthroscopic, and topographical anatomy as a basis for meniscal transplantation. Arthroscopy. 1995;11(4):386–394.

[8] Park DY, et al. The degeneration of meniscus roots is accompanied by fibrocartilage formation, which may precede meniscus root tears in osteoarthritic knees. Am J Sports Med. 2015;43(12):3034–3044.

[9] Anderson CJ, et al. Arthroscopically pertinent anatomy of the anterolateral and posteromedial bundles of the posterior cruciate ligament. J Bone Joint Surg Am. 2012;94(21):1936–1945.

[10] Villegas DF, Donahue TL. Collagen morphology in human meniscal attachments: a SEM study. Connect Tissue Res. 2010;51(5):327–336.

[11] Papalia R, et al. Meniscal root tears: from basic science to ultimate surgery. Br Med Bull. 2013;106:91–115.

[12] Lee DH, et al. Predictors of degenerative medial meniscus extrusion: radial component and knee osteoarthritis. Knee Surg Sports Traumatol Arthrosc. 2011;19(2):222–229.

[13] Kim YJ, et al. Posterior root tear of the medial meniscus in multiple knee ligament injuries. Knee. 2010;17(5):324–328.

[14] Bhatia S, et al. Meniscal root tears. Am J Sports Med. 2014;42(12):3016–3030.

[15] De Smet AA, et al. MR diagnosis of posterior root tears of the lateral meniscus using arthroscopy as the reference standard. AJR Am J Roentgenol. 2009;192(2):480–486.

[16] Lerer DB, et al. The role of meniscal root pathology and radial meniscal tear in medial meniscal extrusion. Skeletal Radiol. 2004;33(10):569–574.

[17] Vedi, V., et al. Meniscal movement. An in-vivo study using dynamic MRI. J Bone Joint Surg Br. 1999;81(1):37–41.

[18] Tibial meniscal dynamics using three-dimensional reconstruction of magnetic resonance images.pdf. 19. Shelbourne KD, Roberson TA, Gray T. Longterm evaluation of posterior lateral meniscus root tears left in situ at the time of anterior cruciate ligament reconstruction. Am J Sports Med. 2011;39(7):1439–1443.

[20] Kim SB, et al. Medial meniscus root tear refixation:comparison of clinical, radiologic, and arthroscopic findings with medial

meniscectomy. Arthroscopy. 2011;27(3):346–354.

[21] Ahn JH, et al. Results of arthroscopic all-inside repair for lateral meniscus root tear in patients undergoing concomitant anterior cruciate ligament reconstruction. Arthroscopy. 2010;26(1):67–75.

[22] Jung YH, et al. All-inside repair for a root tear of the medial meniscus using a suture anchor. Am J Sports Med. 2012;40(6):1406–1411.

[23] Kim JH, et al. Arthroscopic suture anchor repair versus pullout suture repair in posterior root tear of the medial meniscus: a prospective comparison study. Arthroscopy. 2011;27(12):1644–1653.

[24] Lee JH, et al. Arthroscopic pullout suture repair of posterior root tear of the medial meniscus: radiographic and clinical results with a 2-year follow-up. Arthroscopy. 2009;25(9):951–958.

第 20 章　半月板根部撕裂的手术治疗和结果

Kyu Sung Chung

摘要

半月板后根部的完全放射状撕裂，通过破坏关键的环状纤维而使半月板丧失环状应力，等同于半月板全切除术后的状态，这需要对撕裂的根部进行处理。关于半月板根部撕裂有几种治疗方法，包括保守治疗、半月板切除术和根部修复。对于根部撕裂的治疗方式，保守治疗或半月板切除术被认为是"传统"治疗，已经广泛使用了很长一段时间。两种治疗方法均可减轻症状，但多数病例采用两种治疗方法最终进展为退行性关节炎。近年来，由于半月板根部修复通过恢复环状应力对半月板的功能恢复有积极的作用，所以对根部修复的关注越来越多。最近的一项国际共识声明已经认可了根部修复的有效性，从生物力学和临床研究中获得了一些证据，目的是恢复半月板的结构和功能。然而，仍有一些挑战需要克服，特别是如何使修复的根部牢固愈合，如何减少半月板外凸，以及如何完全防止关节炎的进展。本章介绍了根部修复的手术技术，并从几个方面回顾了根部修复的临床结果。

关键词

半月板，根部撕裂，修复

概述

半月板是由胶原纤维、蛋白多糖和糖蛋白组成的复杂的、相互连接的网络[1]。胶原纤维主要呈环状走行，但也有辐射状纤维相互连接，使半月板作为一个单元发挥作用。胶原纤维通过其前后骨性附着点，在轴向载荷下伸展，形成内环应力，吸收并重新分配传递到关节的应力。这个机械系统使峰值压力保持在一个可接受的水平上[2]。

半月板根部是附着在胫骨平台前后的半月板组织[3]。最近的解剖研究证明半月板后根作为嵌入韧带牢固地附着在胫骨平台上，并在半月板体部转换为纤维软骨结构[4]。

半月板根部撕裂被定义为发生在其骨附着处的撕脱损伤或放射状撕裂[5]。其中，内侧半月板后根撕裂（MMPRT）被定义为后侧骨附着处损伤，在亚洲人群中较为常见[6-8]。据推测，他们的生活方式，包括经常蹲着和蜷着腿坐在地板上，可能会导致根部撕裂。另一方面，前交叉韧带损伤中常发生外侧半月板后根撕裂，与急性创伤性损伤密切相关[9,10]。后根的脱离完全破坏了环状纤维的连续性，导致环状应力的丧失，分散负荷的能力丧失，因而无法承受峰值压力[11-13]。已有研究表明，后根撕裂与半月板全切除术具有相同的后果，病理性的负荷导致退行性关节炎[11]。因此，这一系列的过程导致退行性关节炎的发生。

MMPRT 的"传统"治疗是保守治疗或半月板切除术；它已经被广泛应用了很长时间。两种治疗方式均可缓解症状，但大多数病例经过保守治疗[14-16]或半月板切除术[17-19]后最终进展为退行性关节炎。一些半月板根部修复的生物力学研究表明，根部修复可以恢复半月板的环状应力及其吸收震荡的能力，从而减缓关节炎的进展[11-13]。最近，Meta 分析或系统回顾报道了根部修复在临床和放射学上都取得了令人满意的结果，在大多数情况下可以减缓关节炎的进展[8,20]。过去 10 年间，令人鼓舞的半月板根部修复手术临床结果增加了对这个术式的兴趣。

然而，在应用根部修复时，有几个因素需要考虑。根据先前的证据，根部修复虽然减缓了关节炎的进展，但在完全预防关节炎进展方面的效果有限[7]。在这方面，有几个挑战需要克服：特别是如何完全愈合、如何完全恢复半月板外凸、如何处理合并的软骨问题、何种程度的机械力线可以获得良好的结果、哪些预后因素可以获得良好的结果。面对这些挑战，我们将继续改进手术技术和围术期管理，使半月板根部撕裂恢复到正常的膝关节。本章介绍了半月板根部修复的手术技术，并从几个方面回顾了根部修复的临床疗效。

改良 Mason-Allen 缝合修复内侧半月板后根撕裂的手术方法

近期，我个人喜好的技术是关节镜下使用改良的 Mason-Allen 缝合经胫骨根部修复[22]。关节镜下经前外侧（AL）入路进入，工作器械经前内侧（AM）入路进入。关节镜下常规检查，以确认根部撕裂或关节内结构异常。

如果关节镜检查证实 MMPRT，则应该松解内侧副韧带浅层（sMCL）以获得足够的工作空间。通过在胫骨近端前内侧做一个 3 cm 的纵向皮肤切口，用骨膜起子直接剥离 sMCL 的远端附着区，从而实现 sMCL 的松解[23]。sMCL 远端附着肌松解完全通过骨膜下剥离分为远端（从鹅足下方连接到胫骨远端连接的 sMCL）和后内侧（胫骨近端后内侧嵴位于后斜韧带胫骨附着点和 sMCL 近端止点）两个方向，同时保留内侧副韧带深层、近端和后斜韧带（图 20.1）。

在 sMCL 松解获得更大的工作空间和更清晰的视野之后，关节镜下应该仔细分辨根部撕裂（图 20.2）和内侧半月板附着有关的标志，包括 PCL 附着点，内侧胫骨脊和胫骨平台软骨缘。用半月板钳和刨削器清理纤维组织，获得新鲜的半月板组织。

接下来，通过 AM 入路插入刮匙，在半月板根部原位附着点用刮匙制备骨床（图 20.3）。骨床位于后交叉韧带的内侧和胫骨内侧隆起的后方[3]。这

是骨 - 半月板愈合的一个重要步骤，因此建议预备更大的骨床以提高愈合潜力。

接下来，使用缝合钩（Linvatec；Largo，FL，USA）穿入 1 号 PDS 缝线（PDS；Ethicon；Somerville，NJ，USA）从前内入路进入关节腔。缝合钩内预置 1 号 PDS 缝线。用缝合钩的尖端在撕裂边缘内侧 5 mm 处从股骨侧向胫骨侧垂直穿透内侧半月板后角（图 20.4）。将 1 号 PDS 缝线引出到胫骨侧，使用抓线器从前内侧（AM）入路抓出。以相同的方式通过相同的入路，再在第一条线的内侧置入另一条线，用 Maxon™ 来区分 PDS 缝线（图 20.5）。然后将两条线的上端在切口外打结，将 Maxon™ 线的下端拉出。

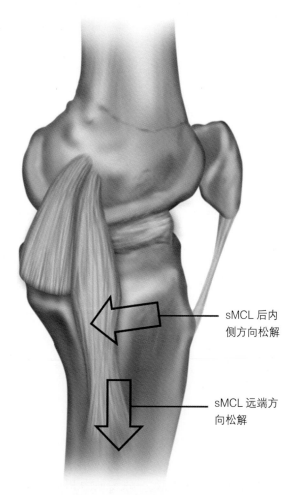

sMCL 后内侧方向松解

sMCL 远端方向松解

图 20.1　通过在胫骨近端前内侧做一个 3 cm 的纵向皮肤切口，用骨膜起子直接剥离内侧副韧带浅层（sMCL）的远端附着区，从而实现 sMCL 的松解。sMCL 远端附着松解完全通过骨膜下剥离分为远端（从鹅足下方连接到胫骨远端连接的 sMCL）和后内侧（胫骨近端后内侧嵴位于后斜韧带胫骨附着点和 sMCL 近端止点）两个方向，同时保留内侧副韧带深层、近端和后斜韧带

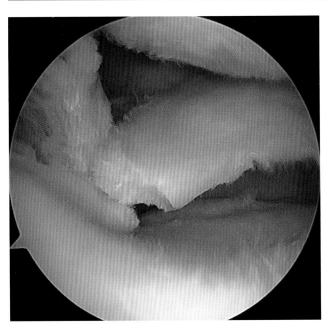

图 20.2 确认半月板根部撕裂

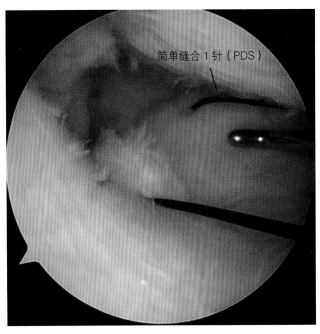

图 20.4 用缝合钩穿入 PDS 缝线

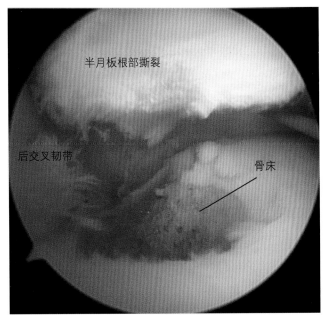

图 20.3 在半月板根部原位附着点用刮匙制备骨床

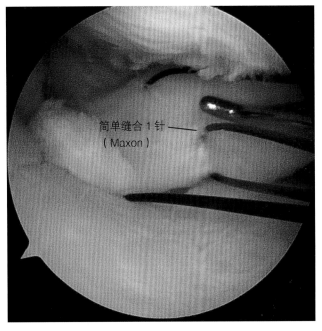

图 20.5 用缝合钩穿入 Maxon™ 线

使用穿梭接力方法，将 Maxon™ 线替换为 PDS 缝线，从而完成一个水平回环（图 20.6）。将带有 1 号 PDS 缝线的缝合钩再次从前内入路进入，做一个简单的垂直缝合将水平缝合覆盖和交叉（图 20.7）。然后将缝合的两端通过 AM 入路抓出；由此产生的十字形针法构成了一种改良的 Mason-Allen 缝合。如果半月板根组织质量好，并且有足够的空间插入更

多的 PDS 线，可以进行额外的垂直缝合。

接下来，剥离软组织并制备胫骨隧道。将前交叉韧带胫骨隧道定位器（Linvatec;Largo, FL, USA）通过 AM 入路置入，其尖端定位于半月板后根部的正常解剖点。然后将克氏针穿过导向器，通过关节镜直视看到克氏针（图 20.8）。克氏针尖端应位于骨

189

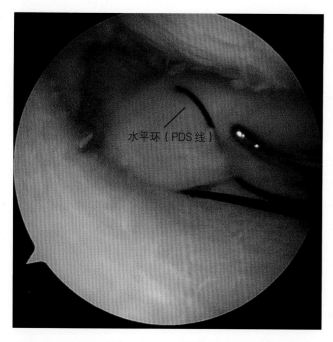

图 20.6 采用穿梭接力法，将 Maxon™ 线用 PDS 缝线替换，完成水平环

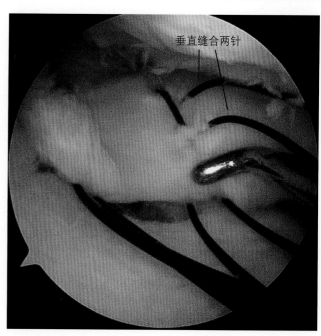

图 20.7 简单垂直缝合（重叠并与水平缝线交叉）

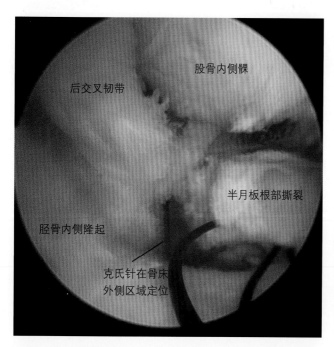

图 20.8 通过关节镜可直接看到克氏针。克氏针尖端应位于骨床远外侧区域和后交叉韧带内侧区域。确定合适的隧道位置后，将克氏针拉出隧道

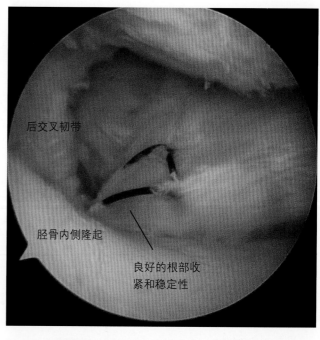

图 20.9 当缝线末端通过胫骨隧道拉出时，半月板被收紧和固定

床远外侧区域和后交叉韧带内侧区域。确定合适的隧道位置后，将克氏针拉出隧道。

接下来将带环的金属丝插入胫骨隧道（从胫骨隧道前开口），直到能看到其尖端；然后用抓线器

从 AM 入路取出。

下一步，将 PDS 缝线套在金属丝环内，金属丝连同 PDS 缝线的末端从胫骨隧道中抽出。当线的末端通过胫骨隧道拉出时，半月板被收紧和固定（图 20.9）。

然后在膝关节完全伸直时，将线的末端用Endobutton 固 定（Smith & Nephew；Andover，MA，USA），将其置于胫骨前内侧皮质的骨膜下（图20.10）。

最后，进行关节镜评估以确定半月板根部撕裂和整个内侧半月板的状况。

术后康复

应该推荐所有患者改变生活方式以避免膝关节深度屈曲。术后 3 周进行活动度（ROM）练习，术后 6 周可进行渐进性 ROM 练习，屈曲度可达 90°。术后立即开始在拐杖辅助下使脚趾接触地面，同时用锁定支具，以便术后 3 周内膝关节完全伸展。术后 3 周开始渐进式部分负重训练。术后 6 周允许进行全负重和渐进式闭链强化训练。3 个月后允许慢跑，6 个月后允许参加体育活动。

半月板根部修复的临床疗效

基于 MMPRT 的 Meta 分析[8,20]，与术前相比，半月板根部修复术后临床主观评分显著提高。然而，在 Kellgren-Lawrence 分级（KL 分级）进展和软骨状态方面，它不能完全阻止关节退行性改变的进展[7,24]。关节炎的进展与几个主要因素有关，如半月板仍然外凸和愈合状态。

研究报道了 MMPRT 修复的临床结果，表 20.1 总结了根部修复后的临床和影像学结果（Ahn 等[25]、Jung 等[26]、Moon 等[27]、Kim 等[28]、Seo 等[29]、Kim 等[30]、Lee 等[31]、Lee 等[32]、Chung 等[7]、LaPrade 等[33]、Lee 等[34]）。然而，大多数是基于小样本量、短期随访检查和回顾性非随机病例系列研究。本章主要介绍半月板根部修复的临床和影像学结果，主要考虑残余的半月板外凸和愈合状况等因素。

半月板根部修复的手术选择

半月板根部修复需要明确几个选择：如何选择入路（前入路或后入路），如何选择修复方式（穿胫骨隧道拉出修复或带线锚钉修复），如何选择缝合材料（可吸收缝线或不可吸收缝线）以及如何选择缝合固定方法（锁定缝合或者非锁定缝合）。基于 MMPRT 的 Meta 分析[8]，最常见的技术是关节镜前入路穿胫骨隧道的非锁定机制的拉出固定。

（a）前入路或后入路

进行半月板根部修复时，常采用前入路，因为前入路较后入路更容易进入根部附着区。然而，特别是在膝关节比较紧的患者中，很难观察和使用器械来处理后侧间室半月板病损。在紧绷的膝关节中，打开内侧间室所需的暴力可能会导致意想不到的并发症，如 MCL 撕裂或股骨骨折。因此，需要 sMCL 远端骨膜剥离或 Pie-Crust 松解，以克服内侧间室狭窄。Chung 等报道，在根部修复过程中松解 sMCL 远端附着体不会导致残余不稳和并发症[23]。然而，一些外科医生可能担心 sMCL 损伤，并对实施 sMCL 松解心存顾虑。在这种情况下，经后纵隔入路是一种无须 sMCL 松解手术而进入和观察后根部区域的替代方法[34]。

（b）穿胫骨隧道的拉出修复或带线锚钉修复

在半月板根部修复研究中，带线锚钉固定的研究报道较少。在 MMPRT 中，带线锚钉修复和穿胫骨隧道拉出修复相比较[28]，平均随访时间 25.9 个月，两种技术均改善症状，KL 等级无显著差异。磁共振

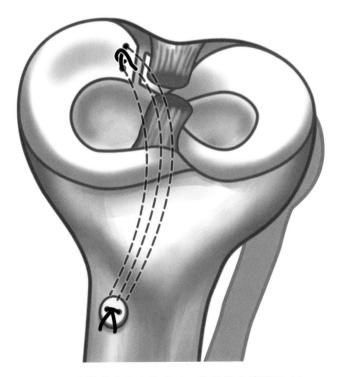

图 20.10 在膝关节完全伸直时，将缝线末端用 Endobutton 固定，将其置于胫骨前内侧皮质的骨膜下

成像（MRI）随访显示，完全愈合所占比例分别为：拉出固定组 50%，带线锚钉固定组 52%。拉出固定组：术前平均半月板外凸 4.3 mm，术后 2.1 mm；带线锚钉固定组：术前平均半月板外凸 4.1 mm，术后 2.2 mm。因此，在临床和影像学上，穿胫骨隧道拉出修复和带线锚钉修复没有显著差异。Jung 等经后入路采用带线锚钉固定修复半月板根部，平均随访时间 30.8 个月后显示症状改善（Lysholm 评分：术前 69.1 分，术后 90.3 分）[26]。随访患者 MRI 检查显示：50% 完全愈合，40% 部分愈合，10% 未愈合。然而，内侧半月板中部的平均外凸术前为 3.9 mm，术后为 3.5 mm，因此外凸没有显著改善。

（c）可吸收缝线或不可吸收缝线

在生物力学研究中，比较了 4 种不同缝合材料（2 号 PDS™、2 号 Ethibond™、2 号 FiberWire™、2 mm Fibertape™）用于穿胫骨隧道拉出固定修复 MMPRT 的生物力学性能（循环负荷和负荷失效试验）[35]，PDS™ 的最大载荷和刚度值最低，而 FiberWire™ 的最大载荷和刚度值最高。因此，FiberWire™ 可以提高愈合率，并避免经胫骨隧道拉出修复后半月板的渐进性外凸。然而，不可吸收缝线材料在最大力度下拉出时可能对半月板组织造成损伤，因此，外科医生在固定过程中需要小心。在使用 PDS™ 进行经胫骨隧道拉出修复后的关节镜检查中[34]，69.7% 的患者评估为稳定愈合，30.3% 的患者评估为不愈合。因此，可吸收的缝合材料可以成为半月板根部修复手术中的一种选择。

（d）锁定缝合或非锁定缝合

在一项生物力学研究中，比较简单缝合和改良 Mason-Allen 缝合在穿胫骨隧道拉出修复术后胫股关节内的接触力学，无论固定方法如何，固定后的峰值接触压力和接触面积均有明显改善。然而，与使用简单缝合固定相比，使用改良 Mason- Allen 缝合修复提供了更好的接触面积[13]。在 MMPRT 穿胫骨简单缝合修复和改良 Mason-Allen 缝合修复的比较研究中[32]，两组临床评分（包括 Lysholm 评分、IKDC 评分和 Tegner 活动评分）在平均随访时间为 24 个月时均有显著改善。虽然在最终随访检查中两组之间的临床结果没有差异，但术后 MRI 显示，改良 Mason-Allen 修复组半月板外凸减少了 0.6 mm，而单

纯修复组外凸增加了 1 mm。在放射学结果方面，KL 分级和软骨退变在改良 Mason-Allen 修复组没有显著进展，而评估指标在单纯修复组均显著增加。因此，改良 Mason-Allen 缝合修复表现出更小的半月板外凸和更佳的放射学结果。

临床评分

半月板根部修复后的临床结果见表 20.1。根据以往的研究，与术前相比，半月板根部修复术后临床主观评分显著提高。虽然随访时间延长（至少随访 5 年），但术后临床评分（Lysholm 评分和 IKDC 主观评分）较术前明显改善[7]。因此，半月板根部修复可以保证在短期和中期随访期间获得良好的临床评分。

关节炎的进展

在表 20.1 中，根部修复不能完全阻止关节炎的进展。KL 分级进展方面，在短期随访检查中，5% ～ 30% 的患者术后 KL 分级加重。在中期随访结果中，68% 的患者术后 KL 级加重，因此，关节炎进展的风险似乎随着时间的推移而增加[7]。在软骨退变进展分级方面，0 ～ 24% 的患者术后软骨分级加重[27-32]。半月板根部修复后的关节炎进展问题与术后半月板仍存在外凸和不完全愈合状态有关。

半月板外凸

基于 MMPRT 的 Meta 分析[8]，半月板外凸没有完全减少，尽管术后外凸存在减少的趋势。在表 20.1 中，Kim 等[28,30] 和 Lee[32] 等的研究中显示术后半月板外凸减少，而有一项研究[27] 显示术后半月板外凸增加。

半月板根部修复后半月板外凸是根部修复中经常遇到的问题。已证实，较大的半月板外凸是骨性关节炎进展变化的一个重要预测因子[36]。因此，如果在半月板根部修复后能够消除或减少半月板外凸，那么随后发生退行性关节炎的机会将会减少，这似乎是合乎逻辑的。Chung 等研究了半月板外凸与半月板根部修复后结果质量的相关性（外凸增加组对比外凸减少组）[21]。无论 1 年随访 MRI 证实是否仍有半月板外凸现象，使用简单缝合的穿胫骨拉出修

复均可获得良好的中期临床评分。然而，术后 1 年半月板外凸减少组的患者在中期随访时比 1 年半月板外凸增加组的患者有更好的临床评分和影像学结果（Lysholm 评分：81 分 VS 88 分；IKDC 评分：71 分 VS 79 分；KL 分级进展百分比：87% VS 50%；关节间隙狭窄进展：1.1 mm VS 0.6 mm）。

为了减少半月板外凸，推荐采用锁定缝合方法，如改良 Mason-Allen 缝合。因为它有更大的把持力和半月板 - 骨接触面积，从而提高愈合潜力[22]。在一项生物力学研究中，比较了简单缝合和改良 Mason-Allen 缝合在穿胫骨拉出修复中的胫股接触力学，改良 Mason-Allen 缝合与简单缝合相比，提供了更好的接触面积[13]。在简单缝合与改良 Mason-Allen 缝合修复的对比研究中，改良 Mason-Allen 缝合修复显示出更少的半月板外凸和更优良的放射学结果[32]。减少半月板外凸的另一个重要考虑因素是在半月板根部原位附着区制作骨床进行解剖性修复。内侧半月板后根解剖附着区位于后交叉韧带外侧区域和内侧隆起的后方区域[3]。内侧间室狭窄且膝关节紧绷的患者，很难进入半月板根部解剖附着区。外科医生会误用后内侧做骨床来进行非解剖性修复。非解剖性修复可增加半月板外凸。在生物力学研究中，与解剖性修复相比，非解剖修复并没有恢复接触面积或平均接触压力，但是，与完整的膝关节相比，解剖性修复产生了接近完整的接触面积和峰值接触压力[12]。因此，半月板根部解剖性修复是减少半月板外凸的关键因素。

减少半月板外凸的另一个方法是中心化技术[37-39]。半月板外凸中心化技术就是将半月板体部收紧并稳定在胫骨平台边缘，通过修复或防止半月板外凸来恢复和维持半月板功能。中心化缝合可以分担拉出修复的负荷，因此可以降低撕裂边缘缝线切割而缝合失效的风险。然而，中心化可能会限制半月板在膝关节伸屈期间的正常运动，目前还没有关于中心化在半月板根部修复中的临床结果的具体报道。这些都是中心化技术在半月板根部修复中的局限性。

因此，在半月板根部修复过程中努力减少半月板外凸的尝试可以得到更好的结果，因而，半月板根部修复的主要目标之一就是尽可能减少半月板外凸。

半月板愈合

半月板根部修复的愈合情况是一个关键因素，因为它与术后半月板外凸状态和关节炎的进展有关。在 MMPRT 中，外科医生几乎可以在半月板根部修复后实现完全或部分愈合（表 20.1）。用 MRI 和二次关节镜检查来确认愈合状态。其中，二次关节镜检查是比较可靠的方法，因为它不同于 MRI，它可以评估半月板外周张力的实际恢复情况。MRI 随访结果显示，术后完全愈合率为 56.7% ~ 90.3%，部分愈合率为 9.7% ~ 36.7%，未愈合率为 0 ~ 6.7%。有趣的是，二次关节镜检查结果是有争议的。Seo 等[29] 报道，未见完全愈合病例。二次关节镜检查仅发现愈合不全 5 例（45%），瘢痕组织愈合 4 例（36%），未愈合 2 例（19%）。然而，他们没有制备骨床，而骨床是使骨 - 半月板愈合的关键。Lee 等[34] 报道，二次关节镜检查中，69.7% 的患者评估稳定愈合，他们制备了骨床来促进愈合。Lee 等[31] 报道，所有病例均显示完全愈合。因此，外科医生在半月板根部修复后，通过适当的手术技术和骨床制备，可以获得良好的愈合效果。

Ahn 等[25] 报告外侧半月板根部放射状撕裂患者中，88%（8/9）的患者在二次关节镜检查时显示完全愈合，尽管他们同时进行 ACL 重建和使用 PDS™ 缝线进行全内半月板根部修复。

愈合状况与术后半月板外凸有关，以防止软骨退变和关节炎的进展。完全愈合可以保证减少半月板外凸。因此，如何改善半月板愈合和如何减少半月板外凸与半月板根部修复关系密切，也与防止关节炎进展的目标是一致的。下一步，外科医生应该专注于如何提高生物愈合。建议制作大骨床，以获得大面积骨 - 半月板接触和大量自体干细胞。此外，具有胶原基质的生物材料，如端胶原，可以改善软组织愈合，有助于改善半月板愈合状态[40-43]。

因此，半月板根部修复后的愈合情况是减少半月板外凸和防止关节炎进展的关键因素。也就是说，外科医生通过适当的手术技术，将骨床置于正常半月板根部附着区，可获得良好的修复效果。

表20.1　符合研究条件的临床特征和结果

研究	研究方法（证据级别）	修复技术	撕裂部位	患者数量	平均年龄（岁）	平均随访时间（月）	平均 Lysholm 评分 术前	平均 Lysholm 评分 术后	KL 分级进展	软骨损伤分级进展 方法	软骨损伤分级进展 %	平均半月板外凸（mm）术前	平均半月板外凸（mm）术后	愈合 方法，%
Jung 等[26]	病例研究（Ⅳ）	缝合锚钉	内侧	13	53.2	30.8	69.1	90.3	无数据	无数据		3.9	3.5	MRI。完全：50%（5/10）；部分：40%（4/10）；无：10%（1/10）
Moon 等[27]	病例研究（Ⅳ）	缝合牵拉（简单缝合），PDS	内侧	51	59	33	48.3	83.2	无数据	MRI，7%（2/31）		3.6	5.9	MRI。完全：90.3%（28/31）；部分：9.7%（3/31）；无：0
Kim 等[28]	对比研究（Ⅲ）（缝线牵拉：缝合锚钉）	缝合牵拉（简单缝合：Ethibond）	内侧	22	53.2	25.9	54.3	92.5	14%（3/22）	MRI，18%（3/17）		4.3	2.1	MRI。完全：65%（11/17）；部分：35%（6/17）；无：0
		缝合锚钉	内侧	23	52.8	26.8	55.4	93.2	9%（2/23）	MRI，21%（3/14）		4.1	2.2	MRI。完全：85%（12/14）；部分：15%（2/14）；无：0
Seo 等[29]	病例研究（Ⅳ）	缝合牵拉（简单缝合），PDS	内侧	21	55.4	13.4	56.1	83	5%（1/21）	关节镜二次探查，9%（1/11）		无数据	无数据	关节镜二次探查。完全：0；松弛：45%（5/11）；瘢痕：36%（4/11）；无：19%（2/11）
Kim 等[30]	对比研究（Ⅲ）（半月板切除）	缝合牵拉（简单缝合），PDS	内侧	30	55.2	48.5	56.8	85.1	30%（9/30）	MRI，20%（6/30）		3.13	2.94	MRI。完全：56.7%（17/30）；部分：36.7%（11/30）；无：6.7%（2/30）
Lee 等[31]	病例研究（Ⅳ）	缝合牵拉（简单缝合），Ethibond	内侧	20	51.2	31.8	57	93.1	5%（1/21）	关节镜二次探查 0（0/10）		无数据		关节镜二次探查。完全：100%（10/10）；部分：0；无：0
Lee 等[32]	对比研究（Ⅲ）（简单缝合）	缝合牵拉（Mason-Allen 缝合），PDS	内侧	25	55.7	24.1	57.4	87.6	8%（2/25）	MRI，24%（6/25）		4.7	4.1	MRI。完全：60%（15/25）；部分：36%（9/25）；无：4%（11/25）
Chung 等[7]	对比研究（Ⅲ）（半月板切除）	缝合牵拉（简单缝合），PDS	内侧	37	55.5	67.5	52.3	84.3	68%（35/37）	无数据		无数据		无数据
Lee 等[34]	病例研究（Ⅳ）	缝合牵拉（简单缝合），PDS	内侧	56	55.3	40.6	48.7	81.5	41%（23/56）	无数据		无数据		关节镜二次探查。稳定：69.7%（23/33）；不稳定：30.3%（10/33）
LaPrade 等[33]	病例研究（Ⅳ）	缝合牵拉（简单缝合），纤维丝	内侧	35	41.0	30	54	84	无数据	无数据		无数据		无数据
			外侧	15	32.2		35	75						
Ahn 等[25]	病例研究（Ⅳ）	全内缝合（简单缝合），PDS	外侧	25	28.8	18	62.3	92.9	无数据	无数据		无数据		关节镜二次探查。稳定：88%（8/9）；不稳定：12%（1/9）

中、长期生存率

半月板根部修复后，中、长期的疗效是有价值的，因为根部修复的主要目的是预防或延迟关节炎的进展。遗憾的是，很少有证据可以用于评估在 MMPRT 中进行拉出修复患者的中长期生存率。在一项至少 5 年随访的 MMPRT 患者的半月板部分切除术和拉出修复的比较研究中 [7]，半月板根部修复组 Lysholm 评分（84.3 分 VS 62.8 分）和 IKDC 评分（73.7 分 VS 49.3 分）明显优于半月板切除术组。在影像学结果方面，修复组 KL 分级进展较慢（KL 分级进展患者百分比：68% VS 100%），内侧关节间隙狭窄程度（0.8 mm VS 2.3 mm）较半月板切除术组小。半月板切除术组转归 TKA 为 35%，而修复组无患者转归 TKA。修复组和半月板切除术组的 5 年生存率分别为 100% 和 75%（$P < 0.001$）。

Chung 等 [44] 的报告了拉出修复 MMPRT 患者的中长期生存率。临床失效定义为需要转换为 TKA 或最终 Lysholm 评分 < 65 分或小于术前评分的病例。91 例患者中，4 例患者因转归为 TKA（$n=1$）或最终 Lysholm 评分 < 65 分或小于等于术前评分（$n=3$）而失败，平均随访时间为 84.8 个月。因此，半月板根部修复后的总体 Kaplan-Meier 生存率在 5 年为 99%，6 年为 98%，7 年为 95%，8 年为 92%。

因此，半月板根部拉出修复术在中远期随访中具有较高的临床生存率，是预防或延缓根部撕裂进展为关节炎的有效治疗方法。

预后因素

在进行半月板根部修复之前，确定术前预后因素对于把握手术适应证和预测术后结果至关重要。遗憾的是，很少有研究报道半月板根部修复患者的术前预后因素。在短期随访结果中，Outerbridge 3 级或 4 级软骨病变患者的临床评分（美国膝关节协会评分和 Lysholm 评分）较 1 级或 2 级病变患者的结果差，力线内翻角度 > 5° 的患者比力线内翻角度 < 5° 患者的临床评分结果更差 [27]。Chung 等 [45] 研究了 MMPRT 拉出修复术后至少 5 年不良临床和放射结果的预测因素。Lysholm 评分的不良预后因素为 3 级或 4 级软骨病变（OR =5.993；$P=0.028$）和内翻力线

（OR=1.644；$P=0.017$），IKDC 评分不良预后因素为 3 级或 4 级软骨病变（OR=11.146；$P=0.038$）和年龄（OR=1.200；$P=0.017$）。术前软骨更严重损伤（3 级或 4 级）增加了 KL 分级进展的风险（OR=11.000；$P=0.031$）。

临床上，Outerbridge 3 级或 4 级软骨病变、内翻程度更高以及年龄越大都预示着半月板根部修复后的预后不良。这些不良预后因素应在手术决策时加以考虑。如果存在这些因素的患者需要半月板根部修复，在获得知情同意时应告知不良结果的可能性。

结论

半月板根部撕裂完全破坏环形纤维的连续性，导致环状应力的丧失，损失分担负荷的能力，以及不能承受峰值压力。这一系列过程导致退行性关节炎的改变。然而，半月板根部修复可以恢复内侧半月板的环状应力及其缓冲压力的能力，在大多数情况下可以减缓关节炎的进展。令人鼓舞的是从半月板根部修复的结果来看，在过去 10 年，对这一治疗方式的关注逐渐增加。因此，最近一项国际共识声明强调了半月板根部修复的有效性，而不是半月板切除术或保守治疗。即使在中长期随访检查中，穿胫骨隧道拉出修复显示出较高的临床生存率和更好的临床疗效。

到目前为止，半月板根部修复的关键问题仍然是在完全预防关节炎变化方面的效力有限，尽管它减缓了关节炎的进展。为了获得更好的疗效有几个挑战需要克服，特别是如何完全愈合，如何完全复位半月板外凸，如何处理伴随的软骨问题，以及何种程度的机械力线是可以接受的。面对这些挑战，我们将继续完善手术和围术期管理，以修复半月板根部撕裂，挽救半月板，并最终恢复正常的膝关节功能。

致谢

非常感谢 Jin Goo Kim 教授邀请我来撰写本章节。他是我哲学和学术知识的导师，也是我的榜样，他

指引我如何成为一名伟大的膝关节专家。和他一起共事是我今生最大的荣幸。衷心希望本章内容能对半月板根部修复领域的发展有所帮助。再次感谢 Jin Goo Kim 教授。

参考文献

[1] Fithian DC, Kelly MA, Mow VC. Material properties and structure-function relationships in the menisci. Clin Orthop Relat Res. 1990;252:19–31.

[2] Papalia R, Vasta S, Franceschi F, D'Adamio S, Maffulli N, Denaro V. Meniscal root tears: from basic science to ultimate surgery. Br Med Bull. 2013;106:91–115. https://doi.org/10.1093/bmb/ldt002.

[3] Smigielski R, Becker R, Zdanowicz U, Ciszek B. Medial meniscus anatomy-from basic science to treatment. Knee Surg Sports Traumatol Arthrosc Off J ESSKA. 2015;23(1):8–14. https://doi.org/10.1007/s00167-014-3476-5.

[4] Andrews SH, Rattner JB, Jamniczky HA, Shrive NG, Adesida AB. The structural and compositional transition of the meniscal roots into the fibrocartilage of the menisci. J Anat. 2015;226(2):169–174. https://doi.org/10.1111/joa.12265.

[5] Bhatia S, LaPrade CM, Ellman MB, LaPrade RF. Meniscal root tears: significance, diagnosis, and treatment. Am J Sports Med. 2014;42(12):3016–3030. https://doi.org/10.1177/0363546514524162.

[6] Bin SI, Kim JM, Shin SJ. Radial tears of the posterior horn of the medial meniscus. Arthroscopy: The J Arthrosc Relat Surg. 2004;20(4):373–378. https://doi.org/10.1016/j.arthro.2004.01.004.

[7] Chung KS, Ha JK, Yeom CH, Ra HJ, Jang HS, Choi SH, Kim JG. Comparison of clinical and radiologic results between partial meniscectomy and refixation of medial meniscus posterior root tears: a minimum 5-year follow-up. Arthroscopy: The J Arthrosc Relat SurgArthroscopy: The J Arthrosc Relat Surg. 2015;31(10):1941–1950. https://doi.org/10.1016/j.arthro.2015.03.035.

[8] Chung KS, Ha JK, Ra HJ, Kim JG. A meta-analysis of clinical and radiographic outcomes of posterior horn medial meniscus root repairs. Knee Surg Sports Traumatol Arthrosc Off J ESSKA. 2016;24(5):1455–1468. https://doi.org/10.1007/s00167-015-3832-0.

[9] Praz C, Vieira TD, Saithna A, Rosentiel N, Kandhari V, Nogueira H, Sonnery-Cottet B. Risk factors for lateral meniscus posterior root tears in the anterior cruciate ligament-injured knee: an epidemiological analysis of 3956 patients from the SANTI study group. Am J Sports Med. 2019;47(3):598–605. https://doi.org/10.1177/0363546518818820.

[10] Tang X, Marshall B, Wang JH, Zhu J, Li J, Smolinski P, Fu FH. Lateral meniscal posterior root repair with anterior cruciate ligament reconstruction better restores knee stability. Am J Sports Med. 2019;47(1):59–65. https://doi.org/10.1177/0363546518808004.

[11] Allaire R, Muriuki M, Gilbertson L, Harner CD. Biomechanical consequences of a tear of the posterior root of the medial meniscus. Similar to total meniscectomy. J Bone Joint Surg Am. 2008;90(9):1922–1931. https://doi.org/10.2106/jbjs.g.00748.

[12] LaPrade CM, Foad A, Smith SD, Turnbull TL, Dornan GJ, Engebretsen L, Wijdicks CA, LaPrade RF. Biomechanical consequences of a nonanatomic posterior medial meniscal root repair. Am J Sports Med. 2015;43(4):912–920. https://doi.org/10.1177/0363546514566191.

[13] Chung KS, Choi CH, Bae TS, Ha JK, Jun DJ, Wang JH, Kim JG. Comparison of tibiofemoral contact mechanics after various transtibial and all-inside fixation techniques for medial meniscus posterior root radial tears in a porcine model. Arthroscopy: The J Arthrosc Relat Surg. 2018;34(4):1060–1068. https://doi.org/10.1016/j.arthro.2017.09.041.

[14] Lim HC, Bae JH, Wang JH, Seok CW, Kim MK. Non-operative treatment of degenerative posterior root tear of the medial meniscus. Knee Surg Sports Traumatol Arthrosc Off J ESSKA. 2010;18(4):535–539. https://doi.org/10.1007/s00167-009-0891-0.

[15] Neogi DS, Kumar A, Rijal L, Yadav CS, Jaiman A, Nag HL. Role of nonoperative treatment in managing degenerative tears of the medial meniscus posterior root. J Orthop Traumatol. 2013;14(3):193–199. https://doi.org/10.1007/s10195-013-0234-2.

[16] Krych AJ, Reardon PJ, Johnson NR, Mohan R, Peter L, Levy BA, Stuart MJ. Non-operative management of medial meniscus posterior horn root tears is associated with worsening arthritis and poor clinical outcome at 5-year follow-up. Knee Surg Sports Traumatol Arthrosc Off J ESSKA. 2017;25(2):383–389. https://doi.org/10.1007/s00167-016-4359-8.

[17] Ozkoc G, Circi E, Gonc U, Irgit K, Pourbagher A, Tandogan RN. Radial tears in the root of the posterior horn of the medial meniscus. Knee Surg Sports Traumatol Arthrosc Off J ESSKA. 2008;16(9):849–854. https://doi.org/10.1007/s00167-008-0569-z.

[18] Han SB, Shetty GM, Lee DH, Chae DJ, Seo SS, Wang KH, Yoo SH, Nha KW. Unfavorable results of partial meniscectomy for complete posterior medial meniscus root tear with early osteoarthritis:a 5- to 8-year follow-up study. Arthroscopy: The J Arthrosc Relat Surg. 2010;26(10):1326–1332. https://doi.org/10.1016/j.arthro.2010.01.032.

[19] Krych AJ, Johnson NR, Mohan R, Dahm DL, Levy BA, Stuart MJ. Partial meniscectomy provides no benefit for symptomatic degenerative medial meniscus posterior root tears. Knee Surg Sports Traumatol Arthrosc Off J ESSKA. 2018;26(4):1117–1122. https://doi.org/10.1007/s00167-017-4454-5.

[20] Feucht MJ, Kuhle J, Bode G, Mehl J, Schmal H, Sudkamp NP, Niemeyer P. Arthroscopic transtibial pullout repair for posterior medial meniscus root tears: a systematic review of clinical, radiographic, and second-look arthroscopic results. Arthroscopy:The J Arthrosc Relat Surg. 2015;31(9):1808–1816. https://doi.org/10.1016/j.arthro.2015.03.022.

[21] Chung KS, Ha JK, Ra HJ, Nam GW, Kim JG. Pullout fixation of posterior medial meniscus root tears: correlation between meniscus extrusion and midterm clinical results. Am J Sports Med.

2017;45(1):42–49. https://doi.org/10.1177/0363546516662445.

[22] Chung KS, Ha JK, Ra HJ, Kim JG. Arthroscopic medial meniscus posterior root fixation using a modified mason-allen stitch. Arthrosc Tech. 2016;5(1):e63–e66. https://doi.org/10.1016/j.eats.2015.10.003.

[23] Chung KS, Ha JK, Ra HJ, Kim JG. Does release of the superficial medial collateral ligament result in clinically harmful effects after the fixation of medial meniscus posterior root tears? Arthroscopy: The J Arthrosc Relat Surg. 2017;33(1):199–208. https://doi.org/10.1016/j.arthro.2016.06.030.

[24] Chung KS, Ha JK, Ra HJ, Lee HS, Lee DW, Park JH, Kim DH, Kim JG. Pullout fixation for medial meniscus posterior root tears: clinical results were not age-dependent, but osteoarthritis progressed. Knee Surg Sports Traumatol Arthrosc Off J ESSKA. 2019;27(1):189–196. https://doi.org/10.1007/s00167-018-5024-1.

[25] Ahn JH, Lee YS, Yoo JC, Chang MJ, Park SJ, Pae YR. Results of arthroscopic all-inside repair for lateral meniscus root tear in patients undergoing concomitant anterior cruciate ligament reconstruction. Arthroscopy: The J Arthrosc Relat Surg. 2010;26(1):67–75. https://doi.org/10.1016/j. arthro.2009.07.007.

[26] Jung YH, Choi NH, Oh JS, Victoroff BN. All-inside repair for a root tear of the medial meniscus using a suture anchor. Am J Sports Med. 2012;40(6):1406–1411. https://doi.org/10.1177/0363546512439181.

[27] Moon HK, Koh YG, Kim YC, Park YS, Jo SB, Kwon SK. Prognostic factors of arthroscopic pullout repair for a posterior root tear of the medial meniscus. Am J Sports Med. 2012;40(5):1138–1143. https://doi.org/10.1177/0363546511435622.

[28] Kim JH, Chung JH, Lee DH, Lee YS, Kim JR, Ryu KJ. Arthroscopic suture anchor repair versus pullout suture repair in posterior root tear of the medial meniscus:a prospective comparison study. Arthroscopy. The J Arthrosc Relat Surg. 2011;27(12):1644–1653. https://doi.org/10.1016/j.arthro.2011.06.033.

[29] Seo HS, Lee SC, Jung KA. Second-look arthroscopic findings after repairs of posterior root tears of the medial meniscus. Am J Sports Med. 2011;39(1):99–107. https://doi.org/10.1177/0363546510382225.

[30] Kim SB, Ha JK, Lee SW, Kim DW, Shim JC, Kim JG, Lee MY. Medial meniscus root tear refixation:comparison of clinical, radiologic, and arthroscopic findings with medial meniscectomy. Arthroscopy:The J Arthrosc Relat Surg. 2011;27(3):346–354. https://doi.org/10.1016/j.arthro.2010.08.005.

[31] Lee JH, Lim YJ, Kim KB, Kim KH, Song JH. Arthroscopic pullout suture repair of posterior root tear of the medial meniscus: radiographic and clinical results with a 2-year follow-up. Arthroscopy:The J Arthrosc Relat Surg. 2009;25(9):951–958. https://doi.org/10.1016/j.arthro.2009.03.018.

[32] Lee DW, Kim MK, Jang HS, Ha JK, Kim JG. Clinical and radiologic evaluation of arthroscopic medial meniscus root tear refixation: comparison of the modified Mason-Allen stitch and simple stitches. Arthroscopy: The J Arthrosc Relat Surg. 2014;30(11):1439–1446. https://doi.org/10.1016/j. arthro.2014.05.029.

[33] LaPrade RF, Matheny LM, Moulton SG, James EW, Dean CS. Posterior meniscal root repairs: outcomes of an anatomic transtibial pull-out technique. Am J Sports Med. 2017;45(4):884–891. https://doi. org/10.1177/0363546516673996.

[34] Lee SS, Ahn JH, Kim JH, Kyung BS, Wang JH. Evaluation of healing after medial meniscal root repair using second-look arthroscopy, clinical, and radiological criteria. Am J Sports Med. 2018;46(11):2661–2668. https://doi.org/10.1177/0363546518788064.

[35] Feucht MJ, Grande E, Brunhuber J, Rosenstiel N, Burgkart R, Imhoff AB, Braun S. Biomechanical evaluation of different suture materials for arthroscopic transtibial pull-out repair of posterior meniscus root tears. Knee Surg Sports Traumatol Arthrosc Off J ESSKA. 2015;23(1):132–139. https://doi.org/10.1007/s00167-013-2656-z.

[36] Emmanuel K, Quinn E, Niu J, Guermazi A, Roemer F, Wirth W, Eckstein F, Felson D. Quantitative measures of meniscus extrusion predict incident radiographic knee osteoarthritis–data from the Osteoarthritis Initiative. Osteoarthritis Cartilage. 2016;24(2):262–269. https://doi.org/10.1016/j.joca.2015.08.003.

[37] Koga H, Watanabe T, Horie M, Katagiri H, Otabe K, Ohara T, Katakura M, Sekiya I, Muneta T. Augmentation of the pullout repair of a medial meniscus posterior root tear by arthroscopic centralization. Arthrosc Tech. 2017;6(4):e1335–e1339. https://doi.org/10.1016/j.eats.2017.05.014.

[38] Koga H, Muneta T, Watanabe T, Mochizuki T, Horie M, Nakamura T, Otabe K, Nakagawa Y, Sekiya I. Two-year outcomes after arthroscopic lateral meniscus centralization. Arthroscopy: The J Arthrosc Relat Surg. 2016;32(10):2000–2008. https://doi.org/10.1016/j.arthro.2016.01.052.

[39] Chernchujit B, Prasetia R. Arthroscopic direct meniscal extrusion reduction: surgical tips to reduce persistent meniscal extrusion in meniscal root repair. Eur J Orthop Surg Traumatol. 2018;28(4):727–734. https://doi.org/10.1007/s00590-018-2138-6.

[40] Cornwell KG, Landsman A, James KS. Extracellular matrix biomaterials for soft tissue repair. Clin Podiatr Med Surg. 2009;26(4):507–523. https://doi.org/10.1016/j.cpm.2009.08.001.

[41] Berlet GC, Hyer CF, Lee TH, Blum BE. Collagen ribbon augmentation of Achilles tendon tears: a biomechanical evaluation. J Foot Ankle Surg. 2014;53(3):298–302. https://doi.org/10.1053/j.jfas.2014.02.001.

[42] Chen X, Qi YY, Wang LL, Yin Z, Yin GL, Zou XH, Ouyang HW. Ligament regeneration using a knitted silk scaffold combined with collagen matrix. Biomaterials. 2008;29(27):3683–3692. https://doi.org/10.1016/j.biomaterials.2008.05.017.

[43] Moshiri A, Oryan A, Meimandi-Parizi A, Silver IA, Tanideh N, Golestani N. Effectiveness of hybridized nano- and microstructure biodegradable, biocompatible, collagen-based, three-dimensional bioimplants in repair of a large tendon-defect model in rabbits. J Tissue Eng Regen Med. 2016;10(6):451–465. https://doi.org/10.1002/term.1740.

[44] Chung KS, Noh JM, Ha JK, Ra HJ, Park SB, Kim HK, Kim JG. Survivorship analysis and clinical outcomes of transtibial

pullout repair for medial meniscus posterior root tears: a 5- to 10-year follow-up study. Arthroscopy: The J Arthrosc Relat Surg. 2018;34(2):530–535. https://doi.org/10.1016/j.arthro.2017.08.266.

[45] Chung KS, Ha JK, Ra HJ, Kim JG. Prognostic factors in the midterm results of pullout fixation for posterior root tears of the medial meniscus. Arthroscopy:The J Arthrosc Relat Surg. 2016;32(7):1319–1327. https://doi.org/10.1016/j.arthro.2015.12.046.

第 21 章　同种异体半月板移植的基本原理

Seong-Il Bin

摘要

同种异体半月板移植（MAT）是治疗半月板全切除或次全切除术后合并半月板缺损的有效方法。自 1984 年 Milachowski 首次实施 MAT 以来，30 多年来在适应证、移植物选择和手术技术方面取得了许多进展，并报告了比较满意的长期临床结果。至此，MAT 不再被视为一种试验方法。因此，了解 MAT 的适应证、手术技术、预后和并发症对于年轻患者远期膝关节功能的保留非常重要。

关键词

半月板，同种异体，移植

概述

半月板在膝关节中具有重要的功能，包括减震、传递载荷、润滑、稳定关节和感觉功能等[1-5]。半月板损伤是常见的膝关节损伤。半月板撕裂的治疗原则是采用半月板部分切除术或修补术来尽可能保留半月板，但半月板修复或半月板部分切除术并不总是可行的，在某些情况下，半月板次全切除或全切除术是不可避免的。半月板次全切除或全切除后，半月板将失去其功能，进而导致膝关节炎。经证实，有半月板损伤史的膝关节由于其生物力学环境的改变，会加快软骨磨损及关节退变[6]。同种异体半月板移植（MAT）的目的是恢复存在半月板损伤膝关节的生物力学结构。据报道，MAT 可以缓解疼痛，改善年轻、运动活跃患者的膝关节功能[7,8]。有研究证实 MAT 在长期临床观察中效果良好，目前，接受 MAT 治疗的患者数量逐年增加[9]。

生物力学

天然半月板是胫股关节内的软骨结构。轴面呈新月形，冠状面和矢状面呈楔形。半月板独特且高度复杂的结构和材料特性可为膝关节提供重要功能。天然半月板由大约 75% 的水、20% 的 I 型胶原和 5% 的其他物质组成[10]。总的来说，胶原纤维形成了由径向（放射状）和周向（环绕状）纤维组成的致密框架[11]。径向胶原纤维束将成束的周向纤维束固定在一起；因此，在轴向载荷下，压缩力产生环状应力，将载荷分布在整个胫股关节，这是半月板缓冲作用的主要原理。

观察膝关节的大体结构可见：股骨侧是凸起的，胫骨平台在内侧隔室略微凹陷，在外侧隔室是凸起的。如果没有半月板，胫骨和股骨的关节就不能保持一致。然而，半月板的上表面是凹的，对应的是凸的股骨侧，而半月板的下表面是脂肪的，对应胫骨平台。它增加了胫股关节的一致性，提供了有效的载荷传递。膝关节内侧间室由凸的股骨表面和凹的胫骨表面组成，内侧半月板为 C 形，覆盖内侧间室胫骨平台的 60%，传递大约 50% 的负荷。外侧间室由凸出的股骨表面和相对凸出的胫骨表面组成，外侧半月板形状较圆，覆盖外侧间室胫骨平台的 80%，传递约 70% 的负荷[12]。因此，由于髁突形状和半月板承重支撑力的解剖学特点，外侧间室半月板损伤比内侧间室更明显[13,14]。

半月板可以为膝关节提供稳定性，尤其以内侧半月板为主，因为内侧半月板位于后角，后角支撑着胫骨的前平移[15]。因此，在前交叉韧带（ACL）撕裂的情况下，内侧半月板后角的损伤会增加膝关节前部的不稳定性。

半月板的缺失导致胫股关节的一致性降低，接触面积减少，峰值接触压力增加，关节面上的压缩力和剪切力增加，最终导致早期软骨退变[6]（图21.1）。

适应证

根据适当的适应证选择适当的患者对于获得可接受的MAT临床结果至关重要。随着长期临床观察研究的进行，半月板移植的适应证也在演变。根据之前的研究，目前公认的MAT理想适应证如下：①50岁以下体力活动活跃患者；②在之前的半月板全切除或次全切除术后，由于半月板功能不全导致的持续的膝关节室疼痛或肿胀；③完整的关节软骨（Outerbridge分级≤Ⅱ级）；④机械轴正常；⑤膝关节稳定性[7,16,17]。

研究表明，当患者具备上述理想手术适应证时，临床效果良好[18]。同时有必要采用综合方法对患者进行评估。术前检查应包括韧带功能评估，同时详细询问患者的症状，包括疼痛或肿胀是否由日常活动或繁重工作引起，以及不适症状是否来自受病变半月板影响的间室。在考虑MAT之前，应确认站立前后位膝关节X线片和45° Fexion后前膝关节X线片（Rosenberg视图）上保留的关节间隙宽度至少为2 mm。在全长髋-膝-踝关节平片上确定下肢是否对齐。磁共振成像（MRI）有助于评估关节软骨状态和是否合并其他膝关节病变。

由于MAT对膝关节负荷分布的影响，其对半月板损伤引起膝关节软骨退化的年轻患者具有益处，可以起到预防或减缓骨性关节炎（OA）过程，至少也可延迟症状发作。目前MAT的软骨保护作用仍然存在争议，总结考虑其收益与风险，目前不建议对无症状患者使用常规预防性MAT。

无症状患者虽不建议常规行MAT，但要着重观察存在半月板损伤的膝关节的软骨状态，并建议定

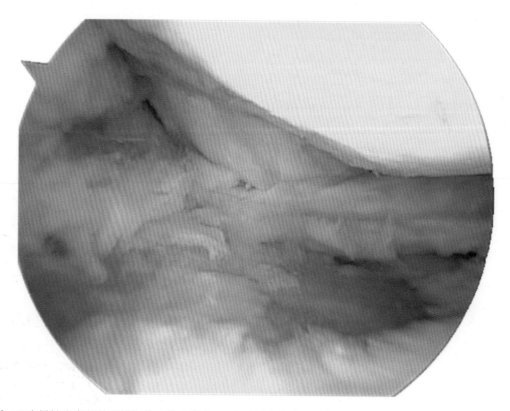

图21.1 一名30岁男性患者的关节镜图像，该患者在20岁时因盘状半月板撕裂而接受了全外侧半月板切除术。关节镜检查显示外侧区软骨严重退化和丢失

期随访，因为在某些情况下，患者临床症状和膝关节软骨状态并不相关。应该记住，术前症状的严重程度并不反映关节软骨的状况。轻微或可耐受的症状并不表明关节软骨完好[19]。因此，对有症状的患者进行放射学评估以确定关节软骨的状态是很重要的，建议定期检查以确定潜在关节退变的迹象。

行 MAT 术对软骨磨损的可接受程度存在争议。一般认为 MAT 不适用于重度软骨磨损的患者（Outerbridge Ⅲ级和Ⅳ级）[20,21]。但有研究指出，在行 MAT 术的同时行软骨手术（如微骨折术、自体骨软骨移植、异体骨软骨移植或自体软骨细胞植入）来治疗重度软骨磨损，取得了较好的临床效果[22,23]，尽管如此，对于部分软骨磨损极重的患者来说预后较差[24]。因此，对于保守治疗失败且不存在其他手术选择的有关节炎改变的部分年轻患者，可以谨慎地考虑将 MAT 作为挽救性手术。

应在 MAT 之前或术中尽可能矫正韧带不稳定、移位及下肢力线不正。最近的临床研究表明，这种联合手术可能会改善临床结果，并获得与单独 MAT 一样好的结果[25]。最近有回顾性研究表明：接受 MAT 的所有患者中，有超过一半患者还接受了至少一项其他手术（45% 的软骨手术、37% 的 ACL 重建术和 13% 的截骨术）[17]。

在畸形膝关节上行 MAT 会引起同种异体移植物的过度负荷，最终导致移植物存活率低、临床效果不佳。外翻膝不应该考虑外侧 MAT，而内翻膝不应该考虑内侧 MAT。在膝关节存在力线不正的情况下，重要的是通过预先或伴随的截骨术将下肢机械轴恢复至正常。目前对力线矫正的可接受矫正量尚未明确标准。大多数研究认为，当力线落入受影响的隔间时存在膝关节畸形，建议矫正至中位线，甚至可以接受一定程度的过度矫正。Van Thiel 等[26]观察到，同时行外翻3°矫正联合内侧 MAT 可以显著降低内侧间室峰值压力和总接触压力，并且外侧间室的峰值压力没有相应增加。但仍需要长期的临床研究来探究截骨矫形对膝关节远期功能的影响。

膝关节韧带不稳定应在行 MAT 术之前或同时进行矫正，尤其行内侧 MAT 且存在 ACL 功能不全的情况下。ACL 和内侧半月板对膝关节的前后稳定性具有互补作用，在 ACL 缺陷膝关节中内侧半月板是膝关节前部胫骨平移的重要辅助稳定器，ACL 重建有望对内侧 MAT 产生积极影响。

虽然 MAT 的年龄上限通常为 50～55 岁，但年龄本身不应是绝对禁忌证。即使是 50 岁左右的患者，根据患者的需求、活动水平、下肢力线和软骨状态，MAT 也可能被视为潜在候选治疗方案。MAT 的绝对禁忌证包括：①婴儿期关节炎；②膝关节先前存在感染；③骨骺未闭[27,28]（图 21.2 和图 21.3）。

移植物大小选择

为了恢复半月板缺失膝关节的生物力学特性，行术前评估选择相匹配的同种异体移植非常重要。过大的同种异体移植物不能提供足够的负荷分布，而过小的同种异体移植物将暴露在过大的负荷下，并可能最终导致早期移植物失效。目前认为 5%～10% 的尺寸差异似乎是可以接受的[29]，且很少有研究关注尺寸不匹配的后果，一般建议将同种异体移植物的尺寸尽可能偏大而非偏小，因为前者可以通过手术调整。有几种方法可以确定半月板的大小，包括带校准的 X 线片、CT、MRI 和受体人体测量数据。目前，应用最广泛的是 Pollard 等提出的使用校准正位和侧位平片的方法。为确保使用 Pollard 法进行精确测量，获得髌骨朝前的真实正位片和侧位片非常重要。根据该方法，通过测量峰值之间的距离，在正位片上胫骨隆起和内外侧间室的干骺端边缘估计半月板宽度。半月板长度由胫骨平台长度估算，胫骨平台长度是指关节面上与胫骨平台前后缘相切的两条垂直线之间的距离，内侧半月板的长度估计为测量真实胫骨平台长度的 80%，外侧半月板为 70%。对于异体外侧半月板移植，使用这种方法进行测量可能不太准确[31]。CT 可以提供更精确的测量，但成本高，患者承受辐射大。本书介绍一种使用同侧或对侧 MRI 进行测量的方法，并且可以提供更精确的几何测量来确定半月板异体移植长度[32,33]。在该方法中，同种异体移植物宽度是从中冠状面视图中的半月板囊交界处到胫骨髁间嵴的距离，而同种异体移植物长度是中矢状面视图中最前面部分和最后面部分之间的距离。对于严重挤压的关节囊或残存半月板边缘，对侧膝关节的 MRI 可能有助于确定

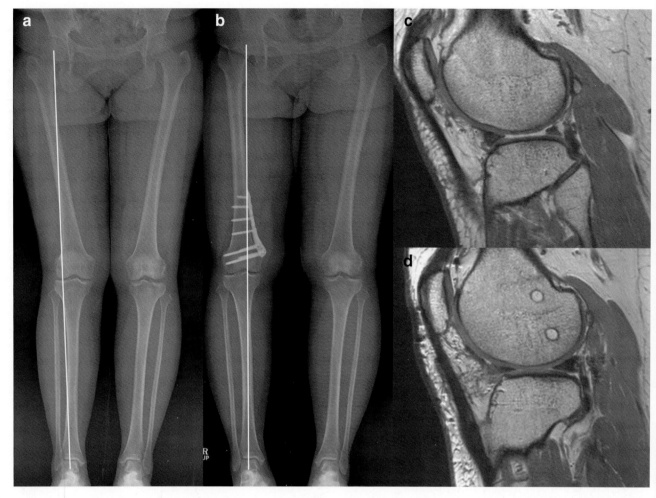

图21.2 一名接受右侧同种异体半月板移植的45岁女性患者术前和术后髋−膝−踝（HKA）全长X线片和磁共振成像（MRI）。a.术前HKA全长片显示右下肢外翻对齐，负重线落入外侧隔间。b.在同种异体半月板移植前，进行闭合楔形股骨远端截骨术以矫正力线。c.术前冠状位MRI显示右膝关节外侧半月板缺失。d.采用锁孔技术进行外侧半月板同种异体移植

半月板的大小，但应考虑可能存在的差异。除这些方法外，还可以使用使用患者术前人体测量数据（包括性别、体重和身高）的数学公式[34]（图21.4）。

移植物选择

同种异体移植物的选择可能对手术结果和假体生存率有潜在的重大影响。半月板除外周1/3外，主要是由无血管组织组成的无细胞结构。半月板功能大部分来源于细胞外基质结构。因此，理想的同种异体移植物保存技术应保持半月板的机械特性，且易于处理和储存。目前，有4种保存方法：冻干（冷冻干燥）、新鲜保存（新鲜）、深冷冻（新鲜冷冻）和低温保存。

冷冻干燥技术指经过真空和冷冻条件处理的半月板，用这种方法处理后的移植物易于存储，但其改变了同种异体移植物的力学性能，其使用的临床结果显示，同种异体移植物的严重收缩导致高失败率[35]。该方法还需要2.5 mrad（毫弧度）的伽马射线照射进行灭菌，随着时间的推移，这可能对组织有害，并会导致移植物抗张强度和收缩功能降低[36]。因此，不再建议将其用于处理同种异体半月板移植物[37]。

深冷冻（新鲜冷冻）技术包括将获得的半月板浸泡在无菌抗生素溶液中，并快速冷冻至−80℃[38]。手术前将这些同种异体移植物在室温下放入含抗生素的生理盐水中解冻。该方法技术简单，移植物易于保存，并可稳定长达5年。它们也具有很低的免疫原性和疾病传播风险。尽管供体细胞可能在冷冻

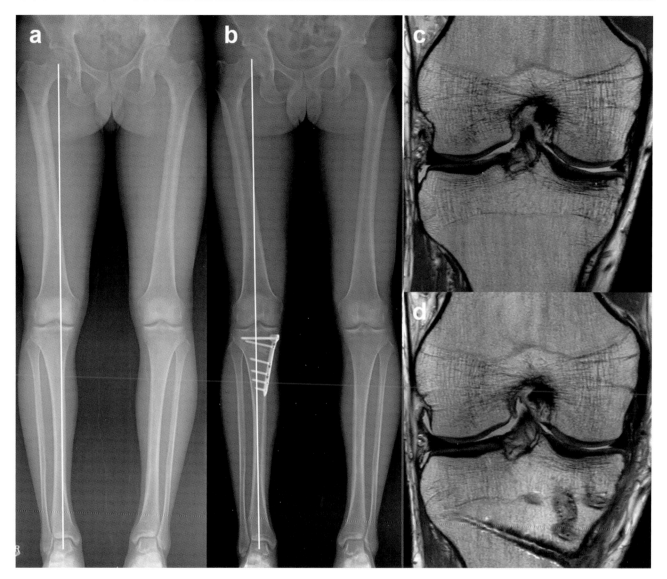

图 21.3　一名 27 岁男性患者，接受右侧内侧同种异体半月板移植术前和术后髋－膝－踝（HKA）全长 X 线片和磁共振成像（MRI）。a. 术前全长片显示右下肢内翻对齐，承重线落入内侧隔室。b. 在行同种异体内侧半月板移植前，进行胫骨高位楔形截骨术以纠正力线。c. 术前冠状位 MRI 显示右膝关节内侧半月板缺失。d. 移植的同种异体内侧半月板位置良好，无挤压损伤

过程受到破坏，但细胞活力降低并没有造成对移植物存活或临床结果的不利影响。因具有良好的中长期存活率，且半月板特性没有明显恶化，因此目前新鲜冷冻非辐照同种异体移植物使用最多。

低温保存在指移植物放置于冷冻保护剂中，开始以 –1℃/min 的速度降低温度，直到温度达到 –196℃，冷冻保护剂通过防止细胞内冰晶的形成来保存细胞活力[39]。尽管这种方法可以维持半月板的细胞活力和胶原超微结构，但最近的研究表明，只有 4%～54% 的细胞能够存活[40]，而且由于其成本高且加工困难，与新鲜冷冻同种异体移植物相比，

它没有显著优势。

新鲜同种异体移植物的主要优点是它们能保存存活的纤维软骨细胞，而纤维软骨细胞能产生细胞外基质。虽然临床结果良好，存活率高，但仍存在获取时机、受体匹配、高传染风险和高成本等问题。在纤维软骨细胞数量减少和移植物活性丧失之前应尽快正确匹配受体供存体（14 天内完成移植）[37,41]。实际上，将新鲜同种异体移植物移植到匹配的受体中很难实现[42]。

除冻干移植物外，MAT 的临床优势尚未得到证实。然而，由于新鲜冷冻非辐照同种异体移植物具

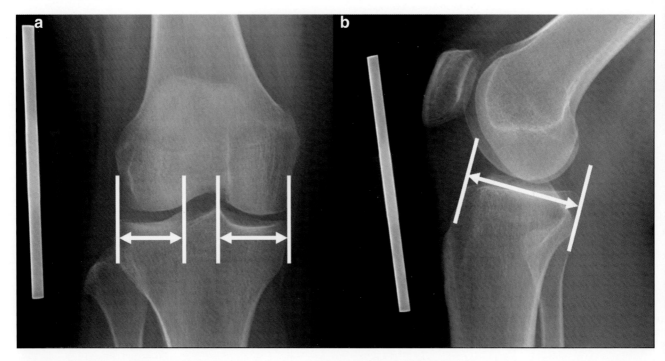

图21.4　Pollard法。a.在膝关节的前后位X线片上,通过分别测量内外侧胫骨髁间嵴最高点与内外侧干骺端边缘之间的距离(白色箭头)来估计半月板宽度。b.半月板长度通过胫骨平台长度(白色箭头)估算,胫骨平台长度是指关节前后位片上与胫骨平台前后缘相切的两条垂直线之间的距离。内侧半月板的长度估计为测量的胫骨平台长度的80%,而外侧半月板的长度估计为真实外侧X线片上测量的胫骨平台长度的70%

有上述优点,如储存方便、成本效益高、疾病传播风险低,这种方法正日益普及和被广泛使用。

手术技术

　　本章介绍各种手术技术,主要可分为两种主要的固定技术:软组织固定和骨固定。虽然这两种固定类型之间没有经证实的临床优劣,但后者具有稍好的生物力学特性和较少的术后并发症,并且使用更广泛 [43,44]。MAT的具体手术技术将在下一章介绍。

临床效果

　　MAT的主要目的是缓解半月板缺失膝关节患者的疼痛并改善其功能,以确保关节的长期存活。几项系统评价显示,MAT术后在症状和功能方面的临床结果改善明确 [7,17]。Smith 等 [7] 报告了对35项患者报告结果的研究进行的系统性回顾,包括1332例患者和1374例正在使用半月板移植的膝关节患者,平均随访5.1年,在所有研究中,术前和最终随访评估期间,Lysholm 评分从55.7分提高到81.3分,IKDC评分从47.0分提高到70.0分,Tegner 活动评分从3.1分提高到4.7分。所有研究在4.8年时的平均失败率为10.6%,在4.7年时的并发症发生率为13.9%。另一项对55项加权平均随访53.61个月的研究进行的系统性回顾表明,MAT在短期和中期随访中表现出良好的临床效果,膝关节功能改善明显。体重平均Lysholm 评分从术前的55.5分提高到最后一次随访时的82.7分。同样,在最后一次随访中,疼痛的加权平均总 VAS 评分从6.4分降至2.4分。然而,随着时间的推移,临床结果评分趋于下降 [17]。

　　在大多数研究中,使用临床参数(如 Lysholm 评分、国际膝关节文献委员会评分和视觉模拟)评估MAT结果 [8, 18, 45]。经证实,该手术的优点是减轻疼痛和改善功能,因为 MAT 是一种针对半月板切除术后有症状的年轻活跃患者的手术,因此患者的主观感受、疼痛评分和活动评分应被视为手术的主要评价手段。然而,这些临床评估并不能准确反映半月板移植的状况。在具有高水平证据的客观评估研究中，更值得全面评估移植物状况和关节功能保留效果。关节镜检查是最准确的客观评估方法，但它是一种侵入性检查方法，MRI 扫描反而更常用作一种相对可靠的无创评估方法[46]。

最新的短期或中期客观评估研究提供了比以往文献研究中更好的结果。Ha 等[47] 报道，在 22 例患者中有 11 例患者在内侧半月板移植后至少 2 年进行了 2 次关节镜检查，结果显示 80% 以上的患者完全愈合，4 例患者（36.4%）软骨脱出。Kim 等[48] 在 MRI 或二次关节镜检查中证实，29 例单侧半月板损伤后至少 2 年内，20 例患者（69.0%）的同种异体骨移植效果良好，5 例（17.2%）的同种异体骨移植效果较好。在 Marcacci 等[49] 的一项研究中，32 例患者中有 94% 在 MAT 术后平均 40 个月疼痛缓解及膝关节功能改善，而 MRI 显示术后平均 36 个月股骨侧和胫骨侧的软骨状况有所改善。Kim 等[50] 报告了使用骨固定的 MAT 的客观评估结果，115 例患者中，110 例（95.7%）膝关节随访 2 年以上，所有 110 例患者均行 MRI 或 Second-look 关节镜检查，其中 104 例（94.5%）获得临床改善。根据临床结果、MRI 和二次关节镜检查的分类，90 例（81.8%）满意，8 例（7.3%）一般，12 例（10.9%）较差。

自从 Milachowski 等 1984 年首次采用前交叉韧带重建联合 MAT[51] 以来，已经报告了一些长期随访结果。然而，由于早期 MAT 在适应证、手术技术和移植物选择方面是实验性的，因此早期 MAT 病例显示的最佳结果较少。Wirth 和 Milachowski 等[52] 在术后 3 年和 14 年评估了 23 例 MAT 的临床结果，包括 22 个病例、17 个冻干移植物和 6 个深冷冻移植物，尽管 Lysholm 评分从术后 3 年的 84 分降至术后 14 年的 75 分，但总体结果令人满意。深冷冻移植组的临床效果优于冻干移植组。冻干移植物在 MRI 和二次关节镜检查中显示移植物严重收缩。在 Binnet 等[35] 的另一项长期报告中，所有 4 例患者在冻干移植物移植联合改良前交叉韧带重建术后 19 年均患有 4 级退行性关节炎。早期 MAT 患者使用冻干移植物的长期结果与移植物严重收缩导致的高移植物失败率有关。因此，冻干移植物不再推荐用于 MAT。

最近报道的一些长期随访研究显示了更有利的结果。Hommen 等[53] 报告了使用冷冻保存同种异体移植物进行 MAT 的结果，并进行了 10 年的随访。90% 的患者出现了 Lysholm 评分和疼痛的总体改善。66% 的 MRI 病例显示关节间隙狭窄，80% 进展为退行性关节疾病。根据临床结果和客观评估结果，同种异体移植物的 10 年生存率为 45%（20 例患者中有 9 例）。Van der Wal 等[54] 评估了 63 例切开式半月板移植术，使用冷冻保存移植物后平均 13.8 年的结果，他们认为，尽管在最后一次随访中功能恶化（Lysholm 评分为 61 分），但该方法是一个很好的补救方案，半月板切除膝关节的总失败率为 29%。Vundelinkx 等[55] 报告了 50 个垫子的长期生存分析，平均随访 12.7 年（112～216 个月）。失败定义为 2 个事件：转换为 TKA 和任何手术再干预。当失败被定义为转换为 TKA 时，10 年生存率为 90.3%，15 年生存率为 74.7%。当失败被定义为任何类型的手术再干预时，10 年生存率为 62.6%，15 年生存率为 59.1%。Noyes 等[56] 报告了 72 例内、外侧半月板移植中 69 例的远期功能和存活率，在本研究中，移植物存活终点为再次手术、MRI 显示移植失败（3 级信号强度、半月板宽度挤压 > 50%）、半月板撕裂和关节间隙宽度在影像学上显示变窄；对于所有移植物，估计存活率在 2 年时为 85%，5 年时为 77%，7 年时为 69%，10 年时为 45%，15 年时为 19%。在该研究中，根据 MRI 或影像学标准，21 例移植被评定为失败；然而，其中 16 例患者术后平均（13.1±3.1）年将其膝关节状况评定为良好至正常。Kim 等[57] 报告了 49 个骨固定垫的长期存活分析。失败被定义为：①同种异体骨次全切除；②改为全膝关节置换术；③改良 Lysholm 评分低于 65 分或术前状态，在平均 11.5 年的随访期内，分别在 6 个月和 11.3 年时发现 2 例失败。10 年生存率为 98.0%，15 年生存率为 93.3%。

MAT 的软骨保护作用仍有争议。一些生物力学研究报告了 MAT 的软骨保护作用，研究表明，半月板移植可改善半月板切除术后的峰值接触应力和总接触面积[58-60]。一项研究发现，无论是自然膝关节还是移植膝关节，峰值接触应力都没有显著差异[61]。动物模型研究也表明，与半月板切除术相比，同种异体半月板移植具有软骨保护作用。此外，Smith 等[18] 在对 MAT 术后关节间隙狭窄的影像学检查中观察到，平均随访 4.5 年，关节间隙狭窄为 0.032 mm，低于 OA 对照人群的预期值。这表明弱证据支持 MAT 可能减少 OA 进展的假设，但仍不支持使用 MAT 作为预防 OA 的预防方式。Lee 等 [62] 报告了外侧 MAT 后影像学关节病的进展延缓。在这项研究中，接受单独外侧半月板切除术的患者在初次外侧半月板次全 / 全切除术时表现出严重的关节软骨退变，并且这种退变在术后加剧，然而外侧 MAT 术后影像学关节病的进展被延缓。

尽管有这些研究结果表明 MAT 可能对软骨具有保护作用，但如果没有前瞻性对照试验等高水平证据研究，很难得出明确结论。MAT 的软骨保护作用尚不清楚（图 21.5）。

康复

关于 MAT 后康复方案的一些比较研究已经发表，目前尚缺乏标准的康复方案。然而，它们通常遵循与半月板修复术相似或更严格的方法。它们也可以根据个体因素进行调整或修改，如术前活动水平、肌力和联合膝关节病理或手术。一般康复方案包括 4 个阶段。

在第 1 阶段（早期保护阶段：0～3 周），在 MAT 后的前 3 周，允许膝关节 0～60° 的运动范围，以尽量减少半月板移植物的运动。尽可能使膝关节完全伸直非常重要。需要冰敷消肿和止痛药来控制

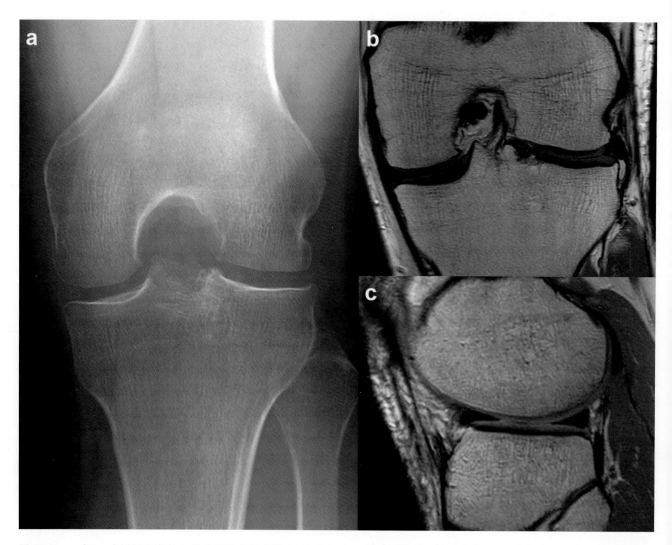

图 21.5　一名 38 岁男性患者的左膝关节磁共振成像（MRI）和 45° 屈曲正位片，该患者在 18 岁时接受了外侧半月板同种异体移植。a. 关节间隙宽度保存良好，胫骨外侧平台边缘的骨刺最少。b、c. 术后 20 年的冠状面和矢状面 MRI 显示移植物保存良好，软骨完整

疼痛，鼓励患者通过等长运动（包括直腿抬高）增强股四头肌力量。允许挂双拐进行 10%～20% 的保护性承重。

在第 2 阶段（恢复阶段：3～6 周），在 3～4 周允许 90° 的膝关节屈曲，4～6 周允许 120° 的膝关节屈曲。允许渐进式承重。如果可以将膝关节屈曲至 120°，则鼓励进行固定自行车运动。

在第 3 阶段（强化和调节阶段：6 周～3 个月），在术后 6～8 周，允许完全负重，并应实现全范围运动范围。可以开始具有轻微的阻力等速运动以及渐进的开放式和封闭式链式运动。

在第 4 阶段（功能康复阶段：3～6 个月），术后 6 个月，应使用等速肌力测试评估伸肌和屈肌的肌力，并尽量减少肌力差异，恢复双腿平衡。

在几项关于 MAT 后恢复高强度运动能力的研究中，报告了 74% 的患者在至少 8 个月的康复期后能够恢复运动。半数患者恢复到伤前水平。其他研究也报告了类似的恢复到受伤前水平的情况[63-65]。然而，由于 MAT 的主要目的是长期的关节功能保留，因此在恢复高水平运动后的长期临床结果没有很好地记录。一般来说，不推荐对膝关节有高冲击力的运动。体育活动应该局限于轻运动。手术前必须让患者意识到这些限制。

结论

MAT 是一种有效的治疗方法，可以改善半月板功能，缓解患者的临床症状。中长期研究表明，MAT 对减轻关节疼痛、肿胀和改善膝关节功能有效。需要一种个性化和具有目标导向的方法来认识到 MAT 的主要目的是实现年轻患者的长期膝关节功能的保留。

参考文献

[1] Levy IM, Torzilli PA, Gould JD, Warren RF. The effect of lateral meniscectomy on motion of the knee. J Bone Joint Surg Am. 1989;71(3):401–406.

[2] Levy IM, Torzilli PA, Warren RF. The effect of medial meniscectomy on anterior-posterior motion of the knee. J Bone Joint Surg Am. 1982;64(6):883–888.

[3] Markolf KL, Mensch JS, Amstutz HC. Stiffness and laxity of the knee–the contributions of the supporting structures. A quantitative in vitro study. J Bone Joint Surg Am. 1976;58(5):583–594.

[4] Renstrom P, Johnson RJ. Anatomy and biomechanics of the menisci. Clin Sports Med. 1990;9(3):523–538.

[5] Andrews S, Shrive N, Ronsky J. The shocking truth about meniscus. J Biomech. 2011;44(16):2737–2740. https://doi.org/10.1016/j.jbiomech.2011.08.026.

[6] McDermott ID, Amis AA. The consequences of meniscectomy. J Bone Joint Surg Br. 2006;88(12):1549–1556. https://doi.org/10.1302/0301-620X.88B12.18140.

[7] Smith NA, MacKay N, Costa M, Spalding T. Meniscal allograft transplantation in a symptomatic meniscal deficient knee: a systematic review. Knee Surg Sports Traumatol Arthrosc. 2015;23(1):270–279. https://doi.org/10.1007/s00167-014-3310-0.

[8] Elattar M, Dhollander A, Verdonk R, Almqvist KF, Verdonk P. Twenty-six years of meniscal allograft transplantation: is it still experimental? A meta-analysis of 44 trials. Knee Surg Sports Traumatol Arthrosc. 2011;19(2):147–157. https://doi.org/10.1007/s00167-010-1351-6.

[9] Cvetanovich GL, Yanke AB, McCormick F, Bach BR Jr, Cole BJ. Trends in meniscal allograft transplantation in the United States, 2007 to 2011. Arthroscopy. 2015;31(6):1123–1127. https://doi.org/10.1016/j.arthro.2014.12.020.

[10] McDevitt CA, Webber RJ. The ultrastructure and biochemistry of meniscal cartilage. Clin Orthop Relat Res. 1990;252:8–18.

[11] Bullough PG, Munuera L, Murphy J, Weinstein AM. The strength of the menisci of the knee as it relates to their fine structure. J Bone Joint Surg Br. 1970;52(3):564–567.

[12] Seedhom BB, Dowson D, Wright V. Proceedings:Functions of the menisci. A preliminary study. Ann Rheum Dis. 1974;33(1):111.

[13] Fox AJ, Wanivenhaus F, Burge AJ, Warren RF, Rodeo SA. The human meniscus: a review of anatomy, function, injury, and advances in treatment. Clin Anat. 2015;28(2):269–287. https://doi.org/10.1002/ca.22456.

[14] Walker PS, Erkman MJ. The role of the menisci in force transmission across the knee. Clin Orthop Relat Res. 1975;109:184–192.

[15] Musahl V, Rahnemai-Azar AA, Costello J, Arner JW, Fu FH, Hoshino Y, et al. The influence of meniscal and anterolateral capsular injury on knee laxity in patients with anterior cruciate ligament injuries. Am J Sports Med. 2016;44(12):3126–3131. https://doi.org/10.1177/0363546516659649.

[16] Verdonk R, Volpi P, Verdonk P, Van der Bracht H, Van Laer M, Almqvist KF, et al. Indications and limits of meniscal allografts. Injury. 2013;44(Suppl 1):S21–S27. https://doi.org/10.1016/S0020-1383(13)70006-8.

[17] Rosso F, Bisicchia S, Bonasia DE, Amendola A. Meniscal allograft transplantation: a systematic review. Am J Sports Med. 2015;43(4):998–1007. https://doi.org/10.1177/0363546514536021.

[18] Smith NA, Parkinson B, Hutchinson CE, Costa ML, Spalding T. Is meniscal allograft transplantation chondroprotective? A systematic

review of radiological outcomes. Knee Surg Sports Traumatol Arthrosc. 2016;24(9):2923–2935. https://doi. org/10.1007/s00167-015-3573-0.

[19] Lee BS, Bin SI, Kim JM, Kim JH, Han GW. Proper cartilage status for meniscal allograft transplantation cannot be accurately determined by patient symptoms. Am J Sports Med. 2016;44(3):646–651. https://doi.org/10.1177/0363546515621909.

[20] Rodeo SA. Meniscal allografts—where do we stand? Am J Sports Med. 2001;29(2):246–261. https://doi.org/10.1177/03635465010290022401.

[21] Noyes FR, Barber-Westin SD, Rankin M. Meniscal transplantation in symptomatic patients less than fifty years old. J Bone Joint Surg Am. 2004;86-A(7):1392–1404.

[22] Kempshall PJ, Parkinson B, Thomas M, Robb C, Standell H, Getgood A, et al. Outcome of meniscal allograft transplantation related to articular cartilage status: advanced chondral damage should not be a contraindication. Knee Surg Sports Traumatol Arthrosc. 2015;23(1):280–289. https://doi. org/10.1007/s00167-014-3431-5.

[23] Stone KR, Pelsis JR, Surrette ST, Walgenbach AW, Turek TJ. Meniscus transplantation in an active population with moderate to severe cartilage damage. Knee Surg Sports Traumatol Arthrosc. 2015;23(1):251–257. https://doi.org/10.1007/s00167-014-3246-4.

[24] Lee BS, Bin SI, Kim JM, Kim WK, Choi JW. Survivorship After meniscal allograft transplantation according to articular cartilage status. Am J Sports Med. 2017;45(5):1095–1101. https://doi.org/10.1177/0363546516682235.

[25] Lee BS, Kim HJ, Lee CR, Bin SI, Lee DH, Kim NJ, et al. Clinical outcomes of meniscal allograft transplantation with or without other procedures:a systematic review and meta-analysis. Am J Sports Med. 2018;46(12):3047–3056. https://doi.org/10.1177/0363546517726963.

[26] Van Thiel GS, Frank RM, Gupta A, Ghodadra N, Shewman EF, Wang VM, et al. Biomechanical evaluation of a high tibial osteotomy with a meniscal transplant. J Knee Surg. 2011;24(1):45–53.

[27] Lubowitz JH, Verdonk PC, Reid JB 3rd, Verdonk R. Meniscus allograft transplantation: a current concepts review. Knee Surg Sports Traumatol Arthrosc. 2007;15(5):476–492. https://doi.org/10.1007/s00167-006-0216-5.

[28] Parkinson B, Smith N, Asplin L, Thompson P, Spalding T. Factors predicting meniscal allograft transplantation failure. Orthop J Sports Med. 2016;4(8):2325967116663185. https://doi.org/10.1177/2325967116663185.

[29] Dienst M, Greis PE, Ellis BJ, Bachus KN, Burks RT. Effect of lateral meniscal allograft sizing on contact mechanics of the lateral tibial plateau: an experimental study in human cadaveric knee joints. Am J Sports Med. 2007;35(1):34–42. https://doi.org/10.1177/0363546506291404.

[30] Pollard ME, Kang Q, Berg EE. Radiographic sizing for meniscal transplantation. Arthroscopy. 1995;11(6):684–687.

[31] Getgood A, LaPrade RF, Verdonk P, Gersoff W, Cole B, Spalding T, et al. International Meniscus Reconstruction Experts Forum (IMREF) 2015 consensus statement on the practice of meniscal allograft transplantation. Am J Sports Med. 2017;45(5):1195–1205. https://doi. org/10.1177/0363546516660064.

[32] Haut TL, Hull ML, Howell SM. Use of roentgenography and magnetic resonance imaging to predict meniscal geometry determined with a threedimensional coordinate digitizing system. J Orthop Res. 2000;18(2):228–237. https://doi.org/10.1002/jor.1100180210.

[33] Yoon JR, Jeong HI, Seo MJ, Jang KM, Oh SR, Song S, et al. The use of contralateral knee magnetic resonance imaging to predict meniscal size during meniscal allograft transplantation. Arthroscopy. 2014;30(10):1287–1293. https://doi.org/10.1016/j.arthro.2014.05.009.

[34] Van Thiel GS, Verma N, Yanke A, Basu S, Farr J, Cole B. Meniscal allograft size can be predicted by height, weight, and gender. Arthroscopy. 2009;25(7):722–727. https://doi.org/10.1016/j.arthro.2009.01.004.

[35] Binnet MS, Akan B, Kaya A. Lyophilised medial meniscus transplantations in ACL-deficient knees: a 19-year follow-up. Knee Surg Sports Traumatol Arthrosc. 2012;20(1):109–113. https://doi.org/10.1007/s00167-011-1556-3.

[36] Gelber PE, Gonzalez G, Lloreta JL, Reina F, Caceres E, Monllau JC. Freezing causes changes in the meniscus collagen net: a new ultrastructural meniscus disarray scale. Knee Surg Sports Traumatol Arthrosc. 2008;16(4):353–359. https://doi. org/10.1007/s00167-007-0457-y.

[37] Crook TB, Ardolino A, Williams LA, Barlow IW. Meniscal allograft transplantation: a review of the current literature. Ann R Coll Surg Engl. 2009;91(5):361–365. https://doi.org/10.1308/003588409X428559.

[38] Rijk PC. Meniscal allograft transplantation–part I: background, results, graft selection and preservation, and surgical considerations. Arthroscopy. 2004;20(7):728–743. https://doi.org/10.1016/j.arthro.2004.06.015.

[39] Sumida S. Transfusion and transplantation of cryopreserved cells and tissues. Cell Tissue Bank. 2006;7(4):265–305. https://doi.org/10.1007/s10561-006-9005-0.

[40] Gelber PE, Gonzalez G, Torres R, Garcia Giralt N, Caceres E, Monllau JC. Cryopreservation does not alter the ultrastructure of the meniscus. Knee Surg Sports Traumatol Arthrosc. 2009;17(6):639–644. https://doi.org/10.1007/s00167-009-0736-x.

[41] Verdonk R, Kohn D. Harvest and conservation of meniscal allografts. Scand J Med Sci Sports. 1999;9(3):158–159.

[42] Verdonk PC, Demurie A, Almqvist KF, Veys EM, Verbruggen G, Verdonk R. Transplantation of viable meniscal allograft. Survivorship analysis and clinical outcome of one hundred cases. J Bone Joint Surg Am. 2005;87(4):715–724. https://doi.org/10.2106/jbjs.c.01344.

[43] Abat F, Gelber PE, Erquicia JI, Tey M, Gonzalez-Lucena G, Monllau JC. Prospective comparative study between two different fixation techniques in meniscal allograft transplantation. Knee Surg Sports

Traumatol Arthrosc. 2013;21(7):1516–1522. https://doi.org/10.1007/s00167-012-2032-4.

[44] Alhalki MM, Howell SM, Hull ML. How three methods for fixing a medial meniscal autograft affect tibial contact mechanics. Am J Sports Med. 1999;27(3):320–328. https://doi.org/10.1177/03635465990270030901.

[45] Matava MJ. Meniscal allograft transplantation:a systematic review. Clin Orthop Relat Res. 2007;455:142–157. https://doi.org/10.1097/BLO.0b013e318030c24e.

[46] Lee BS, Kim JM, Sohn DW, Bin SI. Review of Meniscal Allograft Transplantation Focusing on Long-term Results and Evaluation Methods. Knee Surg Relat Res. 2013;25(1):1–6. https://doi.org/10.5792/ksrr.2013.25.1.1.

[47] Ha JK, Sung JH, Shim JC, Seo JG, Kim JG. Medial meniscus allograft transplantation using a modified bone plug technique: clinical, radiologic, and arthroscopic results. Arthroscopy. 2011;27(7):944–950. https://doi.org/10.1016/j.arthro.2011.02.013.

[48] Kim CW, Kim JM, Lee SH, Kim JH, Huang J, Kim KA, et al. Results of isolated lateral meniscus allograft transplantation: focus on objective evaluations with magnetic resonance imaging. Am J Sports Med. 2011;39(9):1960 1967. https://doi org/10.1177/0363546511410027.

[49] Marcacci M, Zaffagnini S, Marcheggiani Muccioli GM, Grassi A, Bonanzinga T, Nitri M, et al. Meniscal allograft transplantation without bone plugs: a 3-year minimum follow-up study. Am J Sports Med. 2012;40(2):395–403. https://doi.org/10.1177/0363546511424688.

[50] Kim JM, Lee BS, Kim KH, Kim KA, Bin SI. Results of meniscus allograft transplantation using bone fixation: 110 cases with objective evaluation. Am J Sports Med. 2012;40(5):1027–1034. https://doi.org/10.1177/0363546512437842.

[51] Milachowski KA, Weismeier K, Wirth CJ. Homologous meniscus transplantation. Experimental and clinical results. Int Orthop. 1989;13(1):1–11.

[52] Wirth CJ, Peters G, Milachowski KA, Weismeier KG, Kohn D. Long-term results of meniscal allograft transplantation. Am J Sports Med. 2002;30(2):174–181. https://doi.org/10.1177/03635465020300020501.

[53] Hommen JP, Applegate GR, Del Pizzo W. Meniscus allograft transplantation: ten-year results of cryopreserved allografts. Arthroscopy. 2007;23(4):388–393. https://doi.org/10.1016/j.arthro.2006.11.032.

[54] van der Wal RJ, Thomassen BJ, van Arkel ER. Long-term clinical outcome of open meniscal allograft transplantation. Am J Sports Med. 2009;37(11):2134–2139. https://doi.org/10.1177/0363546509336725.

[55] Vundelinckx B, Vanlauwe J, Bellemans J. Longterm subjective, clinical, and radiographic outcome evaluation of meniscal allograft transplantation in the knee. Am J Sports Med. 2014;42(7):1592–1599. https://doi.org/10.1177/0363546514530092.

[56] Noyes FR, Barber-Westin SD. Long-term survivorship and function of meniscus transplantation. Am J Sports Med. 2016;44(9):2330–2338. https://doi. org/10.1177/0363546516646375.

[57] Kim JM, Bin SI, Lee BS, Kim NK, Song JH, Choi JW, et al. Long-term survival analysis of meniscus allograft transplantation with bone fixation. Arthroscopy. 2017;33(2):387–393. https://doi. org/10.1016/j.arthro.2016.07.017.

[58] Paletta GA, Jr, Manning T, Snell E, Parker R, Bergfeld J. The effect of allograft meniscal replacement on intraarticular contact area and pressures in the human knee. A biomechanical study. Am J Sports Med. 1997;25(5):692–698. https://doi.org/10.1177/036354659702500519.

[59] Alhalki MM, Hull ML, Howell SM. Contact mechanics of the medial tibial plateau after implantation of a medial meniscal allograft. A human cadaveric study. Am J Sports Med. 2000;28(3):370–376. https://doi.org/10.1177/03635465000280031501.

[60] Huang A, Hull ML, Howell SM. The level of compressive load affects conclusions from statistical analyses to determine whether a lateral meniscal autograft restores tibial contact pressure to normal:a study in human cadaveric knees. J Orthop Res. 2003;21(3):459–464. https://doi.org/10.1016/S0736-0266(02)00201-2.

[61] McDermott ID, Lie DT, Edwards A, Bull AM, Amis AA. The effects of lateral meniscal allograft transplantation techniques on tibio-femoral contact pressures. Knee Surg Sports Traumatol Arthrosc. 2008;16(6):553–560. https://doi.org/10.1007/s00167 008-0503-4.

[62] Lee BS, Bin SI, Kim JM. Articular cartilage degenerates after subtotal/total lateral meniscectomy but radiographic arthrosis progression is reduced after meniscal transplantation. Am J Sports Med. 2016;44(1):159–165. https://doi.org/10.1177/0363546515612076.

[63] Marcacci M, Marcheggiani Muccioli GM, Grassi A, Ricci M, Tsapralis K, Nanni G, et al. Arthroscopic meniscus allograft transplantation in male professional soccer players: a 36-month follow-up study. Am J Sports Med. 2014;42(2):382–388. https://doi.org/10.1177/0363546513508763.

[64] Alentorn-Geli E, Vazquez RS, Diaz PA, Cusco X, Cugat R. Arthroscopic meniscal transplants in soccer players: outcomes at 2- to 5-year follow-up. Clin J Sport Med. 2010;20(5):340–343. https://doi. org/10.1097/JSM.0b013e3181f207dc.

[65] Chalmers PN, Karas V, Sherman SL, Cole BJ. Return to high-level sport after meniscal allograft transplantation. Arthroscopy. 2013;29(3):539–544. https://doi.org/10.1016/j.arthro.2012.10.027.

第 22 章　同种异体半月板移植术后延迟康复策略

Dhong Won Lee, Jae Il Lee, Jin Goo Kim

摘要

移植物挤压是同种异体半月板移植（MAT）术后的一个显著特征，至今尚无好的解决方法。从生物力学角度看，移植物挤压使得关节表面软骨缺失，进而导致膝关节丧失正常的生物力学功能。移植物挤压的病因尚不明确，目前有以下几种可能，如：术前尺寸测量错误，移植物形状不匹配、位置不当、缝合过紧或半月板 – 关节囊附着处软组织萎缩等。然而，关于同种异体半月板移植物挤压问题的康复策略研究，现有文献报道。延迟康复计划目的是在同种异体半月板移植术后 3 个月内，限制移植物的初始活动范围并将移植物的负荷降到最低。笔者认为，延迟康复可以为移植物的机械稳定和生物愈合提供积极的作用，有益于相对脆弱的半月板 – 关节囊附着处愈合过程。

关键词

半月板，同种异体半月板移植，挤压，MRI，康复

概述

现有研究证明，同种异体半月板移植（MAT）能减轻关节疼痛、改善关节功能，对延缓关节软骨的退变有一定作用[1-5]。Novaretti 等最新的系统综述发现，MAT 有较好的长期存活率，10 年存活率为 73.5%，15 年存活率为 60.3%。

在评价 MAT 后的效果方面，很多研究采用主观临床评分工具，如 Lysholm 评分、IKDC 主观评分和 VAS 评分。但是，这些主观评价工具本身并不能准确反映 MAT 的真实情况。移植物径向移位是 MAT 术后常见的影像学并发症。半月板径向移位，又称半月板挤压，与半月板功能障碍相关，影像学征象与半月板切除术状态类似[7-9]。移植物挤压是指在 MRI 冠状位中线水平，从胫骨平台上外侧或上内侧到移植物外缘的距离。通常将前述距离 > 3 mm 的挤压定义为病理性挤压（图 22.1）[10-15]。最新的 Meta 分析认为，使用骨性固定技术的 MAT 后移植物挤压为 3.2 mm，大约 50% 的 MAT 发生了 > 3 mm 的主要移植物挤压[16]。

由于移植物挤压已经成为如移植物摘除、转换为全膝关节置换术或持续疼痛等移植物失败的判定标准之一，因此减轻移植物挤压程度可作为减少 MAT 失败率的方法之一。在生物力学方面，移植物挤压引起关节表面软骨覆盖不足，进而导致膝关节减震作用失效以及载荷分布不当[1,5,17-20]。Lee 等[21]在 MAT 术后进行长期随访（最短随访 8 年）发现，移植物挤压组（n=19）关节间隙的宽度相比于无挤压组（n=26）更窄（P=0.017）。导致移植物挤压的原因尚不明确，目前有几种可能的解释，如术前尺寸测量错误、移植物形状不匹配、移植物放置位置不当、移植物缝线张力过高、半月板 – 关节囊附着处软组织萎缩或局部骨刺形成等[15,22-24]。尽管 MAT 后移植物挤压的临床相关性尚不清楚，但研究者们已在努力将移植物挤压的影响尽可能地减小。目前，已有一些文献在研究通过改良外科技术来预防移植物挤压，如缩小移植物尺寸、解剖性地放置移植物、

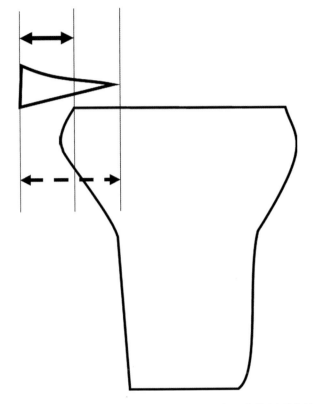

图 22.1 绝对的移植物挤压是指从胫骨平台上的外侧到移植物外缘的距离（双箭头）。挤压相对百分比是指被挤压的移植物宽度（双箭头）相对完整的移植物宽度（虚线双箭头）的比例。病理移植物挤压定义为绝对移植物挤压 > 3 mm

切除边缘骨赘和稳定关节囊[14,22-27]。

本章我们将讨论以前未提及的 MAT 术后康复策略，以尽量减少移植物挤压。

传统康复策略

活动度锻炼

以往的研究中，很多学者推荐 MAT 术后进行早期关节活动锻炼。Rath 等[28]认为从术后第 1 天开始，立即进行持续 4 周的膝关节活动，活动范围在 0°～90°。Kim 等[29]建议 MAT 术后第 2 天开始膝关节被动活动，并且术后 4 周内在 90° 范围内屈伸活动膝关节，术后 6～8 周膝关节在 120° 范围内屈伸活动。Verdonk 等[30]认为术后 3 周内膝关节屈伸活动应保持在 60° 范围内。Kim 等[31]同样认为，术后膝关节活动应在 3 周内达到屈曲 90°，术后 6～8 周达到

屈伸 120° 的目标。

负重锻炼

目前研究普遍认为，在膝关节进行一段时间的有限负重后，术后 6 周内达到完全负重[32]。通过对文献的综述分析，Rijk[33]认为在术后 4～6 周内限制膝关节负重，能促进半月板移植物的血运重建，有益于移植物的稳定和保留愈合潜力。Lee 等[21]对 MAT 术后进行了平均 12.3 年的随访研究认为，可在术后 2 周内由足趾负重逐渐转变为术后 6～8 周的完全负重。Kim 等[31]推荐可在术后 3 周内拐杖辅助下的足趾着地，逐渐转变到术后 6 周无器械辅助下的完全负重。Yong 及其同事[32]的最新的文献回顾发现，资深专家（Dr. Myers）建议术后膝关节屈曲 10° 并支具外固定，实现术后头 2 周内膝关节完全负重。鼓励去除外固定支具后主动活动膝关节，并每周增加 25% 的负重，6 周结束时达到膝关节完全负重。

开放式运动链（OKC）练习中的注意事项

半膜肌腱附着于内侧半月板后角，肌肉收缩间接引起半月板后角移动（图 22.2）。同样，由于弓状韧带将腘肌腱与外侧半月板紧密结合，而外侧腘绳肌腱附着在外侧半月板后角，因此在膝关节屈曲时，胫骨内旋，腘肌收缩引起外侧半月板的移动[34]。另外，在膝关节屈曲时半月板回缩，过度屈曲时半月板后角的载荷增加。临床医生应考虑这一功能解剖学和生物力学因素。OKC 如主动进行腘绳肌屈曲锻炼，在术后 12 周内膝关节负重下屈曲不超过 90°[32]。

延迟康复策略

我们团队发表的关于外侧半月板同种异体移植（LMAT）术后延迟康复的研究论文[35]显示，相比于传统的康复策略，延迟康复能减轻移植物挤压，降低关节间隙狭窄程度（负重位 X 线片），并能延缓膝关节病的进展（MRI 结果）（图 22.3 和图

22.4）[35]。

如表 22.1 所示，延迟康复策略旨在 MAT 术后 3 个月内，限制关节初始活动并降低关节负重。Lee 等[36]的研究显示，在 MAT 术后 6 周、3 个月、6 个月和 12 个月定期行 MRI 复查，移植物挤压的平均量分别为 2.87 mm、2.95 mm、3.03 mm 和 2.96 mm，并且各组间差异无统计学意义。在该研究中，7 例（占 33.3%）术后 6 周即出现挤压现象，一直持续到随访

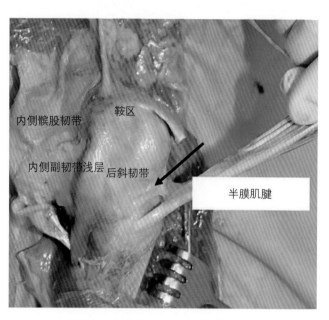

图 22.2 半膜肌（黑色箭头）附着于内侧半月板后角和后内侧关节囊，当膝关节屈曲时，半膜肌逐渐收缩，向外牵拉内侧半月板

12 个月，另有 14 例从术后 6 周到 12 个月的随访中，均未发现挤压现象[36]。Lee 等认为，MAT 术后早期有移植物挤压，会持续存在而不进行性加重，相反，若术后早期无挤压现象，则 1 年内不太可能发生移植物挤压。Kim 等[31]在 MAT 术后定期行 MRI 检查，从 3 个月到 1 年期间，冠状面和矢状面上移植物的挤压和收缩均没有加重，并且术后 3 个月冠状面的相对挤压程度（RPE）平均为 43.6%，术后 12 个月时移植物挤压无显著性加重（P=0.728）[31]。基于以上结论，我们将注意力集中在最初的 3 个月内，尽量减少移植物的挤压。

第 1 阶段（术后 3 周内）

本阶段的目标是维持移植物的稳定、在位。MAT 术后患肢长腿石膏伸直位稍内翻（外侧 MAT）或稍外翻（内侧 MAT）固定，持续 3 周（图 22.5）。患肢经过 3 周外固定，能在相对较弱的半月板－关节囊附着处，对移植物的机械稳定性和生物愈合有积极作用[37,38]。

术后推荐股四头肌等长收缩训练和直腿抬高训练。术后 3 周内允许脚尖着地，患肢部分负重活动。

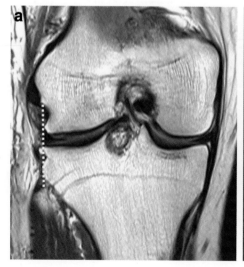
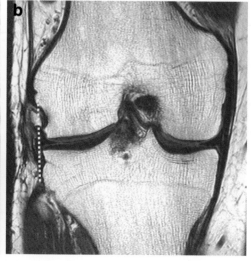

图 22.3 a. 术后即刻右膝关节冠状位 MRI，提示无移植物挤压。b. 延迟康复策略下外侧半月板同种异体移植（LMAT）术后 26 个月右膝关节冠状位 MRI，提示无移植物挤压

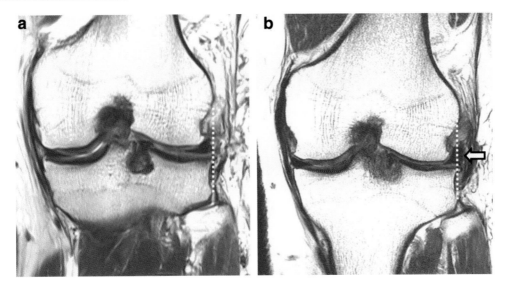

图 22.4　a. 术后即刻左膝关节冠状位 MRI，提示无移植物挤压。b. 传统康复策略下外侧半月板同种异体移植（LMAT）术后 24 个月左膝关节冠状位 MRI，提示移植物挤压程度逐渐加重（白色箭头）

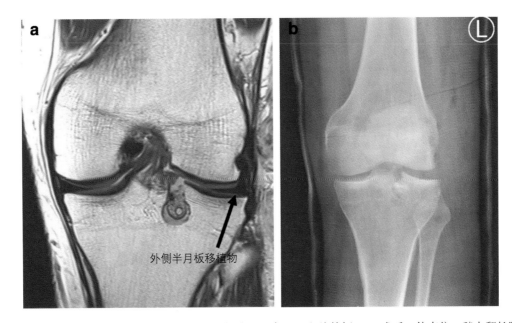

外侧半月板移植物

图 22.5　a.MAT 术后即刻冠状位 MRI，提示左膝无移植物挤压现象。b. 左膝外侧 MAT 术后，伸直位、稍内翻长腿石膏外固定

表 22.1　MAT 术后传统康复策略与延迟康复策略的比较

康复类型	肢体固定	膝关节活动	支具	负重	等速肌力训练	低强度跑步	回归运动
传统康复	长腿夹板固定 1 周	术后第 6 周开始	去除长腿夹板后，铰链型支具固定 7 周	部分负重 6 周	MAT 术后第 8 周开始	MAT 术后第 12 周开始	MAT 术后第 6 个月开始
延迟康复	长腿夹板固定 3 周	术后第 12 周开始，LMAT 在 120° 内活动 MMAT 完全屈伸活动	去除长腿夹板后，内侧或外侧无负荷型支具固定 9 周	部分负重 6 周	MAT 术后第 10～12 周开始	MAT 术后第 4～5 个月开始	MAT 术后第 7～9 个月开始

LMAT，外侧半月板同种异体移植；MMAT，内侧半月板同种异体移植

第 2 阶段（术后 4 ～ 6 周）

本阶段的目标是防止肌肉萎缩，并增强神经肌肉控制。在第 4 周拆除长腿石膏外固定，开始持续被动关节活动度（ROM）训练。6 周时，内侧 MAT 的膝关节能在 0 ～ 90°范围活动，外侧 MAT 的膝关节能在 0 ～ 60°范围活动。由于在膝关节屈曲时，胫骨外侧髁向内移动多于内侧，所以对外侧 MAT 术后关节活动度（ROM）训练要求更为严格。

去除长腿石膏后 12 周，患者应佩戴内侧或外侧无负荷型支具（如 DonJoy OA Adjuster; DJO Global），能降低半月板移植物上的负荷。患肢每周增加体重 30% 的负荷，术后 6 周达到患肢完全负重。

为了刺激本体感觉，要在患肢完全伸直状态下进行转移重心的训练。患者可以坐在椅子上使用平衡板，循序渐进地实现更多有效锻炼，能达到在不增加膝关节额外负荷的情况下刺激本体感觉。

第 3 阶段（术后 7 ～ 12 周）

本阶段的目标是正常行走，获得全面的活动范围，恢复肌肉力量和本体感觉。强调在没有拐杖的情况下，适当调整行走姿势，以实现正常行走。在术后 12 周时，无论内侧 MAT 或外侧 MAT，膝关节的活动度（ROM）应达到 120°或完全屈曲。

在开始练习深蹲时，靠墙下蹲的动作限制在 45°内，应小心地进行以免过度屈曲。臀部练习（加强外展肌）时开始应在站立位使用沙袋等器械辅助进行。进行肌肉强化运动，可进行多向下蹲等训练方式，并逐渐增加难度等级。使用腿部伸展肌，肌肉收缩强度从等长收缩增加到等张收缩。在站立或俯卧时，腘绳肌的锻炼以主动无阻抗的主动屈曲活动为主。基于解剖机制，MAT 术后 6 周内，应限制腘绳肌的主动运动。建议在 MAT 术后 12 周，进行腘绳肌抗阻训练，此时膝关节弯曲，关节负荷增加。当肌肉力量达到一定程度时，为改善本体感觉，建议在不稳定的平面上进行下蹲运动和平衡性的步行运动。

第 4 阶段（术后 > 13 周）

本阶段的目标是为回归体育运动做准备，增强肌肉力量和肌肉耐力，开始功能性锻炼。通过等速肌肉力量测试，当患侧达到健侧 70% 及以上时，开始患肢功能性能锻炼。术后 4 ～ 6 个月时允许轻度跑步和转向，根据肌肉力量和神经肌肉控制的恢复情况，在 7 ～ 9 个月时允许回归体育运动，但在 10 ～ 12 个月前禁止剧烈身体对抗运动。

回归体育运动

关于回归体育运动（RTS）的时间，基于现有半月板愈合时间的文献资料，以 MAT 术后 6 ～ 9 个月为宜，但也尚无定论。此外，关于在 MAT 术后 RTS 的强度，目前仍然是一个争论点。一些专家建议终生避免饱和的体育活动。然而，另一些专家建议患者在术后仅 3 个月就恢复体育运动[32]。

移植的半月板并不能完全恢复原有的组织结构和生理功能，只是尽可能多地延缓膝关节退行性变和软骨破坏。因此，长远来看，术后限制剧烈体育运动是可以理解的。另外，术前应向患者详细告知术后运动能力的减退等注意事项。

参考文献

[1] Rosso F, Bisicchia S, Bonasia DE, Amendola A. Meniscal allograft transplantation: a systematic review. Am J Sports Med. 2015;43(4):998–1007.

[2] Samitier G, Alentorn-Geli E, Taylor DC, Rill B, Lock T, Moutzouros V, et al. Meniscal allograft transplantation. Part 2: systematic review of transplant timing, outcomes, return to competition, associated procedures, and prevention of osteoarthritis. Knee Surg Sports Traumatol Arthrosc. 2015;23(1):323–333.

[3] Smith NA, MacKay N, Costa M, Spalding T. Meniscal allograft transplantation in a symptomatic meniscal deficient knee: a systematic review. Knee Surg Sports Traumatol Arthrosc. 2015;23(1):270–279.

[4] Samitier G, Alentorn-Geli E, Taylor DC, Rill B, Lock T, Moutzouros V, et al. Meniscal allograft transplantation. Part 1: systematic review of graft biology, graft shrinkage, graft extrusion, graft sizing, and graft fixation. Knee Surg Sports Traumatol Arthrosc. 2015;23(1):310–322.

[5] Ha JK, Shim JC, Kim DW, Lee YS, Ra HJ, Kim JG. Relationship

between meniscal extrusion and various clinical findings after meniscus allograft transplantation. Am J Sports Med. 2010;38(12):2448–2455.

[6] Novaretti JV, Patel NK, Lian J, Vaswani R, de Sa D, Getgood A, et al. Long-term survival analysis and outcomes of meniscal allograft transplantation with minimum 10-year follow-up: a systematic review. Arthroscopy. 2019;35(2):659–667.

[7] Kenny C. Radial displacement of the medial meniscus and Fairbank's signs. Clin Orthop Relat Res. 1997;339:163–173.

[8] Sung JH, Ha JK, Lee DW, Seo WY, Kim JG. Meniscal extrusion and spontaneous osteonecrosis with root tear of medial meniscus: comparison with horizontal tear. Arthroscopy. 2013;29(4):726–732.

[9] Achtnich A, Petersen W, Willinger L, Sauter A, Rasper M, Wortler K, et al. Medial meniscus extrusion increases with age and BMI and is depending on different loading conditions. Knee Surg Sports Traumatol Arthrosc. 2018;26(8):2282–2288.

[10] Lee YG, Shim JC, Choi YS, Kim JG, Lee GJ, Kim HK. Magnetic resonance imaging findings of surgically proven medial meniscus root tear: tear configuration and associated knee abnormalities. J Comput Assist Tomogr. 2008;32(3):452–457.

[11] Lerer DB, Umans HR, Hu MX, Jones MH. The role of meniscal root pathology and radial meniscal tear in medial meniscal extrusion. Skeletal Radiol. 2004;33(10):569–574.

[12] Lee DW, Ha JK, Kim JG. Medial meniscus posterior root tear: a comprehensive review. Knee Surg Relat Res. 2014;26(3):125–134.

[13] Chung JY, Song HK, Jung MK, Oh HT, Kim JH, Yoon JS, et al. Larger medial femoral to tibial condylar dimension may trigger posterior root tear of medial meniscus. Knee Surg Sports Traumatol Arthrosc. 2016;24(5):1448–1454.

[14] Lee SR, Kim JG, Nam SW. The tips and pitfalls of meniscus allograft transplantation. Knee Surg Relat Res. 2012;24(3):137–145.

[15] Ahn JH, Kang HW, Yang TY, Lee JY. Multivariate analysis of risk factors of graft extrusion after lateral meniscus allograft transplantation. Arthroscopy. 2016;32(7):1337–1345.

[16] Lee DH. Incidence and extent of graft extrusion following meniscus allograft transplantation. Biomed Res Int. 2018;2018:5251910.

[17] Kim JG, Lee YS, Bae TS, Ha JK, Lee DH, Kim YJ, et al. Tibiofemoral contact mechanics following posterior root of medial meniscus tear, repair, meniscectomy, and allograft transplantation. Knee Surg Sports Traumatol Arthrosc. 2013;21(9):2121–2125.

[18] Teichtahl AJ, Cicuttini FM, Abram F, Wang Y, Pelletier JP, Dodin P, et al. Meniscal extrusion and bone marrow lesions are associated with incident and progressive knee osteoarthritis. Osteoarth Cartil. 2017;25(7):1076–1083.

[19] Bloecker K, Wirth W, Guermazi A, Hunter DJ, Resch H, Hochreiter J, et al. Relationship between medial meniscal extrusion and cartilage loss in specific femorotibial subregions: data from the osteoarthritis initiative. Arthritis Care Res (Hoboken). 2015;67(11):1545–1552.

[20] Lee BS, Bin SI, Kim JM, Kim JH, Lim EJ. Meniscal allograft subluxations are not associated with preoperative native meniscal subluxations. Knee Surg Sports Traumatol Arthrosc. 2017;25(1):200–206.

[21] Lee SM, Bin SI, Kim JM, Lee BS, Lee CR, Son DW, et al. Long-term outcomes of meniscal allograft transplantation with and without extrusion:mean 12.3-Year Follow-up Study. Am J Sports Med. 2019;47(4):815–821.

[22] Jang SH, Kim JG, Ha JG, Shim JC. Reducing the size of the meniscal allograft decreases the percentage of extrusion after meniscal allograft transplantation. Arthroscopy. 2011;27(7):914–922.

[23] Choi NH, Yoo SY, Victoroff BN. Position of the bony bridge of lateral meniscal transplants can affect meniscal extrusion. Am J Sports Med. 2011;39(9):1955–1959.

[24] Jeon B, Kim JM, Kim JM, Lee CR, Kim KA, Bin SI. An osteophyte in the tibial plateau is a risk factor for allograft extrusion after meniscus allograft transplantation. Am J Sports Med. 2015;43(5):1215–1221.

[25] Choi NH, Choi JK, Yang BS, Lee DH, Victoroff BN. Lateral Meniscal Allograft Transplant via a Medial Approach Leads to Less Extrusion. Am J Sports Med. 2017:363546517716640.

[26] Lee DW, Park JH, Chung KS, Ha JK, Kim JG. Arthroscopic medial meniscal allograft transplantation with modified bone plug technique. Arthrosc Tech. 2017;6(4):e1437–e1442.

[27] Lee DW, Park JH, Chung KS, Ha JK, Kim JG. Arthroscopic lateral meniscal allograft transplantation with the key-hole technique. Arthrosc Tech. 2017;6(5):e1815–e1820.

[28] Rath E, Richmond JC, Yassir W, Albright JD, Gundogan F. Meniscal allograft transplantation. Two- to eight-year results. Am J Sports Med. 2001;29(4):410–414.

[29] Kim NK, Bin SI, Kim JM, Lee CR, Kim JH. Meniscal extrusion does not progress during the midterm follow-up period after lateral meniscal transplantation. Am J Sports Med. 2017;45(4):900–908.

[30] Verdonk PC, Demurie A, Almqvist KF, Veys EM, Verbruggen G, Verdonk R. Transplantation of viable meniscal allograft. Survivorship analysis and clinical outcome of one hundred cases. J Bone Joint Surg Am. 2005;87(4):715–724.

[31] Kim JH, Lee S, Ha DH, Lee SM, Jung K, Choi W. The effects of graft shrinkage and extrusion on early clinical outcomes after meniscal allograft transplantation. J Orthop Surg Res. 2018;13(1):181.

[32] Young J, Tudor F, Mahmoud A, Myers P. Meniscal transplantation: procedures, outcomes, and rehabilitation. Orthop Res Rev. 2017;9:35–43.

[33] Rijk PC. Meniscal allograft transplantation–part I: background, results, graft selection and preservation, and surgical considerations. Arthroscopy. 2004;20(7):728–743.

[34] Chen HN, Yang K, Dong QR, Wang Y. Assessment of tibial rotation and meniscal movement using kinematic magnetic resonance imaging. J Orthop Surg Res. 2014;9:65.

[35] Lee DW, Lee JH, Kim DH, Kim JG. Delayed rehabilitation after lateral meniscal allograft transplantation can reduce graft extrusion compared with standard rehabilitation. Am J Sports Med. 2018;46(10):2432–2440.

[36] Lee DH, Kim TH, Lee SH, Kim CW, Kim JM, Bin SI. Evaluation

of meniscus allograft transplantation with serial magnetic resonance imaging during the first postoperative year: focus on graft extrusion. Arthroscopy. 2008;24(10):1115–1121.

[37] de Albornoz PM, Forriol F. The meniscal healing process. Muscles Ligaments Tendons J. 2012;2(1):10–18.

[38] Dowdy PA, Miniaci A, Arnoczky SP, Fowler PJ, Boughner DR. The effect of cast immobilization on meniscal healing. An experimental study in the dog. Am J Sports Med. 1995;23(6):721–728.

第 23 章　同种异体半月板移植手术技术

Michaela Kopka, Mark Heard, Alan Getgood

摘要

本章将概述同种异体半月板移植的外科技术和缺陷。我们将全面介绍我们的技术，重点介绍成功移植的关键步骤，还包括处理以关节保护为目标的多个手术时的手术步骤。

关键词

同种异体半月板移植，手术技术

概述

30 多年来，同种异体半月板移植（MAT）一直被用于治疗膝关节半月板缺损，多个病例系列表明这是一种有效的手术。本章将重点介绍外侧和内侧 MAT 的适应证、患者评估、术前计划、手术技术和结果。由于外侧半月板与内侧半月板所在胫股间室明显不同，为了成功进行手术，在手术计划和实施过程中，需要充分理解和考虑这些差异。

适应证

外侧和内侧 MAT 的主要适应证相同：依从性好的年轻患者功能性半月板缺陷引起的膝关节疼痛伴活动受限。由于其独特的解剖学和生物力学特征，外侧半月板在减少胫股间室的接触压力和保护关节软骨的完整性方面比内侧半月板更重要。与内侧半月板（60%）相比，其圆形形状导致关节表面区域（80%）的覆盖范围更大，从而在负重期间吸收大约 70% 的力[29,31]。生物力学研究表明，外侧半月板全切除术可将关节接触面积减少 40% ～ 50%，随后将关节接触应力增加 200% ～ 300%[5,11]。因此，成功的外侧 MAT 可以显著提高胫股外侧间室的寿命。

MAT 的另一个重要适应证是当半月板损伤被认为是不稳定性的一个因素时，与翻修 ACL 重建同时进行[6,18]。Musahl 等[20] 使用导航系统测量接受 Lachman 试验和胫骨轴移试验的尸体标本的胫骨前移程度。他们发现完整的内侧半月板切除术显著增加了胫骨前移，而外侧半月板的切除导致旋转不稳定性增加[20]。因此，胫骨前移明显和 / 或持续旋转不稳定的半月板缺损的患者，如果其韧带损伤均已得到适当治疗，那么其胫骨前移及旋转不稳定可通过 MAT 解决。

外科技术的最新进展为 MAT 引入了一种新的治疗方法，即作为关节软骨修复程序的辅助手术[6]。半月板用于减少胫股间室的接触应力，因此对于保护软骨促进软骨修复过程至关重要。临床研究表明，软骨手术结合 MAT 可获得与无软骨手术的 MAT 同等的结果[8,28]。

并非所有半月板缺陷的患者都适合接受 MAT。文献中描述的相关禁忌证包括：

- 未纠正的力线不良（外翻）。
- 未矫正的韧带不稳定。
- 骨性关节炎。
- 炎症性关节病。
- 体重指数（BMI）> 35 kg/m^2。
- 年龄 > 55 岁。
- 参与危害性大或高水平的体育运动。
- 无法遵守术后康复和活动限制。

• 膝半月板切除术后无症状。

最近的一项系统综述表明，几乎一半的 MAT 都是伴随着截骨术、前交叉韧带重建或软骨重建手术进行的[27]。因此，在进行 MAT 手术之前，谨慎的做法是独立评估每名患者，并考虑所有相关因素。

患者评估

如上所述，并非所有出现半月板缺陷的患者都将被视为 MAT 的合适人选。详细的患者评估对于确定最适合进行重建手术的患者至关重要。彻底评估的关键组成部分包括旨在描述症状性质和程度的患者病史。应获得疼痛史，包括位置、严重程度、加重/缓解因素和相关症状。典型的患者会抱怨单室疼痛，这种疼痛随着撞击活动而加重，通常伴有轻度肿胀。还应获得所有先前手术的详尽资料，包括手术报告和关节镜图像（如果可用），应详细说明先前的韧带情况和重建程序。此外，了解患者的活动水平和术后预期对于确定其是否适合手术至关重要。活动调整有时足以建立一个安静的膝关节，从而避免重大的重建手术。

物理检查应首先评估身体习惯［即体重指数（BMI）］、步态和下肢对齐情况。应确定明显的内翻和外翻畸形以及存在推力。检查受影响的膝关节应重点检查是否有积液、既往手术瘢痕、关节线压痛和活动范围。必须进行全面的韧带检查。在制订手术计划时，必须记录并考虑矢状位或冠状位不稳定性。

影像学检查中必须拍摄标准正位（AP）和侧位负重片。隧道（45°屈曲的 AP 视图）和轴向视图分别有助于更好地评估胫股和髌股隔室的软骨磨损程度。髋－膝－踝全长站立位 X 线片可用于评估冠状位对齐和测量机械轴偏差。建议使用磁共振成像（MRI）来识别伴随的软骨病理变化。

术前计划和半月板尺寸

部分术前计划将由上述患者评估完成。病史将决定手术干预的必要性，体格检查和影像学检查将确定是否需要同时进行手术。例如，在外翻错位的情况下，需要在 MAT 之前或与 MAT 同时进行外侧部分截骨术（图 23.1）。同样，任何韧带功能不全或局部软骨缺损的治疗都需要考虑采用适当的重建程序。以上手术细节不在本章讲述。

术前计划过程中下一个最重要的步骤是确定合适的半月板移植尺寸。合适的半月板移植尺寸可以最大程度优化结果。移植物尺寸过小会增加半月板组织上的接触应力，而尺寸过大则会增加关节表面上的接触压力。Dienst 等[4]表明，半月板移植物的大小接受范围必须在 10% 以内，以重建天然关节接触参数。目前有多种方法说明利用 X 线片、计算机断层扫描（CT）和磁共振成像（MRI）确定移植物尺寸。应用最广泛的方法可能由 Pollard 等[24]提出。其中，半月板宽度是在正位 X 线上从胫骨髁间嵴到胫骨平台边缘测量的，而半月板长度是在侧位 X 线上测量的胫骨平台从前缘到后缘的距离。外侧半月板的放大校正系数为 0.8，内侧半月板为 0.7，以便在 7.8% 的误差范围内进行测量（图 23.2）。尽管这项技术被广泛接受，但人们对其确定外侧半月板尺寸的可靠性提出了质疑。Yoon 等[36]在尸体标本中测量了外侧半月板的长度，并表明 Pollard 方法的测量结果控制在实际半月板尺寸的 10% 以内只有总数的约 40%。因此，他修改了 Pollard 的技术，并开发了一个最佳拟合方程，在预测正确的半月板尺寸方面提供了 92% 的准确率。该等式包括将标准横向 X 线（根据波拉德法）测量的长度乘 0.52，再加上 5.2 mm。

X 线片无疑是最具成本效益的，但 CT 和 MRI 可以提高同种异体移植尺寸的准确性，因为它们可以在三维（宽度、长度和高度）上显示半月板的形状[10,19,25]。最后，一些作者认为，应考虑包括年龄、性别和体重在内的人体测量因素，因为这些参数已被证明与半月板大小相关[30]。

相较于半月板尺寸而言，同样重要的是同种异体移植的过程。一般来说，半月板组织在供体死亡后 12～24 h 内采集。必须消毒来降低疾病传播的风险。最常用的技术是新鲜冷冻移植物的制备和储存，其中获取的半月板被快速冷冻至 –80℃。该技术的优点在于它可以将移植物保存长达 5 年，同时保持其机械完整性[34]。另一种选择是使用新鲜组织：半月板可以新鲜保存（在含有供体血清的 4℃抗生素溶液中），并在获取后的 10～14 天内移植。这种方法已被证明

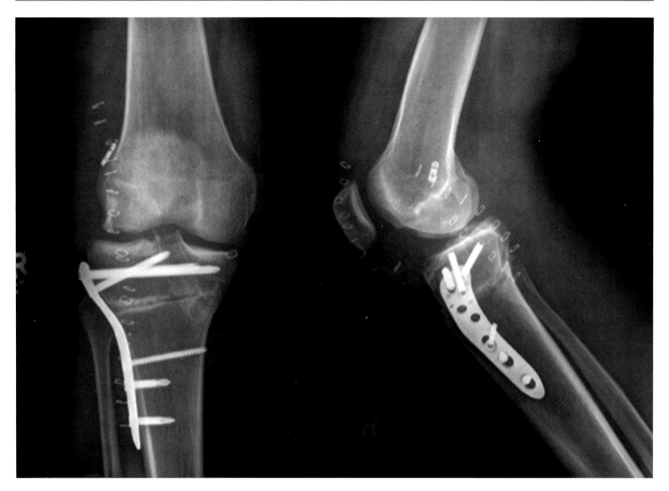

图 23.1　外侧开放楔形胫骨高位截骨术和同种异体骨软骨移植至股骨外侧髁的外侧，MAT 正位和侧位 X 线片

具有最高的细胞存活率，但它同时也存在最高的疾病传播风险，并且成本高昂，逻辑上具有挑战性[32,34]。2015年国际半月板重建论坛（IMReF）的一项调查发现，68% 的外科医生更喜欢使用新鲜冷冻移植物，而 14% 的外科医生倾向于使用新鲜移植物[6]。近年来，由于担心细胞活力和结构组成降低，经常涉及伽马射线照射的技术已被证明对组织结构完整性有负面影响[34]，因此包括冷冻保存和冻干在内的其他技术已不再受欢迎[34]。因此，IMReF 组织建议使用新鲜、未经照射的同种异体半月板移植。

外科技术

手术团队和患者定位

与其他任何复杂手术一样，行 MAT 需要建一支经验丰富的团队，能够在许多手术步骤中团结一致地工作。执行外侧 MAT 的最佳团队应包括 2 名矫形外科医生、1 名外科助理医生（或第 3 名外科医生）、1 名器械护士 / 技术员和 1 名巡回护士，他们都对手术有全面的了解。主刀医生负责暴露外侧间室并制作胫骨隧道，一助为半月板移植做准备，并在半月板放置及固定过程中操作缝线，助理医生负责半月板固定期间的移植物准备和传递、梳理缝线以及半月板固定后拉紧缝线。鉴于 MAT 不是一个常规手术，这种团队性方式允许多个外科医生之间增加交流和共享学习。

患者的体位摆放对于尽可能简化技术要求高的手术至关重要。患者仰卧位，大腿近端上止血带。手术台高度与膝关节屈曲 90° 水平平齐，双腿自由悬垂，以便采用图 23.4 中所示的患肢摆放，方便后外侧切口进入。大腿下方放置 4 ~ 6 in（约

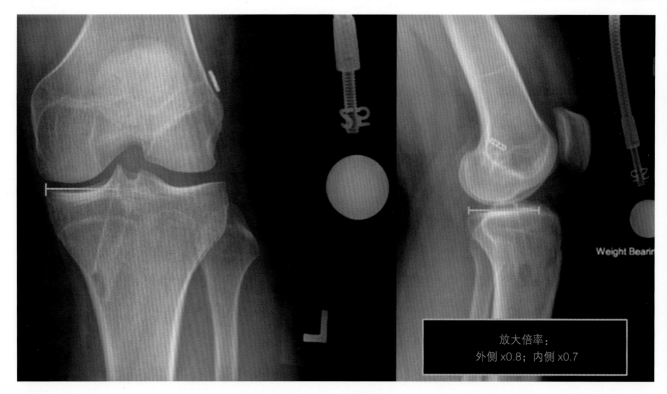

图 23.2　使用 Pollard 法测量半月板尺寸。在膝关节侧位 X 线片上测量半月板宽度为胫骨髁间嵴至胫骨平台边缘的距离，在膝关节侧位 X 线片测量半月板长度为胫骨平台前缘至后缘距离。外侧半月板放大校正系数为 0.8，内侧半月板为 0.7

10 ～ 15 cm）的隆起物或垫枕，通过增加手术台的间隙，可以充分暴露后侧且方便缝线取出。

内侧 MAT

作者首选的内侧 MAT 方法是骨道中使用骨锚。特别是在欧洲单纯软组织技术已经普及，除了在没有骨锚的情况下钻孔和移植外，其余技术基本上是相同的。

移植物准备

同种异体半月板在温水中解冻。然后将移植物周围的脂肪组织修剪掉。使用的锚定点有助于半月板周围的冠状韧带保持完整，以期降低术后挤压的风险。

在半月板后根附着点处使用 8 mm 环钻（Arthrex Inc. Naples, FL）（图 23.3）打出长度约 8 mm 的骨隧道，使挤压物可以通过后交叉韧带（PCL）下方进入后内侧间室。挤压物越长就越难以定向插入后部隧道。取芯扩孔器系统需要一个带环销的通道，取芯锯通过该通道。在形成塞子时，将高强度 2 号缝线穿过通道，编织缝合于后根组织中，然后穿过通道。

内侧半月板的前根附着部位是高度可变的（少数内侧半月板有软组织附着）。只有带有骨附着物的组织才能用于移植。前根附着部制备同后根一样，可以采用骨锚，也可以仅采用软组织制备。如果采用骨锚其大小根据环钻直径来确定。如果同种异体移植物有较好的软组织附着，我们也可以采用软组织编织缝合制作附着部。可以将软组织从半月板根部上切下，并用 2 号高强度缝线进行鞭状缝合后穿过 4.5 mm 的骨隧道。软组织法也是在进行连续 ACL 重建时的首选技术。

最后，为了更好地将移植物嵌入，将牵引缝线放置在半月板移植的软组织部分的中间和后 1/3 的交界处。如果保留冠状韧带，该缝线也可以用作进一步的固定点，以降低移植后半月板挤压的风险（图 23.4）。

移植物在从放置到手术台直到置入期间需用浸泡万古霉素的纱布（5 mg/mL）包裹，以减少围术期

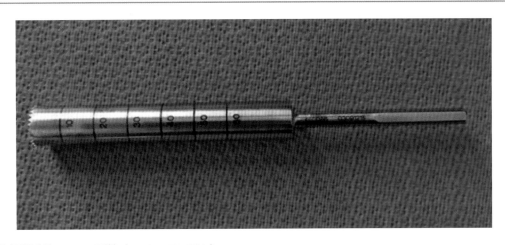

图 23.3　钻取骨隧道的 Arthrex 环钻（Naples, FL, USA）

感染。

关节镜入路与手术暴露

　　采用较高前外侧入路和一个大的前内侧入路来进行移植手术。前内侧入路开口在髌骨 10 点钟方位附近，尽量开大使其可容纳一根小指穿过，以便于移植物通过。该入口也可用于通过定位装置到达后

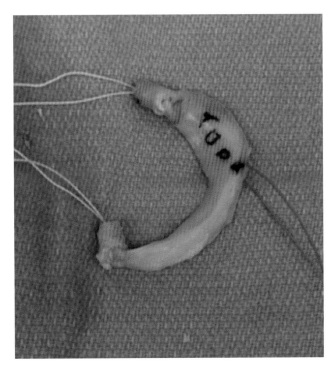

图 23.4　准备好的内侧半月板同种异体移植物，高强度缝线穿过骨锚，牵引缝线扎在半月板中间部位边缘

根附着处。在鹅足的正上方做一个小切口来钻取骨隧道，钝性分离皮下脂肪组织后，在缝匠肌的前缘切开浅筋膜。拉开鹅足，暴露关节囊和腓肠肌内侧头，在腓肠肌内侧头和关节囊之间置入撑开器便于之后取出移植物缝线。同时可将半月板缝线扎到后内侧关节囊固定其大致位置，在关节镜检查之前这样做将减少液体外渗扭曲组织平面的可能，并使手术解剖更容易。

半月板床准备

　　这对于所有技术都是类似的。为了尽量减少移植半月板"挤压"，从前部到后部边缘保留了 2 mm 的残留即典型的"红区"，并通过半月板周围滑膜磨损和打孔进一步刺激愈合反应（图 23.5）。使用标准关节镜半月板打孔器和直角打孔器有助于完整切除半月板周缘。

　　如果膝关节内侧间室较紧可采取多种方法扩大手术视野。首先，用一根 18G 针头松解内侧副韧带（MCL）。此步骤在关节镜直视下进行，将针头多次穿过韧带的半月板股骨部分，同时施加轻微的外翻应力，可以看到间隙逐渐打开。为了到达内侧半月板后根附着部，也可以将膝关节置于内翻位。在内侧平台较宽的情况下，可将胫骨平台最内侧的部分作为支点来打开间隙。如果仍然难以看到后角附着点，可以用刨刀清除 PCL 后内侧束下的滑膜。最后，有必要的话可在 MFC（股骨内侧髁）上进行薄的后

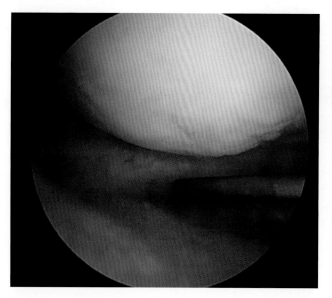

图 23.5　半月板周围使用打孔器打孔形成微骨折，以增强炎症和出血，改善愈合反应

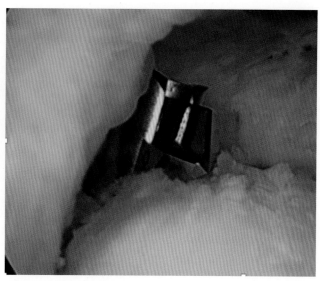

图 23.6　9 mm 原位翻转切割器，10 mm 深的后根插孔

部"迷你"切口成形术，并用磨钻去除胫骨髁间嵴内侧。

使用带有弧度的射频刀头易于清理后根和前根附着部位的软组织，以避免在插入挤压物时软组织撞击。后根插入点位于胫骨嵴的正后方，前根插入点位于 ACL 胫骨起点正前方。

插孔准备

穿过前内侧入路将半月板后根专用钻孔导向器（Smith and Nephew Inc. Andover, MA）定位在后根附着部位，邻近 PCL，位于关节表面下方，稍微位于胫骨平台内侧最后面的位置。引入 2.7 mm 导针，在其上放置钻头套管，并将其插入胫骨干骺端前内侧。然后取下 2.7 mm 导钻，插入 9 mm 的环钻（图23.6）。这是根据制造商的技术钻取的 10 mm 深的插孔。必须清除插孔开口处的软组织，以避免在插塞过程中产生撞击。然后将缝线穿过套管并通过前内侧入口取出。接下来，在半月板中部和后部 2/3 的交界处，使用 18G 针头将一圈 0 号 PDS 缝线从外向内将半月板引入关节腔，并从前内侧入口取出（图23.7）。接着钻去前根插孔，插入 2.7 mm 导针后，使用环钻按照相同的步骤操作。或者，可以在导针上安装 4.5 mm 的钻头，形成一个小的软组织骨隧道，

将较长的前根拉入其中。然后，将通过的缝线再次引到隧道中，并从前内侧入口取出。

技术要点

为了避免缝线和前内侧入口通道内软组织缠绕，使用抓线器将关节外面的后根缝线送入关节腔。进入关节腔后将缝线放下，抓住中间缝线，然后将抓线器拉出关节腔，确认无软组织桥或缠结后将缝线放入关节腔内。前方的缝线同理，这个过程可以重复进行，直到没有缠绕的缝线并且缝线在开口通道内轻松出入。也可以使用软组织导管，但根据作者的经验，这通常会占用很大的空间，而且移植物很难通过。

移植物置入

移植物方向保持在膝关节内侧拉入关节腔（图23.8）。后部和中部缝线首先穿入关节腔。然后通过对两条缝线的依次牵引，将移植物通过前内侧入口缓慢拉入关节腔内。可将关节镜插入前外侧入口，并使用探钩将 PCL 下的骨锚推至后内侧。然后将骨锚定位在适当的位置，拉入插孔（图23.9）。随着移植物复位，前根也进入关节腔内，将骨锚或

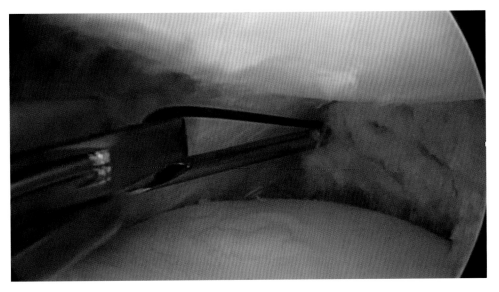

图 23.7　18G 针头带 PDS 缝线（内侧 MAT 术中见）进入膝关节腔，引移植物中部缝线以帮助移植物通过

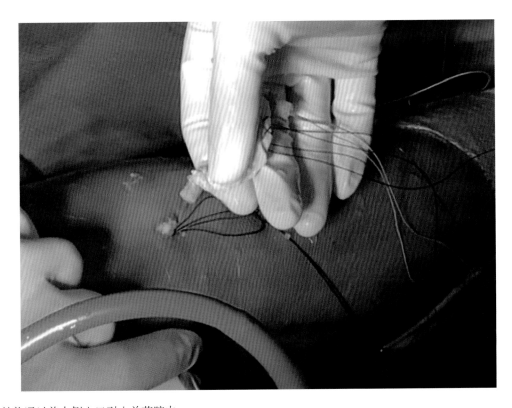

图 23.8　移植物通过前内侧入口引入关节腔内

软组织插入物分别拉入其插孔或隧道。如果尺寸不匹配，则首先确保后根插入物符合解剖学要求。然后，可以利用前部插入物在移植物上提供适当的张力 / 平衡。最后分别将前、后缝线系在皮质 Button 上固定。

移植物的固定

我们倾向于在半月板后 1/3 使用半月板全内缝合装置，在前、中 1/3 处采用由内向外缝合。首先缝合中间 1/3，以避免将移植物推得太靠后并破坏结构

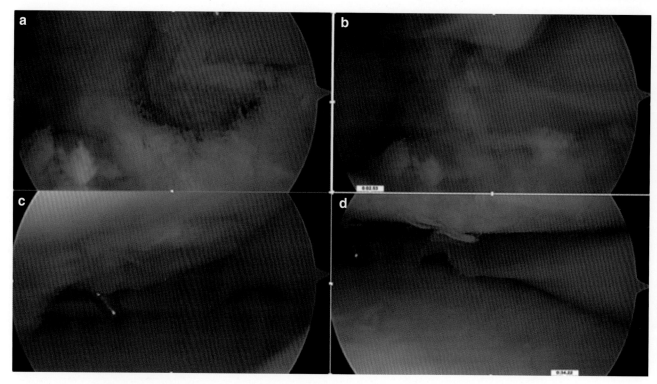

图 23.9　将后骨锚缩入后插孔（a、b），通过中间牵引缝线将移植物收紧至边缘（c、d）

平衡。使用特制的半月板缝合套管，在上表面和下表面分别用 2-0 缝线（Arthrex Inc. Naples，FL）以垂直褥式的方式缝合。通常首先将两根缝线放置在中间 1/3 处，然后完成后 1/3 的固定。两个标准的弧形 Fast-Fix 360 缝合装置（Smith and Nephew PLC.，Andover，MA，USA）以垂直褥式方式放置在相距约 1.5 cm 的上表面上。然后将另一个反向的弧形装置放置在下表面上，再次以垂直褥式方式放置在两根上缝线之间。由内而外缝合半月板的其余部分，从内侧切口取出并绑在关节囊上。至此，半月板上表面有两根缝线，下表面有一根缝线，最终每个移植物上平均有 8 根由内而外的缝线和 3 个缝合装置（图 23.10）。

最后，如果需要的话，将中间的缝线合并，并利用在胫骨近端边缘的骨锚进行加强缝合。缝合固定时，建议在关节镜下观察移植物，以确保该缝线的张力适当，避免导致移植物的挤压，继而发生缝线或骨锚的错位。

外侧 MAT

外侧 MAT 根部附着的 3 种基本技术：全软组织，骨锚和开槽技术。虽然在内侧 MAT 情况下最好使用骨锚，但开槽技术在外侧 MAT 中越来越受欢迎[12,22,26,38]。这是由于内侧半月板和外侧半月板之间有一些重要的解剖差异。由于外侧半月板的前后根

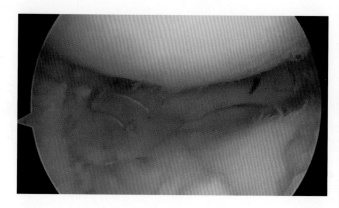

图 23.10　利用混合固定技术缝合半月板移植物；所有内缝线都位于后 1/3，由内而外的缝线位于前、中 1/3

非常接近（根据解剖学研究，只有6～10 mm），因此适合使用单个骨块[9]。此外，外侧MAT的骨槽位于切口的稍偏外侧，因此在既往或同时进行ACL重建的情况下不太可能干扰胫骨管[22,26]。作者首选开骨槽的方法进行外侧MAT，因此本节将重点介绍该技术的步骤和技术要点。

移植物的准备

在开始手术之前，应检查半月板移植物，以确保适当的组织匹配和质量。首先，确认膝关节的内外侧和半月板大小。其次，检查胫骨髁间嵴处是否有足够的骨质（即深度和高度）。最后，确保半月板根部和胫骨外周附件在准备过程中没有受损。一旦移植物被认为适合移植，分别用"A"和"P"标记前角和后角，并标记"TOP"以确保移植物在移植过程中正确的方向。

在开始准备移植物时，需用尖刀从半月板连接处分离半月板胫骨附着物。须在移植的同时进行分离，否则附着物在获取后容易萎缩和扭曲变形。该步骤必须小心操作，以免分离过程中伤及半月板根部。外侧半月板明显小于内侧半月板，其后根仅有28.5 mm²，且极易在分离过程中受到损伤[9]。外侧半月板前根长而薄，通常与前交叉韧带胫骨附着处连接紧密。

半月板的体部必须完整地分离，进而垂直翻转，暴露截骨术野。精细而准确的截骨是该手术中最为关键的步骤。尽管可以进行徒手截骨，但是我们更倾向推荐在器械辅助下截骨（Conmed, Utica, NY）。移植物置于截骨器械上，用螺钉固定牢靠（图23.11）。利用开槽导向器，沿半月板根部的内缘和外缘分别进行垂直方向的截骨（图23.12），两个切

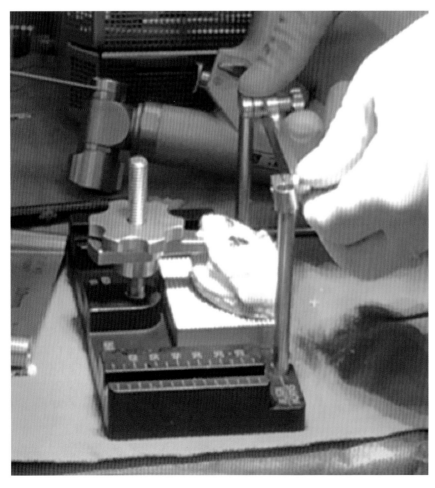

图23.11　半月板移植物安装到截骨器械上，并用螺钉从关节表面上固定。螺钉会因摆锯的振动而松动，在截骨过程中必须经常检查，确保螺钉牢靠固定

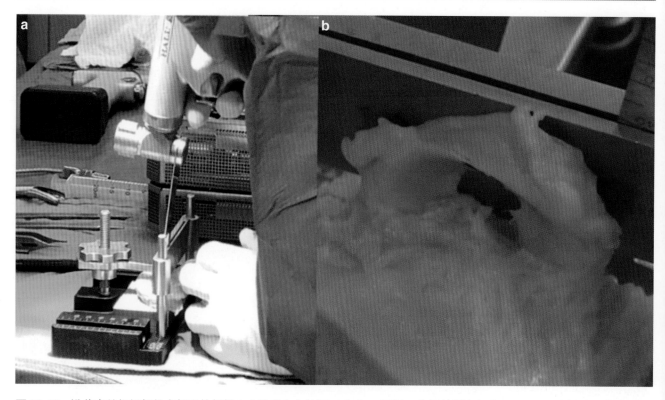

图 23.12 沿着半月板根部的内侧和外侧做 2 个垂直方向的切口（a）。两切口之间的距离仅为 10 mm，必须注意不要损坏半月板根部（b）

口之间的距离（即骨块宽度）约为 10 mm。在截骨过程中，需要特别注意螺钉会因摆锯的振动而松动，必须经常检查以确保移植物固定牢靠。垂直方向的截骨完成后，在距离移植物上缘约 10 mm 的深度进行水平截骨。用 2 号高强度缝线在移植物前 2/3 与后 1/3 处进行垂直褥式缝合（大概位置在腘肌腱裂孔处）。

技术要点

若胫骨嵴明显突出，以其为参考进行水平方向截骨，会导致半月板移植物上截骨过多。为了减少截骨过多，在进行水平截骨之前，在半月板前、后根下缘 10 mm 处进行标记。

关节镜探查和移植物着床

合适的关节镜入路是非常重要的，既能方便半月板移植物着床前的准备，又有利于移植物的置入

和固定。前外侧入路尽可能靠前和靠上（靠近髌骨韧带）。该入路方便从最佳位置切除外侧半月板前角，并建立骨隧道。标准的前内侧入路能很便捷地完成移植物固定。

常规进行关节镜检查，并且评估膝关节外侧间室表面软骨情况。精准地评估关节软骨损伤的程度，对是否进行 MAT 有决定性的作用。在中至重度的膝骨性关节炎（Outerbridge Ⅲ / Ⅳ 级）患者中进行 MAT，失败率较高[16,23]。术中一旦决定进行 MAT，必须将残留的外侧半月板修复成形至边缘稳定。保存残留的自体半月板边缘，有益于降低移植物挤压的风险（图 23.13）[2,33]。将残留的半月板边缘用刨刀修补成形，使其新鲜化，清理过程中避免损伤腘肌，以免术后在关节囊形成永久瘢痕。在大多数情况下半月板前角是完整的，因此处理起来较为棘手。在前外侧建立的观察入路，能提供很好的术野。准备15 号刀片或者 90° 半月板钳和刨刀，有助于清理术区。也可以在术中使用射频刀，但应谨慎，注意保护关节软骨。

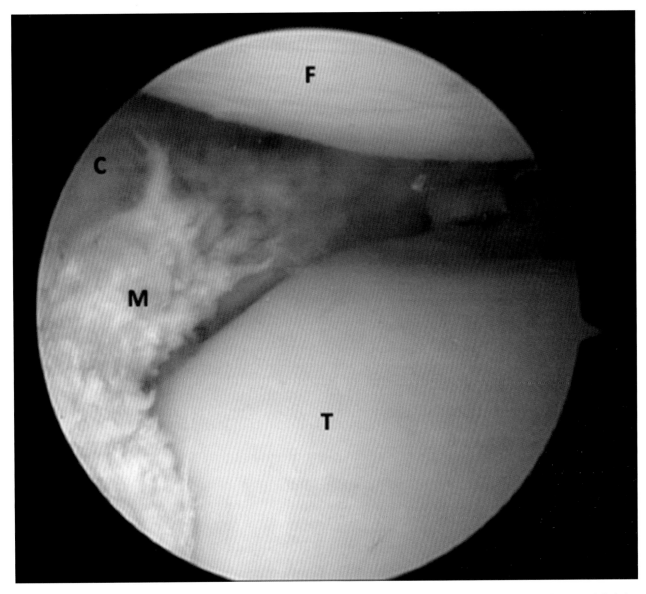

图 23.13　关节镜视角下的膝关节外侧间室以及残存的半月板（F，股骨髁；T，胫骨平台；M，半月板边缘；C，关节囊）。残存半月板清理至"红区"，保留边缘有助于降低移植物挤压风险

胫骨侧骨槽

合适的胫骨侧骨槽是确保移植物能恰当嵌入和 MAT 成功的重要操作。需要将前外侧入路向远端延长 3～4 cm。4 mm/4.5 mm 的椭圆锉在胫骨髁间嵴外侧开凿骨槽（图 23.14）。该凹槽应平行于矢状面，并应注意避免损坏前交叉韧带。然后使用导向器在凹槽下钻一个 8～10 mm 深的骨隧道（图 23.16）。骨隧道不能贯通，应保留胫骨后缘骨皮质的 3～5 mm，以保护神经血管束并防止骨块的后移。用锉刀制作一个燕尾形凹槽，该凹槽刚好突破关节表面，以使半月板根部进入关节。用骨锉将凹槽边缘打磨光滑并处理移植通道（图 23.15）。

技术要点

骨槽的制作应当稍微深一些，骨质有轻微的凹陷，这样能避免移植物嵌入后过高，造成股骨外侧髁撞击并损坏关节表面软骨。

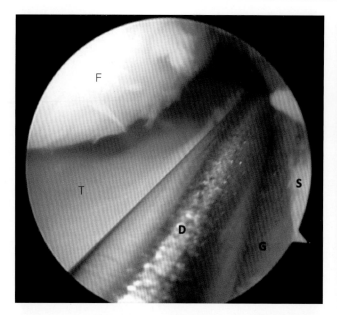

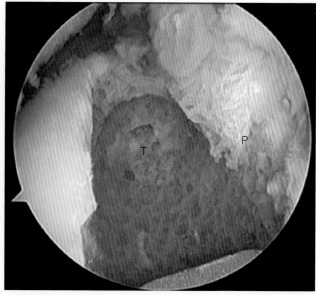

图 23.14　使用椭圆锉沿胫骨髁间嵴（S）的外侧制作骨槽（G）。骨槽的方向应平行于矢状面。将用于制作胫骨隧道的钻孔导轨（D）置于凹槽中。F，股骨髁；T，胫骨

图 23.15　带有胫骨后侧皮质骨（P）的胫骨槽。保留胫骨后侧皮质骨皮层可防止移植物移位并保护后侧的神经血管束。T，胫骨平台

移植物的嵌入

手术过程中在前外侧放置撑开器，从胫骨近端清除所有软组织，使胫骨槽沟清晰可见。由外侧副韧带的后方到股二头肌的前方取 4 ～ 6 cm 长的纵向切口，切口的 1/3 位于关节线的近端，2/3 位于关节线下方。从腓肠肌外侧头与后关节囊之间的间隙，

插入撑开器或刮匙以保护神经血管束并便于后期缝合。将特制套管对准腘肌腱裂孔前侧，缝线穿入后经后外侧切口穿出。该缝线的作用是将移植物拉入关节内，同时将骨块插入槽中。外翻膝关节有助于增加外侧间室的空间，利于移植物的进入。半月板上的标记用于确保移植物的方向正确，因为移植物进入关节腔的过程中经常发生翻转。确保半月板根部与股骨外侧髁和前交叉韧带处于适当位置也很重

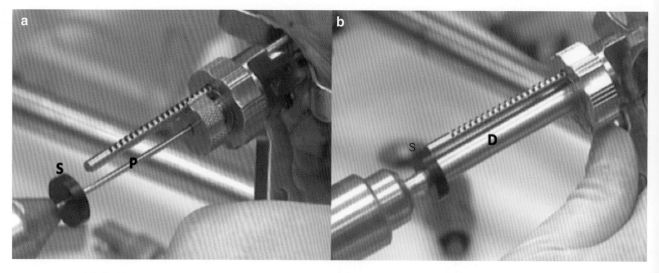

图 23.16　用于制作胫骨骨槽的钻孔导向器包括导针（P）和带深度挡块（S）的 8 ～ 10 mm 空心钻头（D）

要。如果半月板位置太靠前，可能需要再切除后侧骨皮质并重新嵌入移植移。

移植物固定

已经有多种缝合方法将半月板移植物固定在外侧间室。研究表明，垂直褥式缝合最稳固，因此被当作金标准[2,22,26,35]。用特制套管将2号Hi-F(Conmed, Utica, NY)缝线以交替方式放置在半月板的上表面和下表面，这一步可能是MAT中技术要求最高的部分，充分利用手术团队的技能至关重要。通常，主刀医生将操纵关节镜并定位特制套管位置，一助或器械护士将缝线插入套管，二助经后外侧切口将缝线穿出，并将其缝合在关节囊上。手术视野暴露清楚对于避免腓神经损伤至关重要。我们建议先固定后角，再固定前角，以确保移植物的最佳贴合度。全内半月板缝合系统有助于固定后角的最内侧。在这个位置缝合时必须小心，因为腘神经血管束仅位于外侧半月板后根后方1.5～2.0 cm处。经前外侧关节镜切口由外而内缝合固定半月板前角（图23.17）。

文献中，对于MAT中所需的最佳缝线数量存在争议。与内侧半月板不同，外侧半月板与腘肌腱裂孔或外侧副韧带（LCL）没有附着，因此与关节囊的连接较少。因此，外侧半月板表现出更高的活动能力，并已被证明在膝关节活动范围内可达11.2 mm[31]。这使得外侧半月板能够与胫骨、股骨的活动保持一致，同时保护其免受剪切应力及其他损伤。因此，必须注意不要将外侧半月板缝合得太紧，因为这会改变外侧间室的自然运动状态并增加移植失败的风险。因此，我们建议使用不超过5～10根缝线来固定半月板移植物。一些作者在半月板根部附近只缝了两针，但大多数研究主张总共缝合6～10针[2,38]。还需要进一步的研究来确定优化结果所需的确切数量。

MAT 及同期手术

近50%的MAT与其他保膝手术同时进行。在这些情况下，可能需要对手术步骤进行调整，以避免损害移植的半月板。表23.1展示了前交叉韧带重建、截骨矫形术、软骨修复术作为同期手术时，MAT操

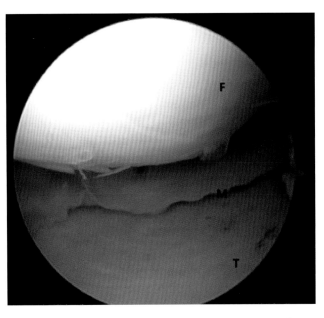

图23.17 同种异体半月板移植物（M）已固定在位，采用垂直褥式缝合方法固定。F，股骨髁；T，胫骨平台

作步骤的调整（表23.1）。

术后康复

与所有移植物术后康复相同。一般来说，如果MAT作为同期手术进行，那么它对术后患者膝关节的负重和运动范围状态有决定性的作用。术后6周内，最主要的是双下肢部分负重，避免膝关节过度张力损伤半月板根部。铰链式膝盖支具将膝关节活动范围限制在0～90°范围内，以避免屈膝超过90°时移植物过度平移。从第6周开始，患者在支架的帮助下进行可以耐受的负重锻炼。鼓励膝关节全方位运动，但是，术后3个月内不允许进行超过90°的负重深蹲。从第3个月后开始，进行一般神经肌肉再训练，直到术后6个月后才允许进行弹跳运动。虽然随后可以重新引入轻度慢跑，但由于存在移植物损伤和失败的风险，通常不鼓励接触性旋转运动。

预后

已经发表的诸多论文中，概述了MAT后的结果，并随访了至少20年。然而，大多数是Ⅲ级和Ⅳ级研究，在移植物选取、手术技术、同期手术和测

表 23.1　MAT 及其同期手术的顺序

同期手术	内侧 MAT	外侧 MAT
前交叉韧带重建	1. 半月板床预制和胫骨槽 / 骨隧道制作 2. 前交叉韧带通道制作 3. 半月板移植物通过和固定 4. 前交叉韧带通过和固定	1. 前交叉韧带股骨隧道制作 2. 半月板床预制和胫骨隧道制作 3. 半月板移植物通过和固定 4. 前交叉韧带胫骨刀制作（穿过半月板骨块） 5. 前交叉韧带通过和固定
截骨矫形术	1. 软组织清理（通常为内侧开口 HTO，因此内侧入路和内侧副韧带松解有助于 MAT） 2. 半月板床预制 3. 截骨和安装接骨板 4. 半月板胫骨侧骨槽 / 骨隧道制作 5. 半月板移植物通过和固定	1. 半月板床预制和胫骨隧道制作 2. 半月板移植物通过和固定 3. 截骨和安装接骨板（若行 HTO，务必在骨槽远端截骨，避免骨折加剧和 MAT 不稳定）
关节镜下软骨修复术	1. 半月板床预制和胫骨槽 / 骨隧道制作 2. 处理骨缺损 3. 半月板移植物通过和固定 4. 软骨修复成形术	1. 半月板床预制和胫骨槽 / 骨隧道制作 2. 处理骨缺损 3. 半月板移植物通过和固定 4. 软骨修复成形术
软骨修复术	1. 半月板床预制和胫骨槽 / 骨隧道制作 2. 半月板移植物通过和固定 3. 切开处理软骨缺损 4. 软骨修复成形术	1. 半月板床预制和胫骨槽 / 骨隧道制作 2. 半月板移植物通过和固定 3. 切开处理软骨缺损 4. 软骨修复成形术

量的结局方面存在显著的异质性。在构成失败的内容上甚至存在差异，最常见的定义是摘除了异体半月板移植物或转换为关节置换术[21]。Novaretti 等[21]在 2019 年的一项系统评价评估了 658 例患者（688 名 MAT），发现 10 年的平均生存率为 73.5%，15 年的平均生存率为 60.3%。此外，两项研究报告，19 岁和 24 岁的总生存率分别为 50% 和 15.1%。De Bruycker 等[3]对 3157 例 MAT 进行了 Meta 分析，平均随访时间为 5.4 年，总生存率为 80.9%。年龄增长和 BMI 被发现是不良结局的预测因素。骨性关节炎也与患者主诉的结局较差相关[16]。Parkinson 等[23]根据软骨磨损的存在对 125 例 MAT 进行了亚组分析。他们发现，没有或部分软骨磨损的患者比双股骨髁全层软骨丢失的患者失败风险低 85%。然而，单个的孤立全层软骨缺损的存在对手术效果无影响，前提是在手术时适当处理软骨缺损。Saltzman 等[28]进行的队列研究，比较了无软骨缺陷 MAT 患者和同时接受软骨修复手术的患者（软骨缺损平均大小为 4.4 cm^2），并且显示组间结果没有差异。事实上，同期手术通常不会影响 MAT 后患者报告的结局。一项系统评价显示，单纯 MAT 与 MAT 联合截骨、

韧带重建或软骨操作的患者，结局无差异[14]。外侧和内侧 MAT 在存活方面似乎相同。Bin 等[1]进行了一项 Meta 分析，比较了至少 5 年随访中 287 例内侧 MAT 和 407 例外侧 MAT 的结果，他们在总体生存率方面没有差异。然而，外侧 MAT 组的疼痛和 Lysholm 评分明显更高。

关于半月板根部最佳的固定技术，文献中存在很多争论。最常用的技术包括仅缝合、骨锚和骨槽。2015 年一项针对 IMReF 外科医生的实践调查显示，74% 的医生在 MAT 时更喜欢使用骨固定（内侧用骨锚和外侧用骨槽），26% 使用仅缝合技术[6]。迄今为止，证据还无法确定何种技术效果最佳。在 De Bruycker 等的 Meta 分析中[3]，54% 的 MAT 使用仅缝合固定进行，37% 使用骨锚技术，9% 没有报告。作者发现所采用的手术技术与总体生存率或患者报告的结局之间没有相关性。Rosso 等[27]进行的含 1666 例 MAT 的另一项 Meta 分析也显示，仅缝合和骨锚技术之间的结果没有差异。Koh 等[13]进行的一项队列研究将接受外侧 MAT 和锁孔骨锚技术的患者与接受关节镜下仅缝合固定的患者进行了比较。他们使用术后 MRI 来评估移植物的状态，并排除了所有随访少于

2 年的患者以及接受任何同期手术的患者。该研究显示，患者报告的结局、生存率或并发症没有任何差异。

尽管 MAT 通常被认为是一种挽救性手术，并且在运动需求旺盛的患者中不提倡使用，但由于有符合条件的年轻患者和高活动水平患者，促使对术后患者重返运动的研究。Zaffagnini 等[37] 回顾了 89 例接受 MAT 的活跃患者，平均随访时间为 4.2 年，发现 74% 的患者能够在术后平均 8.6 个月恢复运动。此外，49% 的人能够恢复到受伤前的水平。在一系列接受 MAT 的 12 名职业足球运动员中，92% 的人回到了足球场，75% 的人回到了职业水平上。从手术到首次比赛的平均时间为 10.5 个月[17]。一项系统评价纳入了 9 项研究，这些研究评估了接受 MAT 的积极患者重返运动的结局，结果显示总体运动回归率为 77%。2/3 的人能够回到术前同一水平上比赛[7]。尽管这些结果很有希望，但恢复高水平体育运动，特别是激烈对抗的运动，仍然是一个有争议的问题，应该根据具体情况进行评估。

最后，MAT 是一个复杂的程序，存在许多潜在的并发症。最常报告的并发症包括同种异体移植撕裂（11.1%）、关节纤维病（3.6%）和感染（2.0%）[21]。移植物挤压也是一个常见的问题，一项研究报告了在 10 年随访中，几乎所有 MAT 术后 MRI 都有一定程度的挤压[33]。尽管移植物挤压的患病率很高，但其临床意义仍有待充分阐明。目前的证据并未揭示移植挤压与患者结局之间的相关性[15,33]。Lee 等[15] 最近的一项研究对 45 例 MAT 进行了分析，平均随访时间为 12.3 年，分为挤压（> 3 mm）和非挤出（< 3 mm）组。主要结局包括 Lysholm 评分，以及负重位 X 线片上的关节间隙变窄程度。尽管移植物挤压组的关节间隙狭窄显著增加，但在最终随访时 Lysholm 评分没有差异。有必要进行进一步的研究，以更好地了解移植物挤压的影响以及如何努力减低。

利益冲突

作者声明与本手稿内容没有利益冲突。

参考文献

[1] Bin SI, Nha KW, Cheong JY, Shin YS. Midterm and long-term results of medial versus lateral meniscal allograft transplantation: a meta-analysis. Am J Sports Med. 2018;46(5):1243–1250.

[2] Chahla J, Olivetto J, Dean CS, Serra Cruz R, LaPrade RF. Lateral meniscal allograft transplantation:the bone trough technique. Arthrosc Tech. 2016;5(2):e371–e377.

[3] De Bruycker M, Verdonk PCM, Verdonk RC. Meniscal allograft transplantation: a meta-analysis. SICOT J. 2017;3:33.

[4] Dienst M, Greis PE, Ellis BJ, Bachus KN, Burks RT. Effect of lateral meniscal allograft sizing on contact mechanics of the lateral tibial plateau: an experimental study in human cadaveric knee joints. Am J Sports Med. 2007;35(1):34–42.

[5] Fukubayashi T, Kurosawa H. The contact area and pressure distribution pattern of the knee. A study of normal and osteoarthrotic knee joints. Acta Orthop Scand. 1980;51(6):871–879.

[6] Getgood A, LaPrade RF, Verdonk P, Gersoff W, Cole B, Spalding T, et al. International meniscus reconstruction experts forum (IMREF) 2015 consensus statement on the practice of meniscal allograft transplantation. Am J Sports Med. 2017;45(5):1195–1205.

[7] Grassi A, Bailey JR, Filardo G, Samuelsson K, Zaffagnini S, Amendola A. Return to sport activity after meniscal allograft transplantation: at what level and at what cost? A systematic review and metaanalysis. Sports Health. 2019;11(2):123–133.

[8] Harris JD, Cavo M, Brophy R, Siston R, Flanigan D. Biological knee reconstruction: a systematic review of combined meniscal allograft transplantation and cartilage repair or restoration. Arthroscopy. 2011;27(3):409–418.

[9] Johnson DL, Swenson TM, Livesay GA, Aizawa H, Fu FH, Harner CD. Insertion-site anatomy of the human menisci: gross, arthroscopic, and topographical anatomy as a basis for meniscal transplantation. Arthroscopy. 1995;11(4):386–394.

[10] Kaleka CC, Netto AS, Silva JC, Toma MK, de Paula Leite Cury R, Severino NR, et al. Which are the most reliable methods of predicting the meniscal size for transplantation? Am J Sports Med. 2016;44(11):2876–2883.

[11] Kettelkamp DB, Jacobs AW. Tibiofemoral contact area–determination and implications. J Bone Joint Surg Am. 1972;54(2):349–356.

[12] Khetia EA, McKeon BP. Meniscal allografts: biomechanics and techniques. Sports Med Arthrosc Rev. 2007;15(3):114–120.

[13] Koh YG, Kim YS, Kwon OR, Heo DB, Tak DH. Comparative matched-pair analysis of keyhole boneplug technique versus arthroscopic-assisted pullout suture technique for lateral meniscal allograft transplantation. Arthroscopy. 2018;34(6):1940–1947.

[14] Lee BS, Kim HJ, Lee CR, Bin SI, Lee DH, Kim NJ, et al. Clinical outcomes of meniscal allograft transplantation with or without other procedures: a systematic review and meta-analysis. Am J Sports

Med. 2018;46(12):3047–3056.

[15] Lee SM, Bin SI, Kim JM, Lee BS, Lee CR, Son DW, et al. Long-term outcomes of meniscal allograft transplantation with and without extrusion:mean 12.3-year follow-up study. Am J Sports Med. 2019;47(4):815–821.

[16] Mahmoud A, Young J, Bullock-Saxton J, Myers P. Meniscal allograft transplantation: the effect of cartilage status on survivorship and clinical outcome. Arthroscopy. 2018;34(6):1871–1876 e1871.

[17] Marcacci M, Marcheggiani Muccioli GM, Grassi A, Ricci M, Tsapralis K, Nanni G, et al. Arthroscopic meniscus allograft transplantation in male professional soccer players: a 36-month follow-up study. Am J Sports Med. 2014;42(2):382–388.

[18] Markolf KL, Mensch JS, Amstutz HC. Stiffness and laxity of the knee--the contributions of the supporting structures. A quantitative in vitro study. J Bone Joint Surg Am. 1976;58(5):583–594.

[19] McConkey M, Lyon C, Bennett DL, Schoch B, Britton C, Amendola A, et al. Radiographic sizing for meniscal transplantation using 3-D CT reconstruction. J Knee Surg. 2012;25(3):221–225.

[20] Musahl V, Citak M, O'Loughlin PF, Choi D, Bedi A, Pearle AD. The effect of medial versus lateral meniscectomy on the stability of the anterior cruciate ligament-deficient knee. Am J Sports Med. 2010;38(8):1591–1597.

[21] Novaretti JV, Patel NK, Lian J, Vaswani R, de Sa D, Getgood A, et al. Long-term survival analysis and outcomes of meniscal allograft transplantation with minimum 10-year follow-up: a systematic review. Arthroscopy. 2019;35(2):659–667.

[22] Noyes FR, Heckmann TP, Barber-Westin SD. Meniscus repair and transplantation: a comprehensive update. J Orthop Sports Phys Ther. 2012;42(3):274–290.

[23] Parkinson B, Smith N, Asplin L, Thompson P, Spalding T. Factors predicting meniscal allograft transplantation failure. Orthop J Sports Med. 2016;4(8).

[24] Pollard ME, Kang Q, Berg EE. Radiographic sizing for meniscal transplantation. Arthroscopy. 1995;11(6):684–687.

[25] Prodromos CC, Joyce BT, Keller BL, Murphy BJ, Shi K. Magnetic resonance imaging measurement of the contralateral normal meniscus is a more accurate method of determining meniscal allograft size than radiographic measurement of the recipient tibial plateau. Arthroscopy. 2007;23(11):1174–1179 e1171.

[26] Rodeo SA. Meniscal allografts–where do we stand? Am J Sports Med. 2001;29(2):246–261.

[27] Rosso F, Bisicchia S, Bonasia DE, Amendola A. Meniscal allograft transplantation: a systematic review. Am J Sports Med. 2015;43(4):998–1007.

[28] Saltzman BM, Meyer MA, Leroux TS, Gilelis ME, Debot M, Yanke AB, et al. The influence of fullthickness chondral defects on outcomes following meniscal allograft transplantation: a comparative study. Arthroscopy. 2018;34(2):519–529.

[29] Seedhom BBHD. Transmission of the load in the knee joint with special reference to the role in the menisci. Eng Med. 1979;8:220–228.

[30] Stone KR, Freyer A, Turek T, Walgenbach AW, Wadhwa S, Crues J. Meniscal sizing based on gender, height, and weight. Arthroscopy. 2007;23(5):503–508.

[31] Thompson WO, Thaete FL, Fu FH, Dye SF. Tibial meniscal dynamics using three-dimensional reconstruction of magnetic resonance images. Am J Sports Med. 1991;19(3):210–215; discussion 215–216.

[32] Verdonk PC, Demurie A, Almqvist KF, Veys EM, Verbruggen G, Verdonk R. Transplantation of viable meniscal allograft. Survivorship analysis and clinical outcome of one hundred cases. J Bone Joint Surg Am. 2005;87(4):715–724.

[33] Verdonk PC, Verstraete KL, Almqvist KF, De Cuyper K, Veys EM, Verbruggen G, et al. Meniscal allograft transplantation: long-term clinical results with radiological and magnetic resonance imaging correlations. Knee Surg Sports Traumatol Arthrosc. 2006;14(8):694–706.

[34] Verdonk R, Kohn D. Harvest and conservation of meniscal allografts. Scand J Med Sci Sports. 1999;9(3):158–159.

[35] Woodmass JM, Johnson NR, Levy BA, Stuart MJ, Krych AJ. Lateral meniscus allograft transplantation:the bone plug technique. Arthrosc Tech. 2017;6(4):e1215–e1220.

[36] Yoon JR, Kim TS, Lim HC, Lim HT, Yang JH. Is radiographic measurement of bony landmarks reliable for lateral meniscal sizing? Am J Sports Med. 2011;39(3):582–589.

[37] Zaffagnini S, Grassi A, Marcheggiani Muccioli GM, Benzi A, Roberti di Sarsina T, Signorelli C, et al. Is sport activity possible after arthroscopic meniscal allograft transplantation? Midterm results in active patients. Am J Sports Med. 2016;44(3):625–632.

[38] Zhang Y, Hou S, Li L, Zhong H, Zhang Y, Luo D, et al. Arthroscopic techniques and instruments for meniscal allograft transplantation using the bone bridge in trough method. Exp Ther Med. 2019;17(2):1351–1359.

第 24 章 关节软骨的基础和现状

Hyuk-Soo Han, Du Hyun Ro

摘要

关节软骨具有独特的结构和生物力学特性，从而在人的一生中发挥负重、无摩擦运动等固有作用。它由具有特定功能的细胞、软骨细胞和大量细胞外基质组成。细胞外基质受各种细胞因子和生长因子的调节。关节软骨具有黏弹性，能够对应力和负荷做出不同的反应。依据关节软骨损伤的深度可分为 3 种不同的类型，每种类型的损伤有不同的愈合过程和预后。然而，关节软骨自身的愈合能力不足以使损伤完全恢复。与原生软骨不同，创伤修复后形成的关节软骨随时间会不断发生退变。目前，尚无法形成与原生软骨生物力学特性相似的透明软骨。了解关节软骨的特殊结构和生物力学是满足这些需求的基础。

关键词

关节软骨，软骨细胞，胶原蛋白，细胞外基质，蛋白聚糖，软骨损伤，软骨修复

概述

关节软骨具有独特的解剖和生物力学特性，从而发挥其固有的作用，如负重、辅助关节活动以及承受运动过程中的反复力学负荷。它由一定数量的软骨细胞和大量细胞外基质组成，软骨细胞位于细胞外基质的陷窝内，基质由胶原蛋白、蛋白聚糖和水分组成[1]。

在人的一生中，尽管关节软骨可以承受很大范围的负荷，但随着年龄的增长，软骨损伤可能在退行性骨性关节炎中发生，或由运动中急性或慢性创伤引起。近年来，创伤性软骨损伤在年轻运动员中越来越常见。对于这些年轻、活跃的患者，关节镜手术包括关节软骨修复或再生将是非常必要的。由于成人关节软骨的愈合能力有限，软骨病变往往不能自行愈合，可能进展为退行性关节炎。在特定条件下，或经过治疗后，关节软骨是可以修复的。然而，修复的组织在结构、力学性能和耐久性等方面通常与正常关节软骨不同。

本章讨论关节软骨的组成、结构、生物力学和损伤的基础与现状，将有助于关节软骨的临床实践和科学研究。

关节软骨的成分

关节软骨的功能是减少滑膜关节的摩擦，缓冲并将机械负荷传递至软骨下骨。关节软骨由软骨细胞和细胞外基质组成，进而发挥上述作用[1,3]。此外，关节软骨没有血管、淋巴及神经，这可使炎症和免疫反应降到最低，但也降低了关节软骨的自愈能力[1]。

关节软骨由特殊细胞、软骨细胞和大量的细胞外基质（ECM）组成。ECM 中 60% ~ 80% 为水分，10% ~ 20% 为胶原蛋白（主要是 II 型），4% ~ 7% 为蛋白聚糖，1% ~ 5% 为其他蛋白[1,3]。软骨细胞是软骨中唯一的细胞类型，对合成和维持 ECM 发挥着重要作用。

软骨细胞

软骨细胞是关节软骨中唯一的细胞类型，被 ECM 包裹在陷窝中（图 24.1）。一般认为，软骨细胞在生理情况下代谢活跃，但增殖能力低下[3]。软骨细胞由干细胞分化而来，包括多种组织源性间充质干细胞（MSC）[1,3]。关节运动或机械负荷产生的流体力可使滑液流过基质，为软骨细胞提供营养。此外，机械刺激可使机械压力传导至软骨细胞。因此，非必要长时间行关节固定或关节无负荷状态，会引起关节软骨退化或变薄[4-6]。

细胞外基质

细胞外基质是由 II 型胶原蛋白和蛋白聚糖（占关节软骨总重量的 10%～20%）形成的大型亲水孔隙网状结构，能够保留水分。水分占关节软骨体积的 60%～80%，在关节软骨内呈梯度分布，浅表部分水分含量较高，而深部水分含量较少。在外力的作用下，通过推动水分进出软骨基质，进而使软骨基质发生形变并承受负荷[1,3]。

ECM 的主要成分是 II 型胶原蛋白和蛋白聚糖。透明软骨的一个特点是 II 型胶原占主导（90%～95%），这与主要含有 I 型胶原[7]的修复性纤维软骨不同。胶原纤维形成网状结构，可以抵抗张力并固定蛋白聚糖[7-10]。X 型胶原与深部肥厚层的矿化有关[7-10]。蛋白聚糖是以蛋白质为核心，亲水性黏多糖链结合而成的大型 ECM 分子。蛋白聚糖具有高亲水性，能够调节基质的水分，进而使关节软骨具有抗压强度。多个蛋白聚糖（聚集蛋白）附着在透明质酸主链上，形成蛋白聚糖聚合体。黏多糖的主要类型有硫酸角质素、硫酸皮肤素和硫酸软骨素[7,8,10]。

ECM 的合成受各种细胞因子和生长因子的调控。促炎细胞因子，特别是白细胞介素（IL）-1β 和肿瘤坏死因子（TNF）-α 可导致关节软骨破坏[7]。转化生长因子-β（TGF-β）可以刺激 ECM 的合成，降低 IL-1β 和基质金属蛋白酶（MMPs）的分解代谢活性[7,11]。然而，TGF-β 也可抑制 II 型胶原合成[12]。成纤维细胞生长因子（FGF）可在关节损伤时刺激软骨细胞增殖和 ECM 合成[11]。胰岛素样生长因子-I（IGF-I）能刺激 DNA 和 ECM 的合成，降低基质分解代谢，但对老年和炎性关节软骨作用不大。由于对生长因子的反应还没有完全了解，因此在临床使用这些有效的生物制剂时应非常谨慎。

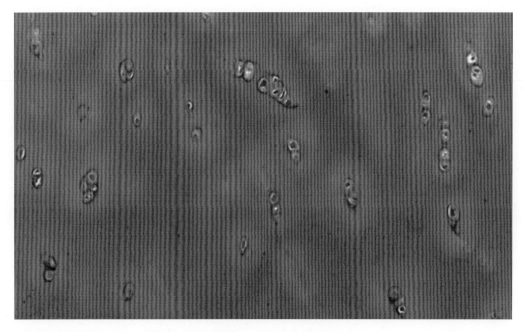

图 24.1 光镜下正常膝关节关节软骨。腔隙中可见软骨细胞（100×，番红染色）

结构

成人关节软骨的厚度为 2 ～ 5 mm，包含 3 层结构，由过渡性钙化软骨和软骨下骨（图 24.2）支撑。

表层由薄层胶原纤维覆盖，能够抵抗剪切力量（层间压力）[8]。表层的软骨细胞呈扁平状，能够分泌叫润滑素（也称为表层蛋白）的糖蛋白。它作为一种重要润滑剂，可从滑液中分离，对关节软骨起润滑作用。在表层中胶原蛋白和水分含量高，而蛋白聚糖含量低[1,3]。中层（过渡层）由较厚的斜行胶原纤维和圆形软骨细胞组成。能够将剪切力转换为压力。深层主要为垂直走行的胶原纤维和柱状软骨细胞，含水量最低，而蛋白聚糖含量最高[1,3]，这一层的主要功能是抵抗压缩载荷。潮线代表钙化软骨区上层的矿化边界。此层通过相互交错状的形状、X 型胶原和钙化的 ECM 将关节软骨锚定在软骨下骨。

生物力学

正常关节软骨表现出黏弹性，能够对应力和负荷做出不同的反应。行走时会产生缓慢负荷，关节软骨作为黏性材料可以对压力进行吸收[13]。然而，在跑步时的快速负荷作用下，关节软骨则像一个弹性垫发挥作用[13]。这种动态负荷作用于关节软骨，通过机械－电信号或机械传导信号影响软骨细胞代谢和 ECM 的合成或降解。关节软骨在结构完整性断裂后何时修复或恶化尚不完全清楚。

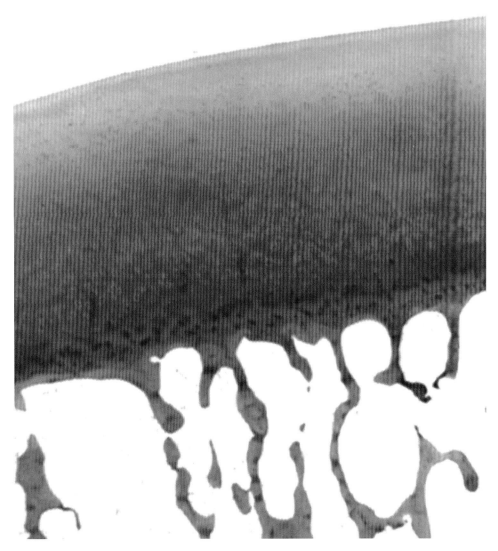

图 24.2　光镜下正常膝关节关节软骨。3 个带状层由移行钙化软骨层和软骨下骨支持（12.5×，番红染色）

关节软骨也具有双重功能；固态基质可以发生形变，从而增加接触面积，减少接触应力。通过液体渗出和吸收过程起到润滑作用，使得关节能够运动，并减少摩擦和磨损[8,14]。关节软骨的含水量高达80%。水分可通过机械压缩或梯度压力在软骨基质中流动[7,8,15]。关节软骨受压时的黏弹性是随时间变化的[8,14]。对软骨施加恒定的压缩力，可以观察到蠕变和应力松弛，这是由静水压和基质中水的流动引起的[8]。随着时间的推移，水流出基质，施加的负荷转移到蛋白聚糖–胶原基质，导致基质破坏。在生理条件下的循环加载过程中，不会发生固体基质的完全支撑[8,14]。

关节软骨在纯剪切力作用下的黏弹性与液体流动无关[8]，主要是由中间区域的胶原蛋白基质来承受剪切力。在退变软骨中，胶原基质在较大剪切力作用下会发生断裂，造成部分厚度的软骨缺损。此外，发生创伤时，过度的压力负荷会在软骨–软骨下骨界面引起剪切力，导致全层软骨缺损[7,8]。

在动物模型中，定期的跑步锻炼可以增加基质中的蛋白聚糖和整体软骨厚度[16]。体外研究的证据表明，在强度、持续时间和频率的生理范围内的机械信号具有强大的抗炎作用，可以抵消由 IL-1β 或 TNF-α 诱导的分解代谢信号[16]。此外，软骨损伤后，持续的被动运动有助于软骨修复。然而，根据个体和软骨状态，有助于维持软骨稳态的运动量是不同的。需要进一步的研究来检验和确定锻炼的效果。

关节软骨损伤

虽然关节软骨病变非常普遍（大约60%的关节镜检查可以发现），但病变的进展很少被报道[17,18]。大多数对于病变进展的影像学研究基于骨性关节炎患者，而不是单纯软骨缺损[18]。

关节软骨损伤可根据损伤深度分为3种不同类型：①深度达钙化层的单纯软骨病变；②涉及软骨下骨的软骨病变；③撞击造成的微小损伤。每种损伤类型都有不同的愈合反应和预后。损伤的大小和深度是重要影响因素，也受年龄、肥胖、韧带损伤或半月板损伤等因素影响[19-21]。

有报道显示，未成年个体软骨细胞在表浅区和深层区可进行复制。然而，在骨骺发育完全后，软骨细胞的有丝分裂活动很少被观察到。

在动物模型中，损伤附近的软骨细胞在 1～2 周内有丝分裂活跃，蛋白聚糖合成增加[22]。这种本身的愈合能力通常不足以使软骨完全恢复。虽然软骨内无血管，且修复能力有限，但软骨下骨有丰富的血液供应和外部细胞来源。因此，当软骨损伤累及软骨下骨时，其修复反应不同于单纯软骨损伤。

单纯软骨损伤

由于没有额外的细胞来源，成熟个体发生局限于基质内的软骨损伤时，很少能自发愈合[23,24]。表层部分软骨病变的修复依赖于损伤部位附近的软骨细胞。有趣的是，损伤区域许多存活的细胞随后会出现增殖反应，试图修复组织。虽然在存活的软骨细胞中Ⅱ型胶原和基质大分子合成增加（在损伤区外围增殖并形成簇状），但代谢和有丝分裂活性的增加是短暂的，之后合成速率回落到正常水平[3,25]。

尽管在滑液中发现了一些间充质干细胞，但由于软骨具有阻止细胞附着的特点，很难指望它能发挥很大的作用。

累及软骨下骨的软骨损伤

累及软骨下骨的关节软骨病变有不同的修复反应。骨髓间充质干细胞和外周血间充质干细胞可到达病灶并形成凝块，随后成为纤维软骨[26]。随后释放的细胞因子和生长因子进一步促进细胞迁移、增殖、向软骨细胞样细胞分化以及基质形成。到6～8 周，修复组织含有高比例的软骨细胞样细胞，它们能合成含有Ⅰ型、Ⅱ型胶原和蛋白聚糖的基质[3]。然而，这种内在修复形成的是含有大量Ⅰ型胶原的纤维软骨，而不是透明软骨[27,28]。同时，骨缺损内出现不成熟的骨组织，并通过软骨内骨化逐渐成熟，类似原先的骨组织，但软骨的组成与正常软骨不同。随后，基质的表面发生纤维变性，出现基质丢失。到12个月时，其余细胞通常呈现成纤维细胞的外观，周围基质主要由密集排列的Ⅰ型胶原纤维组成[3]。

撞击后修复

单次高强度撞击后关节软骨的反应不同于反复的中度撞击。高强度撞击后会出现软骨细胞凋亡、基质降解、表面纤维化和软骨下骨水肿[29]。在兔软骨损伤模型中，软骨区域内高达 34% 的软骨细胞发生凋亡，相比之下，基础软骨细胞凋亡率为 1%[30]。当撞击负荷超过一定阈值后，软骨可能从软骨下骨部分或全层脱落。反复损伤可使瘢痕增厚和软骨组织钙化，导致硬度增加和关节炎性改变[29]。然而，反复损伤在何时变得不可逆转，至今尚不清楚。

软骨组织的修复

对于单纯的关节软骨损伤，如何使具有天然软骨生物力学特性的透明软骨再生是骨科面临的巨大挑战之一。手术治疗包括关节镜清创术、关节磨损成形术、多次钻孔或软骨下骨微骨折、自体骨软骨移植、同种异体骨软骨移植和自体软骨细胞置入[31,32]。其中，再生过程显示软骨病变到纤维软骨的不完全愈合[31,32]。研究表明，修复过程开始于血凝块的形成，然后间充质细胞开始穿透纤维蛋白基质，几周后被血管化的瘢痕样组织完全取代[26]。然而，修复软骨的细胞通常呈成纤维细胞样形状。ECM 由致密无序的胶原纤维组成[31,32]。这种修复组织既没有纤维的弓形组织，也没有明确的软骨细胞带状分层。其生化组成确实更类似于纤维软骨而不是透明软骨[33]，其机械能力明显低于后者[34]。

随着时间的推移，纤维性修复软骨表现为蛋白聚糖含量的丢失和表面纤维化。修复组织中的胶原主要为 I 型。随后 1 年时间内，II 型胶原占主导地位，并持续富集，但 I 型胶原仍然作为修复组织的重要组成部分持续存在。修复的软骨不会完全和正常软骨一样[33]。此外，修复软骨的胶原纤维网络既不能扩展到原有组织中，也不能与原来的纤维混合[35]。软骨下骨也会发生病理改变，特别是骨囊肿形成[36]。修复软骨与天然软骨的这些特征差异可以解释修复软骨随时间而出现退变的原因[37]。

机械作用对软骨修复的影响

众所周知，关节运动不仅对关节软骨的形成和发育有作用，而且对软骨的修复也有作用[4,38]。一定程度的负重和运动可促进软骨愈合。许多动物模型中，与固定关节相比，连续被动运动可以增强软骨修复[4-6]。然而，增强的机制尚不完全清楚，临床获益也未得到明确证实。

一些研究报道了在允许关节活动的同时行关节牵引对关节炎的影响[39,40]。研究显示，可以增加关节空间及改善临床预后。有报道称，胫骨高位截骨后可出现软骨再生[41-43]。通过胫骨高位截骨术减少内侧关节的负荷可以改善临床症状，减缓或恢复关节软骨损伤[41-45]。但影响软骨缺损再生的主要因素尚不明确。

结论

关节软骨具有特殊的结构和生物力学特性，使得关节在人的一生中可以无摩擦运动，并承受机械负荷。然而，关节软骨的愈合能力有限，导致软骨损伤后愈合不完全或逐渐退化。目前，尚不能使再生的透明软骨与天然软骨具有相似的生物力学特性。了解关节软骨的特殊结构和生物力学将是满足这些需求的基础。

参考文献

[1] Buckwalter JA, Einhorn TA, Simon SR, American Academy of Orthopaedic S. Orthopaedic basic science: biology and biomechanics of the musculoskeletal system [S.l.]. American Academy of Orthopaedic Surgeons; 2004.

[2] McAdams TR, Mithoefer K, Scopp JM, Mandelbaum BR. Articular Cartilage Injury in Athletes. Cartilage. 2010;1(3):165–179. https://doi.org/10.1177/1947603509360210.

[3] Ulrich-Vinther M, Maloney MD, Schwarz EM, Rosier R, O'Keefe RJ. Articular cartilage biology. J Am Acad Orthop Surg. 2003;11(6):421–430.

[4] Salter RB, Simmonds DF, Malcolm BW, Rumble EJ, MacMichael D, Clements ND. The biological effect of continuous passive motion on the healing of full-thickness defects in articular cartilage: An experimental investigation in the rabbit. J Bone Joint Surg Am. 1980;62(8):1232–1251.

[5] O'Driscoll SW, Salter RB. The induction of neochondrogenesis in free intra-articular periosteal autografts under the influence of continuous passive motion. An experimental investigation in the rabbit. J Bone Joint Surg Am. 1984;66(8):1248–1257.

[6] O'Driscoll SW, Salter RB. The repair of major osteochondral defects in joint surfaces by neochondrogenesis with autogenous osteoperiosteal grafts stimulated by continuous passive motion. An experimental investigation in the rabbit. Clin Orthop Relat Res. 1986(208):131–140.

[7] Buckwalter JA, Mankin HJ. Articular cartilage: tissue design and chondrocyte-matrix interactions. Instr Course Lect. 1998;47:477–486.

[8] Mow VC. Basic orthopaedic biomechanics. New York: Raven Press; 1991.

[9] Mow VC, Ratcliffe A, Poole AR. Cartilage and diarthrodial joints as paradigms for hierarchical materials and structures. Biomaterials. 1992;13(2):67–97.

[10] Zhu W, Iatridis JC, Hlibczuk V, Ratcliffe A, Mow VC. Determination of collagen-proteoglycan interactions in vitro. J Biomech. 1996;29(6):773–783.

[11] Fortier LA, Barker JU, Strauss EJ, McCarrel TM, Cole BJ. The role of growth factors in cartilage repair. Clin Orthop Relat Res. 2011;469(10):2706–15. https://doi.org/10.1007/s11999-011-1857-3.

[12] Chadjichristos C, Ghayor C, Herrouin JF, Ala-okko L, Suske G, Pujol JP, et al. Down-regulation of human type II collagen gene expression by transforming growth factor-beta 1 (TGF-beta 1) in articular chondrocytes involves SP3/SP1 ratio. J Biol Chem. 2002;277(46):43903–43917. https://doi.org/10.1074/jbc.M206111200.

[13] Maroudas A, Bullough P, Swanson SA, Freeman MA. The permeability of articular cartilage. J Bone Joint Surg Br. 1968;50(1):166–177.

[14] DiSilvestro MR, Zhu Q, Wong M, Jurvelin JS, Suh JK. Biphasic poroviscoelastic simulation of the unconfined compression of articular cartilage:I-Simultaneous prediction of reaction force and lateral displacement. J Biomech Eng. 2001;123(2):191–197.

[15] Roughley PJ, Lee ER. Cartilage proteoglycans:structure and potential functions. Microsc Res Tech. 1994;28(5):385–397. https://doi.org/10.1002/jemt.1070280505.

[16] Bader DL, Salter DM, Chowdhury TT. Biomechanical influence of cartilage homeostasis in health and disease. Arthritis. 2011;2011:979032. https://doi.org/10.1155/2011/979032.

[17] Curl WW, Krome J, Gordon ES, Rushing J, Smith BP, Poehling GG. Cartilage injuries: a review of 31,516 knee arthroscopies. Arthroscopy. 1997;13(4):456–460.

[18] Sahlstrom A, Johnell O, Redlund-Johnell I. The natural course of arthrosis of the knee. Clin Orthop Relat Res. 1997;340:152–157.

[19] Simonian PT, Sussmann PS, Wickiewicz TL, Paletta GA, Warren RF. Contact pressures at osteochondral donor sites in the knee. Am J Sports Med. 1998;26(4):491–494. https://doi.org/10.1177/03635465980260040201.

[20] Cicuttini FM, Forbes A, Yuanyuan W, Rush G, Stuckey SL. Rate of knee cartilage loss after partial meniscectomy. J Rheumatol. 2002;29(9):1954–1956.

[21] Mandelbaum BR, Browne JE, Fu F, Micheli L, Mosely JB Jr, Erggelet C, et al. Articular cartilage lesions of the knee. Am J Sports Med. 1998;26(6):853–861. https://doi.org/10.1177/03635465980260062201.

[22] Mankin HJ. The response of articular cartilage to mechanical injury. J Bone Joint Surg Am. 1982;64(3):460–466.

[23] Hunziker EB, Rosenberg LC. Repair of partialthickness defects in articular cartilage: cell recruitment from the synovial membrane. J Bone Joint Surg Am. 1996;78(5):721–733.

[24] Kim HK, Moran ME, Salter RB. The potential for regeneration of articular cartilage in defects created by chondral shaving and subchondral abrasion. An experimental investigation in rabbits. J Bone Joint Surg Am. 1991;73(9):1301–1315.

[25] Lotz M. Cytokines in cartilage injury and repair. Clin Orthop Relat Res. 2001(391 Suppl):S108–S115.

[26] Shapiro F, Koide S, Glimcher MJ. Cell origin and differentiation in the repair of full-thickness defects of articular cartilage. J Bone Joint Surg Am. 1993;75(4):532–553.

[27] Moskowitz RW, Altman RD, Buckwalter JA. Osteoarthritis Diagnosis and Medical/Surgical Management; 2015.

[28] Bristol-Myers/Zimmer Orthopaedic S, Ewing JW, Raven P, editors. Articular cartilage and knee joint function: basic science and arthroscopy: Bristol-Myers/Zimmer Orthopaedic Symposium 1990; New York: Raven Press; 1990.

[29] Simon SR. Orthopaedic basic science. Rosemont, Ill.: American Academy of Orthopaedic Surgeons; 1994.

[30] D'Lima DD, Hashimoto S, Chen PC, Colwell CW, Jr., Lotz MK. Impact of mechanical trauma on matrix and cells. Clin Orthop Relat Res. 2001(391 Suppl):S90–S99.

[31] Sgaglione NA, Miniaci A, Gillogly SD, Carter TR. Update on advanced surgical techniques in the treatment of traumatic focal articular cartilage lesions in the knee. Arthroscopy. 2002;18(2 Suppl 1):9–32.

[32] Hunziker EB. Articular cartilage repair: basic science and clinical progress. A review of the current status and prospects. Osteoarthritis Cartilage. 2002;10(6):432–463. https://doi.org/10.1053/joca.2002.0801.

[33] Furukawa T, Eyre DR, Koide S, Glimcher MJ. Biochemical studies on repair cartilage resurfacing experimental defects in the rabbit knee. J Bone Joint Surg Am. 1980;62(1):79–89.

[34] Heath CA, Magari SR. Mini-review: Mechanical factors affecting cartilage regeneration in vitro. Biotechnol Bioeng. 1996;50(4):430–437. https://doi.org/10.1002/(SICI)1097-0290(19960520)50:4<430:AID-BIT10>3.0.CO;2-N.

[35] Marijnissen AC, Lafeber FP, Hunziker EB. Articular cartilage repair: basic science and clinical progress. A review of the current status and prospects. Osteoarthritis and Cartilage 2002; 10:432–463. Osteoarthritis Cartilage. 2003;11(4):300–301. (author reply 2–4).

[36] Beck A, Murphy DJ, Carey-Smith R, Wood DJ, Zheng MH. Treatment of articular cartilage defects with microfracture and autologous matrix-induced chondrogenesis leads to extensive subchondral bone cyst formation in a sheep model. Am J Sports Med. 2016;44(10):2629–43. https://doi.org/10.1177/0363546516652619.

[37] Goyal D, Keyhani S, Lee EH, Hui JH. Evidencebased status of microfracture technique: a systematic review of level I and II studies. Arthroscopy. 2013;29(9):1579–1588. https://doi.org/10.1016/j.arthro.2013.05.027.

[38] DePalma AF, McKeever CD, Subin DK. Process of repair of articular cartilage demonstrated by histology and autoradiography with tritiated thymidine. Clin Orthop Relat Res. 1966;48:229–242.

[39] Aldegheri R, Trivella G, Saleh M. Articulated distraction of the hip: conservative surgery for arthritis in young patients. Clin Orthop Relat Res. 1994(301):94–101.

[40] Van Valburg A, Van Roermund P, Lammens J, Van Melkebeek J, Verbout A, Lafeber E, et al. Can Ilizarov joint distraction delay the need for an arthrodesis of the ankle? A preliminary report. J Bone Joint Surg British. 1995;77(5):720–725.

[41] Odenbring S, Egund N, Lindstrand A, Lohmander LS, Willen H. Cartilage regeneration after proximal tibial osteotomy for medial gonarthrosis. An arthroscopic, roentgenographic, and histologic study. Clin Orthop Relat Res. 1992(277):210–216.

[42] Schultz W, Gobel D. Articular cartilage regeneration of the knee joint after proximal tibial valgus osteotomy: a prospective study of different intraand extra-articular operative techniques. Knee Surg Sports Traumatol Arthrosc. 1999;7(1):29–36. https://doi.org/10.1007/s001670050117.

[43] Kumagai K, Akamatsu Y, Kobayashi H, Kusayama Y, Koshino T, Saito T. Factors affecting cartilage repair after medial opening-wedge high tibial osteotomy. Knee Surg Sports Traumatol Arthrosc. 2017;25(3):779–784. https://doi.org/10.1007/s00167-016-4096-z.

[44] Panula HE, Helminen HJ, Kiviranta I. Slowly progressive osteoarthritis after tibial valgus osteotomy in young beagle dogs. Clin Orthop Relat Res. 1997;343:192–202.

[45] Kim KI, Seo MC, Song SJ, Bae DK, Kim DH, Lee SH. Change of chondral lesions and predictive factors after medial open-wedge high tibial osteotomy with a locked plate system. Am J Sports Med. 2017;45(7):1615–1621. https://doi. org/10.1177/0363546517694864.

第 25 章　自体软骨细胞的修复

Ho Jong Ra

摘要

- 膝关节全层软骨病变非常普遍。

- 软骨缺损的处理具有挑战性；通常通过微骨折、自体软骨细胞移植、自体骨/异体骨软骨移植来修复。

- ACI（自体软骨细胞移植）是始于 1987 年的一种细胞疗法，1994 年 Brittberg 等发表了第一篇临床报告。

- 第三代 ACI，即基质辅助下自体软骨细胞植入（MACI），是将细胞种植于基质中，并移植在软骨缺损部位。

- 在几项大型研究中，基于细胞的疗法，特别是 ACI 和 MACI 方式，取得了令人瞩目的效果，可在较大的软骨损伤处形成类透明软骨，其功能、组织学和影像学结局改善可长达 20 年。

- 尽管细胞疗法取得了进展，但仍然存在一些局限性。因此，未来的治疗需要克服与 ACI 有关的缺点。

关键词

关节软骨损伤，骨软骨损伤，细胞疗法，ACI，MACI

概述

膝关节全层关节软骨损伤和骨软骨病变是常见的，并可能导致严重的疼痛。以往的研究表明，大约 60% 的关节软骨损伤患者，需要在膝关节镜下治疗[1,2]。部分关节软骨缺损的特征是蛋白聚糖的丢失，胶原网络的破坏，从而导致细胞死亡[3,4]。小损伤逐渐加深，形成全层缺损[5,6]。软骨缺损与相邻完整软骨的较高接触应力有关[7-9]。如果不及时治疗，全层软骨缺损可导致软骨进行性退变，并伴有疼痛、肿胀和关节功能障碍等症状，最终，可能发生"早发性"骨性关节炎[10]。因此，经常需要手术干预。

软骨缺损的处理具有挑战性。膝关节软骨的局灶性病变可以通过各种技术来解决。病变大小、特征、患者年龄和外科医生经验常常决定这些缺损的治疗方案。对于较小的病变，外科医生通常使用刺激骨髓再生的方法，如微骨折/钻孔或软骨成形术。较大的缺损通常采用移植手术。移植方法包括自体骨软骨移植或同种异体软骨移植、自体软骨细胞移植（ACI）和同种异体软骨细胞移植。外科医生一般会对膝关节力线进行评估，如果膝关节力线不良，进行软骨手术后还会采用截骨术（股骨远端[11]、胫骨近端[12,13]和胫骨结节[14]）。同时矫正下肢力线或髌股关节对合关系与关节软骨手术的预后相关[14-18]。

在过去的 10 年中，大多数软骨缺损都是通过简单的清理（软骨成形术）或刺激骨髓（磨损或微骨折）来处理的。文献综述[19-21]指出，目前的修复技术如关节成形术和微骨折并不能完全恢复组织[22,23]，所生成的纤维软骨缺乏透明软骨所具有的力学性能[24]。临床预后取决于患者年龄和活动量[25]。研究人员也在考虑采用 ACI 等组织工程方法来修复关节软骨缺损。

自体软骨细胞移植和基质辅助自体软骨细胞移植

最近，生机勃勃的再生手术正在成为治疗软骨病变的潜在选择，旨在重建透明软骨，从而恢复一个生物和生物力学有效的关节面，并达到持久有效的临床效果。ACI 是一种基于细胞的治疗方法，于 1987 年在瑞典被引入。20 世纪 70 年代，Bentley 和 Greer 最早开始尝试在动物研究[27]中实现软骨缺损的透明软骨修复[28]。基于这些研究，1994 年，Brittberg 等发表了第一个临床报道，采用 ACI 治疗单独的股骨髁病变可获得满意疗效[26]。此后也有相应研究跟进。ACI 已经存在了几十年，随着时间的推移也得到了改进。ACI 有两个主要步骤，第一阶段操作需要行关节镜活检，采集软骨细胞，通过专有的方法分离和扩增，然后在第二阶段[26]植入细胞。在第一代 ACI 中，容纳扩增细胞是一个挑战，软骨缺损的覆盖是用骨膜补片完成的。随后引入了第二代 ACI 技术。在该技术中，以前使用的骨膜补片通常由 I / III 型胶原膜取代。这种改进是为了减少手术时间，减少使用骨膜产生的并发症（骨膜过度肥大和过度生长），降低手术的创伤，降低获取和使用骨膜补片的技术难度[29,30]。在第三代 ACI 中，软骨细胞被种植到基质中并植入软骨病变区域，即所谓的 MACI（基质辅助下自体软骨细胞植入术）。这些治疗通常在手术前使用软骨诱导物或软骨传导基质，在可控条件下植入自体细胞，以改善机械性能。第三代 ACI 软骨细胞分布均匀，无须缝合或覆盖，减少了手术时间和手术暴露[29]。

膝关节软骨损伤 ACI 治疗的适应证是 55 岁以下的运动功能良好的患者，伴有疼痛、肿胀、绞锁或 II 级或 IV 级软骨损伤。ACI 已用于修复 2 ~ 12 cm² 大小的缺陷。然而，它也曾被用于 26.6 cm² 大小的病变。对于 < 2 cm² 软骨缺损，ACI 则是患者预后不良的一种补救方法。行 ACI 最好的位置是股骨或髌骨关节面，在相对的关节面没有对吻损伤。ACI 禁用于炎性关节炎患者或上述关节感染相关病变，必须考虑并纳入其他治疗计划的患者[29,31-33]。

手术方法

ACI 和 MACI 的手术方法都涉及两个阶段。第一阶段包括关节评估和健康软骨活检。在关节镜下评估关节时，主要对可疑关节损伤的程度进行评估，或者发现关节缺损的同时伴随有其他关节内病变（如前交叉韧带或半月板撕裂）时，获取软骨活检标本用于自体软骨细胞组织培养。软骨活检标本取自非负重区域，如股骨上内侧或外侧髁外缘或股骨外侧髁内缘髁间切迹处。培养所需的健康关节软骨为 200 ~ 300 mg。然后将活检标本放入活检瓶中，送至商业设备进行加工处理。经处理后的软骨碎片在体外分离出软骨细胞，并在 4 ~ 6 周时间内扩增到较高的细胞密度，通常为每孔 500 万 ~ 1000 万细胞[32]。在第二阶段，软骨细胞被植入缺损区域中。植入操作时需要进行关节切开，以暴露软骨缺损部位。通常可以根据缺损的位置进行有限的暴露即可。软骨缺损首先进行清创，直至到达周围正常软骨边缘。任何纤维组织或者残留受损软骨都需要用刮匙从软骨缺损基底处刮除，且应该格外注意，以避免损伤软骨下骨引起出血。所有可能出现的点状出血都可用浸渍肾上腺素或凝血酶的压缩海绵加以处理。一旦缺损处被清理并简单成形后，就需要仔细测量骨膜补片的大小。骨膜可通过在胫骨前内侧鹅足腱附着点远端做一个小的单独的切口获取。胫骨近端和股骨远端的骨膜已被证明是可以形成软骨的，并对软骨细胞生长提供旁分泌作用，且可以形成一个不透水的密封区，可容纳植入的细胞以使它们附着并定植于软骨下骨。通常取比缺损处大 2 mm 的骨膜补片，然后放置到缺损处，将形成层向下延伸至骨，并使用可吸收缝线间断缝合将其固定在周围正常软骨上（图 25.1）。近年来，采用异种胶原膜替代骨膜补片在第二代 ACI 中越来越流行。缺损被覆盖后用生物胶（通常是胶原蛋白或透明质酸）密封，用纤维蛋白胶固定或使其自动黏附。最后，将繁殖的软骨细胞植入封闭缺损处[29,33-35]。MACI 技术将第二阶段进行了简化，不再依赖于使用支架。MACI 采用一种小的、开放入路在病变部位做准备，将缺损区域清理至软骨下骨。然后，使用一个带有铝箔的模板来

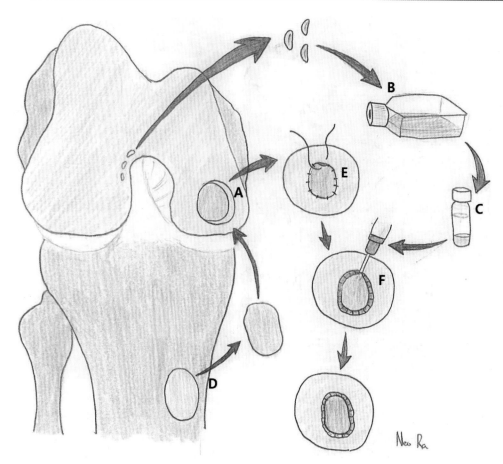

图 25.1　自体软骨细胞移植（ACI）操作。A：软骨缺损清除至正常关节软骨边缘。B：软骨细胞扩增。C：软骨细胞体外分离并扩增至高软骨细胞密度。D：从胫骨前内侧获取骨膜。E：骨膜补片缝合。F：培养的软骨细胞经骨膜补片下注入缺损区域

重新设计缺陷的大小和几何形状，将负载有软骨细胞的基质切割成形，植入缺损处，细胞负载表面面对软骨下骨，然后用纤维蛋白胶固定[36,37]。依赖于移植物的黏附特性，不需要纤维蛋白胶或缝线（图25.2）。

术后康复

在以往关于 ACI 软骨修复的研究中，最优的术后康复方案［如 ROM、渐进性负重（WB）等状态］，或患者最终能恢复的活动水平仍不清楚。然而，一般认为康复的目标是通过实行渐进性康复计划，使患者恢复到最佳的功能水平。渐进性康复计划强调充分运动、进行性负重、有控制的锻炼，同时保护和促进植入自体软骨细胞的成熟。随着修复组织的成熟，康复过程可通过适当的锻炼而强化，以调节下肢的力量、灵活性和本体感觉，从而恢复有氧运

动和体育活动。

在早期阶段（0～6 周），康复策略集中于控制疼痛、防止积液、避免运动丧失和肌肉萎缩，并在4 周内避免负重，以保护移植物。术后第 1 周允许持续被动运动（0～90°）。一些基础科学研究支持早期恢复 ROM 以改善软骨愈合[38-41]。此外，标准化的早期康复也包括积极活动踝关节以促进下肢循环；进行股四头肌等长收缩、腘绳肌和臀肌收缩锻炼；冰敷法以控制水肿；以及教育患者熟练地触摸脚趾运动。在第 4 周，允许使用拐杖负重，并在 ACI 术后 6～8 周进一步强化。随后，如果没有过度负重的症状，如疼痛、积液和压痛，可以开始主动功能训练。然后开始本体感受、力量和耐力训练以及有氧训练，旨在回到正常的步态。虽然目前还没有关于如何安全恢复受伤前运动的共识、指南或标准，但大多数研究仅使用时间标准来确定恢复受伤前运动。然而，在判定是否恢复到受伤前的运动状态时，

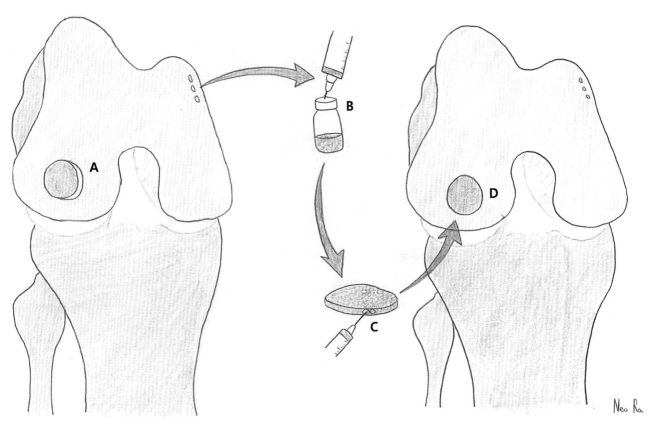

图 25.2 基质辅助下自体软骨细胞植入（MACI）操作。A：软骨缺损处清创至正常关节软骨边缘。B：体外软骨细胞分离扩增至高软骨细胞密度。C：将培养的软骨细胞装入基质。D：将载有软骨细胞的基质装入软骨缺损处

应采用个性化标准，主要包括评估是否有疼痛、ROM 和功能性力量是否恢复、能否进行特定运动的能力，可能还需要修复部位组织愈合的放射学证据。

讨论

在一些大型研究中，基于细胞的方法，特别是 ACI 和 MACI 可在更大的病损中形成透明软骨[18,26,36,42-47]，并使得功能性、组织学和影像学结果显著改善长达 20 年。过去认为微骨折是软骨缺损的一线治疗选择，因为它成本低，并且能够通过骨髓使血液成分进入软骨损伤部位。然而，微骨折术后 5 年的结果趋于恶化。近年来，ACI 作为关节软骨损伤的新的一线手术治疗而受到关注。

Brittberg 等发表的第一份 ACI 临床报告纳入了 23 例患者，并进行了为期 39 个月的随访研究。该报告结果显示，70% 的病例临床结果良好或非常完美（股骨髁缺损的愈合率更高，接近 90%）[26]。随后，

又有其他研究显示 ACI 效果良好。一项关于第一代 ACI 治疗膝关节大面积（平均 5.33 cm^2）、全层、有症状软骨缺损的 8 年随访研究显示，ACI 可显著缓解疼痛，并改善功能预后[48]。ACI 和 MACI 已经成功地用于最大 22 cm^2 的软骨缺损[37,49]。Minas 等采用 ACI 治疗 210 例膝关节骨软骨缺损平均缺损尺寸（8.4 ± 5.5）cm^2 的患者，结果显示，ACI 可获得持久的结果。在 10 年随访中 71% 的移植物存活，75% 的患者功能得到改善[50]。ACI 和 MACI 已获英国国家健康和护理卓越研究所（NICE）批准，被推荐为适合患者的一线治疗选择。

此外，也有许多比较 ACI 与其他软骨修复技术的研究。许多研究报告显示，ACI 和其他方法的结果没有差异。术后 2 年进行关节镜检查发现，微骨折组和 ACI 组有 3/4 患者的国际软骨修复学会（ICRS）分级系统评分没有差异。同样，在修复组织的活检标本中，两组透明软骨和纤维软骨无明显差异[51]。在一项对照研究中，41 名职业或半职业

男性足球运动员接受第二代关节镜下 ACI 或微骨折治疗全层骨软骨缺损，两组均有超过 80% 的参与者恢复比赛[52]。在自体骨软骨移植与 ACI 的比较中，有研究报道两者无显著差异[53,54]。另一方面，一项针对 831 例患者的大型前瞻性研究报告称，与马赛克（Mosaic）成形术相比，ACI 手术后 5 年移植物存活率约为 78%，10 年以上存活率为 51%，功能预后也有所改善。在本研究中，ACI 组有 17% 的患者修复失败，Mosaic 成形术组有 55% 的患者修复失败[37,55]。同时，最近发表的一项关于膝关节软骨修复的系统评价和 Meta 分析表明，在改善中期功能和疼痛方面，没有一种技术具有明确的优势。在比较 ACI 与自体骨软骨移植、不同代次 ACI 时，也没有哪种技术具有显著的优势。然而，它也显示了一个统计学上明显的趋势，倾向于 ACI 而不是微骨折[56]。

综上所述，ACI 在年轻患者中预后最佳，这些患者术前症状持续时间较短，既往手术次数较少。很明显，当软骨缺损大小超过 4 cm^2 时，ACI 的预后要优于其他软骨修复技术。尽管这种以细胞为基础的治疗方法取得了进展，但仍存在以下几个局限性：①获取足够的关节软骨细胞以填补缺陷的问题[57]；②供体部位发病率[29]；③缺损内细胞分布不均匀；④术后出现肥大。因此，未来的治疗需要克服 ACI 相关的缺点。

参考文献

[1] Curl WW, Krome J, Gordon ES, Rushing J, Smith BP, Poehling GG. Cartilage injuries: a review of 31,516 knee arthroscopies. Arthroscopy. 1997;13(4):456–460. https://doi.org/10.1016/s0749-8063(97)90124-9.

[2] Hjelle K, Solheim E, Strand T, Muri R, Brittberg M. Articular cartilage defects in 1,000 knee arthroscopies. Arthroscopy. 2002;18(7):730–734. https://doi.org/10.1053/jars.2002.32839.

[3] Goldring MB, Marcu KB. Cartilage homeostasis in health and rheumatic diseases. Arthritis Res Ther. 2009;11(3):224. https://doi.org/10.1186/ar2592.

[4] Goldring MB, Otero M, Plumb DA, Dragomir C, Favero M, El Hachem K, et al. Roles of inflammatory and anabolic cytokines in cartilage metabolism: signals and multiple effectors converge upon MMP-13 regulation in osteoarthritis. Eur Cell Mater. 2011;21:202–220. https://doi.org/10.22203/ecm.v021a16.

[5] Hunziker EB. Articular cartilage repair: basic science and clinical progress. A review of the current status and prospects. Osteoarthr Cartil. 2002;10(6):432–463. https://doi.org/10.1053/joca.2002.0801.

[6] Redman SN, Oldfield SF, Archer CW. Current strategies for articular cartilage repair. Eur Cell Mater. 2005;9:23–32; discussion 23–32. https://doi.org/10.22203/ecm.v009a04.

[7] Gratz KR, Wong BL, Bae WC, Sah RL. The effects of focal articular defects on cartilage contact mechanics. J Orthop Res. 2009;27(5):584–592. https://doi.org/10.1002/jor.20762.

[8] Guettler JH, Demetropoulos CK, Yang KH, Jurist KA. Osteochondral defects in the human knee:influence of defect size on cartilage rim stress and load redistribution to surrounding cartilage. Am J Sports Med. 2004;32(6):1451–1458. https://doi.org/10.1177/0363546504263234.

[9] Wong BL, Sah RL. Effect of a focal articular defect on cartilage deformation during patello-femoral articulation. J Orthop Res. 2010;28(12):1554–1561. https://doi.org/10.1002/jor.21187.

[10] Strauss EJ, Fonseca LE, Shah MR, Yorum T. Management of focal cartilage defects in the knee—Is ACI the answer? Bull NYU Hosp Jt Dis. 2011;69(1):63–72.

[11] Harris JD, Hussey K, Wilson H, Pilz K, Gupta AK, Gomoll A, et al. Biological knee reconstruction for combined malalignment, meniscal deficiency, and articular cartilage disease. Arthroscopy. 2015;31(2):275–282. https://doi.org/10.1016/j.arthro.2014.08.012.

[12] Minzlaff P, Feucht MJ, Saier T, Schuster T, Braun S, Imhoff AB, et al. Osteochondral autologous transfer combined with valgus high tibial osteotomy:long-term results and survivorship analysis. Am J Sports Med. 2013;41(10):2325–2332. https://doi.org/10.1177/0363546513496624.

[13] Westermann RW, DeBerardino T, Amendola A. Minimizing alteration of posterior tibial slope during opening wedge high tibial osteotomy: a protocol with experimental validation in paired cadaveric knees. Iowa Orthop J. 2014;34:16–23.

[14] Trinh TQ, Harris JD, Siston RA, Flanigan DC. Improved outcomes with combined autologous chondrocyte implantation and patellofemoral osteotomy versus isolated autologous chondrocyte implantation. Arthroscopy. 2013;29(3):566–574. https://doi.org/10.1016/j.arthro.2012.10.008.

[15] Behery O, Siston RA, Harris JD, Flanigan DC. Treatment of cartilage defects of the knee: expanding on the existing algorithm. Clin J Sport Med. 2014;24(1):21–30. https://doi.org/10.1097/JSM.0000000000000004.

[16] Henderson IJ, Lavigne P. Periosteal autologous chondrocyte implantation for patellar chondral defect in patients with normal and abnormal patellar tracking. Knee. 2006;13(4):274–279. https://doi.org/10.1016/j.knee.2006.04.006.

[17] Pascual-Garrido C, Slabaugh MA, L'Heureux DR, Friel NA, Cole BJ. Recommendations and treatment outcomes for patellofemoral articular cartilage defects with autologous chondrocyte implantation:prospective evaluation at average 4-year followup. Am J Sports Med. 2009;37(Suppl 1):33S-41S. https://doi.org/10.1177/0363546509349605.

[18] Vasiliadis HS, Lindahl A, Georgoulis AD, Peterson L. Malalignment and cartilage lesions in the patellofemoral joint treated with autologous chondrocyte implantation. Knee Surg Sports Traumatol Arthrosc. 2011;19(3):452–457. https://doi.org/10.1007/s00167-010-1267-1.

[19] Bark S, Piontek T, Behrens P, Mkalaluh S, Varoga D, Gille J. Enhanced microfracture techniques in cartilage knee surgery: fact or fiction? World J Orthop. 2014;5(4):444–449. https://doi.org/10.5312/wjo.v5.i4.444.

[20] Kane P, Frederick R, Tucker B, Dodson CC, Anderson JA, Ciccotti MG, et al. Surgical restoration/repair of articular cartilage injuries in athletes. Phys Sportsmed. 2013;41(2):75–86. https://doi.org/10.3810/psm.2013.05.2017.

[21] Makris EA, Gomoll AH, Malizos KN, Hu JC, Athanasiou KA. Repair and tissue engineering techniques for articular cartilage. Nat Rev Rheumatol. 2015;11(1):21–34. https://doi.org/10.1038/nrrheum.2014.157.

[22] Beiser IH, Kanat IO. Subchondral bone drilling:a treatment for cartilage defects. J Foot Surg. 1990;29(6):595–601.

[23] Tuli R, Li WJ, Tuan RS. Current state of cartilage tissue engineering. Arthritis Res Ther. 2003;5(5):235–238. https://doi.org/10.1186/ar991.

[24] Wescoe KE, Schugar RC, Chu CR, Deasy BM. The role of the biochemical and biophysical environment in chondrogenic stem cell differentiation assays and cartilage tissue engineering. Cell Biochem Biophys. 2008;52(2):85–102. https://doi.org/10.1007/s12013-008-9029-0.

[25] Knutsen G, Drogset JO, Engebretsen L, Grontvedt T, Isaksen V, Ludvigsen TC, et al. A randomized trial comparing autologous chondrocyte implantation with microfracture. Findings at five years. J Bone Joint Surg Am. 2007;89(10):2105–2112. https://doi.org/10.2106/JBJS.G.00003.

[26] Brittberg M, Lindahl A, Nilsson A, Ohlsson C, Isaksson O, Peterson L. Treatment of deep cartilage defects in the knee with autologous chondrocyte transplantation. N Engl J Med. 1994;331(14):889–895. https://doi.org/10.1056/NEJM199410063311401.

[27] Bentley G, Greer RB 3rd. Homotransplantation of isolated epiphyseal and articular cartilage chondrocytes into joint surfaces of rabbits. Nature. 1971;230(5293):385–388. https://doi.org/10.1038/230385a0.

[28] Riboh JC, Cvetanovich GL, Cole BJ, Yanke AB. Comparative efficacy of cartilage repair procedures in the knee: a network meta-analysis. Knee Surg Sports Traumatol Arthrosc. 2017;25(12):3786–3799. https://doi.org/10.1007/s00167-016-4300-1.

[29] Batty L, Dance S, Bajaj S, Cole BJ. Autologous chondrocyte implantation: an overview of technique and outcomes. ANZ J Surg. 2011;81(1–2):18–25. https://doi.org/10.1111/j.1445-2197.2010.05495.x.

[30] Dhollander AA, Verdonk PC, Lambrecht S, Verdonk R, Elewaut D, Verbruggen G, et al. Short-term outcome of the second generation characterized chondrocyte implantation for the treatment of cartilage lesions in the knee. Knee Surg Sports Traumatol Arthrosc. 2012;20(6):1118–1127. https://doi.org/10.1007/s00167-011-1759-7.

[31] Foldager CB. Advances in autologous chondrocyte implantation and related techniques for cartilage repair. Dan Med J. 2013;60(4):B4600.

[32] Perera JR, Gikas PD, Bentley G. The present state of treatments for articular cartilage defects in the knee. Ann R Coll Surg Engl. 2012;94(6):381–387. https://doi.org/10.1308/003588412X13171221592573.

[33] Vaquero J, Forriol F. Knee chondral injuries:clinical treatment strategies and experimental models. Injury. 2012;43(6):694–705. https://doi.org/10.1016/j.injury.2011.06.033.

[34] Gomoll AH, Filardo G, Almqvist FK, Bugbee WD, Jelic M, Monllau JC, et al. Surgical treatment for early osteoarthritis. Part II: allografts and concurrent procedures. Knee Surg Sports Traumatol Arthrosc. 2012;20(3):468–486. https://doi.org/10.1007/s00167-011-1714-7.

[35] Gomoll AH, Filardo G, de Girolamo L, Espregueira-Mendes J, Marcacci M, Rodkey WG, et al. Surgical treatment for early osteoarthritis. Part I: Cartilage repair procedures. Knee Surg Sports Traumatol Arthrosc. 2012;20(3):450–466. https://doi.org/10.1007/s00167-011-1780-x.

[36] Gikas PD, Bayliss L, Bentley G, Briggs TW. An overview of autologous chondrocyte implantation. J Bone Joint Surg Br. 2009;91(8):997–1006. https://doi.org/10.1302/0301-620X.91B8.21824.

[37] Nawaz SZ, Bentley G, Briggs TW, Carrington RW, Skinner JA, Gallagher KR, et al. Autologous chondrocyte implantation in the knee: mid-term to long-term results. J Bone Joint Surg Am. 2014;96(10):824–830. https://doi.org/10.2106/JBJS.L.01695.

[38] Dowdy PA, Miniaci A, Arnoczky SP, Fowler PJ, Boughner DR. The effect of cast immobilization on meniscal healing. An experimental study in the dog. Am J Sports Med. 1995;23(6):721–728. https://doi.org/10.1177/036354659502300615.

[39] Ferretti M, Srinivasan A, Deschner J, Gassner R, Baliko F, Piesco N, et al. Anti-inflammatory effects of continuous passive motion on meniscal fibrocartilage. J Orthop Res. 2005;23(5):1165–1171. https://doi.org/10.1016/j.orthres.2005.01.025.

[40] Sakamoto J, Origuchi T, Okita M, Nakano J, Kato K, Yoshimura T, et al. Immobilization-induced cartilage degeneration mediated through expression of hypoxia-inducible factor-1alpha, vascular endothelial growth factor, and chondromodulin-I. Connect Tissue Res. 2009;50(1):37–45. https://doi.org/10.1080/03008200802412454.

[41] Salter RB, Simmonds DF, Malcolm BW, Rumble EJ, MacMichael D, Clements ND. The biological effect of continuous passive motion on the healing of full-thickness defects in articular cartilage. An experimental investigation in the rabbit. J Bone Joint Surg Am. 1980;62(8):1232–1251.

[42] Minas T, Gomoll AH, Solhpour S, Rosenberger R, Probst C, Bryant T. Autologous chondrocyte implantation for joint preservation in patients with early osteoarthritis. Clin Orthop Relat Res. 2010;468(1):147–157. https://doi.org/10.1007/s11999-009-0998-0.

[43] Browne JE, Anderson AF, Arciero R, Mandelbaum B, Moseley JB Jr, Micheli LJ, et al. Clinical outcome of autologous chondrocyte implantation at 5 years in US subjects. Clin Orthop Relat Res.

2005;436:237–245. https://doi.org/10.1097/00003086-200507000-00036.

[44] Micheli LJ, Browne JE, Erggelet C, Fu F, Mandelbaum B, Moseley JB, et al. Autologous chondrocyte implantation of the knee: multicenter experience and minimum 3-year follow-up. Clin J Sport Med. 2001;11(4):223–228. https://doi. org/10.1097/00042752-200110000-00003.

[45] Peterson L, Minas T, Brittberg M, Lindahl A. Treatment of osteochondritis dissecans of the knee with autologous chondrocyte transplantation:results at two to ten years. J Bone Joint Surg Am. 2003;85-A Suppl 2:17–24. https://doi. org/10.2106/00004623-200300002-00003.

[46] Peterson L, Vasiliadis HS, Brittberg M, Lindahl A. Autologous chondrocyte implantation: a long-term follow-up. Am J Sports Med. 2010;38(6):1117–1124. https://doi.org/10.1177/0363546509357915.

[47] Vasiliadis HS, Wasiak J. Autologous chondrocyte implantation for full thickness articular cartilage defects of the knee. Cochrane Database Syst Rev. 2010(10):CD003323. https://doi. org/10.1002/14651858.CD003323.pub3.

[48] Beris AE, Lykissas MG, Kostas-Agnantis I, Manoudis GN. Treatment of full-thickness chondral defects of the knee with autologous chondrocyte implantation: a functional evaluation with long-term follow-up. Am J Sports Med. 2012;40(3):562–567. https://doi.org/10.1177/0363546511428778.

[49] Bartlett W, Skinner JA, Gooding CR, Carrington RW, Flanagan AM, Briggs TW, et al. Autologous chondrocyte implantation versus matrix-induced autologous chondrocyte implantation for osteochondral defects of the knee: a prospective, randomised study. J Bone Joint Surg Br. 2005;87(5):640–645. https://doi. org/10.1302/0301-620X.87B5.15905.

[50] Minas T, Von Keudell A, Bryant T, Gomoll AH. The John Insall Award: a minimum 10-year outcome study of autologous chondrocyte implantation. Clin Orthop Relat Res. 2014;472(1):41–51. https://doi. org/10.1007/s11999-013-3146-9.

[51] Brittberg M, Winalski CS. Evaluation of cartilage injuries and repair. J Bone Joint Surg Am. 2003;85-A Suppl 2:58–69. https://doi. org/10.2106/00004623-200300002-00008.

[52] Kon E, Filardo G, Berruto M, Benazzo F, Zanon G, Della Villa S, et al. Articular cartilage treatment in high-level male soccer players: a prospective comparative study of arthroscopic second-generation autologous chondrocyte implantation versus microfracture. Am J Sports Med. 2011;39(12):2549–2557. https://doi.org/10.1177/0363546511420688.

[53] Bentley G, Biant LC, Carrington RW, Akmal M, Goldberg A, Williams AM, et al. A prospective, randomised comparison of autologous chondrocyte implantation versus mosaicplasty for osteochondral defects in the knee. J Bone Joint Surg Br. 2003;85(2):223–230. https://doi. org/10.1302/0301-620x.85b2.13543.

[54] Horas U, Pelinkovic D, Herr G, Aigner T, Schnettler R. Autologous chondrocyte implantation and osteochondral cylinder transplantation in cartilage repair of the knee joint. A prospective, comparative trial. J Bone Joint Surg Am. 2003;85(2):185–192. https://doi. org/10.2106/00004623-200302000-00001.

[55] Bentley G, Biant LC, Vijayan S, Macmull S, Skinner JA, Carrington RW. Minimum ten-year results of a prospective randomised study of autologous chondrocyte implantation versus mosaicplasty for symptomatic articular cartilage lesions of the knee. J Bone Joint Surg Br. 2012;94(4):504–509. https://doi.org/10.1302/0301-620X.94B4.27495.

[56] Mundi R, Bedi A, Chow L, Crouch S, Simunovic N, Sibilsky Enselman E, et al. Cartilage restoration of the knee: a systematic review and meta-analysis of level 1 studies. Am J Sports Med. 2016;44(7):1888–1895. https://doi.org/10.1177/0363546515589167.

[57] Jakob M, Demarteau O, Schafer D, Stumm M, Heberer M, Martin I. Enzymatic digestion of adult human articular cartilage yields a small fraction of the total available cells. Connect Tissue Res. 2003;44(3–4):173–180. https://doi. org/10.1080/03008200390215836.

第26章　使用胶原蛋白凝胶进行软骨修复（ACIC®：自体胶原蛋白诱导软骨形成）

Seok Jung Kim, Asode Ananthram Shetty, Yoon Sik Kim

摘要

自体胶原蛋白诱导软骨形成（ACIC）是一种一期关节镜手术。我们提出了关节软骨缺损处微钻孔和去端肽胶原蛋白注射相结合的方法。去端肽胶原蛋白可为功能性软骨再生提供生物相容性和软骨再生的环境。在此我们将介绍这种 ACIC 技术。

关键词

增强微钻孔，去端肽胶原蛋白，关节软骨修复，关节镜

概述

当关节软骨变性或损伤到足以引起症状时，这些症状往往随着时间的推移而恶化或发展为关节炎[1]。关节软骨内无血运，参与再生的细胞数量有限。关节软骨损伤的传统治疗方法包括关节镜下清理、微骨折、骨软骨移植和 ACI（自体软骨细胞移植）。ACI 可增加参与软骨修复再生的细胞数量，自 1994 年临床应用以来，已成为最有效的、标准的软骨修复治疗方法。然而，ACI 需要两次手术，即获取正常软骨和细胞培养 6 周后再进行移植，因此在时间和费用方面成本较高。

现有的治疗方法不适合治疗相对较小的软骨缺损或多处软骨损伤，因此有必要开发新的、有效的、更简单的治疗方法。

微骨折手术是最简单的治疗方法。如果患者年龄小、病灶体积小，此方法效果相对较好，长期随访效果满意。

然而，在实际应用中，发生关节软骨损伤的患者多为陈旧性病变、病灶大小不一，单纯的微骨折难以取得良好效果。

微骨折是一种简单有效的治疗方法，但在缺损面积较大或多发病变的情况下，此方法效果相对较差[4]。

因此，近年来以微骨折为基础的新技术不断发展。其中一种新的生物相容性支架已用于临床。

AMIC（自体基质诱导软骨形成）是改良微骨折技术的一个例子，它在短期和中期都有很好的效果，是一种有效的治疗相对较大病变的技术，且不限年龄[5]。

然而，AMIC 技术的一个缺点是，由于使用了胶原膜，在大多数情况下需要较大切口将其移植到病变部位。另一个不足之处是，它不能用于治疗通过开放手术难以显露的缺损部位，如后髁。

此外，如果缺损周围的软骨厚度很薄，或者仅为部分厚度的软骨缺损，胶原蛋白膜本身的厚度也会限制它的使用。

在膝关节髌骨软骨缺损时，需要通过一个大的正中切口完全暴露关节，并翻转髌骨来进行治疗。

这些手术操作上的缺陷可以通过使用液态胶原凝胶来克服。

最近，作者研发了 ACIC 技术，随着基础和临床结果的发表和介绍，许多研究人员将这项技术应用于临床[6-8]。ACIC 是自体胶原蛋白诱导软骨形成（Autologous Collagen-Induced Chondrogenesis）的首字母缩写，它使用去端肽胶原（Atellocollagen）凝胶

作为支架。关节镜检查后，使病变处干燥并用 CO_2 气体充填，然后进行微钻孔，将胶原凝胶和纤维蛋白混合物填充关节软骨缺损。

去端肽胶原（Atellocollagen）是一种高度纯化的 II 型胶原蛋白，可通过胃蛋白酶消化猪皮获得。在这个过程中，胶原蛋白的末端肽（免疫活性成分）被去除，从而将去端肽胶原与胶原蛋白区分开来。

胶原蛋白是一种非常天然的物质，因为它是我们体内蛋白质的主要成分，是肌肉骨骼系统再生的一部分。在这个过程中，减少免疫反应是完美再生的一个非常重要的过程[9]。

ACIC 是一种非常有效的关节软骨缺损治疗技术，因为它是一种真正的微创技术，目前的效果与已经使用了很长时间的 AMIC 技术相当。

在 ACIC 技术中，将二氧化碳注入关节，以确保有足够的空间注射去端肽胶原混合物。当纤维蛋白原与凝血酶发生反应时，CO_2 气体的正压可以使去端肽胶原混合物停留在软骨缺损区。当混合物凝固后，

注射的去端肽胶原混合物将发挥植入物的作用。纤维蛋白原和凝血酶反应是常规外科手术中常用的止血方法。不同厂家的制备工艺略有不同。例如，百特公司（Baxter）建议他们的产品中纤维蛋白原应该通过添加抑肽酶溶液溶解，然后在 1 mL 注射器中混合。与前面的混合物一样，第二批凝血酶粉末在加入 1 mL 注射器前应与氯化钙液体混合。在此之后，两个 1 mL 注射器通过 Y 形连接器连接以备使用（图 26.1）。

Greencross 公司制造了目前为止最先进的产品。在这个产品中，一个注射器装满溶解在抑肽酶溶液中的纤维蛋白原，而另一个注射器装满溶解在氯化钙溶液中的凝血酶。这两种注射器在使用前都要冷藏，使用时将它们浸在温水中仅 5 min，以便解冻（图 26.2）。

对于骨科医生来说，将 CO_2 气体注入膝关节并不是一项熟悉的临床技术。动物实验已证实注入 CO_2 是安全的。在静脉中持续注射 CO_2 气体对身体没有

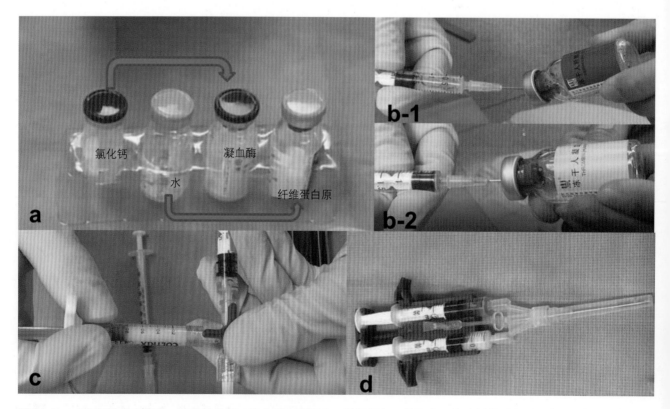

图 26.1　a. 4 瓶纤维蛋白产品：抽取氯化钙，注入凝血酶瓶中，轻轻摇匀；抽取水，注入纤维蛋白原瓶中，摇匀。b-1. 从凝血酶瓶中抽取混合物。b-2. 从纤维蛋白原瓶中抽取混合物。c. 混合约 0.8 mL 的无胶原和 0.2 mL 的凝血酶。d. 将装有凝血酶的 1 mL 纤维蛋白原注射器和 1 mL 无胶原混合物注射器装入混合试剂盒（公司提供）

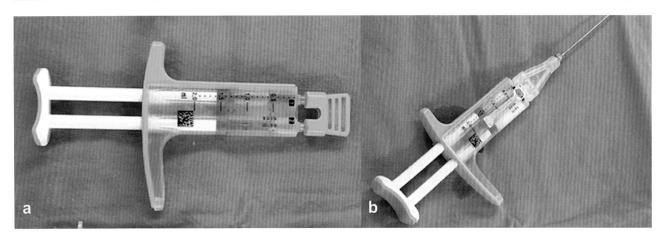

图 26.2　注射器装载的纤维蛋白原产品。a.1 号注射器中为纤维蛋白原。b.2 号注射器中为凝血酶

任何有害影响，腹腔镜手术的结果也支持了这一点。因此，在使用止血带的膝关节手术中，这是一种比较安全的操作。

患者的筛选

软骨再生手术中，正确选择合适的患者至关重要。检查软骨缺损和患者的整体情况与伴随疾病也非常重要。和身体状况一样，心理状况也是手术前需要考虑的重要因素。

在软骨损伤方面，理想的患者标准为：无严重内翻、外翻畸形，仅软骨局部损伤，患者体重不超重。然而，一些内翻和外翻畸形可能是一个很好的手术适应证，因为它可以通过 HTO 或 DFO 重新调整膝关节的畸形。

手术前的影像学检查

X 线检查：双膝站立正位、侧位，及髌骨切线位；双下肢站立正位（全长片）（图 26.3）。
– MRI 评估软骨、韧带状态及其他合并病变。

ACIC 的最佳适应证

临床上有明显症状的软骨缺损（Outerbrige 分级 Ⅲ～Ⅳ级）。
– 单个缺损 < 8 cm²。

– < 20 cm² 的多处缺损。
– < 5° 的内翻或外翻畸形。
– 无临床膝关节不稳定。

排除标准

– 全身或炎性关节炎。
– 术后无法进行康复。
– 髌股关节不稳，有药物滥用史、心理障碍。
– 关节炎症活动期。

去端肽胶原和纤维蛋白原混合物

去端肽胶原是一种低免疫原性的胶原衍生物，它是通过去除在人体中被认为是可诱导抗原性的 N– 末端肽和 C– 末端肽成分而获得的[10]。这也是目前外科手术中可以使用的商业化的软骨修复产品。

本品通常从猪皮中提取，将猪皮用盐酸或乙醇洗涤溶解后，用胃蛋白酶去除胶原蛋白中的端肽。通过盐沉淀和冷凝的方法获得去端肽胶原蛋白[11]。

有充分的证据表明，获得的去端肽胶原成品中，胶原的结构和性质得到了很好的保留。

纤维蛋白原和凝血酶产品用于控制出血，它们可以根据组合成分（如前所述）分成两种类型。

一种是将纤维蛋白原粉末加入抑肽酶溶液中，并在加入 1 mL 注射器前将其溶解。在另一个注射器中，将凝血酶粉溶于氯化钙溶液中。两个注射器通

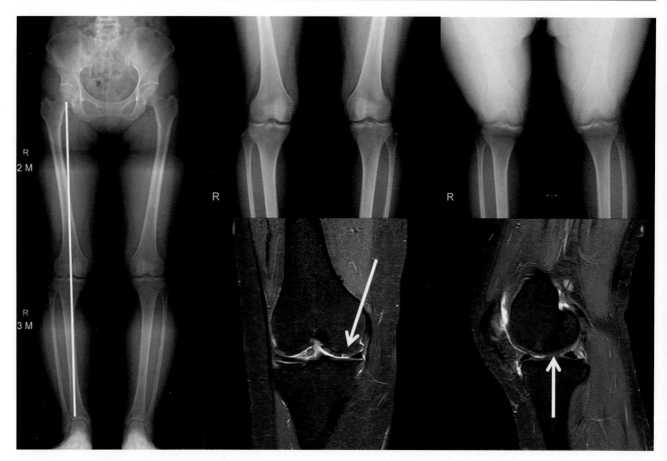

图 26.3 白色箭头表示术前影像学检查中软骨病变

过 Y 形导管连接（图 26.1）。

　　另一种产品是预先准备的，两种注射器都装有纤维蛋白原和凝血酶。两者同时加热到指定温度后，可以立即使用（图 26.2）。

　　每一种产品的纤维蛋白原和凝血酶的浓度是相似的，所以使用都没有问题。

　　在装有凝血酶的 1 mL 注射器中取出约 0.2 mL 的凝血酶，丢弃剩余部分。使用三通导管时与 0.8 mL 去端肽胶原溶液充分混合。此后通过 Y 形导管将其与装有纤维蛋白原的 1 mL 注射器连接，为注射提供必要的准备（图 26.1d 和 26.2b）。

外科手术方法

关节镜检查和软骨准备

　　手术室和患者的准备过程与正常的关节镜手术相同。准备圆形刮匙用于关节软骨损伤的清创。注射生理盐水后，通过前外侧和前内侧通道对膝关节进行评估。导水管位于上外侧或上内侧。在关节镜检查下，评估病变的大小、位置和严重程度，如果发现病变大小合适，应仔细清理（图 26.4a）。建议保持正常软骨的稳定支撑，但即使这无法实现，也可以通过该技术产生令人满意的软骨修复层（图 26.4b）。用刮匙和刨刀进行软骨缺损清创后，用直径约 3.5 mm 的钻头进行多次钻孔。一般情况下，钻孔深度 > 6 mm，间距为 3 mm（图 26.4c）。

二氧化碳的注入和干燥技术

　　关节软骨缺损清创后，需要停止生理盐水输注，并通过上外侧或上内侧通道注入 CO_2 气体。为了引入 CO_2 气体，可以使用一种特殊的导管，或者连接到正常输出导管（图 26.5）。由于注入的 CO_2 气体的压力，关节内的残余流体可以通过通道流出，并被吸引器清除。准备好的关节软骨缺损区可用棉签

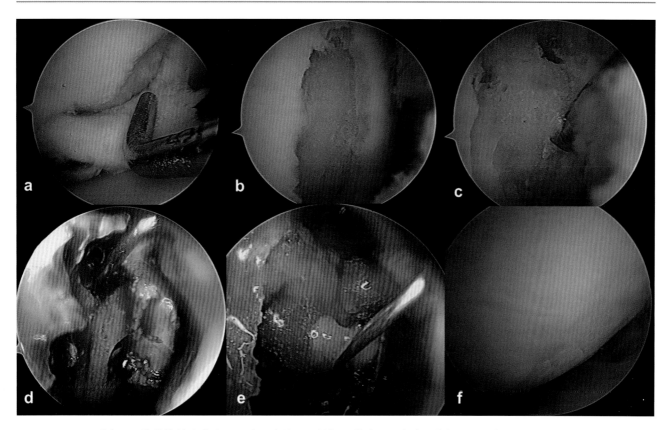

图 26.4 ACIC 手术。a. 关节镜检查病变。b. 清理病灶。c. 缺损区钻孔。d. 先将混合物注入上部孔中。e. 用去端肽胶原混合物覆盖缺损。f. 术后 2 年复查关节镜

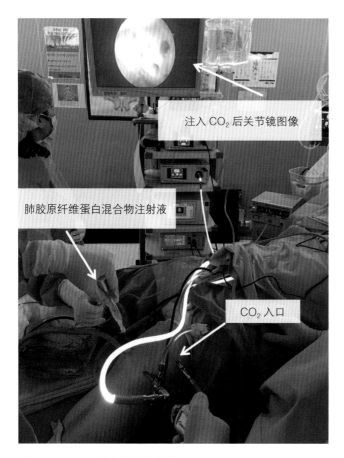

注入 CO₂ 后关节镜图像

肺胶原纤维蛋白混合物注射液

CO₂ 入口

图 26.5 ACIC 手术的手术条件

或小纱布进行干燥。CO_2 的压力是可以调节的，大多数人采用 20 mmHg 和 20 L/min。

去端肽胶原混合物的注入

用 Y 形导管连接去端肽胶原和凝血酶混合物，并将 18 号脊髓穿刺针连接到连接器的末端，准备注射。由于 CO_2 气体压力，去端肽胶原混合物被注入病灶，但有溢出的可能。为防止溢液，应从病变上部及钻孔处开始注射（图 26.4d、e）。

注射过程中，关节液会阻挡关节镜的视野。因此，在手术过程中，通过抽吸可以确保视野清晰。注射 2～3 min 后，注射的胶原混合物凝固，在此时间内，可用神经剥离子对注射的混合物进行塑形。重复进行膝关节屈伸运动后，检查植入物在关节软骨病变部位是否分布合理，随后缝合，完成手术。

术后康复

从术后第一天开始进行 CPM 运动。对于胫股关节的病变，在 0°～40° 范围内活动，时间每次增加 20 min，直至 1～1.5 h/ 次，每天 3～6 次。

在最初的 6 周内，锻炼应该从挂拐杖开始，并进行体重 1/3 的负重。手术后 3 个月内，每隔 1～2 周逐步增加负重到体重的 1/2 和 2/3，最后转换为完全负重行走。

对于髌股关节损伤，应使用支具限制膝关节屈曲角度。可以借助拐杖逐步负重。在最初的 2 周中，可进行 0°～40° 的关节锻炼，并且每周增加 20°。如果疼痛或压迫使患者感到不舒服，应慢慢增加运动角度。一般建议 1 年后进行轻度运动，2 年后进行高强度运动。

术后随访

由于拆线是在术后 2 周后进行的，患者可到门诊检查膝盖是否有疼痛或不适。

术后 6 周门诊随访，以确定是否可以在挂拐行走时增加负重，并注射透明质酸检查关节状况。

术后 3 个月停止使用拐杖，检查是否可以正常走动，并对患者采取额外的康复或活动预防措施。

确保术后 6 个月可以进行轻度运动，注意不要过度。术后 1 年通过 MRI 检查关节软骨的状况。

确有需要，尝试通过关节注射治疗或 MRI，评估患侧膝关节状况，以达到最佳的术后状态

（图 26.4f）。

参考文献

[1] Lespasio MJ, Piuzzi NS, Husni ME, et al. Knee osteoarthritis: a primer. Permanente J. 2017;21:73–79.

[2] Findlay DM. Vascular pathology and osteoarthritis. Rheumatology. 2007;46:1763–1768.

[3] Brittberg MA, Lindahl AA, Nilsson AA, et al. Treatment of deep cartilage defects in the knee with autologous chondrocyte transplantation. N Engl J Med. 1994;331:889–895.

[4] Erggelet C, Vavken P. Review article: Microfracture for the treatment of cartilage defects in the knee joint—A golden standard? J Clin Orthop Trauma. 2016;7:145–152.

[5] Fontana A. Autologous membrane induced chondrogenesis (AMIC) for the treatment of acetabular chondral defect. Muscles Ligaments Tendons J (MLTJ). 2016; 6: 367–371.

[6] Shetty AA, Kim SJ, Shetty V, et al. Review article:Autologous collagen induced chondrogenesis (ACIC: Shetty-Kim technique)—a matrix based acellular single stage arthroscopic cartilage repair technique. J Clin Orthop Trauma. 2016;7:164–169.

[7] Shetty AA, Kim SJ, Bilagi P, et al. Autologous Collagen-induced chondrogenesis: single-stage arthroscopic cartilage repair technique. Orthopedics. 2013;36:351–361.

[8] Volpi P, Bait C, Quaglia A, et al. Autologous collagen-induced chondrogenesis technique (ACIC) for the treatment of chondral lesions of the talus. Knee Surg Sports Traumatol Arthroscopy. 2014;22:1320–1326.

[9] Longoni A, Knežević L, Schepers K et al. The impact of immune response on endochondral bone regeneration. npj Regenerative Med. 2018; 3(1):1–11; 3:1–11.

[10] Lynn AK, Yannas IV, Bonfield W. Antigenicity and immunogenicity of collagen. J Biomed Mater Res B Appl Biomater. 2004;71B:343–354.

[11] Deyl Z, Mikšík I, Eckhardt A. Review: preparative procedures and purity assessment of collagen proteins. J Chromatogr B 2003; 790:245–275.

第 27 章　髌股关节不稳的基本概念

Ki-Mo Jang

摘要

髌股关节不稳是髌骨半脱位 / 脱位和症状性髌骨不稳的统称。髌股关节不稳可导致日常活动明显受限，是青少年及青年患者最常见的膝关节疾病之一。病理生理学复杂多样。治疗髌股关节不稳首先要准确地理解其复杂的病理生理。

关键词

膝关节，髌股关节不稳，髌骨，滑车沟，内侧髌股韧带

概述

髌股关节是股骨滑车和髌骨之间的关节。髌骨在股骨滑车里的运动轨迹很复杂，该关节容易出现多种类型的不稳定[1]。在临床上，髌股关节不稳是膝关节的常见表现，可导致明显的功能受限[2]。它可继发于髌股关节和力线的形态学异常，也可发生于急性创伤后。迄今为止，已有多种非手术和手术的治疗方法，并取得了不同程度的临床效果[3,4]。最近，在了解这种疾病的病理生理学方面有了显著的进展。因此，提出了最新的治疗方法，并有望在髌股关节不稳治疗方面提供更好的结果[1]。

既往研究表明，髌股关节不稳的总体发生率为 5.8%～49%，约占所有膝关节损伤的 3%，占肌肉骨骼系统症状的 11%[1,3]。发病率在 10～20 岁最高，40 岁后显著降低[5-7]。该疾病的自然病程显示具有较

高的复发率，可达 40%[5,8]。尽管从传统上认为这种情况多发生于久坐、超重、青春期女性，但最近的研究表明，它也经常发生于爱好体育活动和其他高强度的体育活动的年轻男性[7,8]。此外，预后不良的高风险因素，仍然存在较大的不确定性[5]。

髌股关节不稳与多种因素有关，包括下肢力线、韧带松弛、肌肉功能障碍、高位髌骨、胫骨结节 – 滑车沟（TT–TG）距离增加、滑车发育不良等[1,9,10]。要想了解髌股关节不稳的复杂病理生理学，就需要全面了解病史和体格检查，掌握髌股关节的生物力学和解剖学。

髌股关节不稳的分类

髌股关节稳定受到软组织被动牵拉和软骨 / 骨几何结构的约束，从而引导髌骨进入滑车沟，并在膝关节屈伸时维持髌骨在滑车沟内活动。髌股关节不稳可定义为在肌张力、运动和 / 或外力的作用下，被动性约束缺失，髌骨脱离滑车沟继而出现症状[11]。

– 先天性 / 外伤性 / 习惯性 / 强制性 / 半脱位或脱位。

髌股关节不稳的分类从传统上分为先天性、外伤性、习惯性、强制性、半脱位和脱位[1]。

– 急性 / 慢性髌股关节不稳。

根据持续时间，髌股关节不稳一般分为急性或慢性[12]。急性髌股关节不稳是指急性、初次、创伤性髌骨脱位。慢性髌股关节不稳是指复发性髌骨半脱位和 / 或脱位。

– 主要髌股关节不稳 / 客观髌股关节不稳 / 潜在髌股关节不稳。

髌股关节紊乱可分为三大类[13,14]。主要髌股关

不稳是指一次以上的髌骨脱位。客观髌股关节不稳是指一生中经历过一次髌骨脱位且至少存在一种主要的不稳定因素，包括严重的髌骨不稳，如复发或永久性髌骨脱位。潜在髌股关节不稳的患者从未经历过脱位或半脱位，他们的主要症状是膝前疼痛，伴有至少一个主要的不稳定因素。

– 外侧不稳 / 内侧不稳 / 多向不稳。

髌股关节不稳也可用在一定屈膝角度时不稳的方向来描述[11]。最常见的类型是外侧不稳，即膝关节屈曲< 45° 时髌骨脱出。在某些情况下，屈曲> 45° 时髌骨从外侧脱出（当膝关节屈曲时髌骨突然从滑车脱位，检查者不能阻止这种脱位称为屈曲时的强制性脱位）。极少情况下，髌骨可内侧脱位（通常为医源性）。最后，还有多向不稳定（外侧和内侧）。

解剖及病因

了解髌股关节的解剖和基本生物力学对临床医生理解髌股关节不稳是如何发生以及每种治疗方法如何稳定关节至关重要。髌股关节由髌骨的下表面和股骨远端的软骨前表面（即股骨滑车沟）组成。髌骨是位于股四头肌腱内最大的籽骨，股四头肌腱与股骨滑车沟构成复杂的滑动关节[15]。髌骨作为机械滑轮，在保护膝关节的同时，增加肌肉在膝关节伸直时的机械优势[16]。股骨滑车沟的深度和坡度影响髌股关节的自身稳定性[17,18]。

一般情况，在膝关节完全伸直时，髌骨不进入股骨滑车沟。在屈曲初始阶段，只有髌骨下表面的远端部分与股骨滑车沟的上端部分接触（图 27.1）。髌股关节接触发生在膝关节屈曲约 30° 时[19]。髌骨与滑车的适当契合，对髌股关节的稳定性至关重要。随着膝关节屈曲的角度增加，髌骨的接触面积向近端移动；到屈曲 90° 时，髌骨上极与股骨滑车沟的远端接触。在这个屈曲状态下，髌骨更深入接触股骨滑车沟，当膝关节进一步屈曲时，髌骨的内侧面与股骨内侧髁的外侧缘接触，髌骨的外侧面与股骨外侧髁的内侧缘接触[1]。

髌股关节稳定性受局部、远端、静态和动态等因素共同影响。局部静态稳定性由髌骨和股骨滑车的骨/软骨结构和髌骨周围的韧带（如内侧髌股韧带，MPFL）提供。在膝关节深度屈曲时，髌骨和滑车的骨骼结构决定了髌股关节的稳定性。局部动力稳定性主要由股内斜肌（VMO）等伸肌维持。远端的静态因素主要是股骨前倾、膝关节旋转和胫骨外旋，而远端的动态因素主要是髂胫束复合体、髋周的外展肌、外旋肌以及足的旋转不良，如距下关节过度

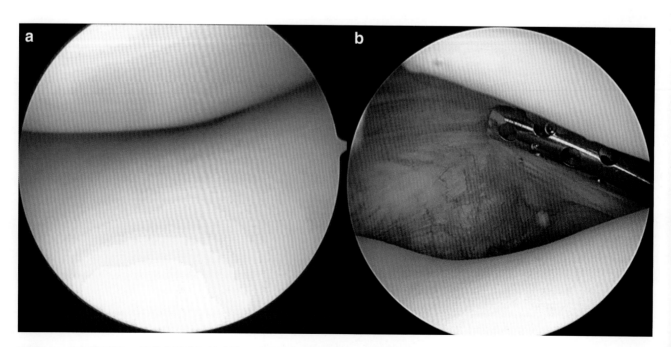

图 27.1　关节镜图示：膝关节屈曲初始阶段，髌股关节接触情况。a. 正常关节。b. 髌骨向外侧异常倾斜

旋前，这导致一个动态外翻矢量，使髌骨向外侧移位[20,22]。

作为主要被动稳定结构，MPFL对维持髌股关节稳定非常关键，特别是在膝关节屈曲初始时（20°～30°）（图27.2）。膝关节内侧支持带由3层结构组成［浅层：深筋膜；第二层：内侧副韧带（MCL）浅层、后斜韧带混合纤维和MPFL；深层：MCL深层、板胫韧带和板股韧带结构、关节囊］[23]。

MPFL可以引导髌骨进入滑车沟，并为髌骨提供50%以上的内侧约束力[1]。MPFL有股骨和髌骨附着点。普遍认为MPFL与VMO深部连接后，止于髌骨内侧上2/3区域。然而，关于MPFL的股骨附着点一直存在争议。一些作者认为其止点位于内收肌结节[24,25]。有些作者认为它位于股骨内上髁稍前方[26,30]。然而，也有些作者认为它在股骨内上髁后方和内收肌结节远端[31,33]。Desio等证实，MPFL的股骨附着点位于股骨后皮质连线前8.8 mm，在Blumensaat线近端垂

直线的近端2.6 mm处[29]。Amis等报道MPFL附着于股骨内上髁的起点[34]。Schöttle等证实了在侧位X线片上，MPFL股骨止点的识别方法，即股骨内侧髁后缘远端2.5 mm，股骨后皮质延长线前方1 mm，Blumensaat线后缘的近端（Schöttle的观点）[35]。然而，McCarthy等报道Schöttle的观点与临床效果无关[36]。

髌股关节不稳的病因是多因素的，涉及多种解剖异常因素，如高位髌骨，滑车发育不良，股骨外侧髁发育不良，滑车外侧缘低平，滑车沟浅，VMO功能不全，多发韧带松弛，髌骨活动过度，股骨前倾增加，核心肌力和髋外展肌无力，膝关节旋转异常，Q角异常，肌肉和软组织不平衡，外侧软组织结构紧张，胫骨外旋转，足过度旋前，既往手术和外伤[1,37,38]。与髌股关节不稳相关的解剖因素可分为主要因素和次要因素[13]。髌股关节不稳的主要因素有滑车发育不良、高位髌骨、病理性胫骨结节-滑车

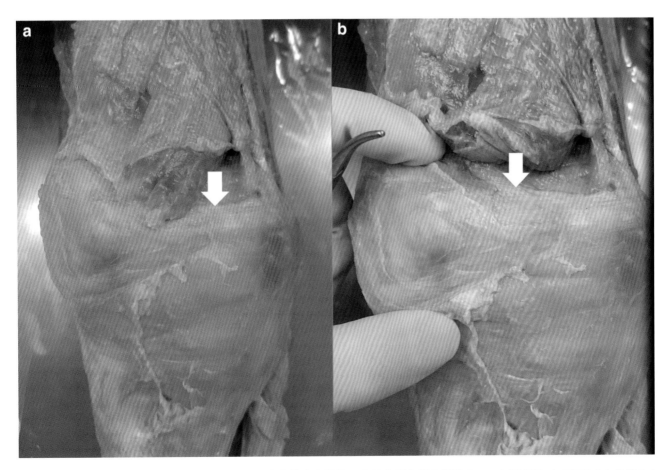

图27.2 a.尸体解剖显示内侧髌股韧带（MPFL，白色箭头）附着于髌骨内侧和股内斜肌（VMO）下表面。b.MPFL（白色箭头）在髌骨内侧上半部分的宽阔止点（外翻VMO）

沟（TT–TG）间距，次要因素有内翻/外翻力线不良、膝反屈、病理性股/胫骨旋转、髌骨发育不良、距下关节异常旋前。主要因素可以通过准确的仪器评估检测出来，次要因素可以在临床上初步分类，然后通过具体的影像学检查更好地检测出来。

病史及体格检查

仔细的病史记录和体格检查在髌股关节不稳的评估和处理中很重要。髌股关节不稳患者有时会感到膝前痛，但更多的主诉是移位或踩空（膝关节打软腿或错位）。患者的年龄和性别与复发风险相关。应询问患者或其家庭成员有无全身松弛或脱位史。应确定以前发生半脱位或脱位的次数和发生时的情况。应记录患者以前的治疗情况，包括外科手术。应了解与患者功能状态相关的病史因素，包括日常生活、职业和运动[3]类型。

髌股关节不稳的体格检查应包括评估下肢整体力线、单腿下蹲动作中肢体动态力线、髋关节和膝关节旋转、周围肌肉强度和全身韧带松弛程度[1,3,39]。髌骨稳定性可以通过膝关节屈曲时向外推髌骨来评估。外推髌骨时恐惧，髌骨外移时没有固定终点，提示髌骨脱位和MPFL损伤。也应注意髌骨或沿MPFL的压痛位置。应记录髌骨的轨迹（J征）、倾斜、活动，以及摩擦音或积液。检查者应观察患者坐位时的髌骨位置。正常髌骨位于滑车沟中央，并朝向前方。当髌骨位于高位和外侧时，称为蚱蜢眼征，因为它们看起来向上并越过检查者的肩膀[12]。评估髌骨倾斜可以检查外侧软组织是否过紧。一般来说，下压髌骨内缘可使髌骨外缘在矢状面达到中立或水平位置。当髌骨外缘不能达到这个标准时，表明髌骨外侧支持带过紧[12]。屈膝30°时检查髌骨的活动性。正常情况下，内推和外推使髌骨移位的程度不超过髌骨宽度的一半[40]。髌骨研磨试验是通过直接对髌骨施加压力，使髌骨在股骨滑车沟内向内侧、外侧、近端和远端移位。如果髌股关节有病变，这种操作会引起膝前痛。Q（股四头肌）角是指髂前上棘、髌骨中心和胫骨结节连线之间的夹角。男性通常为8°～10°，女性为15°～20°。同样值得注意的是，这是严格的静态测量，在动态评估关节时有局限性[41]。

与Q角相关的因素有膝外翻、胫骨外旋、胫骨结节外偏、膝关节屈曲程度、股四头肌等长收缩和股骨前倾增加。任何增加Q角的因素都会增加髌骨向外的作用力，从而导致髌骨不稳定[1]。

影像学

平片

评估髌股关节不稳的X线片包括膝关节的正位、侧位和轴位片。此外，下肢全长站立位X线片也很有必要，可以准确测量下肢力线。重要的是要记住，从这些X线片上可以获得大量的信息；然而，其局限性在于只能提供动态关节的静态图像[12]。膝关节屈曲30°时，根据侧位片上的Insall–Salvati指数、改良Insall–Salvati指数、Caton Deschamps指数或Blackburne和Peel指数可以测量髌骨高度（高位髌骨或低位髌骨）[44-45]。此外，也可以在侧位片上评估滑车深度。Dejour等根据侧位片上滑车特点，将股骨滑车发育不良分为4种类型，这有助于量化股骨发育不良的程度。

滑车发育不良的Dejour分型：

- A型：侧位片上可见股骨滑车沟基底线与股骨髁的前轮廓线相交（滑车沟与小切面齐平）（交叉征）。
- B型：侧位片上可以同时观察到交叉征和突起征。
- C型：侧位片上可以看到交叉征和双线征，代表股骨内侧髁发育不良。
- D型：侧位片显示发育不良的3种征象（交叉征、双线征、突起征）。

Merchant位片对于评估适合角、滑车沟角、髌股关节的对合和复位，以及骨软骨碎片很有必要（图27.3）。股骨滑车沟角的定义是分别连接股骨滑车最低点与滑车内外侧关节面的最高点的夹角（平均138°），骨性关节炎患者的股骨内侧和外侧髁的股骨沟角和髌骨面软骨体积增加[47]。增大的沟角可能表明滑车发育不良。适合角的定义是沟角的平分线与股骨滑车中心到髌骨最低点连线之间的夹角。它确定了髌骨与股骨滑车的关系。内侧角为负值，外侧角为正值（角度>16°表示髌骨外侧半脱位）[48]。

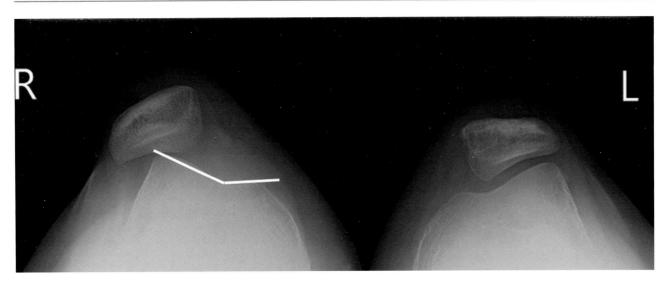

图 27.3 双膝关节轴位片。右膝关节外侧髌骨半脱位，沟角增加（151°）。

计算机断层扫描（CT）

CT 有助于更好地评估滑车沟角、适合角、滑车深度、髌骨、股骨 / 胫骨旋转和 TT–TG 间距。TT–TG 间距是胫骨结节相对于真实滑车沟的偏移量，由两张适合的轴位 CT 图像叠加所得。这对量化胫骨结节的偏移程度很有帮助。然而，髌骨脱位时，胫骨结节的外移程度在不同研究中存在不同。Alemparte 等对健康志愿者进行了研究，发现正常 TT–TG 值为（13.6 ± 8.8）mm[49]。Dejour 等报道对照健康组的 TT–TG 值为（12.7 ± 3.4）mm[14]。TT–TG 值 > 20 mm 被认为是一种病理状态，是胫骨结节内移的适应证[1,12,50]。

磁共振成像（MRI）

在急性损伤情况下，软骨损伤是早期手术治疗的指征，MRI 可以提示是否有软骨损伤。急性髌骨脱位的特征性 MRI 表现包括：关节出血、股骨外侧髁局灶骨挫伤、髌骨内侧面骨软骨损伤和内侧支持带损伤[51]。髌骨外侧脱位可造成髌骨内侧面和股骨髁外侧面的骨挫伤（对吻损伤）（图 27.4）[52]。MRI 对发现 MPFL 损伤也很有帮助。在矢状位和轴位 T2 加权像上能很好地观察到 MPFL 损伤[53]。

治疗

保守治疗

髌股关节不稳的治疗通常取决于是否存在易感危险因素[9]。在过去 20 年里，已经发表了关于髌股关节不稳非手术和手术治疗的各种研究和综述[4]。

髌股关节不稳通常不需要手术就可以成功地治疗。一般来说，对于仅发生过一次半脱位或脱位的患者，应避免手术治疗，因为大多数患者不会再发生脱位。在急性髌骨脱位时，早期治疗的目标是固定髌骨，减少膝关节周围肿胀，加强关节周围肌肉力量和提高膝关节的活动度。急性髌骨脱位后的固定类型和固定时间仍然没有达成共识。初始制动包括石膏、夹板或支具。患者可在膝关节几乎完全伸直时进行固定。在一项长期的非手术治疗研究中，对于石膏保守治疗 6 周的患者，其脱位复发的风险较低，但出现僵直概率较高。相比之下，仅使用髌骨支具的患者再脱位的风险高达 3 倍[54]。一些研究比较了早期手术治疗和非手术治疗初次髌骨脱位的效果。Buchner 等报道，在 8 年随访中，手术组和保守治疗组在再脱位、活动水平和临床结果方面没有显著差异[55]。Palmu 等的前瞻性随机研究也证实，在主观结果、再脱位、功能或活动评分方面没有显

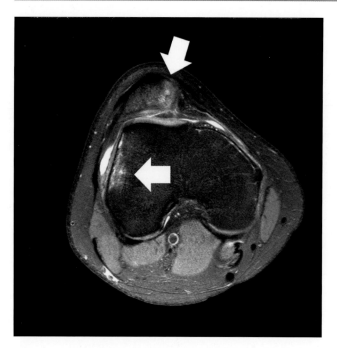

图 27.4　MRI 发现髌骨内侧面和股骨髁外侧面的骨挫伤（白色箭头），这是髌骨外侧脱位造成的

著差异[56]。Arnbjornsson 等对 21 例有双侧髌骨脱位病史的患者进行了平均 14 年的随访。一侧采用手术治疗，另一侧采用非手术治疗。在长期随访中，患者手术侧的膝关节出现更严重的关节炎和更高的再脱位风险[57]。

功能康复是非手术治疗的核心，重点关注的是步态、核心稳定性、外侧支持带、腘绳肌、股四头肌、跟腱和髂胫束的拉伸，以及加强股四头肌肌力和股内斜肌的肌力[1,3]。髌股关节不稳的物理治疗应包括加强股四头肌、股内斜肌和臀肌的闭链锻炼[58,59]。加强股四头肌和股内斜肌可使髌骨向内侧进入股骨滑车沟。臀肌的闭链锻炼增加了股骨的外旋和外展，从而减少了步态周期中的动态 Q 角[39,60]。

髌骨支具、肌贴或功能活动可能是治疗髌股关节不稳的有效方法。McConnell 引入髌骨绷带以改善髌股轨迹[61]。有研究表明，髌骨贴可以控制治疗过程中髌骨的过度运动，并且可以比股外侧肌更早地激活股内斜肌[62,63]。支具的优点是可以稳定和防止髌骨脱位，特别是在屈曲的前 30°。Becher 等报道，使用支具后，髌骨倾斜角度和髌骨高度比率显著降低[64]。减少髌股关节负荷的另一种有效方法是减轻体重。

手术治疗

如果在非手术治疗后没有临床改善，可能需要手术治疗。手术治疗的适应证取决于患者的疼痛和功能。在许多情况下，患者在休息时自诉无症状，而由于恐惧，他们的功能明显受到限制[65]。因此，髌骨脱位复发的风险是考虑手术治疗的一个重要因素。手术治疗的其他适应证包括伴有症状的骨软骨游离体或软骨病变（图 27.5）。一项针对美国国家足球联盟队医的调查表明，大多数医生不建议在无游离体的情况下立即进行手术治疗[66]。然而，如果患者有持续的恐惧或反复脱位，基于复发的风险高，通常建议手术治疗。

髌股关节不稳的手术治疗应根据患者的年龄和活动水平以及关节状况来选择。它必须针对修复损伤结构，以重建正常的解剖结构，而不引起过度的异常负荷或对关节软骨的异常约束，因为这将导致继发性关节炎[3]。传统上，髌股关节不稳的手术入路有两种：近端重排和远端重排。因为远期效果尚不清楚，滑车成形术的适应证很少，尤其是年轻患者。

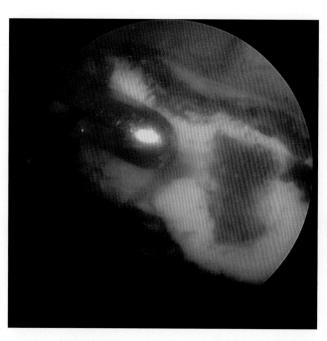

图 27.5　急性髌骨脱位，关节镜下，用钳夹取骨软骨游离体

— 近端重排

近端重排手术包括 MPFL 的一期修复和重建，股内斜肌的内侧收紧固定，外侧支持带松解。这些手术的目的是通过重建或修复髌骨下极近端的软组织（最重要的是 MPFL）来纠正髌骨的位置。

— 远端重排

远端重排手术包括胫骨结节前内侧移位和胫骨截骨。这些手术的目的是通过调整胫骨结节来改变髌骨的位置。

结论

髌股关节不稳在日常生活和运动中可引起明显的疼痛和功能障碍。多种因素可导致髌股关节不稳，如韧带松弛、下肢力线异常、TT–TG 间距增加、高位髌骨、肌肉不平衡、滑车发育不良和外伤。髌股关节不稳难以处理，必须考虑髌股关节的解剖结构及其静态和动态的稳定结构。最近，在髌股关节不稳的病理生理学方面有了显著的进展。了解髌股关节不稳的复杂病理生理学是正确处理这种情况的关键。在许多情况下，第一次脱位可以通过非手术成功治疗，包括患者教育和个性化的物理治疗。然而，随着脱位复发风险的增加，应考虑手术治疗。手术治疗应个性化，以重建正常的关节解剖和恢复功能。

参考文献

[1] Redziniak DE, Diduch DR, Mihalko WM, Fulkerson JP, Novicoff WM, Sheibani-Rad S, et al. Patellar instability. J Bone Joint Surg Am. 2009;91(9):2264–2275.

[2] Hiemstra LA, Page JL, Kerslake S. Patient-reported outcome measures for patellofemoral instability: a critical review. Curr Rev Musculoskelet Med. 2019.

[3] Koh JL, Stewart C. Patellar instability. Orthop Clin North Am. 2015;46(1):147–157.

[4] Smith TO, Donell S, Song FJ, Hing CB. Surgical versus non-surgical interventions for treating patellar dislocation. Cochrane Db Syst Rev. 2015(2).

[5] Fithian DC, Paxton EW, Stone ML, Silva P, Davis DK, Elias DA, et al. Epidemiology and natural history of acute patellar dislocation. Am J Sports Med. 2004;32(5):1114–1121.

[6] Hsiao M, Owens BD, Burks R, Sturdivant RX, Cameron KL. Incidence of acute traumatic patellar dislocation among active-duty United States military service members. Am J Sports Med. 2010;38(10):1997–2004.

[7] Atkin DM, Fithian DC, Marangi KS, Stone ML, Dobson BE, Mendelsohn C. Characteristics of patients with primary acute lateral patellar dislocation and their recovery within the first 6 months of injury. Am J Sports Med. 2000;28(4):472–479.

[8] Sillanpaa P, Mattila VM, Iivonen T, Visuri T, Pihlajamaki H. Incidence and risk factors of acute traumatic primary patellar dislocation. Med Sci Sports Exerc. 2008;40(4):606–611.

[9] Tan SHS, Hui SJ, Doshi C, Wong KL, Lim AKS, Hui JH. The outcomes of distal femoral varus osteotomy in patellofemoral instability: a systematic review and meta-analysis. J Knee Surg. 2019.

[10] Tan SHS, Ibrahim MM, Lee ZJ, Chee YKM, Hui JH. Patellar tracking should be taken into account when measuring radiographic parameters for recurrent patellar instability. Knee Surg Sports Traumatol Arthrosc. 2018;26(12):3593–3600.

[11] Post WR, Fithian DC. Patellofemoral instability: a consensus statement from the AOSSM/PFF patellofemoral instability workshop. Orthop J Sports Med. 2018;6(1):2325967117750352.

[12] White BJ, Sherman OH. Patellofemoral instability. Bull NYU Hosp Jt Dis. 2009;67(1):22–29.

[13] Berruto M, Ferrua P, Carimati G, Uboldi F, Gala L. Patellofemoral instability: classification and imaging. Joints. 2013;1(2):7–14.

[14] Dejour H, Walch G, Nove-Josserand L, Guier C. Factors of patellar instability: an anatomic radiographic study. Knee Surg Sports Traumatol Arthrosc. 1994;2(1):19–26.

[15] Samuels ME, Regnault S, Hutchinson JR. Evolution of the patellar sesamoid bone in mammals. PeerJ. 2017;5:e3103.

[16] Loudon JK. Biomechanics and pathomechanics of the patellofemoral joint. Int J Sports Phys Ther. 2016;11(6):820–830.

[17] Amis AA, Oguz C, Bull AM, Senavongse W, Dejour D. The effect of trochleoplasty on patellar stability and kinematics: a biomechanical study in vitro. J Bone Joint Surg Br. 2008;90(7):864–869.

[18] Senavongse W, Amis AA. The effects of articular, retinacular, or muscular deficiencies on patellofemoral joint stability: a biomechanical study in vitro. J Bone Joint Surg Br. 2005;87(4):577–582.

[19] Andrish J. The biomechanics of patellofemoral stability. J Knee Surg. 2004;17(1):35–39.

[20] Dierks TA, Manal KT, Hamill J, Davis IS. Proximal and distal influences on hip and knee kinematics in runners with patellofemoral pain during a prolonged run. J Orthop Sport Phys. 2008;38(8):448–456.

[21] Parikh S, Noyes FR. Patellofemoral disorders: role of computed tomography and magnetic resonance imaging in defining abnormal rotational lower limb alignment. Sports Health. 2011;3(2):158–169.

[22] Redziniak DE, Diduch DR, Mihalko WM, Fulkerson JP, Novicoff WM, Sheibani-Rad S, et al. Patellar instability. Instr Course Lect. 2010;59:195–206.

[23] Warren LF, Marshall JL. The supporting structures and layers on the

medial side of the knee:an anatomical analysis. J Bone Joint Surg Am. 1979;61(1):56–62.

[24] Tuxoe JI, Teir M, Winge S, Nielsen PL. The medial patellofemoral ligament: a dissection study. Knee Surg Sports Traumatol Arthrosc. 2002;10(3):138–140.

[25] Conlan T, Garth WP Jr, Lemons JE. Evaluation of the medial soft-tissue restraints of the extensor mechanism of the knee. J Bone Joint Surg Am. 1993;75(5):682–693.

[26] Steensen RN, Dopirak RM, McDonald WG 3rd. The anatomy and isometry of the medial patellofemoral ligament: implications for reconstruction. Am J Sports Med. 2004;32(6):1509–1513.

[27] Panagiotopoulos E, Strzelczyk P, Herrmann M, Scuderi G. Cadaveric study on static medial patellar stabilizers: the dynamizing role of the vastus medialis obliquus on medial patellofemoral ligament. Knee Surg Sports Traumatol Arthrosc. 2006;14(1):7–12.

[28] Feller JA, Amis AA, Andrish JT, Arendt EA, Erasmus PJ, Powers CM. Surgical biomechanics of the patellofemoral joint. Arthroscopy. 2007;23(5):542–553.

[29] Desio SM, Burks RT, Bachus KN. Soft tissue restraints to lateral patellar translation in the human knee. Am J Sports Med. 1998;26(1):59–65.

[30] Hautamaa PV, Fithian DC, Kaufman KR, Daniel DM, Pohlmeyer AM. Medial soft tissue restraints in lateral patellar instability and repair. Clin Orthop Relat Res. 1998;349:174–182.

[31] Philippot R, Chouteau J, Wegrzyn J, Testa R, Fessy MH, Moyen B. Medial patellofemoral ligament anatomy: implications for its surgical reconstruction. Knee Surg Sports Traumatol Arthrosc. 2009;17(5):475–479.

[32] Smirk C, Morris H. The anatomy and reconstruction of the medial patellofemoral ligament. Knee. 2003;10(3):221–227.

[33] Nomura E, Inoue M, Osada N. Anatomical analysis of the medial patellofemoral ligament of the knee, especially the femoral attachment. Knee Surg Sport Tr a. 2005;13(7):510–515.

[34] Amis AA, Firer P, Mountney J, Senavongse W, Thomas NP. Anatomy and biomechanics of the medial patellofemoral ligament. Knee. 2003;10(3):215–220.

[35] Schottle PB, Schmeling A, Rosenstiel N, Weiler A. Radiographic landmarks for femoral tunnel placement in medial patellofemoral ligament reconstruction. Am J Sports Med. 2007;35(5):801–804.

[36] McCarthy M, Ridley TJ, Bollier M, Wolf B, Albright J, Amendola A. Femoral tunnel placement in medial patellofemoral ligament reconstruction. Iowa Orthop J. 2013;33:58–63.

[37] Nomura E, Inoue M, Kobayashi S. Generalized joint laxity and contralateral patellar hypermobility in unilateral recurrent patellar dislocators. Arthroscopy. 2006;22(8):861–865.

[38] Steensen RN, Bentley JC, Trinh TQ, Backes JR, Wiltfong RE. The prevalence and combined prevalences of anatomic factors associated with recurrent patellar dislocation: a magnetic resonance imaging study. Am J Sports Med. 2015;43(4):921–927.

[39] Petersen W, Ellermann A, Gosele-Koppenburg A, Best R, Rembitzki IV, Bruggemann GP, et al. Patellofemoral pain syndrome. Knee Surg

Sports Traumatol Arthrosc. 2014;22(10):2264–2274.

[40] Carson WG, Jr., James SL, Larson RL, Singer KM, Winternitz WW. Patellofemoral disorders: physical and radiographic evaluation. Part I: Physical examination. Clin Orthop Relat Res. 1984(185):165–177.

[41] Sanchez HM, Sanchez EGD, Barauna MA, Canto RSD. Evaluation of Q angle in differents static postures. Acta Ortopedica Brasileira. 2014;22(6).

[42] Insall J, Salvati E. Patella position in the normal knee joint. Radiology. 1971;101(1):101–104.

[43] Caton J, Deschamps G, Chambat P, Lerat JL, Dejour H. [Patella infera. Apropos of 128 cases]. Rev Chir Orthop Reparatrice Appar Mot. 1982;68(5):317–325.

[44] Blackburne JS, Peel TE. A new method of measuring patellar height. J Bone Joint Surg Br. 1977;59(2):241–242.

[45] Grelsamer RP, Meadows S. The modified Insall-Salvati ratio for assessment of patellar height. Clin Orthop Relat Res. 1992;282:170–176.

[46] Dejour H, Walch G, Neyret P, Adeleine P. Dysplasia of the femoral trochlea. Rev Chir Orthop Reparatrice Appar Mot. 1990;76(1):45–54.

[47] Davies-Tuck M, Teichtahl AJ, Wluka AE, Wang Y, Urquhart DM, Cui J, et al. Femoral sulcus angle and increased patella facet cartilage volume in an osteoarthritic population. Osteoarthritis Cartilage. 2008;16(1):131–135.

[48] Minkoff J, Fein L. The role of radiography in the evaluation and treatment of common anarthrotic disorders of the patellofemoral joint. Clin Sport Med. 1989;8(2):203–260.

[49] Alemparte J, Ekdahl M, Burnier L, Hernandez R, Cardemil A, Cielo R, et al. Patellofemoral evaluation with radiographs and computed tomography scans in 60 knees of asymptomatic subjects. Arthroscopy J Arthros Related Surg. 2007;23(2):170–177.

[50] Song EK, Seon JK, Kim MC, Seol YJ, Lee SH. Radiologic measurement of tibial tuberosity-trochlear groove (TT-TG) distance by lower extremity rotational profile computed tomography in Koreans. Clin Orthop Surg. 2016;8(1):45–48.

[51] Quinn SF, Brown TR, Demlow TA. MR imaging of patellar retinacular ligament injuries. J Magn Reson Imaging. 1993;3(6):843–847.

[52] Sanders TG, Loredo R, Grayson D. Computed tomography and magnetic resonance imaging evaluation of patellofemoral instability. Oper Techn Sport Med. 2001;9(3):152–163.

[53] Sallay PI, Poggi J, Speer KP, Garrett WE. Acute dislocation of the patella—a correlative pathoanatomic study. Am J Sport Med. 1996;24(1):52–60.

[54] Maenpaa H, Lehto MU. Patellar dislocation. The long-term results of nonoperative management in 100 patients. Am J Sports Med. 1997;25(2):213–217.

[55] Buchner M, Baudendistel B, Sabo D, Schmitt H. Acute traumatic primary patellar dislocation: longterm results comparing conservative and surgical treatment. Clin J Sport Med. 2005;15(2):62–66.

[56] Palmu S, Kallio PE, Donell ST, Helenius I, Nietosvaara Y. Acute patellar dislocation in children and adolescents: a randomized clinical

trial. J Bone Joint Surg Am. 2008;90(3):463–470.

[57] Arnbjornsson A, Egund N, Rydling O, Stockerup R, Ryd L. The natural history of recurrent dislocation of the patella. Long-term results of conservative and operative treatment. J Bone Joint Surg Br. 1992;74(1):140–142.

[58] Stensdotter AK, Hodges PW, Mellor R, Sundelin G, Hager-Ross C. Quadriceps activation in closed and in open kinetic chain exercise. Med Sci Sports Exerc. 2003;35(12):2043–2047.

[59] Escamilla RF, Fleisig GS, Zheng N, Barrentine SW, Wilk KE, Andrews JR. Biomechanics of the knee during closed kinetic chain and open kinetic chain exercises. Med Sci Sports Exerc. 1998;30(4):556–569.

[60] Dolak KL, Silkman C, Medina McKeon J, Hosey RG, Lattermann C, Uhl TL. Hip strengthening prior to functional exercises reduces pain sooner than quadriceps strengthening in females with patellofemoral pain syndrome: a randomized clinical trial. J Orthop Sports Phys Ther. 2011;41(8):560–570.

[61] Mc CJ. The management of chondromalacia patellae: a long term solution. Aust J Physiother. 1986;32(4):215–223.

[62] Cowan SM, Bennell KL, Crossley KM, Hodges PW, McConnell J. Physical therapy alters recruitment of the vasti in patellofemoral pain syndrome. Med Sci Sports Exerc. 2002;34(12):1879–1885.

[63] Cowan SM, Bennell KL, Hodges PW. Therapeutic patellar taping changes the timing of vasti muscle activation in people with patellofemoral pain syndrome. Clin J Sport Med. 2002;12(6):339–347.

[64] Becher C, Schumacher T, Fleischer B, Ettinger M, Smith T, Ostermeier S. The effects of a dynamic patellar realignment brace on disease determinants for patellofemoral instability in the upright weightbearing condition. J Orthopaedic Surg Res. 2015;10.

[65] Smith TO, Donell ST, Chester R, Clark A, Stephenson R. What activities do patients with patellar instability perceive makes their patella unstable? Knee. 2011;18(5):333–339.

[66] Colvin AC, West RV. Patellar instability. J Bone Joint Surg Am Vol. 2008;90a(12):2751–2762.

第28章 手术重建内侧髌股韧带

Sung-Hwan Kim, Hyun-Soo Moon

摘要

内侧髌股韧带（MPFL）是髌骨的主要软组织稳定装置，像缰绳一样限制髌骨向外侧脱位。因对 MPFL 的解剖学和生物力学的日益关注，大量的研究报道了 MPFL 重建手术。然而，尽管 MPFL 重建已是治疗复发性髌骨脱位的一种公认的手术方法，总体上临床效果良好，但仍有许多有争议的问题尚未得到解决。在手术指征、移植物选择、移植物张力、外科技术和其他外科手术指征等方面仍缺乏共识。由于髌股关节不稳的病因是多因素的，而且仍然没有确切的证据表明特定的手术就优于其他的手术，因此为了获得满意的效果，需要深入地评估，选择合适的患者，并进行个体化的手术规划。

关键词

内侧髌股韧带（MPFL），MPFL 重建，复发性髌骨脱位，髌股关节不稳

概述

髌骨脱位是一种力弱的状态，易导致软骨损伤和继发的髌股关节骨性关节炎。据报道，初次髌骨脱位，关节软骨损伤发生率为 95%，复发性脱位的膝关节，其软骨损伤发生率为 96%[1,2]。临床表现主要为膝关节前方疼痛、肿胀、活动受限和频繁的"打软腿"，随后导致日常活动明显受限[3]。Atkin 等报道，尽管有标准的康复计划，58% 的急性髌骨脱位患者

在损伤 6 个月后仍表现为剧烈活动受限[3]。据报道，髌骨脱位发生率为 5.8 / 100 000[4]。伴随着较高的发生率，急性髌骨脱位后再脱位率为 29% ～ 71%[4-6]。

由于软组织稳定结构、骨结构和下肢力线等多种因素导致髌股关节不稳，提出了许多基于潜在病理生理学的手术方法。其中，初次急性髌骨脱位患者中 MPFL 损伤的发生率为 96%。MPFL 是防止髌骨外侧移位的主要软组织稳定结构。如果 MPFL 阙如或松弛，髌骨有外移和脱位的风险[8,9]。因此，对 MPFL 的手术重建进行了大量的研究，许多系统综述表明，MPFL 重建是一种有效且结果满意的手术方法[10-12]。

解剖学与生物力学

当髌股关节不稳的主要病理特征是由软组织异常而不是骨性异常引起时，恢复 MPFL 是一种公认的、切实的手术方法[13,14]。然而，有报道称 MPFL 的非解剖修复会对髌股关节内侧软骨产生非生理应力和压力，将导致较差的临床结果[15]。因此，正确认识 MPFL 的解剖学和生物力学对手术规划、MPFL 的功能恢复和随后良好的临床结果至关重要。

MPFL 最早在 1979 年由 Warren 和 Marshal 提出，在他们的尸体解剖研究中，将其描述为膝关节内侧第 II 层的横向纤维，从股骨内上髁延伸到髌骨[16]。随后，进行了许多关于 MPFL 的解剖学和生物力学的研究。以往的解剖学研究表明，MPFL 长 45 ～ 64 mm，宽 8 ～ 30 mm，中间部分狭窄，呈沙漏状[17-20]。尽管研究称 MPFL 纤维的宽度和止点分布存在不同，但韧带的股骨起点（9 ～ 17 mm）通常比扇形髌骨止点（19 ～ 29 mm）小[20,22]。股骨起点位于股骨内上

髁近端（9±1.8）mm，后方（5.0±1.7）mm，髌骨止点位于距髌骨内侧上方 27%±10% 处[23]。由于在文献中 MPFL 的位置变异很大，Aframian 等对 MPFL 的起点和止点进行了系统的综述[20]。分析了 33 篇关于 MPFL 股骨起点和 29 篇关于 MPFL 髌骨止点的文献，认为 MPFL 起自一个内收肌结节、股骨内侧髁、腓肠肌结节之间的三角形区域，并止于髌骨内上方（图 28.1）[20]。由于 MPFL 解剖的差异性，在 MPFL 重建过程中移植物的放置应遵循个性化原则。

在生物力学方面，尽管最近研究强调了内侧髌胫韧带和内侧髌骨半月板韧带的重要性[24,25]，但 MPFL 仍被认为是髌骨的主要软组织稳定结构，对髌骨的约束作用占 50%～60%，MPFL 在膝关节初始屈曲 30° 时承受负荷最大，与股内斜肌共同约束髌骨向外侧移位，确保髌骨在屈膝早期时位于滑车中[26-28]。当膝关节屈曲超过 30° 时，股骨滑车对髌股关节稳定性的贡献更大。MPFL 的平均失效载荷为（178±46）N[25]。同样，Mountney 等报道在髌骨移位为（26±7）mm 时，MPFL 的平均抗拉伸强度为（208±90）N[8]。在等长性方面，以往的生物力学研究表明，股骨侧的正确定位能保障移植物的等距调节[27-32]。Stephen 等报道，股骨侧位点仅发生 5 mm 的远近变化就会导致明显的不等长[31]。最近，在一项体内实验研究中，Song 等报道，在膝关节活动范

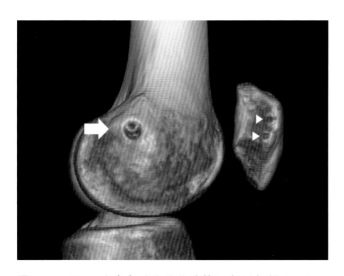

图 28.1 MPFL 重建术后膝关节计算机断层扫描（CT）。MPFL 移植物的股骨植入点位于由内收肌结节、股骨内上髁和腓肠肌结节（箭头）组成的三角形区域。移植物的髌骨植入点位于髌骨的内上侧（两个三角）

围内，MPFL 是由具有不同功能的紧张纤维和松弛纤维组成的纤维复合物，这就是 MPFL 解剖双束重建的理论基础[32]。

手术治疗前的一般注意事项

由于髌股关节不稳的病因是多因素的，所以应根据其潜在的病理生理特点进行个性化手术治疗。虽然 MPFL 重建的手术指征仍有争议，但复发性髌股关节不稳伴两次以上脱位及保守治疗失败是公认的手术指征[33,34]。此外，同时在考虑其他病因因素的情况下，建议单纯的 MPFL 重建仅适用于 TT-TG 间距 < 20 mm、髌骨高度无过度增加（Caton-Deschamps 指数 < 1.2）、滑车形态正常或 A 型的患者[33,35]。

移植物准备

尽管文献报道了很多的 MPFL 重建技术，但对于移植物来源的选择尚未达成共识。常用的自体移植肌腱来源包括半腱肌、股薄肌、髌腱、大收肌和股四头肌腱。同种异体来源包括半腱肌、胫骨前肌和髌骨肌腱。此外，合成材料也可作为移植物。在一项系统回顾中，Fisher 等报道自体半腱肌移植是最常用的移植物（28.4%）[36]。最近，Weinberger 等对 31 项研究进行了系统性回顾，以确定移植物来源和构型的影响，结果表明，在稳定性和临床评分方面，双股移植物具有更好的手术效果[37]。此外，使用自体肌腱移植后，患者临床结果良好，而翻修率在不同移植来源之间并没有差异[37]。然而，McNeilan 等对 45 例研究进行了系统性回顾分析，单纯重建 MPFL 时，自体移植物并不优于同种异体移植物或人工移植物[38]。他们建议，应根据外科医生的喜好、舒适度和经验来选择移植物。由于缺乏恰当设计的随机对照试验，仍然没有确凿的证据表明一种特定的手术方式优于其他手术方式。

移植物收紧固定时的屈膝角度也一直是争论的话题。据报道，移植物固定时的屈膝角度为 20°～70°[39-45]。在解剖测量方面，Schöttle 等建议在膝关节屈曲 30° 时进行移植物收紧固定[43]。据报道，MPFL 在屈膝前 30° 时承受负荷最大[26-28]，一些作

者认为，在膝关节屈曲约 30° 时收紧移植物是合适的 [28,42,45]。另一方面，在最近的一项生物力学研究中，Lorbach 等认为，与正常膝关节相比，在膝关节屈曲 60° 时进行移植物固定能够最准确地恢复髌股关节接触压力 [46]。作者认为，在膝关节屈曲 60° 时进行股骨端固定移植物可避免移植物张力过紧。

在移植物固定时也应考虑给予足够的张力。一些研究已经提出了在 MPFL 重建时收紧移植物的方法。Ellera Gomes 使用一个测力仪来调节足够的张力，在屈伸活动时移位 < 5 mm 时股骨定位点为理想固定点。Nomura 等利用张力间隔器对移植物施加最小的张力（约 4.9 N）[48]。Feller 等使用解剖标记手工对移植物施加张力，使得膝关节屈曲 20° 时髌骨仅向外侧滑动一个象限 [39]。Beck 等的生物力学研究为 MPFL 重建时推荐张力提供了的客观证据 [49]。研究表明，低张力（2 N）足以稳定髌骨，而不会增加髌股关节接触压力，而高张力（10 N 和 40 N）将导致髌股关节接触压力显著增加。无论采用何种方法，均应避免过度收紧移植物。

作者推荐的方法

到目前为止，已经提出了许多 MPFL 重建的手术技术，但没有确凿的证据表明一种特定的手术方式优于其他手术 [10]。作者首选的 MPFL 重建手术技术如下。

患者仰卧于手术台上。麻醉后，在止血带充气前进行查体，评估膝关节屈曲 0° ～ 30° 时髌骨向内向外移位情况，以检查髌骨稳定性和支持带的张力。诊断性关节镜检查用于评估髌股关节的状态和探查相关的关节内病变。应全面评估髌股关节存在的软骨病变和游离体，当有需要时可进行外侧支持带松解。

作者更倾向于使用自体股薄肌作为移植物。在胫骨结节水平做前内侧斜切口以获取股薄肌腱。显露缝匠肌筋膜后，确认股薄肌腱，屈膝 90°，使用开环肌腱剥离器自近端肌肉附着处剥离。从肌腱两端约 25 mm 处进行锁边缝合，将肌腱制备成双股，移植物直径一般为 5 ～ 6 mm。

沿着髌骨内上缘做一个纵向切口，保留下面的关节囊。逐层解剖，在膝内侧支持带 II 层和 III 层之间显露髌骨内缘，在髌骨内缘的赤道和上 1/3 处置入两枚缝合锚钉（图 28.2a）。在触及的股骨内侧髁最凸起部位，做 3 cm 纵向切口。注意避免损伤隐神经分支。显露股骨内上髁和内收肌结节之间的 MPFL 起点后，钻入一根克氏针临时标记 MPFL 股骨止点（图 28.2b）。C 臂透视膝关节纯侧位图像 [50]，确定克氏针定位是否合适。按照 Schöttle 等所述，调整导针的位置，以确保其位于后皮质延长线的前方、股骨内侧髁后缘的远端、Blumensaat 线最后方的近端 [51]。确定导针的位置正确后（图 28.3），根据移植肌腱的直径，向前、向上约 10°，钻取股骨隧道。随后，将移植物穿过上述两个切口，确保肌腱袢部（肌腱中点）位于髌骨侧，游离两端均位于股骨侧（图 28.2c）。在髌骨内上缘用两枚带线锚钉固定肌腱袢（图 28.2d）。肌腱游离端缝线穿过带眼导针后，从大腿外侧将导针拉出，确保移植物两游离端均被拉入股骨隧道。在循环预载荷后，调整移植物张力，使髌骨外缘在膝关节屈曲 30° 时向外侧滑动 1/4 ～ 1/2 象限。最后，将生物可吸收螺钉拧入股骨隧道。移植物袢部固定在髌骨上内侧边缘，用 1-0 薇乔线缝合。手术结束时，关节镜检查证实髌股关节对合关系恢复情况（图 28.4）。

临床结果

MPFL 重建手术一般具有良好的效果。Enderlein 等在一项单中心前瞻性研究中，对接受 MPFL 重建手术进行了平均 41 个月（范围 12 ～ 63 个月）随访，结果显示自体股薄肌腱重建 MPFL 后，髌骨稳定性得到持续恢复，膝关节功能获得改善 [45]。同样，Ronga 等报道了使用自体腘绳肌腱重建 MPFL 后，患者获得满意的临床结果（平均随访 41 个月）[52]。关于 MPFL 重建与膝关节骨性关节炎的关系，Nomura 等报道，MPFL 重建后，膝关节骨性关节炎没有或仅有轻微进展（平均随访 11.9 年）[53]。对 MPFL 重建的手术效果也进行了系统研究。Smith 等的系统性回顾分析显示，MPFL 重建术后临床和影像学结果良好 [11]。在最近对 14 篇文献的系统回顾中，Schneider 等分析了单纯 MPFL 重建的主观和临床结果 [54]。基于

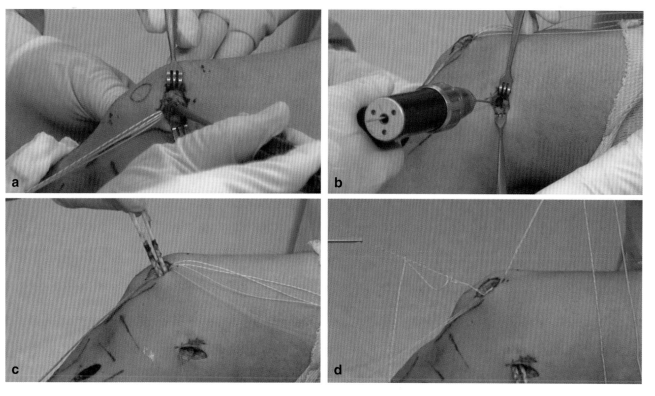

图 28.2 a. 两枚缝合锚钉固定于髌骨内缘赤道及近 1/3 位置。b. 临时克氏针作为导针引入 Schöttle 等描述的股骨止点位置[51]。c. 移植物肌腱通过两个不同切口，并确保肌腱祥部位于髌骨一侧，锁边缝合的肌腱两端置于股骨侧。d. 在髌骨上内侧缘用两枚缝合锚钉固定移植物肌腱祥部

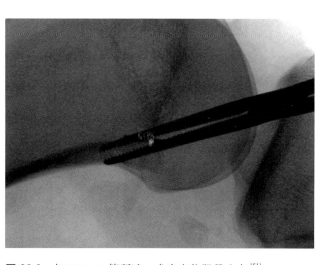

图 28.3 如 Schöttle 等所述，术中定位股骨止点[51]

Kujala 评分、重返运动率和术后复发不稳定率，单纯的 MPFL 重建提供了良好的主观和临床结果。此外，在骨骺未闭的儿童和青少年中，MPFL 解剖重建是一种安全有效的手术方法。然而，MPFL 重建术也有一定的并发症发生率。根据 Shaha 等的系统研究，MPFL 重建术的总并发症发生率为 26.1%（629 个膝关节中有 164 个发生）。并发症从轻微到严重，包括髌骨骨折，术后不稳定，屈膝障碍和疼痛。因此，在计划这个手术过程时应非常谨慎。也需要有进一步的统一的方法、临床结果和并发症的高水平研究。

结论

在过去 20 年中，随着外科技术的不断进展，MPFL 重建手术日益增多。尽管整体手术效果良好，但仍具有挑战性的问题，比如在手术指征、移植物选择、移植物张力、手术技术和其他手术指征等方面缺乏共识，尚未得到充分讨论。应进行高水平研究以解决这些问题。

髌股关节不稳的病因是多因素的，仍然没有确切的证据表明一种特定的手术技术优于其他手术。因此，有必要全面评估，选择合适的患者和制订个体化的手术方案，以获得良好的效果。

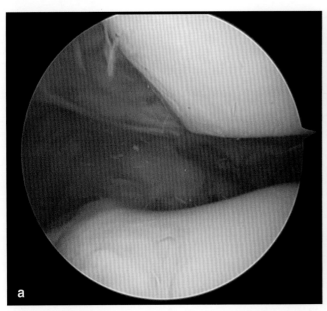
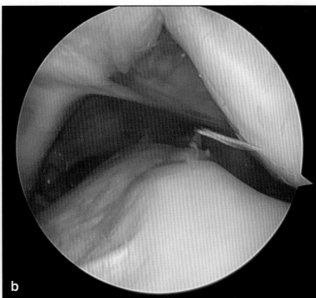

图 28.4 右膝关节 MPFL 重建术前、术后的关节镜检查结果。a. 重建前髌骨向外上方半脱位。b. MPFL 重建后髌股关节恢复

参考文献

[1] Nomura E, Inoue M. Cartilage lesions of the patella in recurrent patellar dislocation. Am J Sports Med. 2004;32(2):498–502.

[2] Nomura E, Inoue M, Kurimura M. Chondral and osteochondral injuries associated with acute patellar dislocation. Arthroscopy J Arthrosc Relat Surg Off Publ Arthrosc Assoc N Am Int Arthrosc Assoc. 2003;19(7):717–721.

[3] Atkin DM, Fithian DC, Marangi KS, Stone ML, Dobson BE, Mendelsohn C. Characteristics of patients with primary acute lateral patellar dislocation and their recovery within the first 6 months of injury. Am J Sports Med. 2000;28(4):472–479.

[4] Fithian DC, Paxton EW, Stone ML, Silva P, Davis DK, Elias DA, et al. Epidemiology and natural history of acute patellar dislocation. Am Jo Sports Med. 2004;32(5):1114–1121.

[5] Hawkins RJ, Bell RH, Anisette G. Acute patellar dislocations. The natural history. Am J Sports Med. 1986;14(2):117–120.

[6] Palmu S, Kallio PE, Donell ST, Helenius I, Nietosvaara Y. Acute patellar dislocation in children and adolescents: a randomized clinical trial. J Bone Joint Surg Am. 2008;90(3):463–470.

[7] Nomura E, Horiuchi Y, Inoue M. Correlation of MR imaging findings and open exploration of medial patellofemoral ligament injuries in acute patellar dislocations. Knee. 2002;9(2):139–143.

[8] Mountney J, Senavongse W, Amis AA, Thomas NP. Tensile strength of the medial patellofemoral ligament before and after repair or reconstruction. J Bone Joint Surg British. 2005;87(1):36–40.

[9] Nomura E. Classification of lesions of the medial patello-femoral ligament in patellar dislocation. Int Orthop. 1999;23(5):260–263.

[10] Buckens CF, Saris DB. Reconstruction of the medial patellofemoral ligament for treatment of patellofemoral instability: a systematic review. Am J Sports Med. 2010;38(1):181–188.

[11] Smith TO, Walker J, Russell N. Outcomes of medial patellofemoral ligament reconstruction for patellar instability: a systematic review. Knee Surg Sports Traumatol Arthrosc Off J ESSKA. 2007;15(11):1301–1314.

[12] Howells NR, Barnett AJ, Ahearn N, Ansari A, Eldridge JD. Medial patellofemoral ligament reconstruction: a prospective outcome assessment of a large single centre series. J Bone Joint Surg British. 2012;94(9):1202–1208.

[13] Bitar AC, Demange MK, D'Elia CO, Camanho GL. Traumatic patellar dislocation: nonoperative treatment compared with MPFL reconstruction using patellar tendon. Am J Sports Med. 2012;40(1):114–122.

[14] Camanho GL, Viegas Ade C, Bitar AC, Demange MK, Hernandez AJ. Conservative versus surgical treatment for repair of the medial patellofemoral ligament in acute dislocations of the patella. Arthrosc J Arthrosc Relat Surg Off Publ Arthrosc Assoc N Am Int Arthrosc Assoc. 2009;25(6):620–625.

[15] Elias JJ, Cosgarea AJ. Technical errors during medial patellofemoral ligament reconstruction could overload medial patellofemoral cartilage: a computational analysis. Am J Sports Med. 2006;34(9):1478–1485.

[16] Warren LF, Marshall JL. The supporting structures and layers on the medial side of the knee:an anatomical analysis. J Bone Joint Surg Am. 1979;61(1):56–62.

[17] Conlan T, Garth WP Jr, Lemons JE. Evaluation of the medial soft-tissue restraints of the extensor mechanism of the knee. J Bone Joint Surg Am. 1993;75(5):682–693.

[18] Panagiotopoulos E, Strzelczyk P, Herrmann M, Scuderi G. Cadaveric study on static medial patellar stabilizers: the dynamizing role of the vastus medialis obliquus on medial patellofemoral ligament. Knee Surg Sports Traumatol Arthrosc Off J ESSKA. 2006;14(1):7–12.

[19] Tuxoe JI, Teir M, Winge S, Nielsen PL. The medial patellofemoral ligament: a dissection study. Knee Surg Sports Traumatol Arthrosc Off J ESSKA. 2002;10(3):138–140.

[20] Aframian A, Smith TO, Tennent TD, Cobb JP, Hing CB. Origin and insertion of the medial patellofemoral ligament: a systematic review of anatomy. Knee Surg Sports Traumatol Arthrosc Off J ESSKA. 2017;25(12):3755–3772.

[21] Tanaka MJ. Variability in the Patellar Attachment of the Medial Patellofemoral Ligament. Arthrosc J Arthrosc Relat Surg Off Publ Arthrosc Assoc N Am Int Arthrosc Assoc. 2016;32(8):1667–1670.

[22] Baldwin JL. The anatomy of the medial patellofemoral ligament. Am J Sports Med. 2009;37(12):2355–2361.

[23] Nomura E, Inoue M, Osada N. Anatomical analysis of the medial patellofemoral ligament of the knee, especially the femoral attachment. Knee Surg Sports Traumatol Arthrosc Off J ESSKA. 2005;13(7):510–515.

[24] Philippot R, Boyer B, Testa R, Farizon F, Moyen B. The role of the medial ligamentous structures on patellar tracking during knee flexion. Knee Surg Sports Traumatol Arthrosc Off J ESSKA. 2012;20(2):331–336.

[25] LaPrade MD, Kallenbach SL, Aman ZS, Moatshe G, Storaci HW, Turnbull TL, et al. Biomechanical evaluation of the medial stabilizers of the patella. Am J Sports Med. 2018;46(7):1575–1582.

[26] Bicos J, Fulkerson JP, Amis A. Current concepts review: the medial patellofemoral ligament. Am J Sports Med. 2007;35(3):484–492.

[27] Amis AA, Firer P, Mountney J, Senavongse W, Thomas NP. Anatomy and biomechanics of the medial patellofemoral ligament. Knee. 2003;10(3):215–220.

[28] Yoo YS, Chang HG, Seo YJ, Byun JC, Lee GK, Im H, et al. Changes in the length of the medial patellofemoral ligament: an in vivo analysis using 3-dimensional computed tomography. Am J Sports Med. 2012;40(9):2142–2148.

[29] Nomura E, Horiuchi Y, Kihara M. Medial patellofemoral ligament restraint in lateral patellar translation and reconstruction. Knee. 2000;7(2):121–127.

[30] Steensen RN, Dopirak RM, McDonald WG 3rd. The anatomy and isometry of the medial patellofemoral ligament: implications for reconstruction. Am J Sports Med. 2004;32(6):1509–15013.

[31] Stephen JM, Lumpaopong P, Deehan DJ, Kader D, Amis AA. The medial patellofemoral ligament:location of femoral attachment and length change patterns resulting from anatomic and nonanatomic attachments. Am J Sports Med. 2012;40(8):1871–1879.

[32] Song SY, Pang CH, Kim CH, Kim J, Choi ML, Seo YJ. Length change behavior of virtual medial patellofemoral ligament fibers during in vivo knee flexion. Am J Sports Med. 2015;43(5):1165–1171.

[33] Hennrikus W, Pylawka T. Patellofemoral instability in skeletally immature athletes. J Bone Joint Surg Ame. 2013;95(2):176–183.

[34] Amin NH, Lynch TS, Patel RM, Patel N, Saluan P. Medial patellofemoral ligament reconstruction. JBJS Rev. 2015;3(7).

[35] Sanchis-Alfonso V. Guidelines for medial patellofemoral ligament reconstruction in chronic lateral patellar instability. J Am Acad Orthop Surg. 2014;22(3):175–182.

[36] Fisher B, Nyland J, Brand E, Curtin B. Medial patellofemoral ligament reconstruction for recurrent patellar dislocation: a systematic review including rehabilitation and return-to-sports efficacy. Arthrosc J Arthrosc Relat Surg Off Publ Arthrosc Assoc N Am Int Arthrosc Assoc. 2010;26(10):1384–1394.

[37] Weinberger JM, Fabricant PD, Taylor SA, Mei JY, Jones KJ. Influence of graft source and configuration on revision rate and patient-reported outcomes after MPFL reconstruction: a systematic review and meta-analysis. Knee Surg Sports Traumatol Arthrosc Off J ESSKA. 2017;25(8):2511–2519.

[38] McNeilan RJ, Everhart JS, Mescher PK, Abouljoud M, Magnussen RA, Flanigan DC. Graft choice in isolated medial patellofemoral ligament reconstruction:a systematic review with meta-analysis of rates of recurrent instability and patient-reported outcomes for autograft, allograft, and synthetic options. Arthrosc J Arthrosc Relat Surg Off Publ Arthrosc Assoc N Am Int Arthrosc Assoc. 2018;34(4):1340–1354.

[39] Feller JA, Richmond AK, Wasiak J. Medial patellofemoral ligament reconstruction as an isolated or combined procedure for recurrent patellar instability. Knee Surg Sports Traumatol Arthrosc Off J ESSKA. 2014;22(10):2470–2476.

[40] Watanabe T, Muneta T, Ikeda H, Tateishi T, Sekiya I. Visual analog scale assessment after medial patellofemoral ligament reconstruction: with or without tibial tubercle transfer. J Orthop Sci Off J Jpn Orthop Assoc. 2008;13(1):32–38.

[41] Nomura E, Inoue M. Surgical technique and rationale for medial patellofemoral ligament reconstruction for recurrent patellar dislocation. Arthrosc J Arthrosc Relat Surg Off Publ Arthrosc Assoc N Am Int Arthrosc Assoc. 2003;19(5):E47.

[42] Schottle PB, Romero J, Schmeling A, Weiler A. Technical note: anatomical reconstruction of the medial patellofemoral ligament using a free gracilis autograft. Arch Orthop Trauma Surg. 2008;128(5):479–484.

[43] Farr J, Schepsis AA. Reconstruction of the medial patellofemoral ligament for recurrent patellar instability. J Knee Surg. 2006;19(4):307–316.

[44] Becher C, Kley K, Lobenhoffer P, Ezechieli M, Smith T, Ostermeier S. Dynamic versus static reconstruction of the medial patellofemoral ligament for recurrent lateral patellar dislocation. Knee Surg Sports Traumatol Arthrosc Off J ESSKA. 2014;22(10):2452–2457.

[45] Enderlein D, Nielsen T, Christiansen SE, Fauno P, Lind M. Clinical outcome after reconstruction of the medial patellofemoral ligament in patients with recurrent patella instability. Knee Surg Sports Traumatol Arthrosc Off J ESSKA. 2014;22(10):2458–2464.

[46] Lorbach O, Zumbansen N, Kieb M, Efe T, Pizanis A, Kohn D, et al.

Medial Patellofemoral Ligament Reconstruction: Impact of Knee Flexion Angle During Graft Fixation on Dynamic Patellofemoral Contact Pressure-A Biomechanical Study. Arthrosc J Arthrosc Relat Surg Off Publ Arthrosc Assoc N Am Int Arthrosc Assoc. 2018;34(4):1072–1082.

[47] Ellera Gomes JL. Medial patellofemoral ligament reconstruction for recurrent dislocation of the patella: a preliminary report. Arthrosc J Arthrosc Relat Surg Off Publ Arthrosc Assoc N Am Int Arthrosc Assoc. 1992;8(3):335–340.

[48] Nomura E, Horiuchi Y, Kihara M. A mid-term follow-up of medial patellofemoral ligament reconstruction using an artificial ligament for recurrent patellar dislocation. Knee. 2000;7(4):211–215.

[49] Beck P, Brown NA, Greis PE, Burks RT. Patellofemoral contact pressures and lateral patellar translation after medial patellofemoral ligament reconstruction. Am J Sports Med. 2007;35(9):1557–1563.

[50] Balcarek P, Walde TA. Accuracy of femoral tunnel placement in medial patellofemoral ligament reconstruction: the effect of a nearly true-lateral fluoroscopic view. Am J Sports Med. 2015;43(9):2228–2232.

[51] Schottle PB, Schmeling A, Rosenstiel N, Weiler A. Radiographic landmarks for femoral tunnel placement in medial patellofemoral ligament reconstruction. Am J Sports Med. 2007;35(5):801–804.

[52] Ronga M, Oliva F, Longo UG, Testa V, Capasso G, Maffulli N. Isolated medial patellofemoral ligament reconstruction for recurrent patellar dislocation. Am J Sports Med. 2009;37(9):1735–1742.

[53] Nomura E, Inoue M, Kobayashi S. Long-term follow-up and knee osteoarthritis change after medial patellofemoral ligament reconstruction for recurrent patellar dislocation. Am J Sports Med. 2007;35(11):1851–1858.

[54] Schneider DK, Grawe B, Magnussen RA, Ceasar A, Parikh SN, Wall EJ, et al. Outcomes after isolated medial patellofemoral ligament reconstruction for the treatment of recurrent lateral patellar dislocations:a systematic review and meta-analysis. Am J Sports Med. 2016;44(11):2993–3005.

[55] Nelitz M, Dreyhaupt J, Reichel H, Woelfle J, Lippacher S. Anatomic reconstruction of the medial patellofemoral ligament in children and adolescents with open growth plates: surgical technique and clinical outcome. Am J Sports Med. 2013;41(1):58–63.

[56] Shah JN, Howard JS, Flanigan DC, Brophy RH, Carey JL, Lattermann C. A systematic review of complications and failures associated with medial patellofemoral ligament reconstruction for recurrent patellar dislocation. Am J Sports Med. 2012;40(8):1916–1923.

第 29 章　胫骨高位截骨术的基本原则和理想目标点

Yong In

摘要

在本章中，我们介绍了胫骨高位截骨术（HTO）术前规划的各种方法，包括 Dugdale 法、Miniaci 法、术中调整、计算机导航、患者专用器械等。不仅是骨性畸形，患者的许多因素如内侧挛缩、外侧松弛也会影响 HTO 术后的最终力线。外科医生应了解各种方法，以便能够在 HTO 时达到理想的力线矫正。

关键词

胫骨高位截骨，规划，矫正，力线，目标

概述

胫骨高位截骨术（HTO）是由 Jackson 首次提出的一种治疗膝关节内侧骨性关节炎的手术方法[1]。已有临床、影像学和闪烁扫描等结果评估了其有效性。评估术前负重位力线，制订合理的术前规划是手术成功的基础和必要条件。1979 年，Fujisawa 等[2] 将下肢力线经过胫股关节面水平的点作为畸形矫正程度的指标。膝关节内翻畸形多引起膝关节内侧间室骨性关节炎，因此，在术前大多数情况下，下肢力线通过膝内侧关节面（图 29.1）。为了获得成功的临床和影像学结果，应将下肢机械轴调整到合适的位置（图 29.1）。

在关节镜下比较术前、术后膝内侧间室时发现，若术后机械轴经过膝关节外侧间室，内侧关节面软骨损伤降低。如果术后机械轴通过中线外侧超过

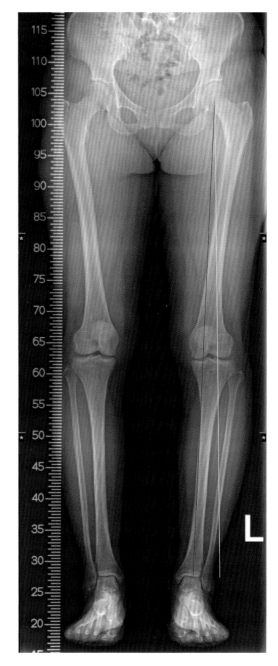

图 29.1　术前的机械轴（红线）和通过 Fujisawa 点的矫正机械轴（黄线）

30%，会出现单髁负重。这种过度矫形可导致外侧关节间室的继发性关节炎、MCL 松弛和进行性膝外翻畸形。

要使机械轴外翻 3°～5°，机械轴应经过胫骨髁间嵴的稍外侧。这个点，即所谓的 Fujisawa 点，是从胫骨平台内侧边缘起，占胫骨平台宽度 62% 的部位，普遍认为此点是胫骨高位截骨的目标点。

为了获得满意的胫骨高位截骨效果，让机械轴通过上述 Fujisawa 点非常重要。因此，我们建议在术前或术中采用多种方法来确定矫正角度。

第一种方法被称为 Dugdale 法，在全长位 X 线片上标记股骨头的中心和胫距关节中心，然后确定和标记胫骨平台 Fujisawa 点（图 29.2）。两条线在该点相交形成的角度即为需要矫正的角度。第二种传统方法是通过裁剪 X 线片，用透明胶带粘贴来确定矫正角度（图 29.3）。当进行外侧闭合楔形截骨时，沿胫骨上方截骨线水平裁剪 X 线片。然后在截骨线与内侧皮质交汇处进行垂直裁剪，在内侧皮质处留 2 mm 铰链。然后将 X 线片的远端部分向外侧旋转，当股骨头中心、Fujisawa 点和胫距关节中心 3 点共线时，将裁剪的 X 线片用胶带固定在这个位置，然后测量由两个 X 线片段重叠形成的楔形的角度。如果行内侧撑开楔形截骨术，可沿外侧皮质水平裁剪展开测量撑开角度。然后将测量的角度与第一种方法测量的数值进行比较。如果这两个角度之间存在差异，则重复上述过程[3]。

另一种方法为 Miniaci 法（图 29.4）。行外侧闭合截骨时，先从胫骨内侧皮质合页点到踝关节中心画一条线。按 Fujisawa 所述，从股骨头中心穿过胫骨外侧平台宽度的 30%～40% 点绘制第二条线，这条线延伸到踝关节的水平。第三条线将胫骨内侧皮质合页点与踝关节中心连在一起。这样，第一和第三条线所形成的夹角就是矫正角度。行内侧开放楔形截骨时，合页点开口于内侧皮质，然后再进行测量[4]。

另一种方法是利用计算机建模来确定 HTO 矫正角。利用数字影像数据和理论介入建立模拟冠状面 HTO 的计算机模型。使用标准化的程序，将膝关节和踝关节保持在预定的位置由此获得数字化图像。此图像提供了可验证的测量参考资料。使用 MATLAB 脚本识别一系列的解剖学标志，由电脑模

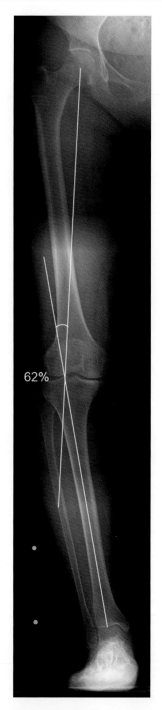

图 29.2 使用下肢全长、非负重、正位 X 线片计算 HTO 矫正角度的方法。经过股骨头中心和胫距关节中心的连线在胫骨平台 62% 相交，即构成了矫正角度，从而形成一条通过该点的承重线

拟规划预期的截骨。然后模拟 HTO，计算力线通过胫骨平台最佳位置所需的撑开距离。通过优化功能来实现对所需百分比的矫正。用变换矩阵来围绕外侧合页点旋转踝关节。然后根据这个角度和胫骨的几何形状计算出最佳的撑开距离[5]。

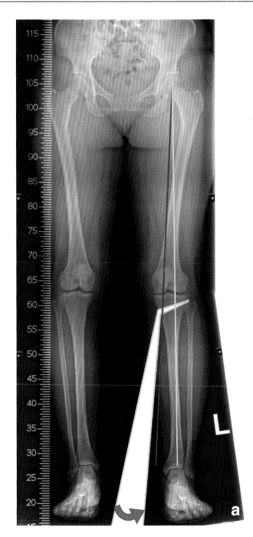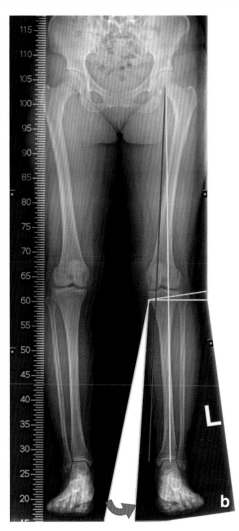

图 29.3 下肢全长正位 X 线片计算胫骨高位截骨矫正角度的另一种方法。裁剪 X 线片，使得股骨头中心（CFH）、62% 坐标点和胫距关节中心（CTTJ）共线。X 线片重叠形成的夹角等于需要矫正的角度。a. 内侧开放楔形截骨术。b. 外侧闭合楔形截骨术

下肢全长 X 线片是一种准确且可重复的检查方法，但不能在术中使用。膝关节透视是术中常用的一种方法。在透视下确认股骨头的中心，并在腹股沟皮肤处贴上金属片作为标记。透视下确定踝关节的中心，也做好标记。此时，在股骨头中心与踝关节中心连线上，放置力线杆或电刀线。在手术过程中，髌骨朝上。不断用透视检查。在透视下插入楔形块，直到力线投射到胫骨外侧髁间嵴。由于胫骨平台除胫骨髁间嵴外无其他解剖学标志，故以胫骨髁间嵴外缘作为机械轴的参考点[6]。

术中必须对患者非负重位下的力线进行评估和调整。在内侧开放截骨时，下肢力线由术前内翻变为术后外翻，这导致术中评估与实际负重位力线不一致。在达到规划角度后，在膝关节外翻应力下评估下肢力线情况（图 29.5）。使用外翻装置手动对膝关节施加外翻应力，直到股骨外侧髁和胫骨平台相互接触。在膝关节外翻应力下，如果电刀线落在 Fujisawa 点上，则矫正满意，无须进一步调整。如果在外翻应力下电刀线不在 Fujisawa 点上，则需调整角度[7]（图 29.6）。

利用导航系统提高精度是一种很有前景的方法。计算机辅助技术使得术中肢体力线可视化。在手术开始时，使用 4.5 mm 螺钉将导航针固定在股骨远端或胫骨近端。这些钉定位于与骨干纵轴的角度为90°、矢状面偏内30°～45°，这样当连接发射器后，无论肢体位置如何，发射信号始终能为摄像头所捕

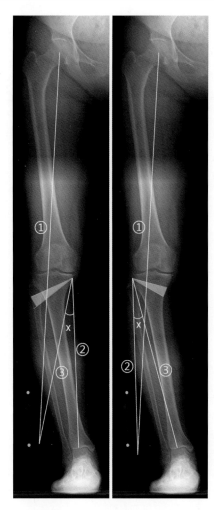

图 29.4 （左）外侧闭合楔形截骨术。术前确定需要的截骨量，使机械轴通过胫骨外侧平台宽度 30% ～ 40% 的点。线段①是预期的机械轴。起自股骨头中心，经过胫骨外侧平台宽度 30% ～ 40% 的点，并延伸到踝关节中心投影的水平位置。线段②从内侧皮质骨合页点，即两截骨线交汇的地方，一直延伸到踝关节的中心。线段③从内侧合页点到踝关节中心的投影位置。线段②和③形成的角 x 即是所需的矫正角度。（右）内侧开放楔形截骨术

捉。根据这一信息，即可获得最佳力线[8]。

以下是一种采用 3D 计算机辅助设计模拟负重的方法。我们通常是通过站立负重位姿势来评估下肢畸形的。但在 CT 采集过程中，患者处于平卧位。因此，从 CT 扫描中获得的 3D 下肢力线与站立姿势不同。使用负重位全长正位片 2D 图像调整 CT 扫描获得下肢力线。利用 CAD 软件，在创建的 3D 模型上行内侧开放截骨术，直至获得理想的下肢力线。这样在术前即可获得内侧撑开的间隙数值及切除骨量的大小，并在术前规划中记录[9]。

此外，一项研究证实，在个体化导板（PSI）引导下行胫骨高位截骨术，也可做到精准截骨和撑开。该研究整合了 2D 和 3D 的术前规划，创建了一个 PSI 引导系统，使得最终结果最大限度地接近术前计划。他们设计了一种能贴附于胫骨内侧表面的截骨导板，通过 4 个钉孔可以将导板稳定地固定在胫骨的目标位置上。该导板为双平面截骨提供了切割槽和引导平面。切割槽的边缘与合页平行，切割深度为从切割槽边缘到合页点。引导平面与前切面重合。因此，摆锯在锯切时可以靠在平面上。为了在术中确认矫正角度，分别在截骨槽的上方和下方各有一个带孔的臂。这两个孔在起初时是不对齐的，在楔形截骨撑开到术前规划的矫正角度后，使用金属棒穿过两个对齐孔，以协助外科医生确定是否达到矫正角度。PSI 引导具有节省时间、降低辐射的优点。此外，使用相对容易[10]。

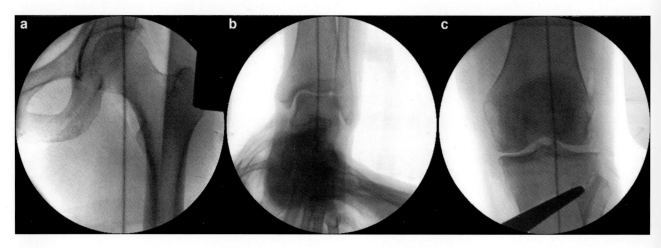

图 29.5 术中透视

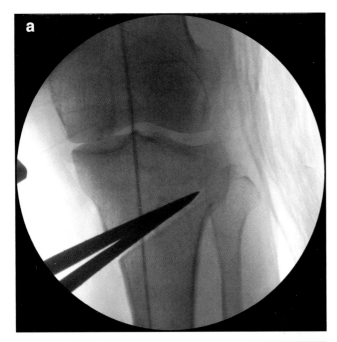

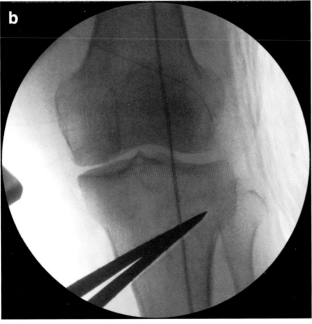

图 29.6 术前外翻工具附着于膝关节外侧。a. 外翻应力前，机械轴穿过胫骨内侧髁间嵴。b. 外翻应力下，机械轴通过Fujisawa点

参考文献

[1] Jackson JP, Waugh W. The technique and complications of upper tibial osteotomy: a review of 226 operations. J Bone Joint Surg Br. 1974;56(2):236–245.

[2] Fujisawa Y, Masuhara K, Shiomi S. The effect of high tibial osteotomy on osteoarthritis of the knee:an arthroscopic study of 54 knee joints. Orthop Clin North Am. 1979;10(3):585–608.

[3] Dugdale TW, Noyes FR, Styer D. Preoperative planning for high tibial osteotomy: the effect of lateral tibiofemoral separation and tibiofemoral length. Clin Orthop Relat Res. 1992(274):248–264.

[4] Miniaci A, Ballmer FT, Ballmer PM, Jakob RP. Proximal tibial osteotomy: a new fixation device. Clin Orthop Relat Res. 1989(246):250–259.

[5] Jones LD, Brown CP, Jackson W, Monk AP, Price AJ. Assessing accuracy requirements in high tibial osteotomy: a theoretical, computer-based model using AP radiographs. Knee Surg Sports Traumatol Arthroscopy Official J ESSKA. 2017;25(9):2952–2956.

[6] van de Pol GJ, Verdonschot N, van Kampen A. The value of the intra-operative clinical mechanical axis measurement in open-wedge valgus high tibial osteotomies. Knee. 2012;19(6):933–938.

[7] Kim MS, Son JM, Koh IJ, Bahk JH, In Y. Intraoperative adjustment of alignment under valgus stress reduces outliers in patients undergoing medial opening-wedge high tibial osteotomy. Arch Orthop Trauma Surg. 2017;137(8):1035–1045.

[8] Reising K, Strohm PC, Hauschild O, Schmal H, Khattab M, Sudkamp NP, et al. Computer-assisted navigation for the intraoperative assessment of lower limb alignment in high tibial osteotomy can avoid outliers compared with the conventional technique. Knee Surg Sports Traumatol Arthroscopy Official J ESSKA. 2013;21(1):181–188.

[9] Chernchujit B, Tharakulphan S, Prasetia R, Chantarapanich N, Jirawison C, Sitthiseripratip K. Preoperative planning of medial opening wedge high tibial osteotomy using 3D computer-aided design weight-bearing simulated guidance: technique and preliminary result. J Orthop Surg (Hong Kong). 2019;27(1):1–8.

[10] Yang JC, Chen CF, Luo CA, Chang MC, Lee OK, Huang Y, et al. Clinical experience using a 3D-Printed patient-specific instrument for medial opening wedge high tibial osteotomy. Biomed Res Int. 2018;2018:9246529.

第30章 胫骨高位截骨术的手术治疗及并发症的防治

Jae Doo Yoo, Jeong Soo Park, Jae Yoon Chung, Min Gyue Park

摘要

胫骨高位截骨术（HTO）是治疗伴内翻畸形的膝关节内侧骨性关节炎的成熟技术。与外侧楔形闭合胫骨高位截骨术（CWHTO）相比，内侧楔形开放胫骨高位截骨术（OWHTO）有几个优势，但应避免出现外侧铰链骨折、后倾角增大、关节线倾斜、腘动脉损伤、延迟愈合或不愈合等缺陷。本章描述了OWHTO技术的细节。

关键词

胫骨近端，楔形开放，截骨术，骨性关节炎，膝关节，技术

概述

胫骨高位截骨术（HTO）是治疗伴有内翻畸形的膝关节内侧骨性关节炎的成熟技术。通常有两种技术，一种是外侧楔形闭合胫骨高位截骨术（CWHTO），另一种是内侧楔形开放胫骨高位截骨术（OWHTO）。CWHTO是一种历史悠久的手术方法，对一些外科医生来说更为熟悉。但与CWHTO相比，OWHTO有几个优点，包括矫正度数更容易控制，软组织剥离较少，能够纠正两个平面（冠状面和矢状面）的力线，不需要腓骨截骨，腓神经损伤概率小，不会出现缩短肢体，不会有骨丢失，更容易后期进行人工关节置换，更容易进行关节成形术。由于这些优势，OWHTO已逐渐取代CWHTO。以往的研究集中于比较两种技术在矫正角度、胫骨后倾、髌骨高度和并发症方面的差异。然而，这些比较研究并没有一致地证明两种技术孰优孰劣。作者通常采用OWHTO技术，并试图将OWHTO作为外科治疗常规手术技术进行描述。

楔形开放HTO手术技术

术前计划

决定HTO成功的最重要因素之一是准确的术前计划。作者一直在使Miniachi方法（图30.1），利用术前下肢全长负重正位X线片来准确计算评估机械轴。

若膝关节内侧间隙狭窄，按Fujisawa的建议将机械轴矫正到胫骨平台62%的目标点。另一方面，如果内侧关节间隙不窄，关节间隙相对保留，则建立机械轴在膝关节中心与Fujisawa点之间的方案。

另一种方法是打印出实际尺寸的扫描图，并根据截骨间隙实际检查机械轴的变化（图30.2）。

虽然真实尺寸的扫描图的优势在于可以在手术前测量准确的截骨间隙，但在不支持真实尺寸扫描图打印的医疗机构中较难实现。

诊断性关节镜检查

所有病例均采用关节镜探查，检查内外侧间室软骨的状态，以确保有无任何关节内病变。发现有股骨滑车或髌骨软骨软化症，作者都要进行手术（图30.3）。

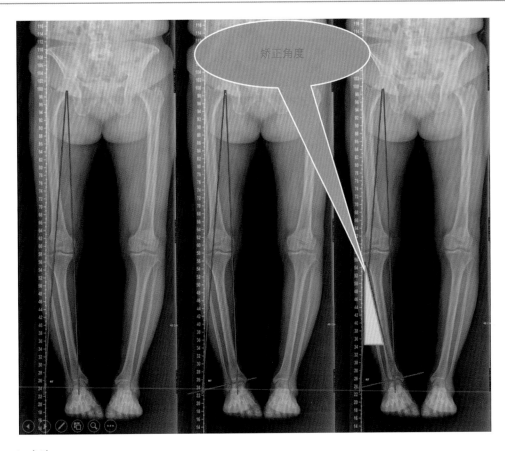

图 30.1　Miniachi 方法

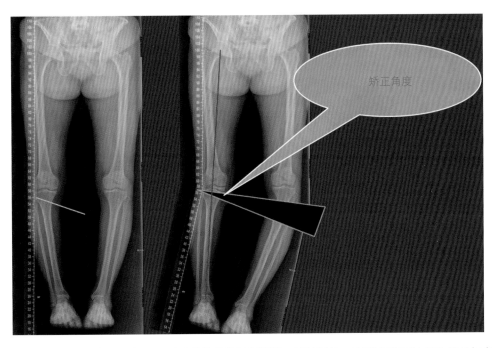

图 30.2　真实尺寸的扫描图。扫描测量方法。通过截骨部位切割模板，旋转胫骨，直到力线通过 62% 的目标点

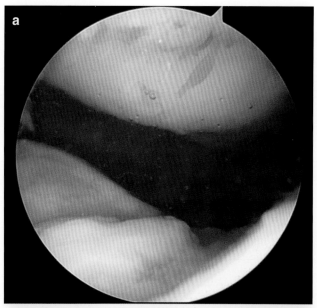

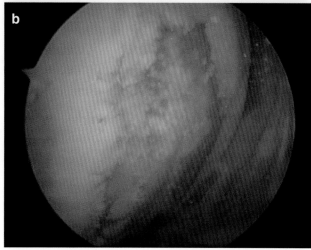

图 30.3　诊断性关节镜检查。a. 股骨滑车沟软骨软化。b. 股骨内侧髁软骨缺损

皮肤切口

　　膝关节屈曲 90°，在皮肤上绘制解剖标记。可以在髌腱内侧缘与胫骨后缘之间的中点做 5cm 纵向切口，也可在关节面下方 5 cm、正前方与胫骨平台后内侧相连处再做一个 6 ～ 8 cm 的斜向切口。然而，笔者多采用髌腱内侧缘的纵向皮肤切口，因为如果需要进行全膝关节置换术，此切口易于扩大延长（图 30.4）。

内侧副韧带（MCL）松解

　　将鹅足肌腱部分切开进行倒 L 形松解，检查浅层 MCL，然后使用 Cobbs 骨膜剥离器从胫骨后内侧松解 MCL。作者通常从胫骨附着部位松解 MCL，而不是将其切除（图 30.5）。使用 Hoffman 拉钩保护后侧神经血管结构，以暴露髌腱胫骨内侧附着点。

导针植入

　　通过 C 臂透视显示标准膝关节正位和侧位的图像来决定截骨部位。然后平行于胫骨近端后倾角置入两根 2.5 mm 的克氏针。从距胫骨内侧关节面至少 3 cm 的鹅足肌腱附着点上方开始，朝向腓骨头水平胫骨外侧关节面以下 1.5 cm 或以上的点置入克氏针（图 30.6）。

双平面截骨术

　　为了计算将要置入的截骨锯片的深度，测量导针置入部分的长度，并在锯上标记。由于大约 1 cm 的

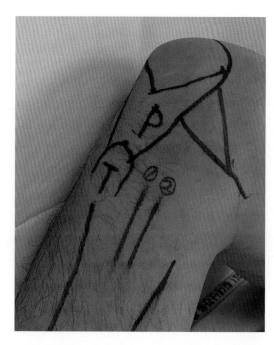

图 30.4　皮肤切口。P，髌腱；T，胫骨结节。①作者皮肤切口；②标准纵向皮肤切口

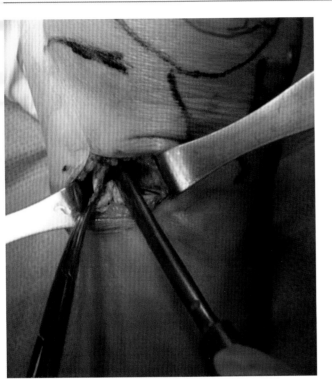

图30.5　从胫骨附着点松解 MCL

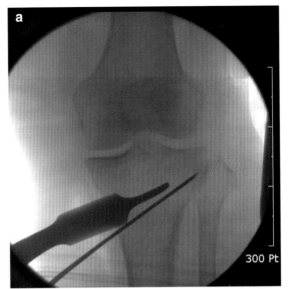

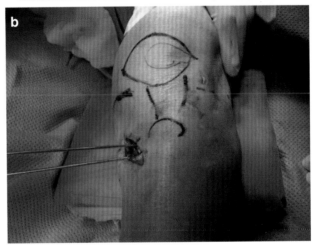

图30.6　导针置入。a.起点：在距离胫骨内侧关节面至少3 cm 的鹅足肌腱附着点之上；终点：腓骨头水平外侧胫骨关节面以下 1.5 cm 或以上。b.置入两根 2.5 mm 克氏针

胫骨外侧皮质骨在撑开截骨时起着铰链的作用，在锯片上比置入克氏针小 1 cm 的地方做上标记。

截骨时，膝关节应弯曲 90°，胫骨后侧应用 Hoffman 拉钩保护装置，以防止神经血管损伤。在进行截骨手术之前，作者通常使用震动小的微型锯在截骨处开一个小槽。作者通常先对胫骨结节行冠状面截骨。将垂直锯置入髌腱后部，然后沿着先前用微型锯制成的槽进行截骨（图 30.7）。然后使用摆锯沿着克氏针下方进行楔形截骨。第一和第二截骨平面应保持约 110° 的角度。任何截骨不充分的部位都应该用骨凿进行完全截骨。特别是应检查后皮质骨是否完全被截开。这种 L 形双平面截骨术的优点是，当膝关节伸展时，可以提高旋转稳定性和截骨面的前方稳定性。

撑开间隙

用 3 ~ 4 个骨凿撑开截骨面。为了防止外侧皮质铰链骨折和发生继发关节内骨折（图 30.8），应缓慢小心地打开截骨面。然后，使用撑开器，按术前计划的高度或角度打开截骨面（图 30.9），并使

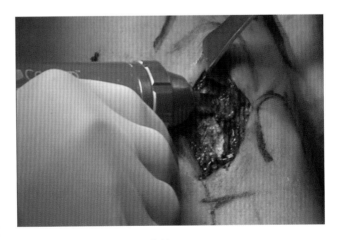

图30.7　胫骨结节冠状面截骨

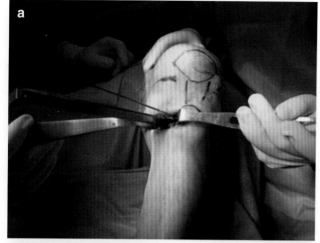

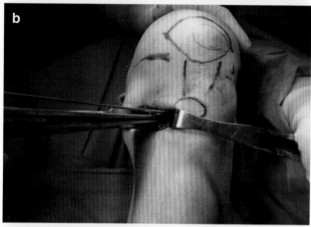

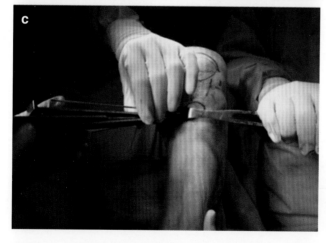

图 30.8 用骨凿撑开截骨间隙，撑开截骨面时应小心缓慢。
a. 置入第一个骨凿。b. 置入第二个骨凿。c. 置入第三个骨凿

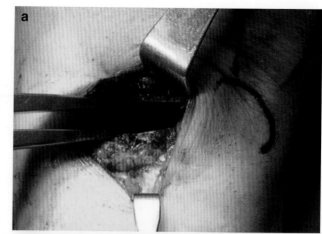

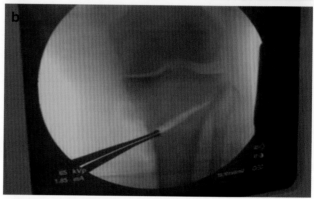

图 30.9 使用撑开器撑开截骨面。a. 使用撑开器撑开截骨间隙。b. 截骨间隙的透视图像

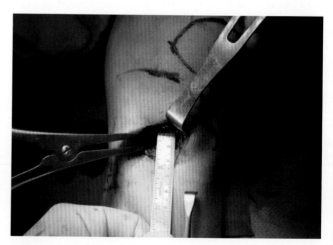

图 30.10 用尺子检查间隙大小

用尺子检查是否有足够的间隙或距离（图 30.10）。此时，制作一个梯形间隙，以防止增大胫骨后倾角，为此，需使前方间隙为后方间隙的 50%～60%（图 30.11）。

检查机械轴

一旦按预期撑开间隙，术中应使用 C 臂和力线杆重新检查穿过髋 - 膝 - 踝力线轴。此时，应施加

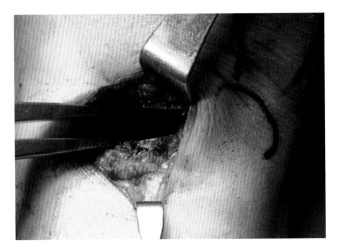

图 30.11 梯形的间隙，前部间隙为后部间隙的 50% ~ 60%

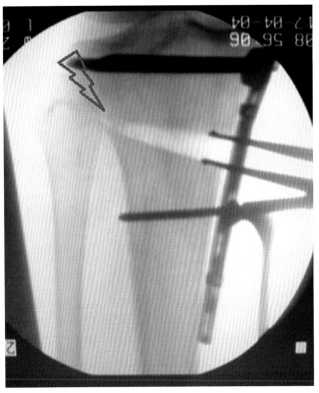

图 30.12 钢板内固定术。拉力螺钉将远端骨干拉向钢板，导致外侧皮质铰链区受到钢板弹性的压缩；如果拉力螺钉过紧，可能会在铰链部位发生骨折

轴向压力，以模拟负重效果。

钢板固定

通过皮下隧道置入钢板，平行于胫骨纵轴置于前内侧面中心。提前将两个垫片螺栓置入钢板上，使钢板与骨之间留有空隙。然后将 3 枚锁定螺钉置入钢板最近端的孔中。将拉力螺钉暂时置入截骨部位的远端。拉力螺钉将远端骨干拉向钢板，致外侧皮质铰链区受到钢板弹性的压缩。需要注意的是，不要为使钢板与皮质骨紧密接触而过度拧紧拉力螺钉，否则，在铰链部位会发生断裂（图 30.12）。用锁定螺钉固定剩余的钢板钉孔，最后用锁定螺钉替换临时置入的拉力螺钉。

骨移植

截骨术后有效的骨融合影响临床疗效和膝关节活动范围，因此被认为是影响愈合效果的最重要因素之一。在这种情况下，通常会使用骨移植。作者在矫正间隙超过 10 mm 时进行同种异体骨移植。

闭合切口

因为存在血管损伤的风险，所以在伤口缝合前，减压止血带并仔细检查出血情况是很重要的。若放

置负压引流，应尽量远离截骨部位。

康复

从术后第二天起，允许挂拐部分负重行走。移除负压引流管后，立即进行持续被动运动（CPM）、关节周围肌肉强化练习、屈曲和伸展练习。从术后 6 周开始，如果在影像学上看到骨愈合，则允许开始完全负重行走。

并发症

外侧铰链骨折

作为截骨最常见的并发症之一，在截骨后楔形撑开时或实施截骨术时，向外侧铰链施加弹性预负荷时，通常会发生外侧铰链骨折。据文献报道，发生率为 20% ~ 30%，且受矫正量、截骨不充分、钢

板种类、铰链位置、截骨水平等因素的影响。

外侧铰链骨折可导致矫正功能丧失、内固定失败、畸形愈合和骨不连。Kurenmsky 等报告说，当发生外侧铰链骨折时，至少可以导致矫正损失4°。Takeuchi 将外侧铰链骨折分为 3 种类型（图30.12）：Ⅰ型骨折包括涉及截骨线延伸的骨折，位于胫腓关节近端或内侧，Ⅱ型骨折是到达胫腓关节远端部分的骨折，Ⅲ型骨折包括近端平台骨折。其中Ⅱ型与延迟愈合和不愈合有关。

已经介绍了几种减少外侧铰链骨折发生的方法。导针置入深度应在距离外侧皮质 1 cm 处，从鹅足上缘开始。在打开截骨间隙时，最好用凿子缓慢、逐渐打开。

Han 等将腓骨尖端和腓骨头圆周线之间的区域定义为"安全区"，为了减少外侧铰链骨折的发生，他们强调截骨平面应朝向该安全区。Ogawa 等报告称，应进行充分的截骨，使胫骨前后皮质截骨部位在轴面上均位于腓骨内侧缘的外侧。也就是说，他们强调从前外侧到后外侧进行足够的截骨。然而，由于在打开间隙时过度截骨可能导致铰链外侧骨折，外侧皮质应至少保留约 1 cm。对于钢板，由于长型锁定钢板在发生铰链外侧骨折时提供了更好的稳定性，因此在进行 OWHTO 时最好使用长型锁定钢板，如Tomofix 钢板（Synthes, Bettlach, Switzerland）。

Turmen 等报道，当需要较大的矫正角度时，双平面截骨术比单平面截骨术可以降低外侧铰链骨折的风险。大多数外侧铰链骨折发生在术中，但其中一些不能在术后平片上发现。CT 扫描可以发现原本可能被漏诊的外侧铰链骨折（图 30.13 和图30.14）。

胫骨平台后倾角（PTSA）增大

OWHTO 与胫骨平台后倾角（PTSA）的意外增加有关。PTSA 增加引起前交叉韧带过载和胫骨平台前移，导致关节软骨退化和退行性骨性关节炎。因此，在 OWHTO 过程中，需要尽量防止 PTSA 的增加，因此介绍几种方法。

首先，楔形间隙应为梯形，其中前间隙小于后间隙。Song 等表示，OWHTO 术后开放间隙比（前开放间隙 / 后开放间隙）应为 67%，以维持术前PTSA。同样，Noyes 等报告其为 50%。笔者以开口间隙比 50% ～ 60% 为目标。

同时，要有足够的后侧软组织松解，使后侧皮质完全切断，将撑开器和钢板放置于间隙后侧。

铰链位置也与 PTSA 的增加有关，Jo 等报告，当铰链位置低于标准铰链点时，PTSA 会增加，所以他认为铰链点不应该过低。

Ogawa 等表示，当使用楔形垫片（羟基磷灰石、β-磷酸三钙、自体或异体骨）时，楔形垫片置入更靠前方时，PTSA 可以增加。相反，当植入物更靠后方时，PTSA 可以减少。

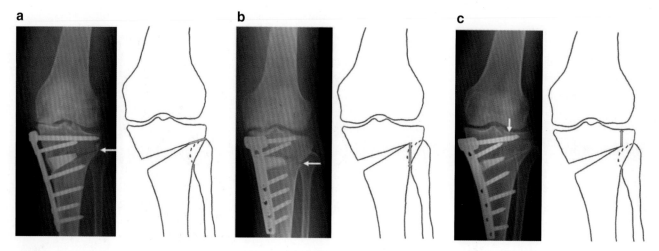

图 30.13　a. Takeuchi Ⅰ型骨折。骨折线：胫骨关节近端或胫腓关节内。b. Takeuchi Ⅱ型骨折。骨折线：胫腓近端关节远端部分。c. Takeuchi Ⅲ型骨折。关节内外侧平台骨折

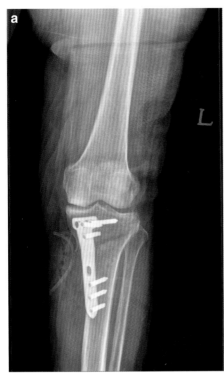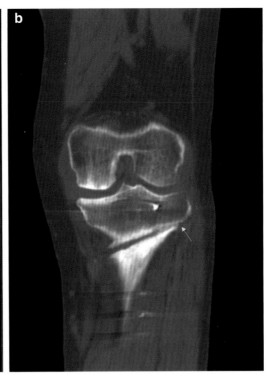

图 30.14　外侧铰链骨折的诊断。a. 外侧铰链骨折在单纯 X 线片上不可见。b. CT 扫描可发现单纯 X 线片无法发现的外侧铰链骨折

同时，PTSA 可根据患者术前状态进行调整。对于术前不能完全伸展膝关节的患者，PTSA 的降低可能有助于改善膝关节伸展。此外，通过减少胫骨前移，也可能对前交叉韧带损伤患者有帮助。然而，增加 PTSA 可能对膝关节后方不稳定或过伸的患者有利。Ogawa 等认为，通过改变楔形垫片的置入方向来调整 PTSA，有望扩大交叉韧带功能不全骨性关节炎患者的手术适应证。

错误矫正（过度矫正，矫正不足）

在操作过程中因失误而过度矫正的情况下，可能会对正常外侧间室产生过度负荷，导致退行性关节炎。同样，在矫正不足的情况下，可能无法完成计划中的机械轴转移，患者症状无法改善，导致手术失败。

术前的力线评估通常是通过负重位 X 线片进行的，但术中力线评估是在非负重条件下进行的，这导致了术前力线评估与术后力线存在差异。此外，由于负重条件对松弛膝关节力线变化的影响，严重的软组织松弛（内翻或外翻松弛）会增加这种差异。

为了弥补这个差异，Sim 等坚持认为，下肢应放置在中立位置，并从脚底轴向施加力量，以进行力线评估。Kim 等表示，力线评估应该在外翻应力下进行。本文主要采用前一种方法。

另一方面，软组织松弛本身也会导致矫正误差，因为在 HTO 后，不仅是骨矫正，软组织矫正也是同时发生的。由于外科医生通常只在术前力线评估中计算骨矫正，因此过度矫正和软组织矫正一样可能发生。

关节线会聚角（JLCA）是指患者站立正位 X 线片中股骨远端关节面与胫骨近端关节面之间的夹角。正常范围为 0°～2°，测量是为了评估软组织松弛。最近，Lee 等报道，HTO 后软组织松弛的膝关节矫正过度是由于软组织矫形后 JLCA 降低。Ogawa 等也报告了类似的结果。因此，对于伴有 JLCA 异常的膝关节松弛患者，在评估术前的矫正角时，有必要考虑术后 JLCA 复位的情况。当软组织松弛时，需要多少角度的调整，目前尚无共识。最近，Ogawa 等报道，术前内翻应力测量下，每调整 1° JLCA 发生 0.59° 软组织矫正。因此，他们建议在计算 JLCA 异常患者的矫正角度时，应该考虑到这一点。

关节线倾斜

对于因单纯胫骨近端内翻畸形或股骨远端合并胫骨近端内翻畸形而导致严重膝关节内翻的情况，应通过OWHTO过度矫正胫骨近端以解决这些问题，OWHTO可增加膝关节冠状面倾斜度。这种关节线倾斜导致关节剪切应力增加和股骨半脱位，将导致不良的临床结果。

对于严重内翻畸形的患者，双节段截骨术是一个很好的选择。Schroter等报道，双节段截骨术治疗严重内翻畸形患者可以防止关节线倾斜，临床效果良好。

尽管对于关节线倾斜角至何种程度是合适的还没有达成共识，但是Conventry等报道，角度<10°的关节线倾斜角是可以接受的。Babies等报道，术后膝关节倾斜角≤4°可以获得较高的生存率。

评估关节线倾斜角的重要影像学参数是胫骨近端内侧角（MPTA），正常人的MPTA平均为87°。

Nakayama等认为，当关节线倾斜角为5°～10°时，剪切应力增加，与MPTA的95°一致。因此，他认为如果术前MPTA预计超过95°，应该进行双平面截骨术。

同时，在膝关节内翻而MPTA正常的情况下进行OWHTO也可能导致关节线倾斜。因此，在进行术前力线评估时，应测量MPTA以确定内翻畸形的起源。确认畸形起源后，进行相应部位的畸形矫正手术。

腘动脉损伤

在HTO期间很少有腘动脉损伤的病例报告，但一旦发生，则是灾难性的并发症。该病主要发生在CWHTO，很少发生在OWHTO。然而，由于OWHTO最近变得流行，并发症的发生被认为是有所低估的。一般建议在HTO期间避免腘动脉损伤的方法是截骨时膝关节屈曲90°。但膝关节屈曲90°并不能完全防止动脉损伤。Shetty等使用双功彩超对100个膝关节在完全伸展和屈曲90°时腘动脉到胫骨后皮质的距离进行了比较。他发现在大多数情况下，屈曲时

距离增加。但有些病例表现为相反的行为，即腘动脉在屈曲90°时向胫骨后皮质移动。因此，即使膝关节以90°屈曲，截骨时也要小心。Kim等在尸体研究中报道，当膝关节从0°屈曲至90°时，腘动脉从胫骨向后移动，这强化了在锯切时膝关节应该屈曲90°的证据。然而，他也强调仅做90°膝关节屈曲并不能完全防止腘动脉损伤。除了这种方法外，截骨时冠状面截骨角度应<30°，并在腘肌前方应用保护装置也可以降低腘动脉损伤的风险。

另一方面，胫前动脉异常高分支的报道占2%～8%，该动脉走行在腘肌腹侧，在截骨过程中可能受到损伤。

术前MRI可能是有帮助的，但通常HTO中应用较少，需要仔细地暴露胫骨后皮质的骨膜，以减少损伤。正如Kim等所强调的，在截骨时，保护装置应置入腘肌前方。

感染

感染是HTO术后非常罕见的并发症，一旦发生，可能会对临床或放射学结果造成严重的不良影响，可能需要多次翻修手术。

虽然对HTO后感染率的研究很少，但据报道，表面感染率为1%～9%，深部感染率为0.5%～4.7%。

Smith等报道：OWHTO和CWHTO术后感染无显著差异。Reichl等报道，皮肤斜切口是HTO后感染的原因，也是研究中发现的唯一显著危险因素。淋巴水肿是众所周知的皮肤感染的危险因素，有报道称皮肤斜切口时易于发生淋巴水肿，作者一直采用前内侧皮肤直切口。

延迟愈合或不愈合

HTO术后延迟愈合率为6.6%～15%，不愈合率为1.6%～7.0%。而且它们在OWHTO中比CWHTO更常见。在OWHTO中，截骨间隙是在楔形撑开后形成的，据报道，当截骨间隙较大时，延迟愈合或不愈合的发生率增加。因此，许多文献一致认为，当截骨间隙较大时需要植骨。然而，对于需要植骨

的开放间隙大小尚无统一的标准。Slevin 等称,当截骨间隙 > 10 mm 时需要植骨。Lobebhoffer 等和 Goshima 等报道,在截骨间隙 > 13 mm 时需要植骨。El-Assal 等和 Kolb 等报道,其 > 14 mm 时需要植骨。作者在开放间隙 > 10 mm 时进行植骨。

外侧铰链骨折也是延迟愈合和不愈合的风险因素,Schroter 等和 Goshima 等报道,Takeuchi 分类中的 2 型骨折被认为是有延迟愈合和不愈合风险的。防止外侧铰链骨折,可参考上述方法。

同时,对于减少延迟愈合或不愈合还有其他的方法。胫骨结节以下截骨时松质骨的接触面积变小,可能会阻碍骨愈合,导致延迟愈合或不愈合,因此应在胫骨结节以上进行截骨。然而,如果截骨部位过于靠近关节,由于近端截骨块较薄,骨愈合可能会受到抑制,因此截骨也不应太靠近关节。

骨筋膜室综合征

截骨术后骨筋膜室综合征的发生很少见,但如果忽视则可能会产生严重后果,因此,术后必须仔细观察。由于大量出血引起的血肿是形成骨筋膜室综合征的主要原因,因此在手术部位放置负压引流以防止血液积聚非常重要。如果出现骨筋膜室综合征,应立即进行筋膜切开术并清除血肿。

参考文献

[1] Seo SS, Kim OG, Seo JH et al. Complications and short-term outcomes of medial medial opening wedge high tibial osteotomy using a locking plate for medial osteoarthritis of the Knee. Knee Surg Relat Res. 2016;1;28(4):289–296.

[2] Kuremsky MA, Schaller TM, Hall CC, et al. Comparison of autograft vs allograft in opening-wedge high tibial osteotomy. J Arthroplasty. 2010;25(6):951–957.

[3] Takeuchi R, Ishikawa H, Kumagai K, et al. Fractures around the lateral cortical hinge after a medial openingwedge. high tibial osteotomy: a new classification of lateral hinge fracture. Arthroscopy. 2012;28:85–94.

[4] Han SB, Lee DH, Shetty GM, et al. A "safe zone" in medial open-wedge high tibia osteotomy to prevent lateral cortex fracture. Knee Surg Sports Traumatol Arthrosc. 2013;21(1):90–95.

[5] Ogawa H, Matsumoto K, Akiyama H. The prevention of a lateral hinge fracture as a complication of a medialopening wedge high tibial osteotomy: a case control study. Bone Joint J. 2017;99-B:887–893.

[6] Turkmen F, Kacıra BK, Ozkaya M, et al. Comparison of monoplanar versus biplanar medial opening-wedge high tibial osteotomy techniques for preventing lateral cortex fracture. Knee Surg Sports Traumatol Arthrosc. 2017;25(9):2914–2920.

[7] Lee BS, Jo BK, Bin SI, et al. Hinge fractures are underestimated on plain radiographs after open wedge proximal tibial osteotomy; evaluation by computed tomography. Am J Sports Med. 2019;47(6):1370–1375.

[8] Marti CB, Gautier E, Wachtl SW, et al. Accuracy of frontal and sagittal plane correction in open-wedge high tibial osteotomy. Arthroscopy. 20:366–372.

[9] Song EK, Seon JK, Park SJ. How to avoid unintended increase of posteriorslope in navigationassisted open-wedge high tibial osteotomy. Orthopedics. 2007;30(10 Suppl):S127–S131.

[10] Noyes FR, Goebel SX, West J. Opening wedge tibial osteotomy; the 3-triangle method to correct axial alignment and tibial slope. Am J Sports Med. 2005;33(3):378–387.

[11] Jo HS, Park JS, Byun JH, et al. The effects of different hinge positions on posterior tibial slope in medial open-wedge high tibial osteotomy. Knee Surg Sports Traumatol Arthrosc. 2018;26(6):1851–1858.

[12] Ogawa H, Matsumoto K, Ogawa T, et al. Effect of wedge insertion angle on posterior tibial slope in medial opening wedge high tibial osteotomy. Orthop J Sports Med. 2016;25;4(2):2325967116630748.

[13] Hernigou P, Medevielle D, Debeyre J, et al. Proximal tibial osteotomy for osteoarthritis with varus deformity. A ten to thirteen-year follow-up study. J Bone Joint Surg Am. 1987;69:332–354.

[14] Odenbring S, Egund N, Hagstedt B, et al. Ten-year results of tibial osteotomy for medial gonarthrosis. The influence of overcorrection. Arch Orthop Traua Surg. 1991;110(2):103–108.

[15] Gaasbeek RD, Nicolaas L, Rijnberg WJ, et al. Correction accuracy and collateral laxity in open versus closed wedge high tibial osteotomy. A oneyear randomised controlled study. Int Orthop. 2010;34(2):201–207.

[16] Sim JA, Kwak JH, Yang SH, et al. Effect of weightbearing on the alignment after open wedge high tibial osteotomy. Knee Surg Sports Traumatol Arthrosc. 2010;18:874–878.

[17] Kim MS, Son JM, Koh IJ, et al. Intraoperative adjustment of alignment under valgus stress reduces outliers in patients undergoing medial openingwedge high tibial osteotomy. Arch Orthop Traua Surg. 2017;137(8):1035–1045.

[18] Lee DH, Park SC, Park HJ, et al. Effect of soft tissue laxity of the knee joint on limb alignment correction in open-wedge high tibial osteotomy. Knee Surg Sports Trumatol Arthrosc. 2016;24(12):3704–3712.

[19] Ogawa H, Matsumoto K, Ogawa T, et al. Preoperative varus laxity correlates with overcorrection in medial opening wedge high tibial osteotomy. Arch Orthop Trauma Surg. 2016;136(10):1337–1342.

[20] Yasuda K, Majima T, Tsuchida T, et al. A ten- to 15-year followup observation of high tibial osteotomy in medial compartment

osteoarthrosis. Clin Orthop Relat Res. 1992;282:186–195.

[21] Babis GC, An KN, Chao EY, et al. Double level osteotomy of the knee: a method to retain joint-line obliquity. Clinical results. J Bone Joint Surg Am 2002;84-A(8):1380–1388.

[22] Terauchi M, Shirakura K, Katayama M, et al. Varus inclination of the distal femur and high tibial osteotomy. J Bone Joint Surg Br. 2002;84(2):223–226.

[23] Saragaglia D, Nemer C, Colle PE. Computerassisted double level osteotomy for severe genu varum. Sports Med Arthrosc Rev. 2008;16(2):91–96.

[24] Schroter S, Nakayama H, Yoshiya S, et al. Development of the double level osteotomy in severe varus osteoarthritis showed good outcome by preventing oblique joint line. Arch Orthop Trauma Surg. 2019;139(4):519–527.

[25] Coventry MB. Proximal tibial varus osteotomy for osteoarthritis of the lateral compartment of the knee. J Bone Joint Surg Am. 1987;69:32–38.

[26] Chao EY, Neluheni EV, Hsu RW, et al. Biomechanics of malalignment. Orthop Clin North Am. 1994;25:379–386.

[27] Nakayama H, Schroter S, Yamamoto C, et al. Large correction in opening wedge high tibial osteotomy with resultant joint-line obliquity induces excessive shear stress on the articular cartilage. Knee Surg Sports Trumatol Arthrosc. 2018;26(6):1873–1878.

[28] Shetty AA, Tindall AJ, Qureshi F, et al. The effect of knee flexion on the popliteal artery and its surgical significance. J Bone Joint Surg Br. 2003;85:218e222.

[29] Kim J, Allaire R, Harner CD. Vascular safety during high tibial osteotomy: a cadaveric angiographic study. Am J Sports Med. 2010;38:810–815.

[30] Anagnostakos K, Mosser P, Kohn D. Infections after high tibial osteotomy. Knee Surg Sports Traumatol Arthrosc. 2013;21(1):161–169.

[31] Smith TO, Sexton D, Mitchell P, et al. Opening- or closing-wedged high tibial osteotomy; a meta-analysis of clinical and radiological outcomes. Knee. 2011;18(6):361–368.

[32] Reischl N, Wahl P, Jacobi M, et al. Infections after high tibial open wedge osteotomy; a case control study. Arch Orthop Trauma Surg. 2009;129(11):1483–1487.

[33] Slevin O, Ayeni OR, Hinterwimmer S, et al. The role of bone void fillers in medial opening wedge high tibial osteotomy: a systematic review. Knee Surg Sports Traumatol Arthrosc. 2016;24(11):3584–3598.

[34] Lobenhoffer P, Agneskirchner JD. Improvements in surgical technique of valgus high tibial osteotomy. Knee Surg Sports Traumatol Arthrosc. 2003;11(3):132–138.

[35] Goshima K, Sawaguchi T, Shigemoto K, et al. Large opening gaps, unstable hinge fractures, and osteotomy line below the safe zone cause delayed bone healing after open-wedge high tibial osteotomy. Knee Surg Sports Traumatol Arthrosc. 2019;27(4):1291–1298.

[36] El-Assal MA, Khalifa YE, Abdel-Hamid MM, et al. Opening-wedge high tibial osteotomy without bone graft. Knee Surg Sports Traumatol Arthrosc. 2010;18:961–966.

[37] Kolb W, Guhlmann H, Windisch C, et al. Openingwedge high tibial osteotomy with a locked low-profile plate. J Bone Joint Surg Am. 2009;91:2581–2588.

第31章 微创胫骨高位截骨术和内侧半月板中央化

Hideyuki Koga, Hiroki Katagiri

摘要

胫骨高位截骨术（HTO）是治疗膝关节内侧单间室骨性关节炎的一种有效方法，已有文献报道其治疗效果良好。另一方面，由于远期疗效仍不理想，为了提高临床疗效和生存率，有必要进一步完善该手术。关节镜下半月板中央化手术是一种治疗半月板外凸合适的新术式，并已取得了良好的临床效果。本章介绍了微创开放楔形HTO，旨在纠正力线并进行关节镜下内侧半月板中央化手术，描述了详细的手术程序。1年随访的临床结果与之前报道的联合手术的HTO结果相当，关节线会聚角明显减小。这种方法预期可获得更好的长期临床和影像学结果，并减少外翻力线可能造成的不良反应。

关键词

膝关节骨性关节炎，半月板外凸合适，胫骨高位截骨术，关节镜下中央化

概述

胫骨高位截骨术（HTO）是治疗膝关节内侧单室性骨性关节炎（OA）的有效方法。随着锁定钢板和外科治疗技术的发展，内侧开放楔形HTO（OWHTO）的适应证已经扩大，并已报道了良好的结果。另一方面，长期的结果仍然不令人满意，基于国家注册的研究报告称，5年后HTO向膝关节置换术的翻修率约为10%，10年约为30%，这表明了为了改善临床

效果和降低翻修率，有必要进一步完善该手术。

HTO的矫正力线方面，有人建议目标力线点应为62%，以获得良好的结果[2]。尽管有报道称，标准矫正的OWHTO不会引起外侧间室结构改变[3,4]，但在盘状半月板[5]或任何其他外侧间室病变[6]时，它确实会加速外侧间室OA。此外，HTO术后外翻力线会导致美观问题或降低运动水平，尤其是年轻活跃的患者。另外，在力线严重内翻的情况下，如果将矫正目标力线设置为62%，则需要进行较大的矫正，这会导致关节线倾斜，从而引起关节软骨[7]上的剪切应力过大，降低患者预后效果[8]，延迟骨愈合[9]和髌股关节软骨退化[10]。

半月板外凸提示半月板功能丧失，有效承重机制减弱，从而加速关节软骨退变。据报道，内侧半月板（MM）外凸是患者发生OA[11,12]和膝关节疼痛的独立危险因素[13]。后根撕裂或放射状撕裂[14]，以及半月板部分切除后可能导致MM外凸[15]。此外，最近一项研究报道，早期OA患者可观察到胫骨内侧骨赘，该骨赘与MM外凸[16]密切相关。然而，对于半月板外凸，特别是在半月板解剖修复困难的情况下，目前尚无有效的手术干预措施。因此，我们开发了一种新的手术方法，称为关节镜下半月板中央化手术，将半月板体部中央化固定在胫骨平台边缘，通过修复防止半月板脱出来恢复和维持半月板功能[17]。已有报道称，这种方法治疗外侧半月板外凸有良好的临床和影像学结果[18]，并且该技术的适应证已扩展到内侧间室膝关节OA[19,20]以及MM后根撕裂（MMPRT）修复[21]。一项动物研究也表明，MM外凸中央化手术延迟了大鼠OA模型[22]的软骨退化。

基于上述考虑，我们目前对内侧单间室膝关节骨性关节炎合并 MM 外凸的手术方式是结合微创 OWHTO 纠正力线和关节镜下内侧半月板中央化，期望获得更好的长期临床和影像学结果，以及减少外翻力线可能产生的不良影响。本章介绍 OWHTO 联合内侧半月板中央化的详细手术技术及其初步临床结果。

外科手术适应证

OWHTO 联合内侧半月板中央化的适应证为适用于 OWHTO 的病例，即有症状的内侧单间室内翻 OA 经充分保守治疗后症状仍然相对明显的患者，以及术前经冠状位磁共振成像（MRI）证实 MM 外凸的患者。这种方法和原则也适用于导致 MM 撕裂脱位的病例，如 MMPRT、放射状撕裂和退行性水平撕裂，并伴有内翻力线（负重线比 < 40%）。在这种情况下，单独的半月板修复会导致失败；建议联合 HTO 和通过关节镜下半月板中央化手术增强修复。我们针对 OWHTO 的内翻 OA 的策略如图 31.1 所示。

术前计划

术前计划采用下肢全长负重正位 X 线片。目标力线为 57%。我们希望理想的目标力线为 50%，但我们也不希望它矫正不足。考虑到可能的误差，我们将目标力线设为 57%。另外，还测量了胫骨近端内侧角（MPTA）、股骨远端外侧角（LDFA）和关节线会聚角（JLCA）等其他参数。如果术前计划中预测的单独使用 OWHTO 进行畸形矫正的 MPTA 为 95° 或更大，则双节段截骨被认为是一个手术选择[23]。

手术方法

为了更容易进入内侧半月板（MM）的后方，关节镜检查前要松解内侧副韧带。内侧斜切口显露胫骨近端。切断鹅足肌腱并向内侧牵开。使用骨膜剥离器在胫骨远端松解表面内侧副韧带。当同时行 MMPRT 拉出修复（Pull-Out）手术时，标画出大致的双平面截骨线，确定胫骨隧道外口定位于上

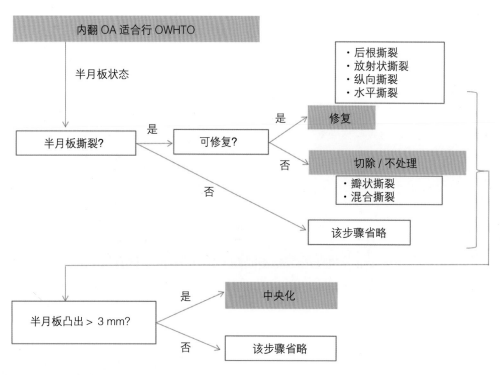

图 31.1　内侧开放楔形胫骨高位截骨术（OWHTO）治疗内翻性骨性关节炎的策略

行截骨线的内侧，尽可能靠近上行线的近端（图31.2）。

通过常规的前内侧和前外侧入路进行标准的关节镜检查。特别是在 MMPRT 患者中，应该严格使用腰穿针建立前内侧入路，以便入路恰好位于 MM 近端边缘，并且易于进入 MM 的后方（图31.3 a、b）。其他损伤包括骨软骨损伤根据损伤情况进行处理。

确认半月板状态。使用探钩将半月板的中间推出胫骨内侧平台边缘，确认 MM 脱出（图31.3c）。切除不可修复的半月板撕裂，如瓣状撕裂和退行性撕裂。可修复的半月板撕裂，如纵向撕裂、放射状撕裂和水平撕裂，在中央化手术后通过全内缝合技术和 / 或从内向外缝合技术进行修复。例外情况是，未做最后固定的 MMPRT 修复是在中央化手术之前进行的（图31.4）。简而言之，从前内侧入路置入 ACL 导向器（Arthrex, Naples, FL, USA），将导向器尖端放置在 MM 后根的附着部位上。从胫骨近端前内侧钻入 2.4 mm 导针，然后用空心钻建立直径为 6 mm 的隧道。使用膝关节缝线穿引器（Arthrex），在半月板撕裂边缘放置 3 根带缝合带（Arthrex）自锁滑结的缝线。然后将缝线通过隧道穿过胫骨近端前内侧。然而，此时很难将撕裂的后根复位到解剖止点，尤其是在慢性病例中也很难减少半月板外凸（图31.4f）。

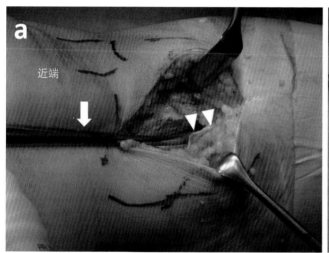
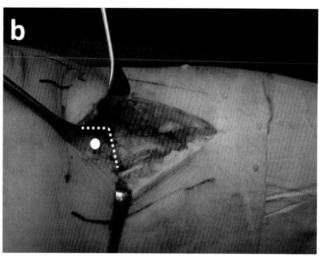

图 31.2　内侧半月板后根撕裂病例。a. 使用骨膜剥离器（长箭头）在胫骨远侧（三角箭头）松解内侧副韧带浅层。b. 绘制大致的双平面截骨线，并确定拔出修复的隧道出口（圆点），出口位于上行线侧方，尽可能靠近近端

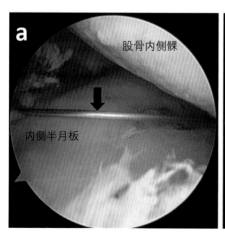
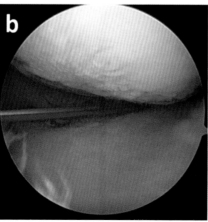
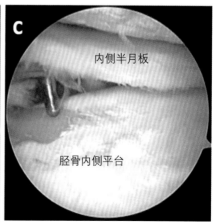

图 31.3　a. 使用腰穿针（箭头）制作前内侧入路，以便入路位于 MM 近端边界的近端。b. 较容易到达 MM 后方。c. 通过使用探钩将半月板体部推出胫骨内侧平台（MTP）边缘以确认 MM 外凸

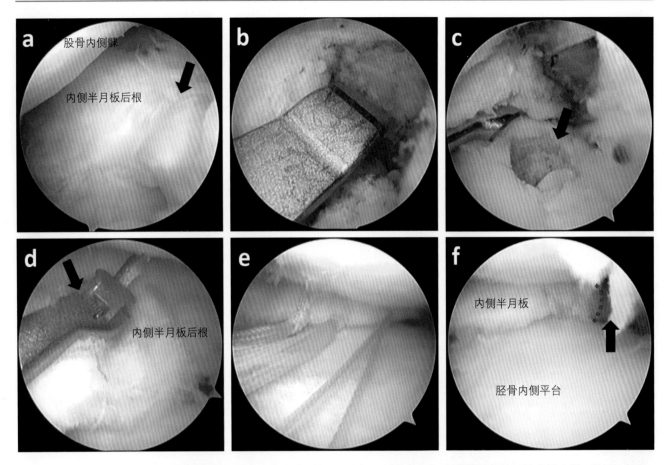

图 31.4 MMPRT 拉出修复。a. 证实陈旧性 MMPRT 伴瘢痕（箭头）形成。b. 在 MMPRT 的附着部位放置钻孔导向器，并置入导丝。c. 使用空心钻创建一个直径为 6 mm 的隧道（箭头）。d. 使用膝关节缝线穿引器（箭头），预置线自带滑结。e. 3 个缝合带放置在 MMPRT 的撕裂边缘。f. 将缝线引入隧道；然而，此时很难将撕裂的后根（虚线）复位到解剖止点（箭头）

使用骨刀切除股骨内侧髁和髁间窝处的骨赘（如果存在），并电凝切除区域以防止骨赘再生（图 31.5）。随后将切除的骨赘置入截骨间隙中，以加速骨愈合[24]。

关节镜下从 MM 近端 1 cm、股骨内侧髁正前方，在关节镜下做一个中内侧入路（图 31.6a）。胫骨平台内侧的骨赘（如果存在）可以使用骨刀通过中内侧入路进行切除（图 31.6b）。通过中内侧入路置入关节镜锉（通常用于肩关节 Bankart 修复）。然后，从胫骨内侧平台松解 MM 下方的半月板胫骨关节囊以移动 MM，减轻半月板外凸（图 31.6c）。在 MMPRT 病例中，该步骤更为关键；从前向后充分松解半月板胫骨关节囊，以便于将撕裂的后根复位到解剖止点（图 31.6d）。

将 1.8 mm Q-FIX 全缝线锚钉（Smith&Nephew，Andover，MA，USA）置入胫骨内侧平台边缘，通过中内侧入路尽可能向后（图 31.7a）。移开外凸的 MM，并通过锚钉的套管进行保护。然后通过中内侧入路置入带镍钛合金线圈的微型套索缝线（Arthrex）。微型套索缝线的尖端从上至下在半月板和关节囊之间的边缘穿透关节囊，略微在锚钉置入点的前方（图 31.7b）。在 MMPRT 病例中，前方缝合要允许 MM 的体部向后移动，从而易于 MMPRT 的复位。将一根缝线穿入钢丝环内，牵拉钢丝环的另一端，使缝线从下至上穿过。对另一根缝线重复相同的程序，以完成褥式缝合。

在胫骨平台内侧边缘、第一个锚钉前方 1 cm 处置入另一个 Q-FIX 锚钉，重复相同步骤（图 31.7c）。然后通过中内侧入路使用自锁滑结打结穿过的缝线。通过这种中央化处理，可以收紧 MM 并

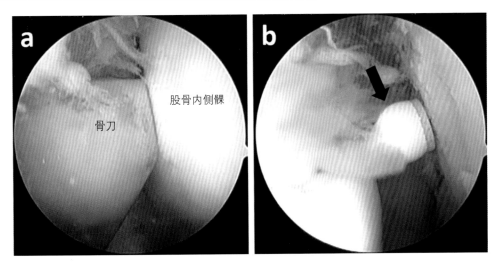

图 31.5　a. 股骨内侧髁上的骨赘用骨刀切除。b. 电凝切除区域以防止骨赘再生

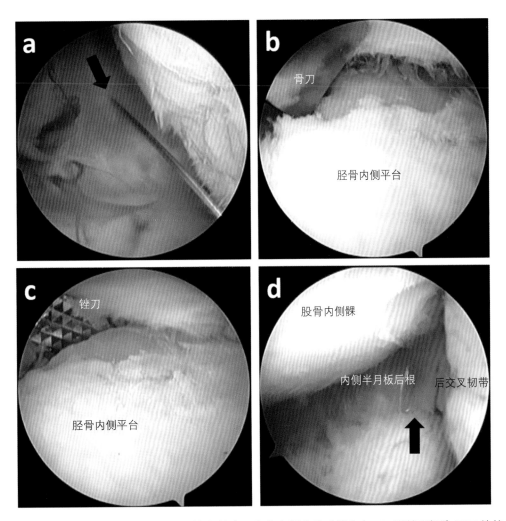

图 31.6　a. 在 MM 近端 1 cm 处，在股骨内侧髁正前方创建一个中内侧入路（箭头）。b. 用骨刀切除 MTP 处的骨赘。c. 用锉刀将 MM 下的半月板胫骨关节囊从胫骨内侧平台（MTP）上松解。d. 充分松解半月板胫骨关节囊，有助于撕裂的后根复位至解剖止点（箭头）

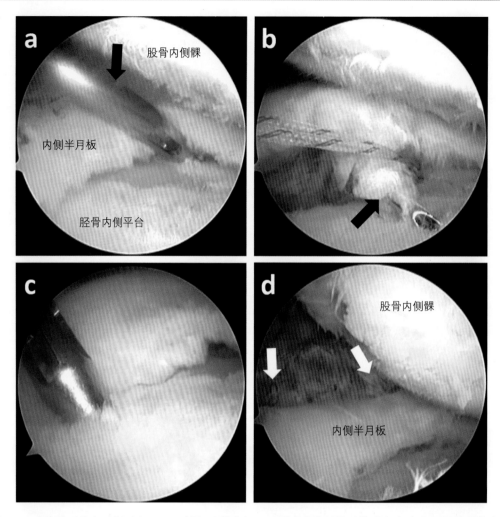

图 31.7　a. 在 MTP 边缘尽可能向后侧置入 Q-FIX 锚钉（箭头）。b. 微型套索缝线（箭头）在半月板和关节囊之间的边缘从上向下穿透关节囊，进行褥式缝合。c. 在第一个锚钉前方 1 cm 处置入另一个 Q-FIX 锚钉，重复同样的操作。d. 采用这种中央化处理将外凸的 MM 复位并收紧（箭头）

减少外凸（图 31.7d）。

　　然后进行 OWHTO，距关节线约 4 cm 处作为截骨起始点，这可以进行钢板远端定位，以减少螺钉对进行中央化锚钉的破坏风险。在截骨水平置入两根克氏针，并使用摆锯和骨刀进行截骨，以便距胫骨外侧皮质约 10 mm 的截骨部位保持完整。在胫骨结节后方 15 mm，平行于胫骨长轴，进行双平面截骨。使用叠加骨凿打开截骨部位。最后，通过撑开器打开，同时使用通过膝关节的力线杆位置在 X 线透视下监测下肢力线。一旦获得预期的力线（负重线比例 57%），就用楔形 β-TCP（Osferion 60；Olympus Terumo Biomaterials，东京，日本）取代撑开器并置入关节镜下取出的骨赘，目的是改善截骨部位的力学性能和增强骨愈合[24,25]。用 Tomofix 钢板（DePuy Synthes，Solothurn，瑞士）或 Tris 钢板（Olympus Terumo Biomaterials）固定。对于 MMPRT 患者，钢板尽可能放置在远端和后方，在螺钉固定时，将一根金属棒插入行 MMPRT 修复的胫骨隧道中，以避免与螺钉干扰。在钢板最终固定后，在膝关节屈曲 60° 处用 ABS 纽扣钢板（Arthrex）固定 MMPRT 缝线（图 31.8）。

术后康复

　　术后即可活动，活动范围无限制。前 2 周允许使用可拆卸支具和拐杖进行部分负重。术后 2 周，在允许的情况下，允许完全负重。但在术后 3 个月之前禁止深蹲超过 90°。

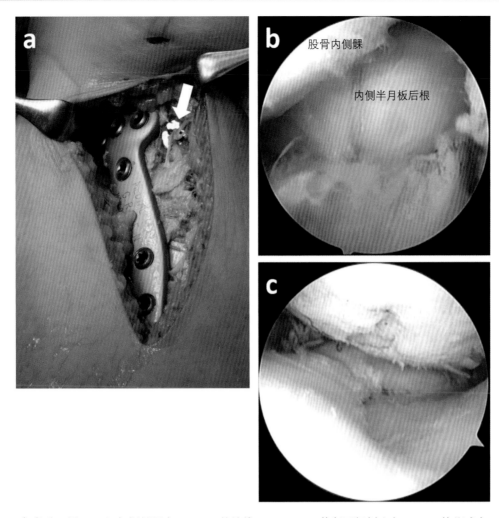

图 31.8 a. HTO 完成后，用 ABS 纽扣钢板固定 MMPRT 的缝线。b. MMPRT 修复至解剖止点。c.MM 外凸减小

临床预后

我们回顾性分析了 2014—2017 年接受 OWHTO 联合关节镜下 MM 中央化手术并随访 1 年的 20 例患者。他们由 10 例男性和 10 例女性患者组成，平均年龄 59 岁（范围为 44 ～ 72 岁）。术前 Kellgren-Lawrence 分级为：2 级 3 例，3 级 10 例，4 级 7 例。术前均行磁共振成像（MRI）检查，我们在冠状面图像上测量半月板外凸的最大程度。半月板脱出宽度定义为从半月板最外围到胫骨边缘的距离，不包括任何骨赘，MM 外凸平均为 7.1 mm（标准偏差 1.6 mm）。取术前及术后 1 年的平片。在下肢全长负重正位 X 线片上测量股骨–胫骨角（FTA）、负重线比和 JLCA。评价术前及术后 1 年膝关节伸直角、膝关节屈曲角、膝关节学会（KS）评分、Lysholm 评分、膝关节损伤与骨性关节炎结局评分（KOOS）以及行走、休息、站立、爬楼梯和运动疼痛的数值评定量表（NRS）。

OWHTO 联合膝关节镜 MM 中央化术后 1 年随访的临床结果令人满意（表 31.1、图 31.9 ～图 31.11）。随访 1 年，FTA 由原来的 182° 降低到 172°，负重线由从术前的 14% 提高到术后的 59%。JLCA 由术前 4.5° 明显下降至术后 2.2°（图 31.9）。膝关节伸屈角度差异均无统计学意义。KS 膝关节评分从 70 分提高至 94 分，KS 功能评分从 68 分改善至 94 分。KOOS 的所有子量表均显著改善（图 31.10），NRS 的所有项目也显著改善（图 31.11）。

所有病例均达到骨性愈合，无严重并发症。

讨论

　　HTO 是治疗内侧单间室 OA 的一种有效方法，已有文献报道了其治疗效果良好[1,26]。另一方面，由于长期的结果仍然不令人满意，为了提高临床疗效和降低 TKA 转换率，已经报道了几种与 HTO 联合的手术。其中最多的是 HTO 联合骨髓刺激治疗软骨缺

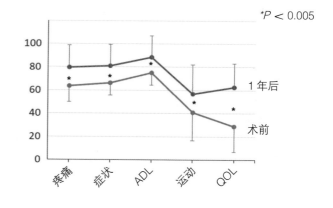

*$P < 0.005$

图 31.10　术前和随访 1 年的 MOOC。

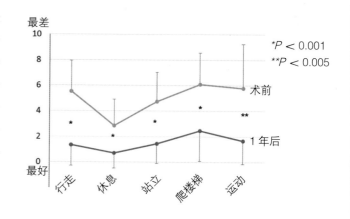

*$P < 0.001$
**$P < 0.005$

图 31.11　术前和随访 1 年的 NRS

表 31.1　OWHTO+MM 中央化后的临床和影像学结果

$n=20$	术前	术后 [a]	P 值
股骨 – 胫骨角（°），平均值（SD）	182（2）	172（2）	< 0.001
机械轴百分比（%），平均值（SD）	14（12）	59（5）	< 0.001
关节线会聚角（°），平均值（SD）	4.5（1.4）	2.2（2.4）	< 0.001
伸膝角度（°），平均值（SD）	1.4（2.3）	1.1（1.5）	无差异
屈膝角度（°），平均值（SD）	143（6）	143（8）	无差异
膝关节协会评分（KCC 评分），平均值（SD）			
膝关节评分，平均值（SD）	51（11）	94（8）	< 0.001
功能评分，平均值（SD）	70（15）	94（8）	< 0.001
Lysholm 评分，平均值（SD）	68（16）	94（5）	< 0.001

SD：标准差；a：术后 1 年随访情况

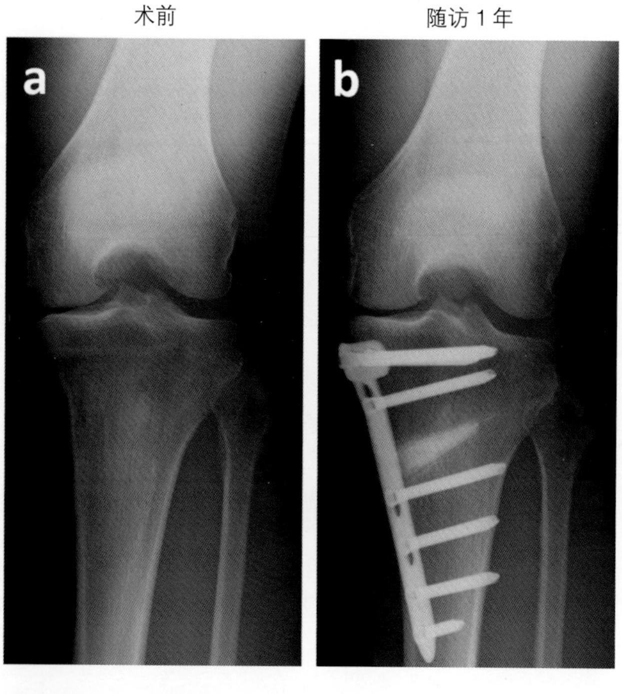

术前　　　　　　　随访 1 年

图 31.9　术前及随访 1 年 X 线片为代表性病例；JLCA 从术前 5.5° 下降到随访 1 年时的 3.7°

损，如微骨折、钻孔和磨损。然而，大多数研究表明单独的 HTO 与联合骨髓刺激的 HTO 没有差异，其附加作用有限[27,28]。其他的治疗方法包括自体骨软骨移植[29]，自体软骨细胞移植[30]，干细胞移植[31,32]和富含血小板的血浆应用[33]，据报道，这些治疗方法在 HTO 后有良好的临床效果。然而，很少有前瞻性研究比较单独的 HTO 和 HTO 联合手术，也没有获得高水平的证据支持联合治疗的有效性。因此，联合手术的有效性仍存在争议。另一方面，Harris 等[34] 在一项系统综述中报道，在 5 年的随访中，HTO 联合关节软骨手术的生存率（97.7%）明显高于单纯 HTO（92.4%），提示联合软骨治疗可以提高 HTO 术后的生存率。MM 外凸已被报道为 OA 进展的独立危险因素[11,12]，在大多数适用于 OWHTO 的病例中观察到 MM 外凸。我们提出了一种新的治疗半月板外凸的方法，称为关节镜下中央化术[17,18]，并表明 MM

中央化手术减少了半月板外凸，并延缓了内侧单室OA[22] 的进展。虽然这只是 1 年的随访，但我们目前的系列病例也表明，OWHTO 联合 MM 中央化治疗的临床结果与 HTO 联合治疗的临床结果相当。尤其值得注意的是，JLCA 在本案例系列中显著下降。Lee等[35] 报道了 HTO 前后 JLCA 的差异与矫正量和矫正误差相关，即在过度矫正的情况下 JLCA 的差异变大（负重线比 > 67%）。另一方面，我们的结果显示JLCA 显著降低，即内侧关节间隙变宽，尽管目标负重线比为 57%（由于 JLCA 降低，最终负重线比为59%）。这可能是因为 MM 外凸的复位不仅本身增宽了内侧关节间隙，而且中央化恢复了 MM 的负荷分配功能，促进了软骨修复。虽然需要进一步的随访，但可以预期长期结果的改善。本研究的局限性包括患者数量相对较少，随访时间较短，术后未进行二次检查或 MRI 评估，且未与对照组（单独 HTO）进行比较。当然，进一步的研究，包括更长时间的随访，关节镜和 MRI 评估，以及前瞻性的比较研究是必要的。

结论

本章详细介绍了以纠正力线为目标，联合关节镜下半月板中央化的 OWHTO 手术方法。随访 1 年的临床结果与之前报道的联合手术的 HTO 后的临床结果相当，JLCA 明显下降。这种方法预期会有更好的长期临床和影像学结果，并减少外翻力线可能产生的不良影响。

参考文献

[1] Sabzevari S, Ebrahimpour A, Roudi MK, Kachooei AR. High tibial osteotomy: a systematic review and current concept. Arch Bone Jt Surg. 2016;4(3):204–212.

[2] Fujisawa Y, Masuhara K, Shiomi S. The effect of high tibial osteotomy on osteoarthritis of the knee. An arthroscopic study of 54 knee joints. Orthop Clin North Am. 1979;10(3):585–608.

[3] Ziegler R, Goebel L, Cucchiarini M, Pape D, Madry H. Effect of open wedge high tibial osteotomy on the lateral tibiofemoral compartment in sheep. Part II: standard and overcorrection do not cause articular cartilage degeneration. Knee Surg Sports Traumatol Arthrosc. 2014;22(7):1666–1677.

[4] Madry H, Ziegler R, Orth P, Goebel L, Ong MF, Kohn D, Cucchiarini M, Pape D. Effect of open wedge high tibial osteotomy on the lateral compartment in sheep. Part I: Analysis of the lateral meniscus. Knee Surg Sports Traumatol Arthrosc. 2013;21(1):39–48.

[5] Prakash J, Song EK, Lim HA, Shin YJ, Jin C, Seon JK. High tibial osteotomy accelerates lateral compartment osteoarthritis in discoid meniscus patients. Knee Surg Sports Traumatol Arthrosc. 2018;26(6):1845–1850.

[6] Dugdale TW, Noyes FR, Styer D. Preoperative planning for high tibial osteotomy. The effect of lateral tibiofemoral separation and tibiofemoral length. Clin Orthop Relat Res. 1992;274:248–264.

[7] Nakayama H, Schroter S, Yamamoto C, Iseki T, Kanto R, Kurosaka K, Kambara S, Yoshiya S, Higa M. Large correction in opening wedge high tibial osteotomy with resultant joint-line obliquity induces excessive shear stress on the articular cartilage. Knee Surg Sports Traumatol Arthrosc. 2018;26(6):1873–1878.

[8] Akamatsu Y, Kumagai K, Kobayashi H, Tsuji M, Saito T. Effect of increased coronal inclination of the tibial plateau after opening-wedge high tibial osteotomy. Arthroscopy. 2018;34(7):2158–2169.

[9] Goshima K, Sawaguchi T, Shigemoto K, Iwai S, Nakanishi A, Inoue D, Shima Y. Large opening gaps, unstable hinge fractures, and osteotomy line below the safe zone cause delayed bone healing after open-wedge high tibial osteotomy. Knee Surg Sports Traumatol Arthrosc. 2018. https://doi. org/10.1007/s00167-018-5334-3.

[10] Otakara E, Nakagawa S, Arai Y, Inoue H, Kan H, Nakayama Y, Fujii Y, Ueshima K, Ikoma K, Fujiwara H, Kubo T. Large deformity correction in medial open-wedge high tibial osteotomy may cause degeneration of patellofemoral cartilage: a retrospective study. Medicine. 2019;98(5).e14299.

[11] Berthiaume MJ, Raynauld JP, Martel-Pelletier J, Labonte F, Beaudoin G, Bloch DA, Choquette D, Haraoui B, Altman RD, Hochberg M, Meyer JM, Cline GA, Pelletier JP. Meniscal tear and extrusion are strongly associated with progression of symptomatic knee osteoarthritis as assessed by quantitative magnetic resonance imaging. Ann Rheum Dis. 2005;64(4):556–563.

[12] Lee DH, Lee BS, Kim JM, Yang KS, Cha EJ, Park JH, Bin SI. Predictors of degenerative medial meniscus extrusion: radial component and knee osteoarthritis. Knee Surg Sports Traumatol Arthrosc. 2011;19(2):222–229.

[13] Wenger A, Englund M, Wirth W, Hudelmaier M, Kwoh K, Eckstein F. Relationship of 3D meniscal morphology and position with knee pain in subjects with knee osteoarthritis: a pilot study. Eur Radiol. 2012;22(1):211–220.

[14] Anderson L, Watts M, Shapter O, Logan M, Risebury M, Duffy D, Myers P. Repair of radial tears and posterior horn detachments of the lateral meniscus: minimum 2-year follow-up. Arthroscopy. 2010;26(12):1625–1632.

[15] Kijowski R, Woods MA, McGuine TA, Wilson JJ, Graf BK, De Smet AA. Arthroscopic partial meniscectomy:MR imaging for prediction of outcome in middle-aged and elderly patients. Radiology. 2011;259(1):203–212.

[16] Hada S, Ishijima M, Kaneko H, Kinoshita M, Liu L, Sadatsuki R, Futami I, Yusup A, Takamura T, Arita H, Shiozawa J, Aoki T, Takazawa Y, Ikeda H, Aoki S, Kurosawa H, Okada Y, Kaneko K. Association of medial meniscal extrusion with medial tibial osteophyte distance detected by T2 mapping MRI in patients with early-stage knee osteoarthritis. Arthritis Res Ther. 2017;19(1):201.

[17] Koga H, Muneta T, Yagishita K, Watanabe T, Mochizuki T, Horie M, Nakamura T, Okawa A, Sekiya I. Arthroscopic centralization of an extruded lateral meniscus. Arthrosc Tech. 2012;1(2):e209–e212.

[18] Koga H, Muneta T, Watanabe T, Mochizuki T, Horie M, Nakamura T, Otabe K, Nakagawa Y, Sekiya I. Two-Year Outcomes After Arthroscopic Lateral Meniscus Centralization. Arthroscopy. 2016;32(10):2000–2008.

[19] An JS, Muneta T, Sekiya I, Watanabe T, Mochizuki T, Horie M, Nakamura T, Otabe K, Koga H. Osteochondral lesion of lateral tibial plateau with extrusion of lateral meniscus treated with retrograde osteochondral autograft transplantation and arthroscopic centralisation. Asia-Pac J Sports Med, Arthrosc, Rehabili Technol. 2017;8:18–23.

[20] Nakagawa Y, Muneta T, Watanabe T, Horie M, Nakamura T, Otabe K, Katakura M, Sumi Y, Sekiya I, Koga H. Arthroscopic centralization achieved good clinical improvements and radiographic outcomes in a rugby player with osteoarthritis after subtotal lateral meniscectomy: a case report. J Orthop Sci. 2017. https://doi.org/10.1016/j.jos.2017.09.011.

[21] Koga H, Watanabe T, Horie M, Katagiri H, Otabe K, Ohara T, Katakura M, Sekiya I, Muneta T. Augmentation of the pullout repair of a medial meniscus posterior root tear by arthroscopic centralization. Arthrosc Tech. 2017;6(4):e1335–e1339.

[22] Ozeki N, Muneta T, Kawabata K, Koga H, Nakagawa Y, Saito R, Udo M, Yanagisawa K, Ohara T, Mochizuki T, Tsuji K, Saito T, Sekiya I. Centralization of extruded medial meniscus delays cartilage degeneration in rats. J Orthop Sci. 2017;22(3):542–548.

[23] Nakayama H, Iseki T, Kanto R, Kambara S, Kanto M, Yoshiya S, Schroter S. Physiologic knee joint alignment and orientation can be restored by the minimally invasive double level osteotomy for osteoarthritic knees with severe varus deformity. Knee Surg Traumatol Arthrosc. 2018. https://doi.org/10.1007/s00167-018-5103-3.

[24] Akiyama T, Okazaki K, Mawatari T, Ikemura S, Nakamura S. Autologous osteophyte grafting for open-wedge high tibial osteotomy. Arthrosc Tech. 2016;5(5):e989–e995.

[25] Takeuchi R, Bito H, Akamatsu Y, Shiraishi T, Morishita S, Koshino T, Saito T. In vitro stability of open wedge high tibial osteotomy with synthetic bone graft. Knee. 2010;17(3):217–220.

[26] Smith JO, Wilson AJ, Thomas NP. Osteotomy around the knee: evolution, principles and results. Knee Surg Sports Traumatol Arthrosc. 2013;21(1):3–22.

[27] Akizuki S, Yasukawa Y, Takizawa T. Does arthroscopic abrasion arthroplasty promote cartilage regeneration in osteoarthritic knees with eburnation? A prospective study of high tibial osteotomy with abrasion arthroplasty versus high tibial osteotomy alone. Arthroscopy. 1997;13(1):9–17.

[28] Jung WH, Takeuchi R, Chun CW, Lee JS, Jeong JH. Comparison of results of medial opening-wedge high tibial osteotomy with and without subchondral drilling. Arthroscopy. 2015;31(4):673–679.

[29] Minzlaff P, Feucht MJ, Saier T, Schuster T, Braun S, Imhoff AB, Hinterwimmer S. Osteochondral autologous transfer combined with valgus high tibial osteotomy:long-term results and survivorship analysis. Am J Sports Med. 2013;41(10):2325–2332.

[30] Bauer S, Khan RJ, Ebert JR, Robertson WB, Breidahl W, Ackland TR, Wood DJ. Knee joint preservation with combined neutralising high tibial osteotomy (HTO) and Matrix-induced Autologous Chondrocyte Implantation (MACI) in younger patients with medial knee osteoarthritis: a case series with prospective clinical and MRI follow-up over 5 years. Knee. 2012;19(4):431–439.

[31] Saw KY, Anz A, Jee CS, Ng RC, Mohtarrudin N, Ragavanaidu K. High tibial osteotomy in combination with chondrogenesis after stem cell therapy:a histologic report of 8 cases. Arthroscopy. 2015;31(10):1909–1920.

[32] Wong KL, Lee KB, Tai BC, Law P, Lee EH, Hui JH. Injectable cultured bone marrow-derived mesenchymal stem cells in varus knees with cartilage defects undergoing high tibial osteotomy: a prospective, randomized controlled clinical trial with 2 years' follow-up. Arthroscopy. 2013;29(12):2020–2028.

[33] Koh YG, Kwon OR, Kim YS, Choi YJ. Comparative outcomes of open-wedge high tibial osteotomy with platelet-rich plasma alone or in combination with mesenchymal stem cell treatment: a prospective study. Arthroscopy. 2014;30(11):1453–1460.

[34] Harris JD, McNeilan R, Siston RA, Flanigan DC. Survival and clinical outcome of isolated high tibial osteotomy and combined biological knee reconstruction. Knee. 2013;20(3):154–161.

[35] Lee DH, Park SC, Park HJ, Han SB. Effect of soft tissue laxity of the knee joint on limb alignment correction in open-wedge high tibial osteotomy. Knee Surg Sports Traumatol Arthrosc. 2016;24(12):3704–3712.

第32章　关节牵张成形术治疗晚期骨性关节炎

Nobuo Adachi, Masataka Deie, Mistuo Ochi

摘要

关节软骨由于缺乏血管、神经供应，且不受系统调节，愈合能力较差，如果软骨损伤诊断不准确或治疗不当，会逐渐恶化，引起对吻性软骨损伤或邻近组织变性，导致继发性骨性关节炎。尽管骨科手术近期有了很大发展，软骨损伤仍然是最严重的疾病之一。特别是年轻的患者晚期骨性关节炎（OA），治疗具有挑战性，因为这类患者行 TKA 后翻修率高，因此并不建议行 TKA 手术。我们提出一种新的关节牵张成形术，该装置是由合著者 Mitsuo Ochi 发明的，并结合微骨折技术作为治疗手段。在本章中，我们总结了以往关于关节牵张成形术的基础研究，并描述了手术方法和临床结果。

关键词

膝关节，骨性关节炎，关节牵张成形术，关节软骨，治疗

概述

关节软骨损伤可由急性或反复创伤、剥脱性骨软骨炎、类风湿性关节炎、骨性关节炎或各种其他情况引起。随着当代人群体育活动量的增加和老年人数量的增加，我们治疗软骨损伤患者的情况也随之增加。

关节软骨是透明软骨，主要由少量软骨细胞和周围致密的细胞外基质组成。由于关节软骨缺乏血管、神经供应，且不受系统调节，愈合能力较差，如果软骨损伤诊断不准确或治疗不当，就会逐渐恶化，引起对吻性软骨损伤或邻近组织变性。导致继发性骨性关节炎。尽管骨科手术近期有了很大发展，软骨损伤仍然是最严重的疾病之一。尽管对关节软骨缺损有多种治疗方法，如钻孔、微骨折技术、软组织移植、骨软骨移植和软骨细胞植入，但没有一种方法使用长效的透明软骨修复治疗较大的骨软骨缺损。到目前为止，还没有一个完善的治疗软骨损伤的金标准手术[1-10]。

在软骨损伤的治疗中，年轻患者的晚期 OA 治疗一直是具有挑战性的，因为年龄较小的晚期骨性关节炎不能行 TKA 或截骨术（HTO 或 DFO）治疗。虽然钻孔或微骨折已被作为弥漫性 OA 的一线治疗方法，但正如几个 Meta 分析或系统回顾所述，这些方法的缺点是只能在有限的短时间内改善临床症状。

我们使用一种新开发的关节牵张成形术装置结合微骨折技术进行了关节牵张成形术治疗。关节牵张成形术的适应证如下：对保守治疗不满意的高活动度年轻患者、终末期 OA （Kellgren-Lawrence 评分 3 级或 4 级）、在 X 线片上伴或不伴成角畸形的严重退行性改变，以及不能进行截骨或关节置换的患者。我们的同事报道了关节牵张成形术的基础研究和初步临床结果。

关节牵张成形术治疗膝关节软骨缺损的基础研究

利用动物模型进行关节牵张成形术的基础研究

很少。van Valburg 在 1999 年[11]报道在犬类 OA 模型中，通过使用外置器械进行关节运动来进行关节牵张，并取得了良好的效果。2005 年，Kajiwara 等对兔膝关节负重区骨软骨缺损进行了钻孔后关节牵张的效果评价[12]。该研究对股骨内侧髁负重区全层骨软骨缺损用钻孔治疗，然后用外支架进行 1.5 mm 的关节牵张以减少压迫力。有了这个外固定器械，兔子可以在一定程度上活动它们的膝关节。作者在术后 4、8、12 周对修复后的组织进行了大体和组织学评估。结果，他们发现在 8 周和 12 周时，实验组的软骨修复明显优于对照组。本研究的结论是结合软骨下钻孔和使用外固定支架进行的关节外牵引运动，可促进兔膝关节负重区新鲜骨软骨缺损的软骨修复。

最近，Harada 等研究了关节腔内注射骨髓间充质干细胞（MSC）和关节牵张联合治疗兔膝关节负重区[13]慢性骨软骨缺损模型。骨软骨缺损是在治疗前 4 周形成的。治疗分为 6 组：对照组、MSC 组、牵张组、牵张 +MSC 组、短期牵张组、短期牵张 +MSC 组。间充质干细胞组是在关节腔内注射间充质干细胞。在牵张组中使用了铰接式牵张。短期牵张组只在前 4 周接受关节牵张。结果，作者报道，在第 4 周和第 8 周时，牵张 +MSC 组的组织学评分明显优于对照组、MSC 组和牵张组。12 周时，修复组织无进一步改善。但更有趣的是，短期牵张 +MSC 组的软骨修复效果优于其他各组，表现为透明软骨再生和良好的骨软骨连接。该研究显示了联合关节牵张和干细胞治疗的未来可能性。

外科手术、术后康复和二次关节镜检查

在这些基础研究的同时，我们已经在相对年轻的晚期 OA 患者中开始了关节牵张治疗的临床应用。纳入标准为累及 1 个或 2 个间室的 Kellgren–Lawrence 分级 3 级或 4 级全关节 OA 患者。

外科手术从常规关节镜和钻孔或微骨折治疗软骨损伤开始。根据推荐程序，以 4 个或 5 个点 /cm^2 进行钻孔或微骨折。确认钻孔或微骨折孔出血。

关于牵张装置，资深作者（M.O.）研发了一种新的膝关节外关节牵张成形器（Meira，名古屋，日本）。Deie 等在之前的报道中描述了详细的手术过程[14]，

根据制造商的说明，在考虑了合适的运动中心后，在股骨远端置入 2 枚 6 mm 钢针，在胫骨近端置入 2 枚 6 mm 钢针。然后，用关节牵张成形装置连接股骨钉和胫骨钢针（图 32.1）。利用透视检查关节宽度时，固定股骨和胫骨钢针，确定膝关节的活动范围。术后康复情况如下。在理疗师的指导下，从术后第 1 天开始进行主动和被动 ROM 练习。术后 2 周，根据患者的疼痛耐受度，允许部分或全部负重。术后 3 个月，行关节镜复诊和关节牵张成形术。如有必要，取出外固定装置时可同时进行关节镜下检查操作。

临床预后

Deie 等于 2007 年发表了初步研究结果[14]，他们使用关节牵张成形术治疗了 6 例晚期 OA 患者（年龄 42 ～ 58 岁）。本研究的固定时间为 7 ～ 13 周。随访 1 ～ 3.5 年。他们报告，术后日本骨科协会评分显著提高，平均关节间隙也比术前增加（图 32.2 ～图 32.4）。他们提出了几种有效的治疗机制。第一，这种牵张装置可以通过扩大关节间隙保护微骨折或钻孔后新生软骨；第二，关节牵张装置允许关节活动，可以促进软骨再生；第三，由于韧带或关节囊挛缩引起的关节挛缩可以通过牵拉膝关节使其延长。这可能是疼痛或活动范围改善的原因之一。最近，我们评估了膝关节牵张成形术治疗 OA 的中期（平均约 6 年）临床结果。初步结果为关节间隙变宽，KOOS 疼痛量表及整体临床评分均有明显改善。这些结果将会很快公布。

前景展望

目前有几个方面是不确定的，需要在今后的研究中进一步论证。首先，我们还不知道合适的牵引力和最佳载荷。其次，必须确定适当的牵引时间。显然，对于患者的日常生活来说，12 周的固定时间太长了，因为这种外部固定装置应用于膝关节两侧，严重限制了患者的生活方式。因此，必须开发出更简捷的牵张装置，希望能使用半针。2015 年，Kamei G 等提出新型磁力关节牵张成形装置。他们使用了用 Thiel 方法进行防腐处理尸体膝关节，在负重条件

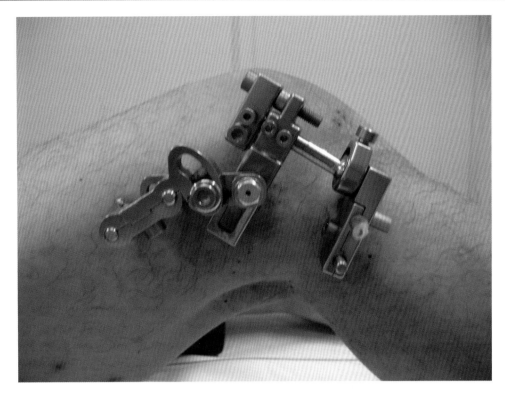

图 32.1　牵张装置

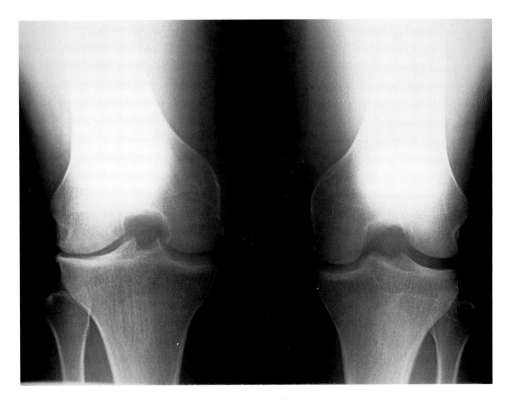

图 32.2　33 岁男性患者，右膝外侧半月板切除术后 18 年；术前 X 线片

下测量了关节间隙的扩大和内侧、外侧隔室的接触压力。他们发现，这种利用磁力的装置能保持持续的牵张张力，并能实现几乎全范围的运动。

未来最重要的组合是关节牵张装置和半月板治疗。通常，晚期 OA 患者半月板会严重受损或消失。没有良好的半月板功能，不能期望长期临床结局。

297

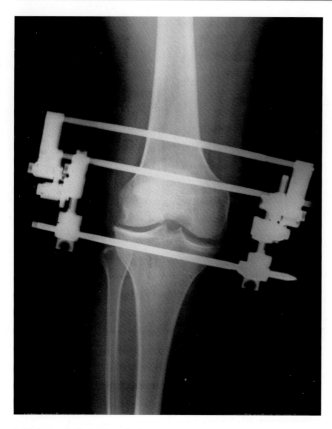

图 32.3 牵张术后 X 线片

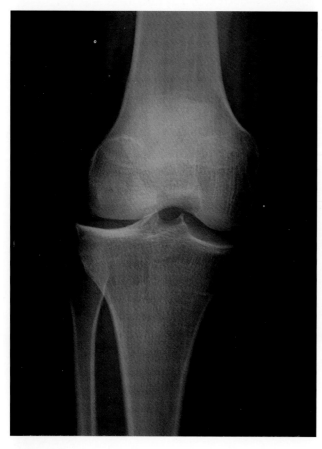

图 32.4 术后 8 个月 X 线片

使用适当的支架联合或不联合干细胞治疗进行同种异体半月板移植或其他半月板再生手术是绝对必要的。

参考文献

[1] Gomoll AH, Farr J, Gillogly SD, et al. Surgical management of articular cartilage defects of the knee. J Bone Joint Surg Am. 2010;92:2470–2490.

[2] Mitchel N. The resurfacing of adult rabbit articular cartilage by multiple perforations through the subchondral bone. J One Joint Surg. 1976;58A:230–233.

[3] Steadman JR, Rodkey WG, Rodrigo JJ. Microfracture: surgical technique and rehabilitation to treat chondral defects. Clin Orthop. 2001;391S:362–369.

[4] O'Driscoll SW, Salter RB. The repair of major osteochondral defects in joints surfaces by neochondrogenesis with autogenous osteoperiosteal grafts stimulated by continuous passive motion: An experimental investigation in the rabbit. Clin Orthop. 1986;208:131–140.

[5] Matsusue Y, Yamamuro T, Hama H. Arthroscopic multiple osteochondral transplantation to the chondral defect in the knee associated with anterior cruciate ligament disruption. Arthroscopy. 1993;7:312–322.

[6] Brittberg M, Lindahl A, Nilsson A, et al. Treatment of deep cartilage defects in the knee with autologous chondrocyte transplantation. N Engl J Med. 1994;331:889–895.

[7] Peterson L, Minas T, Brittberg M, et al. Twoto 9- year outcome after autologous chondrocytes transplantation of the knee. Clin Orthop. 2000;374:212–234.

[8] Ochi M, Uchio Y, Kawasaki K, et al. Transplantation of cartilage-like tissue made by tissue engineering in the treatment of cartilage defects of the knee. J Bone Joint Surg Br. 2002;84:571–578.

[9] Ochi M, Adachi N, Nobuto H, et al. Current concepts in tissue engineering technique for repair of cartilage defect. Artif Organs. 2001;25:172–179.

[10] Adachi N, Ochi M, Deie M, et al. Implantation of tissue-engineered cartilage-like tissue for the treatment for full-thickness cartilage defects of the knee. Knee Surg Sports Traumatol Arthrosc. 2014;22:1241–1248.

[11] van Valburg AA, van Roemund PM, Marijnissen AC, et al. Joint distraction in treatment of osteoarthritis:two-year follow-up of the ankle. Osteoarthritis Cartilage. 1999;7:474–479.

[12] Kajiwara R, Ishida O, Kawasaki K, et al. Effective repair of a fresh osteochondral defect in the rabbit knee joint by articulated joint distraction following subchondral drilling. J Orthop Res. 2005;23:909–915.

[13] Harada Y, Nakasa T, Mahmoud EE, et al. Combination therapy with intra-articular injection of mesenchymal stem cells and articulated joint distraction for repair of a chronic osteochondral defect in the rabbit. J Orthop Res. 2015;33:1466–1473.

[14] Deie M, Ochi M, Adachi N, et al. A new articulated distraction arthroplasty device for treatment of the osteoarthritic knee joint: a preliminary report. Arthroscopy. 2007;23:833–838.

[15] Kamei G, Ochi M, Okuhara A, et al. A new distraction arthroplasty device using magnetic force; a cadaveric study. Clin Biomech. 2013;28:423–428.